SCORPIO

ULRICH WARNKE

DIESSEITS UND JENSEITS DER RAUM-ZEIT-NETZE

Ein neuer Weg in der Medizin

SCORPIO

MIX
Papier | Fördert gute Waldnutzung
FSC® C083411
www.fsc.org

Der Umwelt zuliebe
- produzieren wir zu über 90% in Deutschland
- achten wir auf kurze Transportwege
- drucken wir auf Papier aus nachhaltiger Waldwirtschaft und anderen kontrollierten Quellen

Diese Ausgabe basiert auf dem gleichnamigen Buch, das 2001 im Popular Academic Verlag erschien, und wurde vom Autor komplett überarbeitet und erweitert.
Umschlaggestaltung und Motiv: Guter Punkt, München unter Verwendung eines Motivs von iStock / Getty Images Plus (© Thitima Thongkham)
Redaktion: Franz Leipold
Layout & Satz: Margarita Maiseyeva
Druck und Bindung: CPI, Leck
ISBN 978-3-95803-582-9

Inhalt

Teil IV: KONSEQUENZEN FÜR MEDIZIN UND TECHNISCHE UMWELT 355

Vorwort zur Neuauflage

Vieles ist heute verändert gegenüber vor 22 Jahren, als das Buch im Jahr 2001 erstmalig erschien – das gilt jedoch nicht für die Hauptprobleme der Menschen. Die Menschheit auf dieser Erde befindet sich – so fühlen es viele in der Gesellschaft – damals wie heute in einem kritischen Abwärtstrend.

- Die Politik gestaltet sich zunehmend übergriffig.
- Die Main-Medien überhäufen uns mit von Interessen gelenkten Informationen.
- Die Medizin wird immer stärker von finanzieller Gier und Funktionären okkupiert.
- Die Natur unterliegt einem fortwährenden Raubbau.
- Unsere Erdatmosphäre wird zunehmend lebensfeindlicher; hier ist nicht nur die Luft-Gase-Problematik gemeint, sondern auch die vorsätzliche Verschmutzung durch technisch erzeugte elektromagnetische Felder.

Ich wage aus großer Überzeugung die Prognose, dass alles vom Menschen gemachte Negative verschwinden würde, wenn die Menschheit endlich das zur Kenntnis nehmen würde, wofür sich das hier vorliegende Buch stark macht.

Warum meine ich das? Weil die Quantenphysik der Schlüssel ist – die Forschungsfakten aber permanent ignoriert werden.

»Lebende Systeme arbeiten zu 100 % mit Quanten-Prozessen. Sonst wäre Leben nicht denkbar!«, sagen Brigitte und Thomas Görnitz (ehemals Universität Berlin).[147]

Die Quantenphysik zeigt die alles umfassende Vernetzung sämtlicher Facetten der Natur auf, einschließlich von uns Menschen mit dem gesamten Universum. Durch die Vernetzung ist alles aufeinander angewiesen. Wird ein Teil zerstört oder krank, betrifft es auch die anderen Teile. In alten Kulturen war das Erkennen dieser Abhängigkeiten eine Selbstverständlichkeit. Hier im deutschsprachigen Raum haben die wichtigsten Pioniere der Quantenphysik (Schrödinger, Pauli, Heisenberg, Planck ...) schon früh Grundsteine gesetzt, aber eine Umsetzung findet weltweit allein in der Technik und nicht in Gesundheit und Heilung statt.

Tatsächlich aber sind alle naturwissenschaftlichen Disziplinen, auch Mikrobiologie, Biologie, Chemie und Genetik, daraus abgeleitet, Medizin, Physiologie und Pathologie, also alle Krankheiten, grundlegend quantenphysikalisch.

Ulrich Warnke
September 2023

DAS PROBLEM

1. Es läuft etwas falsch in unserer Gesellschaft

»Es ist charakteristisch für die Physik, wie sie heute praktiziert wird, nicht wirklich danach zu fragen, was Materie ist, für die Biologie nicht wirklich danach zu fragen, was Leben ist, für die Psychologie nicht wirklich danach zu fragen, was Seele ist.«

CARL FRIEDRICH VON WEIZSÄCKER

Wandel der Gesellschaft – Wandel der Krankheiten

Die Globalisierung erfasst alle Bereiche des menschlichen Lebens. Sie stellt die bisher größte Umwälzung dar, die den Menschen weltweit ergreift. Die Menschen verlieren ihren Halt, weil Tradition und Kultur verschwinden. Gleichzeitig flutet eine Informationswelle in die Köpfe von Jung und Alt, die kaum zu bewältigen ist. Dieses Thema ist an anderer Stelle ausführlich dargestellt. Uns interessieren hier lediglich die Möglichkeiten, eine neue Denkweise als Ausgleich dagegenzusetzen. Vorerst einige Zahlen, die bei richtiger Interpretation eigentlich bei allen Verantwortlichen Alarm auslösen müssten.

Psychosomatische Störungen steigen dramatisch an

Schon der Text der Erstauflage 2001 klingt schauerlich, und die Entwicklung bis heute (2023) hat sich noch verschlimmert.

Seit 2020 eskaliert die Lage. WHO und Medien verkündeten apokalyptische Informationen, jeden Tag, Schlag auf Schlag. Dafür wurde extra die Definition einer Pandemie passend gemacht. Diese weltweite politmediale Inszenierung des neuartigen Coronavirus (Infektionssterblichkeit um 0,12 Prozent oder weniger) sorgte für eine beispiellose Erschütterung in der Gesellschaft. Die Folgen sind schwerwiegende psychische Störungen. Mehrere Medien berichten, dass Angststörungen und Depressionen um 25 Prozent angestiegen sind (ZDF Heute Journal vom 13.6.2023 und ORF-Radio Ö1, Morgenjournal 26.9.2023). Diese Menschen isolieren sich und werden unfähig, sich sozial zu organisieren. Abhängigkeiten von falschen Informationen aus dem Netz und Abhängigkeiten von Pharma und Drogen sind weitere Folgen.

Nach Angaben der WHO ist die Depression inzwischen die zweithäufigste Krankheit nach Herz-Kreislauf-Störungen. Frauen sind doppelt so oft betroffen wie Männer. Männer werden aber häufiger suchtkrank.

Vor allem chronische Angstzustände nehmen rapide zu. Einige Wissenschaftler sprechen bereits vom Zeitalter der Angst und von einer Volkskrankheit. Früher hieß die Störung Angstneurose, heute spricht man von generalisierter Angststörung (GAS). Diese Störung ist behandlungsbedürftig, sie wird aber in rund zwei Drittel aller Fälle nicht richtig therapiert. Die Falschbehandlung führt schließlich zu schweren Depressionen und gravierenden Einschränkungen in allen Lebensbereichen und dauerhafter Arbeitsunfähigkeit. Die Betroffenen wissen selbst oft nicht, dass eine ernst zu nehmende Erkrankung vorliegt; sie berichten von Schlafstörungen, Muskelverspannungen, migräneartigen Kopfschmerzen, Nervosität, zwanghaftem Grübeln. Häufig sind auch chronische und psychosomatische Schmerzen im Rücken- und Lendenbereich vorhanden.

Die Betroffenen sind heute wesentlich jünger als früher. Jeder dritte Jugendliche zwischen 14 und 25 Jahren klagt über schnell einsetzende Müdigkeit.

Die Auswirkungen auf das soziale Umfeld und den Arbeitsplatz sind erheblich. Bei psychischen Problemen fielen die Beschäftigten in der Regel zweieinhalb Mal so lange aus wie bei anderen Krankheiten.

Alle nachstehenden Schlagworte, die eine Belastung des Körpers umschreiben, stehen vordergründig in engem Zusammenhang mit psychischen Belastungen.[130/133]

- Burn-out-Syndrom
- Chronic Fatigue Syndrome (CFS)
- Fibromyalgie (generalisierte Tendomyopathie)
  mit den Mechanismen
- Freie Radikale – Überschwemmung und Redoxsystem-Ungleichgewichte
- Zu wenig Immunkompetenz im Wechsel mit überschießender Immunaktivität
- Latente Bakterien-/Viren-Attacken
- Übersäuerung
- Enzym-Dysfunktion

Stellen sich erste deutlich spürbare Symptome ein, dann erzeugt die Sorge um die eigene Gesundheit weitere Stresskaskaden.

Keinen einzigen Belastungsfaktor unserer Umgebungen werden wir kurzfristig abschaffen können, im Gegenteil: die Belastung wird künftig eher zunehmen. Was wir aber ändern können, sind unsere grundlegende wissenschaftliche Weltanschauung, unsere eigene psychische Einstellung, unser Bewusstsein und Unterbewusstsein zur Gesundheit des Menschen. Der Körper als Ganzes ist das Spiegelbild der Psyche, und was den Körper beeinflusst, verändert auch die Psyche.

Gefühlsmäßiger Stress äußert sich für jeden erkennbar erst einmal in einer kurzfristigen Kontraktion von Muskelstrukturen, manchmal bis zur Verkrampfung, und in einem Abflachen des Atemmusters. Durch andauernden Stress entsteht im Körper ein Zustand des Ungleichgewichts. Die Auslöser sind interindividuell unterschiedlich. Die Einbeziehung von sozialen, kulturellen, weltanschaulichen und spirituellen Aspekten des jeweiligen besonderen Persönlichkeitsbilds muss durch Psychohygiene kanalisiert werden.

Unsere Gesellschaft hat zur Entspannung ein recht naives Verhältnis. Viele Aktivitäten, die man für entspannend hält – Small Talk bei ein paar Drinks, Fernsehen, Zeitunglesen –, verringern weder Stressanfälligkeit noch Belastungssituationen. Wirksame tiefe Entspannung ist ein Geist-Seelen-Körper-Prozess, der täglich trainiert werden müsste, bis er in »Fleisch und Blut« übergegangen ist.

Wir dagegen trainieren täglich zwangsweise die Stressreaktionen, aufgezwungen durch unsere Umwelt und unsere Interpretationen der verschiedensten Situationen; aber das Gegenteil – das Training von Ruhe und Gelassenheit – bleibt aus. Genau dieses Missverhältnis müssen wir ändern.

Mithilfe der Disziplin Psychoneuroimmunologie lässt sich zeigen, dass viele Monate Hoffnungslosigkeit und Verzweiflung die Voraussetzung für Tumoren schaffen. Umgekehrt werden Gefühle der Hoffnung und positiven Erwartung vom Organismus in biologische, heilende Vorgänge übersetzt.

Betrachten wir beispielsweise das Burn-out-Syndrom:

»Bei allgemeiner Körperschwäche – als Folge von schädlichen Umwelteinflüssen, mangelnder Bewegung, schlechter Ernährung – ist die Psyche eine weitaus stärkere Macht in unserer Körperfunktionssteuerung als bei stabiler Konstitution.

Der Grund: Körperschwäche ist oft die Folge von Energiemangel in der Zelle. Für die Nervenzellen und für unser Gehirn bedeutet dies, Erregungen, ausgelöst durch Gefühle, brechen besonders leicht durch, da aufgrund von Energiemangel in der Zelle (und in Folge Mangel des Enzyms ATPase) an der Membran eine erniedrigte Mineralpumpentätigkeit auftritt, die dann eine Hypopolarisation nach sich zieht. Das Lernen und die Konditionierung von Aufregung und Angst sind nun besonders intensiv. Schließlich kommt es zu überschießenden Reaktionen bei den banalsten Reizkonstellationen. Hält dieser Zustand an, hat dies – auch durch ständige Ausschüttung des Hormons Corticoliberin (CRH) und des sich erschöpfenden anabolen Gegenhormons Dehydroepiandrosteron (DHEA) – Auswirkungen auf den ganzen Körper: Die sonst vitalen Regelkreise werden immer labiler und führen zum Raubbau an den natürlichen Kraftreserven. Die Säure-Basen-Homöostase und die allgemeine Stabilität und Leistungsfähigkeit bleiben auf der Strecke. Parallel wird auch das Immunsystem geschwächt, und es kommt zu Schlafstörungen, die alles noch schlimmer machen. Energiemangel sowie gleichzeitige Anforderungen in der Arbeit und Termindruck führen zu unbewussten Spannungen; besonders die Muskeln im Schulter- und Nackenbereich verkrampfen sich. Gleichzeitig können die Betroffenen sich nicht mehr richtig konzentrieren, sie sind extrem gereizt, ungeduldig ängstlich-nervös, vielleicht auch bereits deprimiert, da die Selbstsicherheit verschwindet und sich massive Erschöpfung breitmacht. Der Kontakt mit den Menschen in der Umgebung strengt an und wird vermieden.

Selbst wenn jetzt eine Möglichkeit zur Entspannung gegeben ist, funktioniert das nicht, weil die Betroffenen in dieser Verfassung zum Grübeln neigen und Probleme ein unlösbares Gewicht erhalten. Jeder Gedanke spannt das vegetative Nervensystem erneut an. Das epidemiologisch sich immer stärker manifestierende »Burn-out-Syndrom« hält Einzug. Bei derartigen chronischen funktionellen Störungen sind ernsthafte Krankheiten wie Tumoren die Folgen.«[136]

Für diese Fälle sind in Therapie und Prävention neue Denkweisen erforderlich.

Wie wirkt Psyche auf Materie?

Die Frage ist: Welche ursächlichen Mechanismen stehen hinter der Wirkung der Psyche auf die Materie unseres Körpers? Die Frage bezieht sich ausdrücklich nicht auf die nachgelagerten sekundären Mechanismen der endokrinen und Neurotransmitter-Aktivitäten, sondern explizit auf die Geist-Materie-Transfer-Mechanismen.

Wenn mein Wille meinem Körper befiehlt, den Arm zu heben oder einen Schritt zu machen, dann befinde ich mich bereits in Verhaltensmustern, die von der Psyche gesteuert werden. Die Fragen bei allen diesen Vorgängen lauten: Wo hat die Psyche ihren Anfang? Welche Energien leiten die Aktionen meines Willens ein?

Wille und Gefühle unterliegen dem Geist und der Seele. Der Wille ist individuell und aktuell. Gefühle dagegen sind größtenteils angeboren, sie sind die Erfahrungen unserer Vorfahren, also der Herkunft nach archaisch. In unseren Gefühlen sind wir uns untereinander näher als im intellektuellen Denken. Gefühle steuern auch unsere Mimik und Physiognomie, deshalb sind Gefühle nonverbale Kommunikation und in ihrer Qualität ansteckend. Wille und Gefühl im Verbund – also individuell-aktuelle und archaische Komponente zusammen – ergeben die enorme Kraft des Glaubens.

Glaube setzt sich also zusammen aus Wille (individuell zielorientiert, oft unter Verwendung der Motivation – diese Motivation ist der Wille des Unterbewusstseins) und Gefühl (archetypische Erfahrung) und nutzt somit gleichermaßen Bewusstsein und Unterbewusstsein.

Wir werden im Buch recht eingehend darstellen: Die Glaubenskraft der Psyche ist die Manifestation der Quantenbildung (identisch mit Kraftvermittlung) zwischen Elektronen, bestimmten Atomen und Molekülen. Sie wirkt als strategischer Schalter zur Realitätsbildung im leeren Raum (»Vakuum«) unseres Körpers. Auf der Quantenebene kollabiert die allgegenwärtige Wahrscheinlichkeit.

Placeboeffekt und Glaube sind eine Einheit; es ist der Glaube, der innerhalb der Vakuumenergie die Weichen zur Realität stellt und den Körper dadurch auch materiell einstellt mit Verstärkerkaskaden, einschließlich zellenergetischen, physiologischen oder hormonellen Anpassungen. Die durchgreifende Wirksamkeit ist abhängig von der Kontrolle durch meine Erfahrung. Ein Teil der individuellen Erfahrung führt zur intellektuellen und vernünftigen Bewertung, die dann folgerichtig den Willen steuert. Ist der Glaube nicht durch die Erfahrung getriggert, wird er zum kraftlosen Aberglauben. Natürlich kann man durch einen zweifelsfreien Glauben jedes x-beliebige Verfahren zur Therapie erklären, aber es gibt genügend Fallbeispiele, die belegen, dass ein Verlust des Glaubens bei aufkommendem Zweifel über das Therapieverfahren eine Krankheit, wie beispielsweise einen Tumor, dann richtig zum Blühen bringt. Ein starker, vermeintlich wissenschaftlicher Background schützt davor.

Das Paradoxon ist dann: Der Mensch ist nicht allein nach objektiven wissenschaftlichen Kriterien behandelbar, denn Gesundheit und Krankheit sind subjektiv; er braucht aber in unserer Zeit die »objektive« Wissenschaft, um einen ausreichenden Glauben an das Verfahren entwickeln zu können.

Aber sogar der oben beschriebene Glaubenseffekt ist plausibel physikalisch erklärbar und rückt damit zumindest bezüglich der Fragestellung in den Bereich der Naturwissenschaft.

Wenn mein Wille den Arm bewegt, wird Materie beeinflusst. Alle Beeinflussung der Materie unterliegt – so postuliert die Physik aufgrund der Erfahrung – den derzeit bekannten vier physikalischen Grundkräften, also der Gravitation, der elektromagnetischen, der starken und der schwachen Wechselwirkung. Der am Anfang des Geschehens stehende Wille und das zugrunde liegende Bewusstsein sind aber nichts Materielles, sondern etwas Geistiges. Also muss es etwas geben, das einen geistigen Prozess auf die vier Grundkräfte umschaltet.

Tatsächlich könnte eine derartige Weichenstellung mit heutigen theoretischen Konstrukten der modernen Quantenphysik kompatibel sein. Wie muss man sich das vorstellen?

Projiziert auf die Sichtweise der string- und quantendynamischen Basisebene, die wir in den nächsten Kapiteln behandeln, ist der Mensch durch ein ungeheuer subtiles Muster von Schwingungen in vielen Dimensionen charakterisiert, das für jedes Individuum zu jedem Zeitpunkt einzigartig ist. Äußere und innere Reize wirken auf dieses Schwingungsmuster ein und verändern damit physische und gefühlsmäßige, also psychische Symptome, materiell durch diverse Beziehungen zwischen Molekülkombinationen repräsentiert.

Gen-Diktatur führt auf die falsche Fährte

Die offizielle Lehrmeinung betont gerne, dass alle Funktionen in den Genen programmiert sind. Doch die Frage, wer denn die Gene so programmiert hat, dass diese so funktionieren, stellt niemand. Der genetische Code selbst ist kein sich herausbildendes physikalisches Gesetz oder Naturgesetz. Allein die Bindungskräfte zwischen den Molekülen, die Genome aufbauen und dem Code zugrunde liegen, gehorchen den physikalischen Gesetzen. Der Code dagegen steckt in der Semantik, in der Reihenfolge und Anordnung der Moleküle.

Und dieser Code hat die Möglichkeit, Information abzurufen, die offensichtlich zeitlos ist. In den Genen der Urahnen waren bereits die

Körperteile neuer Geschöpfe angelegt, Jahrmillionen bevor diese leibhaftig erschienen.

Eigentlich ist es unglaublich: Die Forscher sind sich einig, dass der letzte gemeinsame Vorfahr der Insekten und Wirbeltiere ein Primitiv-Organismus ohne Organe, ohne Blutkreislauf, ohne die heute bekannten Sinne war. Stimmt die heutige Annahme, dann mussten im Erbgut dieses Urahn-Primitivlings bereits die Pläne für Herz, Kreislauf und Augen vorhanden gewesen sein. Leichter vorstellbar wäre, dass es ein universelles Informationsfeld schon immer gab, in dem alle Organe als Bauplan gespeichert vorliegen und nur darauf warten, jeweils abgerufen zu werden.

Obwohl Interessengruppen weltweit innerhalb einer boomenden Biotechnikindustrie etwas anderes verkünden, die semantische Anordnung der Gene unterliegt einem hierarchisch höherstehenden Informationsfeld und ist frei, neue Information zu schaffen. Dies passiert dann, wenn sich Codierung von den physikalischen Bindungen befreit hat, also nachdem Bindungskräfte aufgelöst sind. Deutlich wird dieser Vorgang in dem Mutationsprozess.

Die Hierarchie übergeordneter Information zeigt sich auch, wenn man Zellen aus dem Gewebeverband herauslöst. In Kulturschalen verhalten sich Zellen, z. B. Leber- oder Muskelzellen, anders als an ihrem gewohnten Platz im Organismus. Obwohl alle Erbinformation weiterhin vorhanden ist, gehen typische Fähigkeiten und Eigenschaften innerhalb weniger Tage verloren. Es ist ein grober Fehler, wenn behauptet wird, das Verhalten der Zellen gehe auf genetisches Codieren und Decodieren zurück. Auch Forscher sehen zu gern die Wirklichkeit durch die Brille der Voreingenommenheit, wenn kommerzielle Interessen dahinterstehen.

Die Eigendynamik eines interagierenden Systems macht das Leben aus, nicht allein die Regeln der Erbfaktoren. Zellen und Organismen leben durch die Komplexität und durch die nichtlinearen Wechselwirkungen der materiellen und nichtmateriellen Komponenten des gesamten Universums: Dies entspricht einer Epigenese. Es gibt also eine Informationsschiene von oben nach unten, von außen nach innen, eben das epigenetische Netzwerk, und nicht eine Einbahnstraße vom Genom zum Leben – wir sind keine genetischen Maschinen. Und auch die epigenetischen Faktoren werden Leben nicht ausreichend beschreiben können, sondern erst die Einbeziehung der komplexen adaptiven Komponenten, der Selbstorganisation aufgrund von Kommunikationseinheiten, also der Hilfe des universalen Informationsfeldes, des Geistes.

Wir suchen nach der Identität des Geistes

In unserer heutigen Gesellschaft, die gewohnt ist, dass alle Lebensparameter wissenschaftlich abgeklärt sind, wird ein Geist des Menschen keine Beachtung finden, solange er nicht als wissenschaftlich bewiesen gilt. Das ist natürlich paradox, denn im Zustand unseres Tagesbewusstseins verwenden wir den Geist Sekunde für Sekunde. Doch die Existenz des Geistes wird in die naturwissenschaftlich-medizinische Betrachtung des Menschen nicht miteinbezogen.

Wir brauchen deshalb dringend eine wissenschaftlich passende Vorstellung davon, was Geist ist. Niemand kann heute behaupten zu wissen, was Geist ist. Deshalb sind alle Annahmen – so sie einigermaßen plausibel sind – als gleichrangig zu betrachten, denn keiner kann nachprüfen, ob die Annahme vollkommen richtig oder falsch ist. Uns fehlen dafür die Werkzeuge.

Wir wollen hier ein Modell mit völlig neuen Aspekten darstellen. Intention des Buches ist es, das Modell als plausibel erscheinen zu lassen.

Medizin und heutige Wissenschaftskriterien – ein Problem

Nach derzeit gültigen wissenschaftlichen Kriterien ist ein Prüfergebnis nur dann signifikant, wenn eine beliebige Reproduzierbarkeit des Ergebnisses gegeben ist. Man nennt das Objektivität. Auf den Menschen projiziert, ist dieses Kriterium mit Vorsicht zu betrachten. Viele Ergebnisse am Menschen sind deshalb nicht beliebig reproduzierbar, weil wir nicht alle Einfluss nehmenden Parameter kennen, erfassen und konstant halten können; dies bezieht sich besonders auf den Einfluss der Psyche. Gesundheit und Krankheit eines Menschen sind etwas Subjektives. Ich werde noch ausführen, dass an der Basis aller Dinge und Geschehnisse nirgends Objektivität herrscht; die Physiker bezeichnen diesen Basisbereich deshalb mit Quantenphilosophie, wodurch der subjektive Aspekt deutlich werden soll: Aber auch außerhalb des Quanten-Basisbereichs, also im Makroskopischen, ist Subjektivität dominierend.[141]

Wenn das bisher nicht sonderlich auffiel, dann deshalb, weil die Medizin das menschliche Leben einseitig erforscht: Nur die materielle Funktion des Körpers wird eingehend studiert, nicht aber der geistige Prozess als ein bestimmendes Steuerorgan. Zukünftige Generationen könnten diese Sichtweise als naiv und unwissenschaftlich ansehen. Die wissenschaftlichen Disziplinen, die das Leben erforschen, wie Physik, Chemie, Medizin, Biologie, sind immer Erfahrungswissenschaften. Und Erfahrung, ganz gleich welcher Art, ist subjektiv. Deshalb können wir alle Dinge der stofflichen Welt immer nur durch einen geistprogrammierten Filter sehen.[84]

Warum meinen wir dennoch, objektive Wissenschaft zu betreiben? Der Irrtum entsteht, weil wir überzeugt sind, getrennt von dem zu sein, was wir wahrnehmen und erfahren: auf der einen Seite das zu erforschende Phänomen, auf der anderen Seite der forschende Mensch wie auch der Arzt. Diese Sichtweise ist falsch. Tatsächlich gibt es keine Trennung – wie wir noch eingehend erklären werden –, das zu erforschende Phänomen ist nicht abzutrennen von dem Forscher. So sind auch die Erkennung einer Krankheit und die Behandlung des Patienten nicht zu trennen von dem behandelnden Arzt.

Ich möchte im Folgenden plausible physikalische Hinweise dafür anführen, dass nicht die sogenannte objektive Symptomatik des Patienten ausschließlich im Vordergrund stehen sollte, sondern vor allem auch die Intuition des behandelnden Arztes, die angibt, wie ein Kranker sich fühlt und seinen Zustand erfährt. Der daraus sich entwickelnde eher geistige Dialog darf nicht vernachlässigt werden. Mit dieser Einstellung, die durchaus auch einer wahren wissenschaftlichen Sichtweise entspricht, wird ein wertvoller Kanal zur Heilung einbezogen.

Wissenschaft hat die Aufgabe, wahres Wissen zu ergründen und nicht relatives Wissen. Auch die Erforschung der Mechanismen, wie der Geist auf die Materie wirkt, gehört in die Rubrik Naturwissenschaft. Pointiert könnte man sagen, wir handeln unwissenschaftlich, wenn wir die Fragestellungen nach dem Geist und seiner Wirkung auf unser Leben und auf unsere Gesundheit ausschließen.

Gleichzeitig soll deutlich werden, dass eine neue Sichtweise der medizinischen Behandlung Einzug hält: Das Schlagwort dafür heißt Energie-/Informationsmedizin. Bei dem so häufig zitierten Paradigmenwechsel in der medizinischen Wissenschaft geht es also darum, den Fokus der Aufmerksamkeit auf den Energie- und Informationsaufbau des Organismus zu richten.

Singer: »*Uns gilt als Wahrheitsbeweis, wenn wir ausprobiert haben, ob eine Sache so funktioniert, wie wir sie voraussagen. In der Wissenschaft ist der Wahrheitsbeweis das Experiment: Ob wir die Dinge so beschreiben, wie sie wirklich sind, bleibt dabei offen. Alle naturwissenschaftlichen Beschreibungssysteme kreisen um sich selber, weil sie zur Testung dessen, was sie voraussagen, wieder ihre eigene Methode einsetzen.*« (Aus *Der Spiegel* 52/2000)

⇨ Fazit: Wir brauchen ein wissenschaftlich verfolgbares Modell, das darstellt, wie Materie und Geist zusammenarbeiten.

Zu Grabe getragen: das mechanistische Weltbild

Murray Gell-Mann (Nobelpreisträger): »*Die deterministische Weltsicht der klassischen Physik ist tot.*«

Drei Jahrhunderte hat ein Paradigma das Weltbild der Wissenschaft beherrscht: Es ist die mechanistische Naturauffassung. (Ein Paradigma spiegelt einen Wirklichkeitsaspekt, eine Perspektive wider, die sich als fruchtbar erweist.) Der Inhalt des Paradigmas sei kurz skizziert: Das Universum ist ein Konglomerat wechselseitig aufeinander einwirkender Materieteilchen, die alle zahnradartig ineinandergreifen und so eine gigantische planlose Maschine bilden. Die Natur spielt zusammen mit dem Menschen dabei nur eine unmaßgebliche, unbedeutende Rolle. Das mechanistische Weltbild lässt sich bis in das antike Griechenland zurückverfolgen. Die neuzeitlichen Ursprünge liegen jedoch bei Isaac Newton und seinen Zeitgenossen des 17. Jahrhunderts.

Die klassische Wissenschaft hat sich seither bis in dieses Jahrhundert in folgenden drei Punkten festgelegt:[34]

1. Für jedes Ereignis gibt es eine Ursache und eine Wirkung, das Ereignis hat dann eine objektive Wirklichkeit.
2. Der Vorgang des Messens, des Beobachtens hat keinen Einfluss auf das, was gemessen, beobachtet wird. Der klassische Wissenschaftler beobachtet die Natur, als wäre er durch eine isolierende Glasscheibe getrennt von den Erscheinungen, die er festhält.
3. Die Natur verhält sich wie ein Kontinuum, was bedeutet, die Objekte können bis zu jedem beliebigen Grad von Genauigkeit untersucht werden.

Alle drei Punkte sind heute nicht mehr oder nur sehr eingeschränkt gültig.

Im Fall der klassischen Physik war der Erfolg so lange gegeben, wie die Physiker sich nicht mit den Organismen, sondern mit großen handfesten Objekten beschäftigten, mit Steinen, Autos und Raketen, Planeten. Diese Objekte können gemessen, beobachtet werden, ohne dass eine Veränderung durch den Untersuchungsmodus auffällt. Dabei erweist sich das Paradigma als so erfolgreich, dass man fast überall bereit war und auch heute noch ist, es mit der Wirklichkeit gleichzusetzen, das heißt es als die Wahrheit schlechthin anzusehen.

Heute weiß man allerdings, dass alle gemessenen Objekte durch den Messvorgang beeinflusst werden. Beispiel: Wenn ein Insekt mit einem Blitzlicht fotografiert wird, erhält das Insekt einen Stoß und nimmt an Masse zu, dies aber in so geringem Ausmaß, dass für den Fotografen nichts Wahrnehmbares abläuft.

Bei Organismen können durch Mess- und Beobachtungsvorgänge dennoch strategisch wichtige Weichen der Energieverteilung aktiviert werden und im Fall nachfolgender größerer Verstärkung ganze Systeme umformieren. Dieser Effekt liegt parallel zu dem Hauch durch den Schlag des Schmetterlingsflügels, der unter bestimmten Umständen das globale Wettergeschehen beeinflussen kann.

Das 300 Jahre alte mechanistische Paradigma ist als Konditionierung in den Köpfen der meisten heute lebenden Menschen fest eingraviert. Sie halten sich allein an das, was sie sehen und greifen können, und das ist die makroskopische Materie. Selbst der Vorgang des allabendlichen Fernsehens, der die vermeintlich makroskopische Welt allein mithilfe der Quanteneffekte ins Wohnzimmer zaubert, wird nicht hinterfragt.

Dementsprechend ist auch die Biologie vom Materialismus beherrscht. Die Biologie studierte bisher weniger das Leben selbst als vielmehr dessen äußere Form und den dieser Form zugrunde liegenden Funktionstransfer. Lebende Organismen sind nach mechanistischer Meinung analog zum Universum eine komplizierte Ansammlung von Teilchen. Die Verfechter des biologischen Materialismus sehen den Menschen und andere Organismen als Genmaschinen. Menschen müssen demnach wie Automaten behandelt werden. Ernsthaft wird das Ersatzteillager für Menschen aus Klonen heraus diskutiert.

Zweifellos erforscht auch die heutige wissenschaftliche Medizin das menschliche Leben einseitig auf einer Ebene, die nur einen Teilaspekt unseres Lebens darstellt: die Materie des Körpers, ihre Form und materielle Funktionsweise.

Diese Sichtweise des Lebens und die bisherigen grundlegenden wissenschaftlichen Fragestellungen sind keinesfalls ausreichend und könnten in ihrer Beschränktheit und Primitivität von künftigen Generationen belächelt werden.

Die moderne Wissenschaft am Ende des 20. Jahrhunderts wirft

nun teilweise noch zögerlich, aber in vielen Fällen auch sehr bestimmt, die Denkfessel dreier Jahrhunderte ab.[34] An der Schwelle zum Jahrhundert wird der Mythos vom mechanistischen Weltbild zu Grabe getragen, und es wird ein postmechanistisches Paradigma etabliert. Das geschieht auf breiter Front und ist äußerst erfolgreich mit revolutionierenden Ergebnissen in folgenden Fachgebieten, die alle an der Schnittstelle von Biologie, Psychologie und Physik liegen:

- der Kosmologie
- der Wissenschaft selbstorganisierender Systeme
- der Chaosforschung
- der Quantenmechanik und ihren Varianten
- der Informatik

Der aktuelle Paradigmenwechsel bringt eine völlig neue Sichtweise des Menschen und seiner Rolle im Kosmos. Die Neue Physik hat die Grundsätze der materialistischen Lehre in einer Serie atemberaubender Entwicklungen wie Seifenblasen platzen lassen.[34]

Stationen dieser Entwicklungen sind:

- Die Relativitätstheorie, die Newtons Annahmen von Raum und Zeit infrage stellte.
- Die Quantentheorie, die an die Stelle von Newtons deterministischer Maschine eine nebulöse Verbindung von Wahrscheinlichkeiten, Virtualitäten, Potenzialitäten, Wellen und Teilchen, Kräften und Skalaren setzte.
- Die Quantenfeldtheorie, die Materie auflöste in Impulse und Schwingungen unsichtbarer Feldenergie.
- Die Superstring-/Membrantheorie, die Raum und Zeit und alle Energieformen vereinigt und aus einem 11-dimensionalen imaginären Universum alles Denkbare entstehen lässt. Dabei sind das, was wir bisher für subatomare Teilchen gehalten haben, Schwingungen kleinster Stringmembranen.
- Die Chaostheorie, die für nichtlineare Systeme gilt, die instabil werden und sich willkürlich und völlig unvorhersehbar spontan zu Mustern und Strukturen organisieren.

Der starre Determinismus des newtonschen Uhrwerk-Universums löst sich auf, und vor uns öffnet sich eine Welt, in der Materie zum kreativen Element werden kann, insbesondere da sie Geist-gesteuert ist.

Daraus ergibt sich zwingend, dass Begriffe wie Wirklichkeit sich inhaltlich von Grund auf ändern.[34]

Die Quantenphysik ist experimentell bestens bewiesen. Kein Experiment zur Prüfung der Theorie schlug fehl, alles hat sich bewahrheitet, was laut Theorie vorausgesagt werden konnte. Da auf dieser Ebene die Objektivität teilweise auf der Strecke bleibt, hat sich die Bezeichnung Quantenphilosophie durchgesetzt. Quantenphilosophie beschäftigt sich mit dem, wie die Dinge »wirklich sind«.

Quantenphänomene sind undefiniert bis zu dem Moment, wo sie irgendwie von einem »bewussten oder unbewussten System«, also unter Einsatz von Geist und Seele, »gemessen« bzw. »beobachtet« werden (≥ Energie- und Informationsaustausch). Informative Resonanz ist eine Form der Messung in diesem Sinn.

Die Identität von Objekten ist immer von einem Beobachtungsvorgang abhängig. Die für uns erlebbare Wirklichkeit ergibt sich aus einem Dialog zwischen Beobachter und dem, was beobachtet wird, zwischen einer Welt des Geistes und einer Materie-Welt.

Niels Bohr: *»Eine Erscheinung ist nur dann eine Erscheinung, wenn sie eine beobachtete Erscheinung ist.«*

Und der Quantenphysiker Wheeler macht noch eine wichtige Ergänzung dazu, dass ein Beobachter *»jemand ist, der ein Beobachtungsgerät bedient und sich am Entstehen des Sinns beteiligt«*.

Der Sinn innerhalb einer Beobachtung gehört zur Realitätsbildung – »the it from the bit« laut Wheeler.

Doch die Naturwissenschaft schließt den Mechanismus der direkten Materiebeeinflussung durch Geist und Seele aus ihrem Lehrgebäude kategorisch aus. Unsere nach außen orientierte konservative Naturwissenschaft ist in ihrem kolportierten Wissen nicht vollständig. Sie vermeidet, uns die natürliche Wirklichkeit unserer *Bewusstsein-Geist-Seele-Körper-Einheit* aufzuzeigen. »Objektive« Wissenschaft ist stolz darauf, alle Geist-Seelen-Momente auszublenden. Dabei wird übersehen: Wissenschaft gäbe es ohne Geist-Seelen-Aktivitäten (Bewusstsein/Unterbewusstsein) überhaupt nicht.

Die Paradoxie ist also:

Da Naturwissenschaftler den Geist und die Seele, also alles Subjektive, aus sämtlichen Ergebnissen ausschließen, wird die Naturwissenschaft als »objektiv« bezeichnet; dies, weil sich die Naturwissenschaft wegen der beweiskräftigen Messproblematik nur um Materielles kümmert.

Dabei werden die Existenz und die Einbeziehung von einem allem übergeordneten Informations-erkennenden Bewusstsein (bzw. Unterbewusstsein) negiert.

Die Grenzen der modernen Naturwissenschaft lassen sich bestens durch entsprechende Fragen ausloten:

- Wodurch wird Materie (unser Körper) lebend?
- Wie kann Materie (unser Körper) Bewusstsein hervorbringen?
- Wie kann Materie (unser Körper) sich selbst wahrnehmen und organisieren?
- Wer, wie, was in uns bewirkt die Ausrichtung des Bewusstseins bei der Wahrnehmung?
- Wer weiß heute noch genau, was Realität (auch Traumrealität) ist und wie sie zustande kommt und beeinflussbar ist?
- Ist das Intelligenzwesen in uns das Ich oder ein hierarchisch höherstehendes Etwas? Immerhin laufen unentwegt intelligente Prozesse in uns, bevor das Ich mit etwa drei Jahren Lebenszeit etabliert wurde.

Menschen haben Gefühle und steuern damit Materie: Wie könnten wir ansonsten Mimik zeigen und weinen? Das Weinen ist eine Beschreibung von emotional bedingter herausfließender Lymphflüssigkeit. Wie geschieht so etwas? Wie kann ein pures seelisches Ereignis die Materie unserer Gesichtsmuskulatur und unserer Tränendrüsenanlage so beeinflussen, dass wir traurig aussehen und unsere Lymphflüssigkeit in Mengen unseren Körper über die Tränendrüse verlässt?

Auch die willentliche Bewegung von materiellen Armen und Beinen ist grundlegend geistig; etwas Geistiges steuert Muskel-Materie.

Aber die Naturwissenschaft schließt den Mechanismus der direkten Materiebeeinflussung durch Geist und Seele aus ihrem Lehrgebäude kategorisch aus.

Information ist nicht so leicht messbar, es wird immer nur mithilfe eines Bewusstseins erkannt. Auch im Computer werden Informationsalgorithmen immer nur durch Bewusstsein programmiert. Was z. B. Inhalte von Fernsehen und Film als jeweilige Thema-Information herüberbringt, ist nicht in lichterzeugten Bildern und Pixeln messbar, sondern allein über unser Bewusstsein.

Alfred North Whitehead (1861–1947), Mathematiker und Philosoph: *»Wenn man mit den unmittelbaren Empfindungen und Intuitionen eins ist, erkennt man, wie verzerrt und paradox die Naturwissenschaft ist, welche die moderne Wissenschaft unseren Gedanken aufzwingt.«*

C. F. von Weizsäcker (Physiker und Philosoph) fragt, *»in welchem Umfang die Subjektivität, also unsere Seele und unser Bewusstsein, <u>Gegenstand</u> eines Wissens von der Art der Quantentheorie sein könnte«* (unterstrichen: Hervorhebung durch von Weizsäcker).

Er stellt dann später in seinem Artikel fest: *»... steht nichts im Wege, sie (die Quantentheorie) auf seelische und bewusste Vorgänge anzuwenden.«* (Quelle: Quantenphilosophie. Spektrum Verlag 2001)

Genau das wollen wir im Folgenden machen.

Die Auswirkungen der quantenspezifischen Abhängigkeit vom Beobachter können in der makrophysikalischen Welt nicht einfach übergangen werden. Große Dinge bestehen schließlich immer aus winzigen Einheiten, und Quanteneffekte sind immer und ausschließlich die Motoren dieser winzigen Einheiten, die wiederum grundlegend die großen Dinge funktionieren lassen; die Sonne würde sonst nicht scheinen.

Es gibt viele Überraschungen in der Quantenwelt; so hat jedes Ergebnis den Anstrich der Frage, die das Experiment hervorgerufen hat. Ein Elektron, das gefragt wird, ob es ein Teilchen ist, ist ein Teilchen; wenn das Elektron jedoch gefragt wird, ob es eine Welle ist, dann ist es eine Welle.

Heisenberg: »*Auch in der Naturwissenschaft ist also der Gegenstand der Forschung nicht mehr die Natur an sich, sondern die der menschlichen Fragestellung ausgesetzte Natur.*«

⇨ Fazit: Die Physik musste mit der Quantenphilosophie eine nichtlokale, in ihren Energien verknüpfte Quantenwelt akzeptieren (Einstein-Podolsky-Rosen-Effekt, siehe später), die sich nur für uns manifestieren kann, wenn wir an ihr partizipieren.

Energie und Information

Die Begriffe Energie und Information sind immer wieder Anker in diesem Buch. Es ist bekannt: Alle existierenden Entitäten sind auf Energie und Information angewiesen. Doch kaum jemand überlegt sich, was Energie und Information eigentlich ausmacht. Beide sind die direkte Verbindung zu den Prinzipien der Quantenphysik/Quantenphilosophie.

Stellen wir zuerst die Frage: Was ist Energie?

Die beste Antwort gibt Aristoteles: Energie ist *das* Agens, das ein potenzielles Sein in das real erlebte Sein umsetzt. *Energeia* ist laut Aristoteles die Tatkraft oder die Wirkkraft.

Damit war Aristoteles bereits am nächsten an der wirklichen Funktion von Energie. Er stellte erstmalig die Begriffe »potenziell«, also möglich, und »real«, also wahrhaftig, gegenüber. Genau das macht auch Quantenphysik aus. Wir werden uns dies gleich nochmals vergegenwärtigen – vorerst bleiben wir aber beim Begriff Energie.

Tatsächlich ist Energie grundlegend ein »Vermögen«:

- aus einem Möglichen wird das Wirkliche
- aus dem Potenziellen wird das Aktuelle
- aus dem möglichen Sein wird das Vorhandensein

Somit besitzt Energie eine Wandlungsfähigkeit vom Möglichen zum Realen.

Eine Verwirklichung in der Materie entspricht einer »Schöpfung« durch »Mater« – und bedeutet die Verkörperung der Energie ($E = mc^2$). International hat sich deshalb der Begriff »embodied energy« durchgesetzt.

Ist das Reale erreicht, empfinden wir dies als eine Verwirklichung innerhalb unserer gewohnten vierdimensionalen Materiewelt. Wir und die gesamte Natur vollziehen dieses Phänomen ununterbrochen.

Die nächste Frage lautet: Wer «sagt« der Energie, dass und wann sie sich wandeln soll aus dem Möglichen in das Wirkliche, wann und wie sie also verkörpert wird? Dazu kommen wir noch.

Energie als Möglichkeitsform braucht eine Dimension, die ihr »Sein-Werden« als Wandlung ermöglicht.

Wandlung ist eine Transformation.

Transformation ist eine Bewegung – vom Vorher zum Nachher.

Alle Bewegungen sind auf die Existenz von Zeit angewiesen:

Wir wissen: Geschwindigkeit der Bewegung = Strecke pro Zeit (km/h).

Nehmen wir nochmals die berühmte Formel zur Verkörperung der Energie $E = mc^2$ und lösen sie nach m auf, dann erhalten wir $m = E : c^2$, das heißt: Masse = Energie pro »Strecke (km^2) pro Zeit (s^2). Die Energie wird also durch Bewegung im Raum zur Masse, eben als verkörperte Energie.

Die Physik definiert: Energie × Zeit = Wirkung und Energie : Zeit = Leistung.

Das alles bedeutet: Alle Energien innerhalb der Natur befinden sich bereits im Zustand der Verwirklichung/Verkörperung; dies betrifft auch Wirkungen wie Genesis, Schöpfung, Evolution.

Folgerichtig hat das von Max Planck um 1900 herum gefundene Wirkungsquantum, auch Planck-Konstante genannt, die Dimension: Energie × Zeit. Einstein zeigte 1920, dass diese Konstante eine echte physikalische Größe ist und die Vorgabe für die Quantentheorie.

Weil nun aber Zeit wandelbar ist, wird Zeit aufgrund der Beziehung Energie × Zeit zur konkreten Manipulationsgröße für Verwirklichung/Verkörperung der Energie.

Wer oder was kann Zeit manipulieren?

1. Physik: Die Allgemeine Relativitätstheorie zeigt Zeitveränderungen (Zeitdilatation: $\sqrt{1} - v^2/c^2$)
2. Geist-Seele: Auch in Vorstellungen, Gedanken wird von uns wandelbare Zeit zur Verfügung gestellt.
3. Traum: Mit Ausfall von Alltagsbewusstseinsfokus gilt die Zeitdilatation.

Unsere Gehirne arbeiten mit elektromagnetischen Impulsen, die – von außen betrachtet – selbst Lichtgeschwindigkeit aufweisen (Photonen, die mit Lichtgeschwindigkeit reisen, spüren dagegen keinerlei Zeit). Mithilfe dieser Gehirnimpulse wird dann relative Zeit konstruiert.

Wenn wir die Zeit ins Spiel gebracht haben, können wir sicher sein, dass die Energie bereits verkörpert wurde, weil die Verkörperung durch den Einsatz von Zeit erst ermöglicht wurde. Verkörperte Energie führt zu Massen, deshalb entsteht Zeit immer erst an Massen (Elektron, Atomkern). Und weil verkörperte Energie zu Kräften disponiert, entstehen auch Kräfte immer erst an Massen. Kräfte haben Vektoren, was dreidimensionale Richtungen der Wirkkraft, also Raum, beschreibt. Raum entsteht demnach ebenfalls immer erst an Massen.

Unser Körper – wie derjenige anderer Organismen – ist dreidimensional und arbeitet mit Zeit- und Kraft-Operationen an Massen. Das bedeutet, dass in unserem Körper Möglichkeitsenergie als Folge der Aktivität des planckschen Wirkungsquantums bereits verwirklicht, also verkörpert ist.

Insofern liegt Aristoteles richtig, wenn er *Energeia* als Wirkkraft oder Tatkraft bezeichnet.

Lizenz zur Energietransformation

Zusätzlich haben wir allerdings die Lizenz zur Energietransformation, und diese Umwandlung vom Möglichen zum Realen verwenden wir genau so, wie die Quantenphysik-Gesetzmäßigkeiten in der Quantentheorie von denkenden Menschen enttarnt wurden.

Quantentheorie ist im Kern deshalb ein Rätsel, weil Wahrscheinlichkeiten und Möglichkeiten darüber bestimmen, ob ein Teilchen überhaupt existiert. Das ist nicht identisch mit den Wahrscheinlichkeiten, die wir vom Werfen einer Münze her kennen. Hier beträgt die Wahrscheinlichkeit, Kopf oder Zahl zu sehen, jeweils 50 Prozent. Analog könnte man sagen: Die Wahrscheinlichkeit, ein Elektron hier oder da zu finden, liegt bei 50 Prozent. Aber bevor wir den Aufenthaltsort nicht überprüfen, befindet sich das Elektron weder hier noch da, sondern irgendwo in einem unbestimmten, unbekannten seltsamen Zwischenzustand oder auch nirgends. Niemand kann das wissen, denn unser Elektron ist zuerst eine immer präsente Wahrscheinlichkeit, synonym Möglichkeit. Elektronen und andere »Teilchen« können sich aus einem für uns unsichtbaren, undefinierbaren Zustand vieler Möglichkeiten in ein einziges Ergebnis wandeln. Voraussetzung dafür: »Erkennen« einer (der Messmethode) entsprechenden definierten Eigenschaft. Erst Elektronen, denen nach dem Erkennen Sinn und Bedeutung (Informationen!) und somit Funktion zukommen, outen sich als Quelle von Ladung und Information für Kraft und Zeit. Damit kommt »automatisch« die Masse ins Spiel, denn Kraft und Zeit gibt es, wie gesagt, nur in Kombination mit Massen.

Massen (Elektronen, Atomkerne, Protonen, Neutronen) als Grundlage jeder Verkörperung erscheinen für uns als etwas Festes; das sind sie aber nicht. Wenn ganz nah herangezoomt wird, gebärden sich Massen eher als rotierende Spiral-Vortex-Generatoren mit eigentümlichen informativen Bindungseigenschaften.

Aber woher kommen diese Eigenschaften? Wer formt die Massen zu Körpern? Massen brauchen Information, um zu dreidimensionalen Körpern geformt zu werden. Erst diese Formung ergibt die entscheidenden Eigenschaften der Materie, auch unserer Körpermaterie.

Alle Körper-Materie besteht aus Masse als verkörperter Energie und Information.

Woher also kommen die Informationen und damit die Eigenschaften?

Das Schicksal der Information spiegelt sich – wie Energie – ebenfalls in der Quantenphysik wider.

»*Quantenphysik ist eine Wissenschaft der Information*«, sagt Zeilinger in seinem Buch.

»*Information ist die fundamentale Währung der Physik*«, sagt C. F. von Weizsäcker in seiner Abhandlung »Einheit der Natur«, 1971.

»*Information ist die Grundlage alles Seienden*«, sagt das Ehepaar Görnitz in seinem Buch »Evolution des Geistigen«.

Information, so wie wir alle sie als In-formierungs-Begriff verstehen, kann es nur geben, wenn sie als solche erkannt wird.

Wird Information als solche nicht erkannt, gibt es keine Information.

Wie wird Information erkannt?

Bei uns und allen anderen Entitäten immer ausschließlich durch ein Bewusstsein. Tatsächlich: Informationen werden stets allein mithilfe eines Bewusstseins erkannt. Auch im Computer werden Informationsalgorithmen immer nur durch Bewusstsein programmiert.

Setzen wir diese Prämissen nochmals stichwortartig zusammen:

Alles, was ein »Sein« hat, besteht aus Quanten-Energie.

Bei der Funktion von Quanten stehen Beziehungen immer und ausschließlich im Vordergrund.

Beziehungen etablieren sich durch Informationen und Ziele.

Informationen und Ziele setzen voraus, dass sie als solche erkannt werden, ansonsten wären es keine Informationen und keine Ziele.

Für das Erkennen von Information und Zielen ist eine Bewusstheit essenzielle Voraussetzung.

Eine Bewusstheit bedingt einen geistigen/seelischen Modus.

Bewusstheit steckt deshalb in allen Informations-verarbeitenden Systemen; technische Konstruktionen (auch Computer) sind Spiegelungen des Bewusstseins der Entwickler.

Erkennung und zielbestimmte Verarbeitung von Informationen nennen wir Intelligenz. Beispielsweise Geninformationen arbeiten intelligent.

Auch dem sogenannten Unterbewusstsein, Unbewussten müssen wir Informationserkennung zugestehen, denn wir wissen von unter- und unbewussten Wirkungen. Diese bestehen oft als resonante Mustererkennung. Beispielsweise ist das gesamte Vegetativum des Menschen mit seinen Lebensfunktionen (Sympathikus, Parasympathikus, Herz, Atmung, Nieren usw.) unbewusst moduliert von Gedanken und Gefühlen, beruhend auf Informationen.

Dieses Thema ist extrem wichtig, denn alles, was wir haben, ist Information, die wir über entsprechende Kanäle abrufen, z. B. ausgehend von unseren Sinneseindrücken, ausgehend von Gefühlen, die sich zur Bewertung einer Situation einstellen, ausgehend von intellektuell bearbeiteten Antworten auf Fragen, die wir stellen, ausgehend von der Interpretation und dem Geben von Sinn und Bedeutung.

Die Wirklichkeit, das Wirken konstruieren wir erst danach, abgeleitet von diesen so erhaltenen Informationen. Unsere Welt, einschließlich der Natur, entsteht letztlich durch unser geistig-seelisches Konstrukt aufgrund unserer Eindrücke durch zufließende Information. Auf diese Weise sind wir keinesfalls separiert von der Natur und von einem Forschungsobjekt, sondern durch das Erkennen von Information *entdecken* wir die Natur, also ziehen die Decke weg von Dingen, die längst vorhanden sind.

Und genau dieser Punkt, Erkenntnis durch Entdecken von ganz entscheidenden Informationen, ist das Geheimnis des Lebens. Wenn wir uns dieses Geheimnis klarmachen, sind wir einen Riesenschritt weiter im Verständnis – eine Bedingung für willentlich geschaltete Realität, also quasi für unsere Modulation der Schöpfungsaktivität.

Das, was wir beobachten und registrieren, existiert nur, *wenn und insofern* wir es beobachten und registrieren, identisch mit den Gesetzmäßigkeiten der Quantenphilosophie, was in der Physik als »Messproblem der Quantenmechanik« bezeichnet wird. Erst durch die

Messung bzw. Beobachtung (Be-Ob-Achtung) kristallisiert sich *eine* der vorher vorhandenen Möglichkeiten heraus, und somit entsteht in diesem Augenblick *eine* Eigenschaft. Die Wahrscheinlichkeitsfunktion kollabiert, wenn von einem Energieteilchen Information in ein »Bewusstsein« gelangt, also erkannt und abgerufen wird. Dadurch werden Eigenschaften erschaffen/geschöpft. Erst Elektronen, denen Sinn und Bedeutung, also Funktion zukommen, outen sich als Quelle von Ladung und Information für Kraft und Zeit. Die abgerufene Eigenschaft ist nun zur Wirkung befähigt (Energie), was nur über Quanten möglich ist.

Aber – es ist wichtig zu differenzieren: Gewöhnlich »erschafft« mein individuelles Bewusstsein damit nicht die »Welt da draußen«, sondern mein Ich liefert mir eine *Beschreibung* der Welt. Diese Beschreibung ist für alle von uns das entscheidende Eingeprägte. Aufgrund der Beschreibung richten wir uns aus. Und die Welt antwortet darauf. Tatsächlich ist die Welt immer genau das, was wir von ihr denken – eine pure Projektion. Jede dieser Projektionen ist mit Gefühlen und Empfindungen gekoppelt, sodass immer die Seele als Hort der Gefühle mitschwingt. Unsere persönliche Realität wird auf diese Weise immer moduliert und zum Individuum (= einem Unteilbaren).

Ziel-bestimmt

Information hat immer auch ein »Ziel zur Wirkung und Verarbeitung« (z. B. Moleküle haben Ziele wie Enzym- oder Hormon-Aktivitätswirkung). Ziele von Informationen definieren Eigenschaften und können ausschließlich über den Bewusstseinsvorgang festgelegt werden. Erkannte Eigenschaften sind Informationen, und das auch für jede materielle Konstruktion. Information steckt somit in jedem materiellen Körper, auch in den unbelebten.

Haben also auch unbelebte Aggregate Bewusstsein? Alles besteht aus Elektronen – haben Elektronen Bewusstsein?

Die Physiker haben Gesetze zum Verhalten von Elektronen herausgefunden. Sie sagen dann Dinge wie: »Elektronen gehorchen den

Gesetzen der Physik.« Aber wir übersehen, dass diese Gesetze nur mithilfe der geistigen Auswüchse unserer Gehirne und ihrer Ankopplung an ein Bewusstseinsfeld, dem alles unterliegt, existieren.

Pointiert gesagt: Wir beschreiben das Verhalten von einem Ding entweder deterministisch oder statistisch und behaupten dann felsenfest, das Ding gehorche dieser Beschreibung. Es gehorcht aber nicht der Beschreibung, sondern es ist durch die Beschreibung, die wir uns von ihm machen, und durch entsprechende Messungsvorrichtungen, die wir für eine Zieleigenschaft vorbereiten, erst existent geworden; und vorher war es – laut Quantenphysik – nicht als Ding vorhanden, deshalb konnte es auch nicht gehorchen. So passiert genau das, was die Physik bestens kennt: Erwarten wir mit einer speziellen Apparatur für ein Experiment ein Teilchen, finden wir Teilchen. Suchen wir mit einer anderen speziell errichteten Apparatur Wellen, finden wir Wellen. Suchen wir in einer speziellen Anordnung etwas anderes, was unsere Theorie vorhersagt, finden wir auch das.

Die immer wieder ablaufende Kaskade in der Wissenschaft sieht folgendermaßen aus: Wir machen uns Vorstellungen von bestimmten Zielen und Wirkungen, setzen diese Vorstellung-/Wirkungserfahrungen um in Theorien mit mathematischen Formeln und sind nun fest davon überzeugt, dass diese Wirkungen eine von uns unabhängige Existenz haben. Diese Überzeugung gelangt als Glaube in die Allgemeinheit. Die Folge davon ist eine durch Menschen verursachte immense Verstärkung der Realitätsschaltung von als Ganzes neu geformten Quantentransformationen aus Möglichkeiten. Damit wird diese Neuschöpfung zur allgemeinen Selbstverständlichkeit. Und wir übersehen, dass nichts davon vorhanden wäre, gäbe es keine Vorstellungen und kein Bewusstsein, das diese Vorstellungen ermöglicht und trägt.

Interessant ist nun, dass wir nicht einmal konkret beobachten (messen) müssen, um eine Wechselwirkung zu starten, sondern es genügt, die Gedanken aufgrund von erkannten Möglichkeiten konkret zu formulieren (so, wie wir eine Theorie erstellen).

Indem der experimentierende Mensch eine Information in Aussicht gestellt bekommt, schaltet das System bereits um. Glaube wird zu Geist-eigenem Wissen. Dieser Glaube schafft Realität.

Die Arbeitsgruppe Mandel, Universität Rochester, zeigt: Bereits das potenzielle Wissen des Beobachters über eine Messmöglichkeit reicht aus, Quanten in die Realität zu befördern. Das bloße Erkennen, dass es aufgrund einer erdachten Methode eine Information über einen genauen Quantenweg geben könnte (> Theorie), zwingt das Quant, sich zu outen, wird also real.

Dieses Ergebnis ist schier umwerfend: Bereits die konkrete Möglichkeit, eine Erkenntnis zu erhalten (der zweifelsfreie Glaube, etwas zu bekommen, wie im Gebet) – und nicht erst die direkt erhaltenen Messungsergebnisse –, lässt Möglichkeits-Wellenzustände kollabieren und schaltet reale Kräfte. Was wir als wahr empfinden, glauben wir. Was wir glauben, wird zur Realität: Placebo/Nocebo, Psychoneuroendokrinologie, -immunologie sind schöne Beweise dafür. Dabei spielt es keine Rolle, ob die Information oder das Geschehen tatsächlich einer absolut wahren Wirklichkeit unterliegt. Selbst pure Fantasie kann als wahr empfunden und deshalb realisiert werden und hat dann als Erfahrung Bestand (siehe Meme, Engel, Dämonen ...).

Das zeigt uns sehr deutlich genau das, was wir hier bisher hergeleitet haben: nämlich dass Quanten aufgrund ihres Informationscharakters geistige Phänomene zeigen, die sich mit den Quanten unserer geistigen Funktion verbinden.

»Ich Quant sage dir Mensch, was ich gleich sein werde, weil du Mensch verstanden hast, dass dies möglich ist.«

Der große Quantenphysiker John Archibald Wheeler (1911–2008) von der Eliteuniversitat Princeton hat diese Beziehung so zusammengefasst:

»Aus der Erkenntnis, dass das Bewusstsein das Agens ist, das ein subatomares Teilchen, etwa ein Elektron, existent werden lässt, sollten wir nicht voreilig schließen, wir seien die einzigen Agenzien in diesem schöpferischen Prozess. Wir erschaffen zwar subatomare Teilchen und dazu das gesamte Universum, aber umgekehrt erschaffen sie auch uns. Eins erschafft das andere im Rahmen einer ›Selbstregulierenden Kosmologie‹.«[148]

Natur-Wissenschaft falsch verstanden

Das, was wir mit dem Begriff Wissenschaft verbinden, ist noch jung. Die Kriterien, die die Wissenschaft ausmachen, stehen erst seit etwa 300 Jahren auf der Tagesordnung. Der Begriff »Wissenschaftler« war bis etwa 1825 unbekannt.

Wissenschaft genießt sehr großes Ansehen in unserer Gesellschaft. Wir müssen Abschied nehmen von dem Mythos, dass die bisher etablierte Wissenschaft eine Ansammlung unerschütterlicher Fakten ist. Sie wird, was das Leben betrifft, in ihrem Wissen überschätzt. Es fällt auf, dass die Wissenschaft lediglich die Erscheinungen untersucht, aber nicht das Wesen des Lebens und der Dinge, also nicht das, was Dinge und Lebewesen tatsächlich *sind.* Dass alle Lebewesen Energie- und Informationskonglomerate mit Sinngebung sind, darüber äußert sich die Wissenschaft höchst selten.

Niels Bohr: »*In der Physik geht es nicht darum, wie die Welt ist, sondern darum, was wir über die Welt sagen können.*«

Die heutige Wissenschaft geht also größtenteils an der Fragestellung, was Lebewesen sind, vorbei; gleichzeitig erklärt sie aber, dass lebende Organismen Maschinen *sind.* Hier wird deutlich, dass ein grundlegendes Missverständnis vorliegt.

Wissenschaft setzt sich zusammen aus Hypothese/Theorie, aus Beobachtung und aus Glaube. Daraus entstehen Modelle, nicht die Wahrheit. Keiner kann im Voraus wissen, wann ein wissenschaftliches Modell lediglich ein Hilfsmittel ist und wann die Wirklichkeit beschrieben ist.[34] Und ist die vermeintliche Wirklichkeit schließlich beschrieben, dann ist Wahrheit damit nicht automatisch begründet.

Das theoretische Modell ist immer eine Beschreibung des Dialogs zwischen Geist und Natur; es erklärt aber weder Geist noch Natur. Um eine Theorie aufstellen zu können, wird ein Problem umrissen, es wird ein Rahmen gesetzt, also ein Ausschnitt aus der Natur gewählt; damit entsteht ein Bild – keinesfalls muss das die Wahrheit sein.

Wir wollen zwei wichtige Folgerungen festhalten:

- *»Keine Beobachtung kann eine Theorie beweisen, sondern ihr bestenfalls ermöglichen zu überleben, bis sie erneut auf die Probe gestellt wird«* (laut Wissenschaftstheoretiker Popper)
 und
- die Wissenschaft konstruiert ausschließlich geistige Modelle von natürlichen Prozessen.

Die Wissenschaft bemüht sich – ihrem Anspruch nach – um die objektive Beschreibung eines jeweils betrachteten Konstrukts. Diese Beschreibung beruht allerdings immer auf der Erfahrung – direkte oder durch Instrumente vermittelte menscheneigene Sinneserfahrung.

Wenn wir Wissenschaft betreiben, dann verwenden wir Instrumente, die von unserem Geist entwickelt wurden. Wir erdenken Instrumente, konstruieren sie, bedienen sie und lesen sie ab. Alle diese Aktivitäten sind allein reine Geisttätigkeiten. Der Geist wird damit zu einem Basisinstrument aller Untersuchungen. Die Instrumente sind also geprägt von Geiststrukturen. Wir können deshalb sogar sagen, dass vorab unser Geist als Instrument zum Messen dient. Wir wissen aber nicht einmal, wie dieses Instrument funktioniert, und kalibrieren können wir es auch nicht. Die so erhaltenen Ergebnisse werden wiederum durch unseren Geist interpretiert, und diese Interpretation ist von dem geprägt, was gerade in unserer Kultur und Gesellschaft gelehrt und anerkannt ist, was also durch Autoritäten zum Wissenschaftsdogma erhoben wurde. Die postulierte rationale Objektivität der Wissenschaft weicht damit einer Pseudoobjektivitat, einer Selbsttäuschung.

Die Wissenschaft besteht als Analyse unserer sensorischen Erfahrungen, aber die bewusste Erfahrung dieser Analyse, die Interpretation durch den Intellekt, durch Denken, liegt außerhalb des Bereichs der sensorischen Erfahrungen. Sie ist pures Geistprodukt.[84]

Man fragt sich deshalb, ob die postulierte rationale Objektivität der Wissenschaft überhaupt existiert, denn Erfahrung ist bedeutungslos ohne Interpretation. Diese Interpretation leistet unser individueller, subjektiver Geist.

Es muss uns klar werden: Wir können alle Dinge der stofflichen

Welt immer nur durch einen dauernd wechselnden geistprogrammierten Filter sehen, also subjektiv durch unsere Geiststruktur.[24]

Sobald allerdings subjektiv als Begriff genannt wird, schreckt der Wissenschaftler zurück; Subjektivität und objektive Naturwissenschaft sind nicht kompatibel.

Was dabei übersehen wird: Das Individuum und die subjektive Vorgehensweise im Erlangen wahren Wissens sind Teil des menschlichen Lebens und deshalb Teil der Naturwissenschaft, sie können also nicht einfach ausgeklammert und weggeschoben werden.

Alle Fragen nach objektiver Wirklichkeit führen immer wieder zur Erfahrung zurück. Und Erfahrung, welcher Art auch immer, ist subjektiv.[136]

Warum werden diese natürlichen zum Leben gehörenden Vorgänge weitgehend von der Naturwissenschaft ausgespart? Es gibt mehrere Gründe.

Unsere Kultur sieht Wissenschaft als ein Werkzeug, das nach dem Willen des Menschen eingesetzt wird. Ein Werkzeug darf natürlich keinen eigenen Willen haben; nur so kann es vollständig dienen, also darf folgerichtig Wissenschaft nicht die Welt des Geistes in sich aufnehmen.

Mit dieser in der Vergangenheit geprägten Logik passierte ein eklatanter Irrtum. Alle unmittelbare Erfahrung – und Wissenschaft ist Erfahrungssammlung – besteht nur aus Bildern des Bewusstseins. Alles, was wir wissen, kann sich nur innerhalb des Bewusstseins befinden. Alles, was wir von der Welt direkt erfahren, ist immer nur unser mentales Bild davon.

C. G. Jung: *»Das Bild der Welt ist eine Projektion der Welt durch das Selbst, so wie letzteres eine Introjektion der Welt ist.«*[84]

Die so oft zitierten Dimensionen Raum und Zeit sind Hilfsmittel des Geistes, um für uns relevante Erfahrungen zu ordnen oder manifest zu machen.

C. G. Jung: *»Der Geist versorgt uns mit Raum und Zeit und der individuelle Geist benutzt diese Formen, um uns Erfahrung zu ermöglichen.«*[84]

Laut Schrödinger: Es ist schon paradox: Unser Geist projiziert seinen Mechanismus mithilfe der Gedanken und mithilfe des Bewusstseins nach außen in eine selbst gebaute Raum-Zeit, objektiviert damit und glaubt dann felsenfest, das Geschehen hätte eine von ihm unabhängige Wirklichkeit.

Schrödinger: »*Der Geist baut die reale Außenwelt der Naturphilosophie [...] ausschließlich aus seinem eigenen, d. h. aus geistigem Stoffe auf. Der Geist kann mit dieser wahrhaft gigantischen Aufgabe nicht anders fertigwerden als mittels eines vereinfachenden Kunstgriffs, dass er sich selbst ausschließt, sich aus seiner begrifflichen Schöpfung zurückzieht.*« (Geist und Materie, S. 32)

Mit anderen Worten, wenn der Geist seine Welt objektiviert, bleibt er notgedrungen außerhalb, da er seinem Wesen nach nicht objektivierbar ist. Da aber alles, was in unseren Gedanken und im Bewusstsein existiert, allein und ausschließlich vom Geist produziert wird, ist immer der Geist Urheber auch der Wissenschaft – wir wollen es nur unter keinen Umständen akzeptieren.

Kann unter diesen Bedingungen das wichtigste Kriterium der heutigen Naturwissenschaft – die Objektivität und die damit verbundene beliebig häufige Reproduzierbarkeit eines Ergebnisses – aufrechterhalten werden?

Wir hatten es bereits bezweifelt: Diese Verwirrung entsteht nur deshalb, weil wir annehmen, wir seien getrennt von dem, was wir erfahren oder wahrnehmen: auf der einen Seite der forschende Mensch, auf der anderen Seite das zu erforschende Phänomen. Diese Ansicht ist falsch. Tatsächlich sind wir vollkommen zusammenhängend, das zu erforschende Phänomen ist keineswegs abzutrennen von dem Forscher.

Alle Energien, die von außen kommen, werden in unserem Innern so umgesetzt, dass ein Erleben stattfinden kann. Alles Erleben findet immer und ausschließlich allein innerhalb von uns statt. Das aber heißt in Wirklichkeit: Beobachter und Beobachtetes sind eine Einheit.

John Archibald Wheeler zeichnete diesen Fakt als ein »U«, wo ein Schenkel der Beobachter und der andere Schenkel das Beobachtete ist, beide aber durch den unteren Bogen vereint sind. Die Frage ist hier nur: Wer kann diese Einheit in uns erkennen? Wer im Universum erkennt diese Einheit?

Dadurch, dass alle unsere sinnlichen Wahrnehmungen von außen zu kommen scheinen – wir sehen und hören z. B. die Gegenstände in nachprüfbaren Distanzen um uns herum –, glauben wir, es existiere eine vom Geist unabhängige Welt, die irgendwie unsere Wahrnehmungen erzeugt und uns zuführt.

Paul Brunton: *»Wenn wir glauben, wir erlebten eine Welt außerhalb von uns, erleben wir in Wirklichkeit das Selbst innerhalb von uns.«*[84]

Laut Erwin Schrödinger in seinen Tarner Lectures, Trinity College, Cambridge:

»Es ist schon paradox: Unser Geist projiziert seine Kraft mithilfe der Gedanken und mithilfe des Bewusstseins nach außen in eine selbst gebaute Raumzeit, objektiviert damit und glaubt dann felsenfest, das Geschehen hätte eine von ihm unabhängige Wirklichkeit.«

Schrödinger weiter: *»Die in Raum und Zeit ausgedehnte Welt existiert nur in unserer Vorstellung. Dass sie außerdem noch etwas anderes sei, dafür bietet jedenfalls die Erfahrung – wie schon Berkeley wusste – keinen Anhaltspunkt.«*[84]

Verantwortlich für diese Verhältnisse ist unser konditioniertes Ich. Mit etwa 2,5 Jahren hat das Kleinstkind Erinnerungen und bemerkt bewusst seine Identität. Dabei fällt ihm auf: *Ich (als Name)* bin jetzt hier und um mich herum geschehen Dinge. Also bin *ich (Name)* der Mittelpunkt des Geschehens. Mithilfe der körpereigenen Sinnesorgane projiziert das *Ich* seine Erlebnisse nach außen in die Umwelt: pure Illusion, aber nützlich. Wir Ichs *hören* den Wind in den Bäumen rauschen. Wir *sehen*, wie sich die Blätter bewegen. Wir *fühlen* einen Luftzug auf der Gesichtshaut. Das ist gut so, denn wir müssen uns in der Umwelt orientieren, brauchen Navigationssignale, schon deshalb, weil unsere Nahrung ursprünglich ausschließlich aus der Umwelt kam.

Mit diesen Außenprojektionen ist ein bewusstes Denken verbunden, ein Ur…teilen (…trennen), ein Einordnen, ein Planen. Je öfter eine derartige Situation sich wiederholt, desto fester wird die Identifikation.

Das denkende *Ich* bekommt dadurch Macht. Macht ist die Möglichkeit, über etwas zu bestimmen.

Das Ich des Alltags entsteht nur und ausschließlich durch unsere Gedanken. Alles, was wir wahrnehmen, wird mithilfe von Gedanken beurteilt, gefiltert und interpretiert. Wir identifizieren uns mit den angesammelten Urteilen und Meinungen von uns und über uns.

Das Ich mit allen Facetten wird dann in uns *eingebildet*. Das Ich steht dabei immer im Mittelpunkt, getrennt von allem um sich herum – welche *Illusion*! Denn es ist mit allem Geschehen unmittelbar und individuell verbunden, merkt dies aber nicht bewusst.

Das Ich wird also mit 2,5 Jahren angelernt und entwickelt entsprechende Ich-Gedanken. Aber vorher hat das Kleinstkind bereits einen Willen und Gefühle und äußert damit eine Ich-Aktivität, die offensichtlich auf Gedanken (oft intuitiv) beruht.

Wer – wenn nicht das Ich – macht sich Gedanken? Denn es gibt keine Gedanken ohne Denker und keinen Denker ohne Gedanken. Dieses Trennungsparadox prägt den Menschen im Erdenleben.

Die Frage ist demnach, wie man das konditionierte Ich mit seinen analysierenden, bewertenden – also alles trennenden – Gedanken vorübergehend zurückdrängen kann, um die Perspektive auf das Ganzheitliche in den Mittelpunkt zu stellen und die wahre Intelligenz dahinter zu erkennen.

Warum ist das so wichtig?

Die Materie – und eben auch die unserer Körper –, so wie wir sie wahrnehmen, messen, analysieren, unterliegt den Veränderungen von Raum und Zeit. Doch die Vorlage/Matrix für die inneren und äußeren Formen sämtlicher Naturkonstruktionen, einschließlich Menschen, sind weder orts- noch zeitbestimmt. Sie unterliegen einer existierenden Evolutionsintelligenz. Diese Vorlage/Matrix gehört demnach sowohl der räumlich universellen Dimension als auch der zeitlichen Ewigkeitsdimension an. Damit verschieben sich die Ursache und der Erhalt des Lebendigen zu einer Nicht-Raumzeit-Ebene. Also dorthin, wo es keine ortsbestimmten und zeitlich veränderlichen materiellen Wirklichkeiten gibt – und dementsprechend keine Trennungen.

Ein Beispiel: Das Problem bei geistiger Heilung (alles ist offensichtlich »geistig« beherrscht) ist doch, dass kein Alltagsmensch das detaillierte Fachwissen für alle molekularspezifischen Funktionen abrufen kann, um sie sich vorzustellen und Realität werden zu lassen (Quantenphilosophisches Prinzip). Wir haben kein Wissen dafür und sind völlig überfordert. Aber wir können wissen, dass wir von einer intelligenten Instanz so konstruiert wurden, dass Gesundheit existiert. Diese intelligente Instanz ist nicht in der gewohnten Raum-Zeit-Dimension – und dennoch können wir sie aufsuchen.

Der Neuplatoniker Plotin (205–270) hatte die Situation bereits erkannt und durchdacht und entwickelte im 3. Jahrhundert dazu eine Lehre als »Schau des Lichts des Einen«. Diese Lehre fand durch den Kirchenvater Augustinus von Hippo (354–430) Eingang ins Christentum als »Theorie der Illumination« (lat. illuminatio = Erleuchtung).

Mit einfachen Worten heißt das für uns: Ausrichtung des Bewusstseins nicht mehr auf das Ich, sondern auf die *Selbst*-Instanzen (wird unten definiert) und ihrer Verbindungen zur Einheit (zigtausend Jahre alte Tradition). Einheit beinhaltet Ganzheit, und diese beinhaltet die gesamte Vielheit.

Wer die gesamte Vielheit kennt, also alles weiß, sich alles vorstellen kann, ist ein Ganzheits-Geist: Übergeist, erkennender Geist, heilbringender Geist, Heiliger Geist oder eben einfach »Gott«.

Es geht immer wieder um:

- die Subjekt-Objekt-Beziehung
- die Hierarchie von Ich- und *Selbst*-Instanzen
- die Vielfalt, die Ganzheit und die Einheit

Ferner geht es auch um das Vorhandensein (Schöpfung) und Nichtvorhandensein (Auflösung) von Quanten als Folge von Möglichkeiten.

Eine vom Geist unabhängige Materie gibt es nicht. Diesen Fakt will die Wissenschaftsgemeinde nicht zur Kenntnis nehmen.

Demnach ist alles geistgesteuert.

Dieser Mangel an Erkenntnis – vor allem auch in der Medizin – macht sich heute in unserer Gesellschaft massiv bemerkbar.

Einstein: »*Physikalische Begriffe sind freie Schöpfungen des menschlichen Geistes, und, obwohl es so scheinen mag, nicht eindeutig durch die Außenwelt bestimmt.*«

(aus: Das Fundament der Physik, 1940: Aus meinen späten Jahren, S. 107)

DAS MODELL

»In jeder Materie wirkt das Ganze in den Teilen tatsächlich so, dass eine Art von Urbewusstsein, Urintelligenz vorhanden ist. Diese scheint weniger eine Kraft als vielmehr einen Träger von Information darzustellen.«

DAVID BOHM

2. Absolute Wahrheit – wie alles funktioniert

Alles, was wir für wahr halten, hat sehr wenig mit der *absoluten* Wahrheit zu tun. Die *absolute* Wahrheit beschreibt, wie das Universum funktioniert, wie also Galaxien, Planeten und Leben in der Natur, einschließlich uns Menschen, hervorgebracht werden und funktionieren. Kaum einer der Verantwortlichen in unserer Gesellschaft bemüht sich um die *absolute* Wahrheit über das Leben. Läuft man aber der »falschen Wahrheit« hinterher – wie viele Gesellschaften, Bündnisse, Politik, Medien –, wird Leben nicht optimiert, sondern durch Interessen Einzelner manipuliert und sogar der Niedergang eingeleitet.

Wir suchen das, was wir mit Geist bezeichnen. Wir wissen aus eigener Erfahrung, dass es ihn gibt. Aber wo er sich befindet, ist offiziell unbekannt.

Bereits gewöhnliche Vorgänge wie die willentliche Bewegung von materiellen Armen und Beinen ist grundlegend rätselhaft, denn hier findet irgendwo der Übergang von etwas Geistigem auf die Materie statt. Wille ist etwas Geistig-Seelisches; ich will jetzt laufen …

Etwas Geistig-Seelisches steuert Muskel-Materie, was allein die Quantenphysik möglich macht.

Selbst wenn wir den Sitz des Geistes identifizieren können, fehlen die Mechanismen darüber, wie wir als Körperkonstruktion an den Geist ankoppeln können. Wir wissen, dass dies in jeder Sekunde unseres täglichen Lebens passiert, aber wir wissen nicht, wie es funktioniert. Warum kann ich mit meinem Willen meinen Körper beeinflussen?

Geist ist eng mit Information verbunden. Wo kann Information in großen Mengen gespeichert werden – innerhalb von uns und innerhalb der Natur und Umwelt, innerhalb des Kosmos, des Universums? Wir beginnen am besten damit, dass wir uns die für Information möglichen Raumverhältnisse klarmachen.

Wir haben zwei Kategorien von Räumen zur Verfügung:

1. den Raum, der die Massen beherbergt
2. den Raum, der sich zwischen den Massen befindet

Wir werden für die Informationsspeicherung den größeren der beiden Räume aussuchen, also den Raum zwischen den Massen. Die Auswahl dafür ist nicht schwer zu treffen, denn der Raum der Massen ist eine Winzigkeit, verglichen mit dem masseleeren Raum. Wir werden im Teil I: Die Materie der Lebewesen darauf recht deutlich eingehen.

Den vermeintlich leeren Raum zwischen den Massen wollen wir mit Vakuum bezeichnen. Die Erforschung des Vakuums ist weit fortgeschritten – theoretisch und praktisch. Was also befindet sich in diesem Vakuum?

Tatsächlich ist das Vakuum aus unserer bescheidenen Sicht ein Meer von fast unbeschränkter Energie und Information, nur leider virtuell und potenziell, ansonsten wären ja alle Energieprobleme gelöst. Der große Quantenphysiker Wheeler hat ausgerechnet, dass die Energie in nur einem Kubikzentimeter (cm^3) Vakuum ausreicht, um das Wasser aller Weltmeere zum Kochen zu bringen. Virtuell heißt aber, die jeweils verwendete Energie des Vakuums muss als Kraftwirkung in unsere Realität, also in die Realität, wie wir sie wahrnehmen, geführt werden. Ebenso muss die jeweils verwendete Information für unsere Realität aufbereitet werden.

Was ist der Träger der Energie und was ist der Träger der Information im Vakuum? Auch das werden wir ausführlicher in Teil I erfahren, aber schon hier sei verraten: Der Hauptträger der für uns Lebewesen verwertbaren Energie und Information ist das Potenzial. Potenziale gibt es nicht nur selektiv im Vakuum; sie sind überall, also auch im Reich der Materie und Massen. Da Potenziale nichts mit

Kräften zu tun haben, lassen sie sich auch nicht mit Vektoren, dafür aber mit Skalaren beschreiben. Man bezeichnet die Verbreitung der Potenziale im Vakuum deshalb mit Skalarfeld. Der Ausdruck ist eigentlich nicht ganz richtig, denn in Feldern stecken Kräfte, aber wie gesagt, die gibt es nicht im Vakuum.

Getragen werden die Potenziale von Ladungen. Nun gibt es als Ladung nicht nur das Elektron oder den Atomkern, sondern für das Vakuum sind theoretisch etliche unterscheidbare Ladungen bekannt. Innerhalb dieser Potenziale gibt es Substrukturen, die fähig sind, Information aufzunehmen. Die Überlagerung aller Substrukturen ergibt dann ein ungeheuer kompliziertes Überlagerungsbild in vielen Dimensionen, eine Art Hologramm mit gleichermaßen undenkbar viel Informationsspeicherung. Näheres dazu werden wir in Teil II: Geist und Leben erfahren.

Das Vakuum nimmt unseren Körper fast vollständig ein – zu 99,999999999 % des gesamten Körperraumes. Die Massen unseres Körpers dagegen nehmen nur so viel Raum ein, wie unsere Höhe von 20 μm übrig lässt, wenn das Vakuum aus dem Körper entfernt wird – also eigentlich nichts Sichtbares mehr.

Wir und alles andere sind dementsprechend zweifach repräsentiert:

- In einer Materie-Massen-Welt
- In einer Energie-Informations-Welt

Was hindert uns daran, diese Energie-Informations-Welt mit Geist gleichzusetzen? Argumente dafür werden in Teil II angeführt.

Die Materie-Welt können wir genauso gut mit Elektronen-Welt bezeichnen, denn an allen Materie-Bauten und Materie-Aktivitäten sind Elektronen beteiligt; man kann sagen, ohne Elektronen läuft gar nichts.

Wie aber sieht nun die Kommunikation zwischen diesen beiden Welten aus, zwischen der Welt der Energie-Information, die den Namen Geist erhalten soll, und der Welt der Materie, die wir mit unseren Sinnen wahrnehmen?

Um diese Frage zu beantworten, muss man wissen, dass die erwähnten Potenziale eine innerliche Struktur haben. Sie bestehen aus überlagerten Schwingungen. Das ist der Inhalt von Teil III: Kopplungsmechanismen von Geist und Materie.

Das Besondere sind longitudinale elektromagnetische Schwingungen als Stehwellen. Diese besondere Art von Schwingungen ist geeignet, zwischen der Materie-Welt und der Energie-/Informations-Geist-Welt zu vermitteln. Longitudinale Schwingungen als stehende Wellen sind den Eigenschaften der Fortpflanzung von Wirbeln verwandt, deshalb sind auch Wirbel fähig, mit den Strukturen des Vakuums Verbindung aufzunehmen.

Die nächste Frage in diesem Geschehen lautet: Woher kommen die longitudinalen Schwingungen? Neben den bereits erwähnten Potenzialen sind sämtliche Dipole (Dipole bilden sich durch Potenzialgradienten) innerhalb unserer Materie fähig, longitudinale Schwingungen und bestimmte Wirbel im sogenannten Nahfeld aufzubauen. Wir werden uns deshalb die Dipole genauer ansehen, die in unzähligen Mengen innerhalb unseres Körpers arbeiten, besonders allerdings im Neuron (Nervenzelle).

Kommen wir also mithilfe der Dipole an den Geist und an die Energie des Vakuums? Diese Frage wird uns im Buch beschäftigen. Dieser zentrale Punkt berührt auch eine neue Medizin, die im Teil IV: Konsequenzen für Medizin und technische Umwelt abgehandelt wird.

Im Folgenden bringe ich ein Modell, das aus verschiedenen Thesen von Bohm, Puthoff, Pribram, Laszlo, Bearden, Meyl und mir zusammengesetzt ist. Punktuell mit seinen Auswirkungen und Konsequenzen ergibt sich:

- Wir Lebewesen sind materielle Raum-Zeit-Muster (wir sind mithilfe unserer Moleküle im Raum und in der Zeit aufgebaut) und wir besitzen sehr viel Skalarfeld im Vakuum.
- Das Skalarfeld lässt sich durch materielle Dipolaktivität (Wirbel, longitudinale elektromagnetische Schwingungen) in Form bringen, also informieren. Die eingelesene Information wird im Skalarfeld als »universelles Hologramm-ähnliches Muster« gespeichert.

- Ein analoges Beispiel: Ein Schiff ist ein materielles Raum-Zeit-Muster. Es fährt auf dem Meer und wirft Wellen auf. Die Wellen überlagern sich zu Mustern. Im Wellenmuster steckt eine große Menge von Information über das Schiff und seine Fahrt, wie z. B. über die Bugform, den Tiefgang, die Geschwindigkeit. Das heißt, das vierdimensionale Raum-Zeit-Muster codiert Information über sich in eine musterhafte Veränderung der Meeresoberfläche.

Die Besonderheiten des Effekts:

- Die in das Skalarfeld hier und jetzt durch die Elektronen-Welt eingeprägte Information verbreitet sich wegen fehlender Limitierung durch Lichtgeschwindigkeit quasi instantan im ganzen Universum. (Lichtgeschwindigkeit ist definiert als der reziproke Wert von der Wurzel aus dem Produkt von elektrischer Permittivität und magnetischer Permeabilität. Laut Quantenphysik gibt es im Vakuum weder das eine noch das andere, deshalb gibt es auch keine Lichtgeschwindigkeit; nach der klassischen Physik gibt es im Vakuum spezifische Phasenbeziehungen von elektrischem und magnetischem Feld, die eine Gleichzeitigkeit von Permittivität und Permeabilität nicht erlauben; deshalb geht das Produkt gegen null, und die Lichtgeschwindigkeit geht gegen unendlich.)

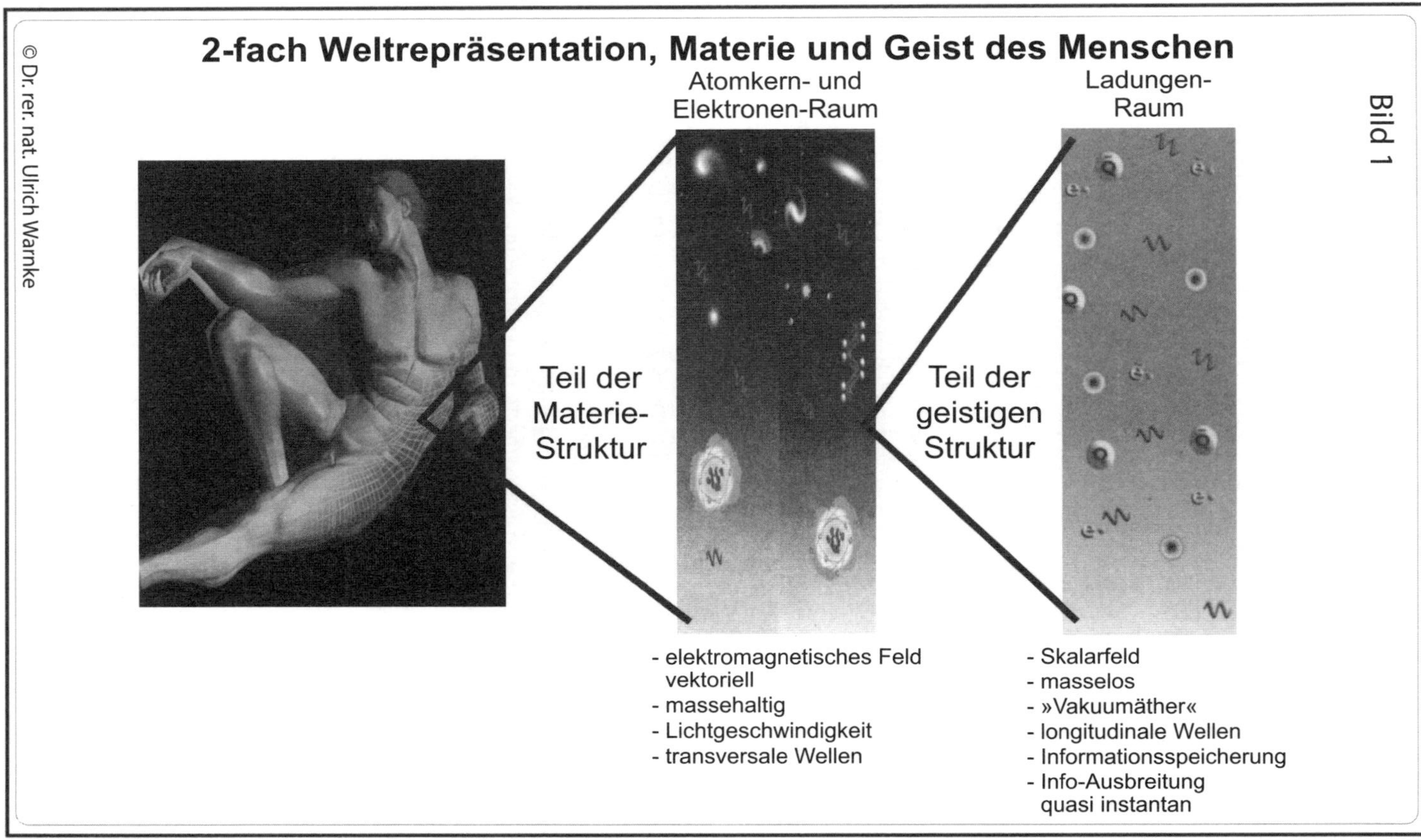
2-fach Weltrepräsentation, Materie und Geist des Menschen
Atomkern- und Elektronen-Raum
Ladungen-Raum
Teil der Materie-Struktur
Teil der geistigen Struktur
- elektromagnetisches Feld vektoriell
- massehaltig
- Lichtgeschwindigkeit
- transversale Wellen
- Skalarfeld
- masselos
- »Vakuumäther«
- longitudinale Wellen
- Informationsspeicherung
- Info-Ausbreitung quasi instantan
© Dr. rer. nat. Ulrich Warnke

Bild 1

- Umgekehrt kann die Information an jeder beliebigen Stelle der universellen Vakuumphase – analog zum Hologramm – wieder herausgelesen werden. Voraussetzung ist – ebenfalls analog zum Hologramm –, dass die Energieparameter beim Herauslesen identisch sind mit den Energieparametern des Einlesens, also eine Art von Resonanz besteht.

Welche Rolle spielen hier die Neurone?

Neurone haben mehr physikalische Aktivitäten als die heute in Lehrbüchern wiedergegebenen bekannten Aktionspotenziale durch Depolarisation und Repolarisation von Zellmembranen. Wir haben innerhalb meiner Arbeitsgruppe erkannt, dass jede dieser Polarisationsänderungen mit einer Aussendung elektromagnetischer Mikrowellen in spezifischen Frequenzbereichen und mit einer Impulsphasen-synchronen Aussendung von Schallwellen verknüpft ist.[130/131/132] Wenn Schallwellen und elektromagnetische Wellen aufeinandertreffen, entstehen ein Energie-Verstärkermoment und eine neue Strahlung – in der Physik sogenannte Brillouin-Streuung. Durch Interferenzkräfte und Unlinearitäten der Membranen werden hier typische Wirbelformationen mit charakteristischen Mustern gebildet. Diese elektromagnetischen Muster besitzen dann die Fähigkeit der Kommunikation mit den Strukturen des Skalarfeldes. Auf diese Weise wird jede Neuronaktivität als Information gespeichert. Parallel kann bereits eingelesene und gespeicherte Information im Skalarfeld in unsere materielle Welt der Elektronen revers transformiert werden (laut Bearden sind Nerven Translatoren zum Skalarfeld, und laut Laszlo findet beim Herauslesen eine reverse Fourier-Transformation statt).

Warum sollte das, was wir mit universellem Geist bezeichnen, nicht identisch sein mit dem universellen Informationsfeld des universell verbreiteten Vakuums? Dieses Informationsfeld ist das in der Quantenphysik postulierte Möglichkeits- oder auch Wahrscheinlichkeitsfeld – also potenziell. Ein Teilbereich davon ist das Skalarfeld, und dieser Teil kann laut Modell durch die neuronale Gehirnaktivität angezapft werden. Diesen jeweils angezapften Teil könnten wir dann mit individuellem Geist bezeichnen. Wir bestehen also aus einem Materieraum und einem geistigen Raum, die beidseitig Informationen austauschen. Beide Welten beruhen auf rein physikalischen Grundlagen.

Wie also kann Information definiert werden für den Menschen im »Geist-Feld«?

Es ist sinnlos, von Information zu sprechen, ohne dass diese als solche erkannt wurde und ohne dass sich diese auf etwas bezieht.

Information ist *Festlegung eines energetisch wirkenden Musters aus dem Rauschen heraus* durch Bewusstsein/Unterbewusstsein mit dem Geben von Sinn und Bedeutung (oftmals Gefühlsmodus, Seele zugehörig). Das entspricht einem zielgerichteten Verstehen der Information.

Information entspricht *codierter Energie*, die auf Frage gelesen und verstanden wird. Information ist demnach ein geistiges Prinzip mit physikalischer Grundlage. Das grundlegendste Element an Information ist die Alternative: ja – nein (schlecht – gut) = 1 Bit.

Die Dinge der materiellen Welt existieren für uns Menschen nur in Beziehung zu einem Bewusstsein. Da Information in allem steckt, ist auch Bewusstsein in allem. Bewusstsein gehört deshalb dem ewigen Ganzen an. Es organisiert die Informationskomplexe zu funktionierenden Formen, auch von uns Menschen. Mitschöpfertum ist eine inhärente Eigenschaft.

Wenn wir also fragen: »Was kann Bewusstsein?«, dann ist die Antwort: »Allgemein gesagt, ist Bewusstsein der Modus, der die Eigenschaften von Dingen und Vorgängen über erkannte Information gezielt zur Wahrnehmung bringt und ordnet, und zwar nach dem Prinzip ›Gleiches erkennt Gleiches‹, also aufgrund einer energetisch-informativen Resonanz.«

Ernst Peter Fischer, Emeritus Uni Heidelberg, Physiker, Biologe, Wissenschaftshistoriker: »*Die Quantenmechanik offenbart, dass die Materie keineswegs geistfrei ist, dass die Bahn z. B. eines Elektrons in einem Atom erst dadurch entsteht, dass sie ›jemand‹ bzw. ›etwas‹ aktuell ›beobachtet und beschreibt‹ […].»Atome werden erst durch Zugriff bestimmt.*«[149]

Mein Bewusstsein, immer streng korreliert mit meinem »Ich« und mit meiner übergeordneten Existenz, dem »Selbst«, stellt in diesem Modell durch Festlegung eines Ziels die Weiche im Vakuum, welche potenzielle Information jeweils aus dem universellen skalaren Feld in den individuellen elektronenbestimmten Materieraum meines Körpers überwechseln soll. Die Gegenrichtung, also die Übertragung der Information aus den Funktionen meines Massekörpers in den Skalarraum, erfolgt automatisch, da alle elektromagnetischen Interferenzen, von Molekülen und Strukturen (Helix der Proteine) ausgehend, die adäquaten Wirbelmuster bilden.

In diesem Modell wären mein Geist, mein Tagesbewusstsein, meine Erinnerungen auch in mir, im Vakuumraum, und würden mit der Aktivität der Neurone in die uns bekannte Physiologie »durchgeschaltet« werden, aber sie wären gleichzeitig wegen der fehlenden Lichtgeschwindigkeit im Vakuum des ganzen Universums und könnten an jeder beliebigen Stelle des Universums mithilfe spezifischer Musterbildungen herausgelesen werden, unter Umständen während der Tätigkeit von Neuronen anderer Individuen.

Eventuell werden so Träume geboren und C. G. Jungs kollektives Unbewusstes. Vorgänge, die in unserem Körpersystem durch Quanten ablaufen, sind aus der Sicht der Quanten zeitlos. Wenn Quanten in meinem Körper Träume und Gedanken repräsentieren, dann gilt die Quantenzeit. Tatsächlich sind Träume, Erinnerungen, Vorstellungen inhaltlich zeitlos.

Wie können wir erkennen, ob dieses Modell zumindest plausibel ist? Beweisen können wir es nicht.

Hauptmerkmale

Geist ist grundlegend semantische Information, so wie Masse grundlegend Quanten-Energie ist. Wie Resonanz auf Materieform aufbaut, so baut Kommunikation auf Geistform auf. Kommunikation ist die Resonanz von Geisteinheiten. Dies wird besonders deutlich bei Assoziationen. Erst dabei entstehen Sinn und Bedeutung, die als Informationsmuster biologisch wirksam sind und neue Resonanzen aufbauen können.

Ein Teil der Information ist in Elektronen gespeichert – wie funktioniert das? Elektronen sind Zusammensetzungen aus Masse und Ladung. Ladungen sind geeignet, durch Interferenzen von Substrukturen der Potenziale Information zu speichern. Information ist auch in der Energie des Vakuums gespeichert, hier befindet sich Ladung (und anderes) ohne jede Masse. Energie und Information der Materie-Welt (Elektronen-Welt) ist real und baut Materie auf. Materie-Welt ist für uns deshalb real, weil wir aus dieser Materie bestehen: »Gleiches erkennt Gleiches.«

Energie und Information des Vakuums sind virtuell und dienen dem Geist. Geist, der diese Information verwertet, ist deshalb Vakuum-gebunden. Der Mensch (und anderes) besteht zu 99,999....% aus Vakuum. Das Vakuum im Menschen ist direkt verbunden mit dem Vakuum des Universums, beide Bereiche gehen fließend ineinander über. Das Informationsfeld des Vakuums ist also sowohl im Menschen als auch universell verbreitet. Teile des Geistes sind deshalb im Menschen und gleichzeitig universal verbreitet. Im universalen Informationsfeld gibt es keine Limitierung durch Lichtgeschwindigkeit. Alle Informations-Muster sind quasi instantan im ganzen Universum abrufbar. Laut unserer Erfahrung kann Geist an Materie koppeln und dann Materie steuern. Da Geist identisch mit dem universalen Informationsfeld ist, steuert das universale Informationsfeld die Materie. Materie ihrerseits informiert die Energie des Vakuums; alle Geschehnisse der Materie-Welt prägen sich in das Informationsmuster des universalen Vakuums (Geist). Eins steuert das andere – eine selbstregulierende Kosmologie (Wheeler, Puthoff, Laszlo).

Welche Rolle spielt dabei das, was wir zwecks Vorstellung »Nerven-gebundenes Bewusstsein« nennen? Was unterscheidet einen individuellen Geist von einem universellen Geist?

Gibt es ein Bewusstsein unabhängig von unserem Körper?

Fragen, die wir innerhalb des Modells noch beantworten müssen.

Hier erfolgt eine Zusammenfassung (unter Berücksichtigung der Thesen von Puthoff[104], Pribram[99], Bohm[18/19], Laszlo[75], Bearden[5–14]).

Selbstregulierende Kosmologie I

Unsere Welt ist:

1. mit den Sinnen erfassbar.
2. mit (bio)chemischen Prozessen ablaufend (chemische Prozesse sind immer und ausschließlich physikalische Strahlungsprozesse).
3. mit Kommunikationssignalen (Neuronen, Hormonen, Enzymen, Immunzellen u. a.) funktionierend.

Unsere Welt beruht nicht nur auf den Ebenen der sogenannten **vier Urkräfte** (Gravitation, Elektromagnetismus, starke- und schwache Wechselwirkung), sondern auch auf der relativ neu erkannten »Dunklen Energie«, die 67 ± 6% aller Energien einnimmt, und der »Dunklen Materie« mit 29 ± 4%.

Alle materiellen Dinge unserer Welt sind Raum-Zeit-Muster,
auch wir Menschen,
einschließlich
Regelkreisen, Organen, Zellen, Molekülen, Atomen, Quanten, weil die zugrunde liegenden vier Urkräfte im Raum und gleichzeitig in der Zeit wirksam sind.

Selbstregulierende Kosmologie II

Sämtliche »Handlungen« und Aktivitäten beruhen immer auf Information und Energie und sind immer Modulationen des inneren Aufbaus und des Funktionsgeschehens der Raum-Zeit-Muster.

Dafür sind folgende Quanten-Gesetzmäßigkeiten als Einzelaktivitäten unabdingbar:

Erzeugen (Erneuerer, Schöpfer) *Brahma der Hinduismus-Trinität*
▶ Realitätsbildung durch Beobachtung, Messung
= **Resonanz**

Bewahren *Vishnu*
▶ Andauernde Beobachtung, Dauermessung
= **u. a. eine Funktion der Bindungsenergie**

Zerstören *Shiva*
▶ Unterbrechen der Beobachtung, Wegsehen, Pulsieren
= **Resonanzunterbrechung**

© Dr. rer. nat. Ulrich Warnke

Selbstregulierende Kosmologie III

Alle energetisch-informativen **Modulationen der materiellen Raum-Zeit-Muster** durch 1. Erzeugen, 2. Bewahren, 3. Zerstören **werden in das universelle Skalarfeld** als Fourier-Transformierte **bleibend eingeprägt** (eine In-Formation).

Die universelle holografische Formation (»Interferenz« des Skalarfeldes) wird dadurch immer und immer wieder nuanciert verfeinert.

Mithilfe der reversen Fourier-Transformation **informieren die Einprägungen ihrerseits** die Quanten und Quantensysteme der korrespondierenden (resonanten) *Raum-Zeit-Muster* (auch Teilkonfigurationen, z.B. bei der Homöopathie oder Evolution).

Die Raum-Zeit-Muster wählen also aus der extrem vielfältigen In-Formation des Skalarfeldes (Hologramm-gleich) jene Elemente aus, die mit ihren eigenen Konfigurationen energetisch/informativ kompatibel sind.

Das universelle Skalarfeld bedingt die Veränderungen der lokalen Raum-Zeit-Muster –
Das lokale Raum-Zeit-Muster bedingt die Veränderungen des universellen Skalarfeldes –
eine selbstregulierende Kosmologie und der Mensch sind Teil derselben.

Das neue Modell des Bewusstseins I

Das Skalarfeld lässt sich durch spezifische Spin-Elektronenaktivität in Form bringen, also informieren. **Die eingelesene Information wird im Skalarfeld als »universelles Hologramm« gespeichert.**

Die in das Skalarfeld hier und jetzt durch die Elektronenwelt **eingeprägte Information verbreitet sich** wegen fehlender Limitierung durch Lichtgeschwindigkeit **quasi** instantan im ganzen Universum.
(Lichtgeschwindigkeit ist definiert als der reziproke Wert von der Quadratwurzel aus dem Produkt von elektrischer Permittivität und magnetischer Permeabilität; beides gibt es laut Quantenphysik nicht im Vakuum.)

Umgekehrt kann die **Information an jeder beliebigen Stelle des universellen Vakuumraumes** – analog zum Hologramm – **wieder herausgelesen** werden. Voraussetzung ist – ebenfalls analog zum Hologramm – dass die Energie-/Informationsparameter beim Herauslesen identisch sind mit den Energie-/Informationsparametern des Einlesens, also eine Art von Muster-Resonanz besteht.

Das neue Modell des Bewusstseins II

Neurone haben mehr physikalische Aktivitäten, als heute in Lehrbüchern wiedergegeben werden. Beispielsweise wird bei jeder Depolarisation auch ein kompliziert aufgebautes **elektromagnetisches Spektrum von Mikrowellen** abgestrahlt.

Zusammen mit Unlinearitäten und Interferenzkräften entstehen hier Wirbelformationen. Diese **Wirbel** haben charakteristische Muster und **besitzen die Fähigkeit des Einlesens in das Skalarfeld**. Gleichzeitig kann Information aus dem Skalarfeld herausgelesen und in die »Welt der Elektronen« transportiert werden (Laszlo bezeichnet diesen Vorgang als reverse Fourier-Transformation; laut Bearden sind **Nerven Translatoren zum Skalarfeld**).

Warum sollte das, was wir mit Geist bezeichnen, nicht identisch sein mit dem universellen Informationsfeld? Ein Teilbereich davon ist das Skalarfeld des Vakuums, und dieser Teil kann durch die Gehirnaktivität angezapft werden. **Wir bestehen also aus einem Materieraum und einem geistigen Raum, die beidseitig Informationen und Energie austauschen.** Beide Welten beruhen auf rein physikalischen Grundlagen.

Es ist plausibel, das Modell folgenderweise fortzuführen: Mein »Ich« ist eine Entität (das, was ein Sein hat, als Mem vom Selbst erzeugt), die zusammen mit dem kausal gekoppelten Erfahrungs-Bewusstsein den Vorgang des singulären Schaltens vom Skalarfeld zur Materie tätigt. **Mein »Ich« hat also eine gemeinsame Menge in einem Teil der gespeicherten Informationswelt und der Materie-Welt.**

Selbstregulierende Kosmologie IV

Gehirn und Bewusstsein – ein potenzielles Fenster zum Universum

Das Neuronennetz des Gehirns wurde bisher hauptsächlich als Repräsentant der Sinnes- und Rezeptoreneindrücke aus elektromagnetischen und gravitatorischen Kräfte-Konstellationen angesehen. **Das neue Paradigma** ergänzt folgende Eigenschaft:

Wie bei allen Raum-Zeit-Mustern findet auch beim Gehirn eine **kontinuierliche Kommunikation mit dem universalen skalaren In-Formations-Feld des Vakuums** statt:
Die energetischen Raum-Zeit-Muster der neuronalen Netzwerke und ihrer Transmitter werden fortlaufend in dieses Feld eingelesen, und die korrespondierende multidimensionale Wellentransformierte wird aus ihm herausgelesen. Die Attraktoren-Chaosdynamik der Netzwerke ergibt schließlich die bekannten manifesten spezifischen Wirkungen, z. B. Transmitter-Modulation.

Das heißt, das Konglomerat der Gehirnneurone, das die verschiedenen Stufen des Unter- und **Bewusstseins** repräsentiert, **liest** durch Fourier-Transformation **in das universelle Skalarfeld ein und wirkt gleichzeitig als reverser Transformator** der Muster aus holografischen Welleninterferenzen **in energetische und materielle Raum-Zeit-Muster**.

Selbstregulierende Kosmologie V

Gehirn und Bewusstsein – ein potenzielles Fenster zum Universum und zurück zu Individuen

Das vordergründige »Zensur-Bewusstsein«, das analytische Bewusstsein und das Bewusstsein einzelner Sinneseindrücke können abgeschaltet werden durch **Bewusstseins-Transformation**, z. B. mittels Hypnose. Dadurch können **»Neukonfigurationen« aus dem Skalarfeld heraus** erfahren werden, wie:

- Gefühle,
- Intuitionen,
- Empathien,
- Imaginationen und
- spezielle »Sinneseindrücke«, z. B. während des Traums,

die ihrerseits wieder – gehirnmodifiziert – in das universelle Skalarfeld eingeprägt werden und die dann vom Individuum als modifizierte Informations-Konfiguration erneut herausgelesen werden können.

Dies bedeutet aber auch, dass andere Individuen-Gehirne Raum-Zeit-los auf die universelle Information zugreifen können.

⇨ Laszlo: *»Dies bedingt eine neue Dimension der Verantwortlichkeit menschlicher Wesen: Was wir denken und fühlen, kann unsere Mitwesen beeinflussen, und zwar nicht nur diejenigen, die uns hier und jetzt nahestehen, sondern auch diejenigen an entfernten Orten und in kommenden Generationen.«*

Notwendige Beweisführungen zur Plausibilität des Modells

1. Nachweis eines universellen Skalarfeldes im Vakuum.
2. Nachweis der Einprägung von Information und Nachweis der Informationsspeicherung im Skalarfeld.
3. Nachweis eines Hologramm-ähnlichen Interferenzmusters im ska-

laren Informationsfeld und in seiner Durchdringung der Materie-Welt.

4. Nachweis dafür, dass lokale Aktivitäten der Masseladungen, der Elektronen (elektromagnetische Schwingungen der Materie-Welt) mit dem universalen Skalarfeld kommunizieren.
5. Nachweis der Besonderheit der Überlichtgeschwindigkeit der elektromagnetischen Schwingungen im Wirbelfeld und bei stehenden Wellen (Sender-Nahfeld und -Fernfeld).
6. Nachweis einer nahezu instantanen Ausbreitung der Information der Wellenfunktion im Universum.
7. Nachweis der Informationsübertragung zurück zur Materie-Welt, zum materiellen Raum-Zeit-Muster analog zum Hologramm.

Ich kann die Beweise nicht führen, sondern kann lediglich Plausibilitäten anführen. Allerdings gibt es hier und da deutliche Hinweise dafür, dass es so oder ähnlich ablaufen könnte.

Im nachfolgenden Text des Buches wird es also darum gehen, einige Problemstellungen innerhalb des Modells zu lösen.

Welche Hinweise sind vorhanden,

- die das Vorhandensein eines universellen Informationsfeldes erklären können;
  die Sinn und Bedeutung als Kommunikation mit Interferenz von Information und Musterbildung nahelegen, nach dem Schema:
  Information = Welle,
  Informations-Muster = Interferenz von Wellen,
  Überlagerung aller Muster = Hologramm-ähnliches Geist-Feld;
- die physikalisch plausible Kopplungsmechanismen von unserer materiellen Welt und unserer geistigen Welt aufzeigen, wie die physikalisch kaum beachteten Besonderheiten im:
  Dipol-Antennen-Nahfeld,
  Spiralantennen-/Teslaspulen-Feld,
  stehenden Wellen-/Wirbel-Feld;
- die auf eine instantane Informationsausbreitung schließen lassen.

Teil I:
DIE MATERIE DER LEBEWESEN

3. Werkzeuge der Materie-Geist-Wesen

Das Problem ist, »dass die meisten Wissenschaftler die Physik nur vom Hörensagen kennen und von Quantenmechanik keine Ahnung haben.«

HANS-PETER DÜRR,
damals Max-Planck-Institut

Erfahrung als Prüfsonde der Lebensprozesse

Leben ist auf physikalische Gesetze angewiesen. Kein Zweifel, der Materieaufbau des Menschen gehorcht den physikalischen Gesetzen. Was wir chemische Reaktionen nennen, ist nichts anderes als Physik.

Doch wir haben etwas übersehen: Es ist die Bedeutung der Information. Wir haben nicht nur übersehen, dass Information die Materie steuert, sondern wir haben auch übersehen, dass Information nicht den uns bekannten physikalischen Gesetzen unterliegt, sondern getrennt davon gesehen werden muss.

Bis etwa zum Jahr 1900 war die newtonsche Theorie für die Wissenschaft das absolut Wahre. Mit dem Aufkommen von Relativitätstheorie und Quantenphysik wurde diese Theorie als unzureichend und falsch erkannt. Dieses eindeutig Falsche ist aber von den meisten Menschen nach 100 Jahren erfolgreicher Anwendung im Makroskopischen als Irrtum immer noch nicht erkannt und deshalb auch nicht korrigiert worden.

Nun kann man eigentlich Theorie nicht in Kategorien, wie wahr und falsch einordnen, denn Theorie leitet sich ab von griechisch *theoria*, was auf *thea* aufbaut, die Schau, anschauen bedeutet und auch in unserem Wort Theater wiederzufinden ist. Daraus folgt, dass eine Theorie kein Wissen vermitteln kann, sondern nur eine Anschauung, eine Ansicht ist.

Unser Wissen wird jedoch von diesen Theorien so geprägt, dass wir schließlich sicher sind, Theorien wären identisch mit Fakten. Wir organisieren diese Fakten in unseren Gedankengebäuden, daraus wird Ordnung, und schon sind wir bereit, diese Ordnung mit der Wahrheit gleichzusetzen. Das aber ist nun tatsächlich falsch.

Die neue Physik ruht auf drei Grundpfeilern

Alles, was sich Wissende so vorstellen, wird in Theorien festgelegt. Wissen beruht auf Erkennen und dieses auf Bewusstsein. Ausschließlich Bewusstsein erschafft Natur-Wissenschaften.

1. Albert Einsteins Relativitätstheorien

Die Allgemeine Relativitätstheorie widersprach Isaac Newtons universeller Gravitationstheorie.

Einstein legte 1915 das neue Konzept für die Gravitation vor. Hier werden Raum und Zeit nicht nur durch den eigenen Bewegungszustand beeinflusst, sondern können sich in Gegenwart von Materie und Energie verzerren und krümmen; damit wird Gravitation wirksam.

Von der Allgemeinen Relativitätstheorie müssen wir die Spezielle Relativitätstheorie unterscheiden, die Einstein vorher formulierte.

Sie widersprach Newtons Bewegungsgesetzen, wonach ein davonschießender Lichtstrahl im ganzen Raum des Universums und in der Zeit eingeholt werden konnte. In Einsteins Spezieller Relativitätstheorie dagegen sind Raum und Zeit nicht mehr ein universell festgelegter Rahmen, den jeder gleichartig erfährt, sondern die Form und Erscheinung einer Struktur in Raum und Zeit ist von dem Bewegungszustand des Einzelnen abhängig. Gleichzeitig ergibt sich, dass kein Objekt und kein Einfluss bei seiner Fortbewegung die Lichtgeschwindigkeit als Grenze überschreiten kann, während es bei Newton Einflüsse gibt, die über große räumliche Entfernung instantan übertragen werden.

Ursprünglich waren die Theorien für das Verständnis des extrem großräumigen Universums formuliert: für Sterne, Galaxien, Galaxienhaufen. Aber physikalische Theorien wie die beiden Relativitätstheorien dürfen nicht nur für die Inhalte der Großräume gelten, sondern müssen gleichzeitig auch für Mikrosysteme in Kleinsträumen stimmen.

2. Die Quantenmechanik-Theorie

Sie war für das Verständnis der kleinsten Größenverhältnisse formuliert: für Moleküle, Atome bis hinab zu subatomaren Teilchen wie Elektronen und Quarks.

In den Jahren seit der Formulierung der Relativitätstheorien und der Quantenmechanik bis heute hat man fast alle Vorhersagen aus diesen Theorien heraus mit fast unvorstellbarer Genauigkeit experimentell bestätigen können.

Betrachtet man also jede einzelne Theorie, dann gibt es keinen Zweifel über ihre Gültigkeit; nimmt man aber die Relativitätstheorien und die Quantenmechanik zusammen, ergeben sich Widersprüche: So, wie sie formuliert sind, können Allgemeine Relativitätstheorie und Quantenmechanik nicht beide richtig sein.

In der Relativitätstheorie gilt z. B. die Bewegung als kontinuierlich, kausal bestimmt und gut definierbar, während sie in der Quantenmechanik als diskontinuierlich, nicht kausal bestimmt und nicht gut definierbar gilt.

Die beiden Theorien, die einzeln immense Fortschritte in der Technik möglich gemacht haben, passen im Kleinsten einfach nicht zusammen. Doch die Lösung des Konflikts liegt bereits parat.

Bild 2

Alles besteht laut neuer Physik aus String-Bändern, wie es das »Tao«-Symbol bereits vorsah

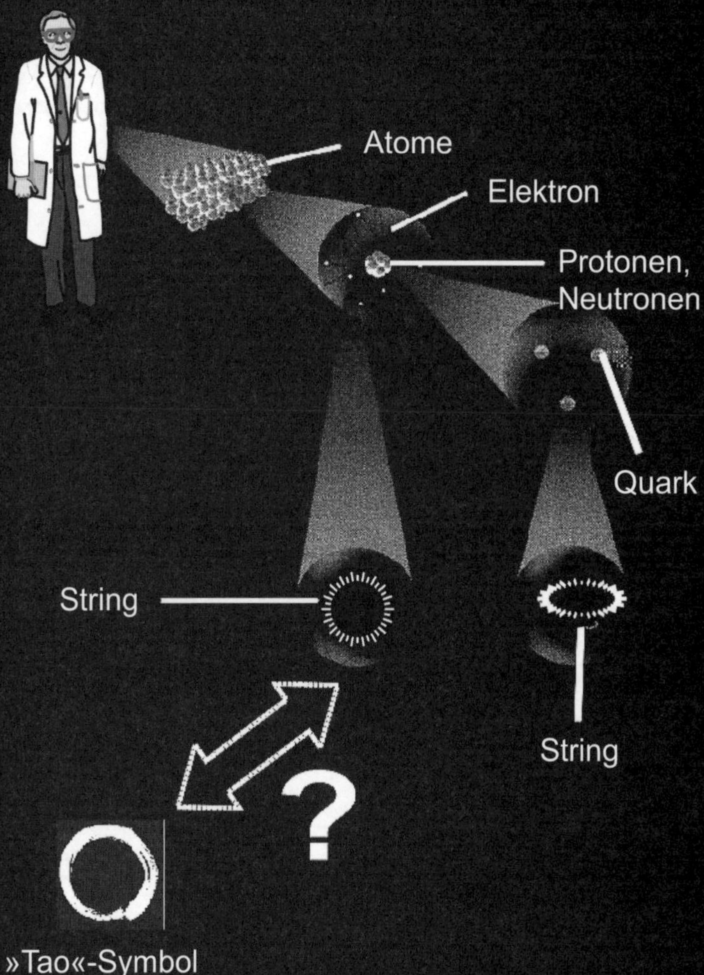

3. Die Superstring-/M-Theorie – die Einheit[64]

Die Allgemeine Relativitätstheorie und die Quantenmechanik lassen sich vereinigen in der Superstringtheorie oder abgekürzt Stringtheorie.

Mit dieser seit etwa 40 Jahren existierenden und immer wieder verbesserten Theorie lässt sich heute zeigen, dass Allgemeine Relativitätstheorie und Quantenmechanik sogar aufeinander angewiesen sind – eine unvermeidliche Zusammengehörigkeit der Gesetze des ganz Großen und der des ganz Kleinen.

Man nennt diese Theorie deshalb auch die Einheitliche Theorie der Physik.

Die Stringtheorie verlangt ein weiteres Umdenken, was Raum und Zeit betrifft. Sie zeigt, dass unser Universum viel mehr Dimensionen enthält, als unsere Sinne uns vermitteln – also nicht nur drei Dimensionen Länge, Breite, Höhe, sondern auch eng aufgewickelte und eingefaltete Dimensionen in Mikrostrukturen.

Die Stringtheorie in ihrer neuesten Form – der M-Theorie – ist die bisher beste Theorie, die es jemals in der Physik gegeben hat – eine Theorie, die in der Lage ist, die fundamentalsten Eigenschaften der Natur zu erklären. Sie besitzt die Möglichkeit, zur vorhersagefähigsten Theorie zu werden, und erfüllt nun alle Bedingungen. Das Erklärungsmodell wird allen Eigenschaften der Mikrowelt gerecht. Mit ihm lassen sich Spin, Masse, Kraft-Ladungen erklären.

Teilchen sind nicht punktförmig, sondern – so sagt die Theorie – sie bestehen aus Schleifen.

Jedes Teilchen wird durch ein schwingendes, oszillierendes Band konstituiert – einem String in Membranform (daher der Name M-Theorie).

Auf der fundamentalsten Ebene besteht alles, was wir uns denken können, aus einer Kombination dieser schwingenden Bänder. Aus den Schwingungsmustern der Strings ist die Evolution des Universums und aller seiner Erzeugnisse wie Erde, Natur und Mensch komponiert.

Da sich alle Vorkommnisse, alle Ereignisse und alle Prozesse im Universum immer durch Energie folgenden Kräften und Informationstransfer zwischen den elementaren Materiebausteinen auf fundamentalster Ebene beschreiben lassen, wartet die Stringtheorie mit dem Versprechen auf, eine einzige allumfassende einheitliche Beschreibung des physikalischen Universums mit der allumfassenden Theorie, mit der lang gesuchten Weltformel zu präsentieren.

4. Woraus bestehen wir und alle Lebewesen wirklich?

»Materie, so wie wir sie kennen, macht im leeren Raum nur eine winzige Welle aus.«

DAVID BOHM

Ein Raum hat in unserer Vorstellung immer eine Begrenzung. Deshalb kann es einen unbegrenzten Raum eigentlich nicht geben. Wir sollten deshalb besser nicht von einem unbegrenzten Raum, sondern von einer unbegrenzten Phase sprechen. Die Rede ist von einem überall vorhandenen Vakuum, frei von Massen. Eine derartige unendliche Vakuum- Phase ist nicht wirklich leer, auch wenn es aus unserem Blickwinkel so scheinen mag, sondern im Gegenteil, dieses Vakuum ist ein Meer aller Möglichkeiten – voller möglicher Energie und möglicher Information. Dieses »Meer aller Möglichkeiten« ist auch in uns Menschen, genauso wie in allen anderen Organismen, wie in aller Natur und aller Umwelt. Es ist der masselose Raum zwischen Atomkern und Elektron und der masselose Raum zwischen den Atomen. Dieser Raum (wegen der unbegrenzten und damit unendlichen Ausbreitung eigentlich eine Phase) wird uns in diesem Buch hauptsächlich beschäftigen.

Woher kommt die Energie »aller Möglichkeiten« im Vakuum?

Beginnen wir an der absoluten Urform allen Seins, denn diese Urform ist auch die Grundlage für das Meer aller Möglichkeiten.

Urform der Energie ist Urgrund allen Seins

Die String-Theorie wurde durch Edward Wittens Membran-Theorie revolutionär vervollständigt. Witten ist der wohl bedeutendste heute lebende Physiker. Greene[50]: »*Einige Kollegen würden sogar noch weitergehen und ihn als den größten Physiker aller Zeiten bezeichnen.*«

Nach der String-/M-Theorie gehen alle Materie, alle Kräfte und alle Information aus einem einzigen Grundelement-Zustand hervor: aus schwingenden Strings. Dieser Urzustand ist mathematisch zu behandeln wie ein winziges Band, das sich zu einem Kreis schließen kann.

Es ist nicht zu übersehen, dass die Form dieses Urzustands damit exakt der Überlieferung des Tao gleicht, der postulierten Urenergie der alten Weisen, aus der alles hervorgeht und die – wie es heißt – einem gewundenen Band entspricht.

Dieses String-Band kann die verschiedensten Schwingungszustände einnehmen. In jeder Schwingung lassen sich ein Energiezustand und eine Informationseinheit speichern.

Die Strings legen sich auch zu Schleifen zusammen. Alle Schleifen haben bevorzugte Schwingungsfrequenzen, wie die Saiten der Geige oder des Klaviers, die durch ihre verschiedenen Schwingungsmuster zur Entstehung verschiedener musikalischer Töne führen. Die erzeugten Töne der verschiedenen Schwingungsmuster eines fundamentalen Strings führen zur Entstehung verschiedener Massen und Ladungen. Tatsächlich ist das Universum – wie schon die alten Weisen wussten – gleich einer kosmischen Symphonie.

Die speziellen Schwingungsmuster eines String-Bandes werden von der Umgebung beeinflusst. Die dabei entstehenden charakteristischen Muster erzeugen dann die uns geläufigen möglichen Teilcheneigenschaften, die wir in den drei Raumdimensionen der Alltagserfahrung beobachten, wie Massen und Ladungen.

Unzählbare Kombinationen von Schwingungszuständen sind möglich und verwirklicht, dazu kann sich das Band auch noch aufwickeln. Das wiederum bedeutet, dass auch unzählige Energie- und Informationszustände möglich sind – deshalb spricht man von Energie »aller Möglichkeiten«.

Die M-Theorie enthält neben schwingenden Strings noch andere Objekte: schwingende zweidimensionale Membranen, dreidimensionale Klümpchen – »Drei-Branen« genannt – und eine Vielzahl weiterer Bestandteile.

Weil die String-/M-Theorie die Voraussetzungen hat, zur vorhersagefähigsten Theorie zu werden, die es jemals in der Physik gab; weil diese Theorie in der Lage ist, die fundamentalsten Eigenschaften der Natur zu erklären, wird innerhalb der Physik dieses M der Membran-Theorie auch gerne übersetzt mit Mysterium-, Mutter- oder Matrix-Theorie.

Jedes sogenannte Elementarteilchen besteht ursächlich also aus einem einzelnen String – und alle Strings sind erst einmal absolut identisch. Zu den charakteristischen Unterschieden der uns bekannten Teilchen kommt es, weil ihre jeweiligen zugrunde liegenden Strings unterschiedlichen charakteristischen Schwingungsmustern unterworfen sind. Jedes Elementarteilchen hat seinen individuellen Fingerabdruck.

So ist das Elektron ein String mit einem bestimmten Muster, und die Quarks sind jeweils Strings mit anderen Schwingungsmustern. Jedes Teilchen verkörpert den Klang eines Strings. Nichtgewundene Strings können masselosen Teilchen wie Photonen, Gravitonen und anderen entsprechen.

Wir werden nie einen normalen String sehen können, da er in der Regel der nicht registrierbaren Planck-Länge von 10^{-33} cm entspricht; nur energiereichere Strings können auch erheblich größer werden.

Strings liegen nicht immer einfach als ausgestreckte Fäden oder Bänder vor, sondern sie winden sich um einen imaginären Zylinder herum und erzeugen so einen spiralartigen Schlauch. Die Mindestlänge einer derartigen Spirale wird durch den Umfang der kreisförmigen Dimensionen und durch die Anzahl der Windungen bestimmt. Diese Mindestlänge eines Strings legt gleichzeitig seine Mindestmasse fest: Mehr Länge ergibt mehr Masse.

Die Energie eines derart gewundenen Strings ist dem Radius der kreisförmigen Dimension proportional. Die Energie wird aus zwei Quellen gespeist: Schwingungsbewegung und Windungsenergie. Beides hängt von der Geometrie des Schlauchs ab, vom Raum. Außerdem gibt es Schwerpunktsbewegungen, das sind Bewegungen ohne Formänderung; der String gleitet unangefochten dahin. Die Anregung der Schwerpunktsenergie ist dem Radius der kreisförmigen Dimension umgekehrt proportional: Ein kleiner Radius grenzt den String stärker ein und erhöht daher den Energiegehalt seiner Bewegung. Zusammengefasst setzt sich die Gesamtenergie aus Schwingungszahl, Windungszahl und Radius zusammen.

Ein Teil dieser Energie- und Informationszustände ist identisch mit Ladungen *ohne* Massen. Elektronen sind Ladungen *mit* Massen und gehören deshalb, wenn sie bereits als Teilchen verwirklicht sind, nicht ins Vakuum.

Die uns bekannten Elementarteilchen weisen verschiedene Ladungen auf: Nach dem Standardmodell haben Quarks/Antiquarks elektrische Ladungen von 1/3 und von 2/3 bzw. –1/3 und –2/3. Andere Teilchen haben elektrische Ladungen von 0 oder 1 oder –1.

Nach der String-/M-Theorie gibt es Schwingungsmuster, die Teilchen mit ganz anderen elektrischen Ladungen entsprechen, z. B. 1/5, 1/11, 1/13, 1/53 und viele weitere.

Diese für uns seltsamen Ladungen können sich ergeben, wenn die aufgewickelten Dimensionen der Strings eine bestimmte geometrische Eigenschaft aufweisen. Die Zahl der Windungen ist in den erlaubten Schwingungsmustern manifestiert, die dann den Nenner der nicht ganzzahligen Ladungen bestimmen.

Strings benehmen sich, wie wir es aus den Beschreibungen der Quantenphysik gewohnt sind. Sie können sich zu virtuellen Paaren aus Quantenfluktuationen heraus aufspalten und leben dann kurzfristig von geborgter Energie. So flüchtig die Existenz dieser zusätzlichen Stringpaare auch ist, sie wirkt sich auf die genauen Eigenschaften der Wechselwirkung aus.

Der gesamte Aufbau und alle Funktionen unseres Organismus sind grundsätzlich quantenphysikalischer Natur. Es entstehen:

- aus String-Membran-Schwingungen die Informations-Muster und die Kräfte vermittelnden Teilchen,
- mithilfe der Informations-Muster und Kräfte übertragenden Teilchen die Atome;
- aus Atomen mithilfe der Informations-Muster und Kräfte übertragenden Teilchen die Moleküle,

- aus Molekülen mithilfe der Informations-Muster und Kräfte übertragenden Teilchen die Organellen,
- aus Organellen mithilfe der Informations-Muster und Kräfte übertragenden Teilchen die Zellen,
- aus Zellen mithilfe der Informations-Muster und Kräfte übertragenden Teilchen die Organe,
- aus Organen mithilfe der Informations-Muster und Kräfte übertragenden Teilchen die Regelkreise,
- aus Regelkreisen mithilfe der Informations-Muster und Kräfte übertragenden Teilchen die Lebewesen,
- aus Lebewesen mithilfe der Informations-Muster und Kräfte übertragenden Teilchen die Natur …

Man kann diese Folgekaskade fortsetzen, indem man mit der Natur die Eigenschaften des Planeten ableitet und schließlich hervorhebt, dass der Planet mit allem, was darauf existiert, Teil des Universums ist.

Mit anderen Worten: Der kleinste String hier und jetzt ist mit dem Größten direkt über Kaskaden spezifischer Information und Kräfte verknüpft.

Auf dem Unterbau einer Subquantenphysik entsteht die Quantenphysik, daraus entsteht die Molekularphysik, daraus die Anatomie/Morphologie, und darauf wiederum bauen sich schließlich die Physiologie (Funktion des Systems) und darauf die Psychologie (Verhalten des Systems) auf.

Wozu dieser Aufbau, diese Konstruktion Mensch?

Wir müssen vom kleinsten String bis zur Stufe der Psychologie durchkonstruiert sein, denn erst mithilfe der Psychologie kann das System Erfahrungen machen und Sinn und Bedeutungen erkennen mit Vergangenheits- und Zukunftsperspektiven. Dies wäre einem einzelnen Bauteil der ganzen Konstruktion niemals möglich.

Und wozu müssen wir Erfahrungen sammeln?

Jede unserer Erfahrungen wird laut Modell als geistiger Informationsprozess innerhalb des Vakuums für die Ewigkeit gespeichert.

Daraus ergibt sich ein gewaltiges Informationsfeld, das jeder Naturkonstruktion zur Verfügung steht und das immer Geist-reicher wird. Mit diesem Gedankengang werden wir uns später weiter auseinandersetzen.

Der US-amerikanische Physiker und Nobelpreisträger Lee regt an, das Vakuum ingenieurgemäß auszubeuten (Terminologie nach Lee: vacuum engineering). Genau das macht bereits ausführlich der Organismus.

Der Mensch ist im Bereich der Materie ein 3D-Interferenzmuster

Im Folgenden wollen wir uns vorerst einen stark vereinfachten Überblick verschaffen über den grundlegenden materiell-energetisch-informativen Aufbau des Systems Mensch. Analog zu der theoretischen Physik ist nicht alles bewiesen, sondern vieles modellhaft, aber erstaunlich plausibel und übereinstimmend mit der traditionellen Sichtweise des Menschen im asiatischen Raum.

Die Wissenschaft erklärt Aufbau und Funktion des Menschen, der Natur und des Universums mit dem sogenannten Standardmodell der Physik. Wir werden später sehen, dass dieses Modell keineswegs ausreicht, aber als Einstieg ist es hilfreich.

Galaxien, die Sonne, die Erde, die Menschen, die Naturlebewesen – sie alle sind Anhäufungen von Massen, verglichen mit dem interstellaren Raum und der Atmosphäre, und gehören deshalb alle dem Materiebereich an.

Der Mensch ist aus Materie konstruiert. Wir wollen Materie hier verstehen als zusammengesetzte Massen. Die Hauptmassen in uns sind Atomkerne und Elektronen. Zuerst einmal bestehen wir also nur aus Atomkernen und Elektronen. Beide Bauteile unseres Körpers existieren bereits seit unvorstellbar langen Zeiten. Protonen schätzt man auf eine mittlere Existenzdauer von 10^{31} Jahre, und Elektronen sind ewig existent; andere Physiker meinen, Elektronen hätten eine Lebensdauer von 10^{24} Jahren. Es spielt keine Rolle für uns, denn derart lange Zeiträume sind für uns Ewigkeiten, vor allem wenn man bedenkt, dass die Erde erst 10^{15} Sekunden alt angenommen wird und das ganze Universum 10^{17} Sekunden.

Wir können davon ausgehen: Alle diese Bauteile in uns waren schon in einer anderen Galaxie und haben bereits eine Supernova mitgemacht. Tatsächlich bestehen wir – so gesehen – aus Sternenstaub. Unsere Bauteile waren aber auch schon in Bäumen, Tieren und anderen Menschen, bevor sie in uns eingebaut wurden.

Die Zusammensetzung geschieht mithilfe von Kräften, die wir in der Physik als die vier Urkräfte bezeichnen. Zwei dieser Kräfte, die starke und die schwache Wechselwirkung, sind nur auf kleinstem Raum tätig, wie in den Raumdimensionen des Atomkerns. Fernkräfte, also Kräfte, die über große Räume sogar bis in die Unendlichkeit wirken, sind allein die elektromagnetische Kraft und die Gravitation.[111] Sie spielen für unseren Aufbau eine wichtige Rolle und bestimmen viele Eigenschaften unserer Materie und ihre Beeinflussbarkeit.

Das ergibt sich auch aus einem anderen Blickwinkel. Man kann sich fragen: Welche der uns bekannten Kräfte können Lebewesen aufbauen und funktionieren lassen?

Würden nur Anziehungskräfte oder Druck wirken, so muss zwangsläufig eine homogene Kugel entstehen, wie Planeten im Gravitationsfeld oder wie die Vorstellung kugelförmiger Atomkerne. Wenn dagegen gleichzeitig Anziehungskräfte und Abstoßungskräfte wirken können, die auch noch an lokal unterschiedlichen Stellen angreifen, dann können sich komplizierte sphärische Konstruktionen aufbauen, wie z. B. Proteingebilde.

Für derartige Kräfte kommen nur elektromagnetische Energien in Betracht. Doch für ganz bestimmte Formen, die in der Natur immer einem Ziel dienen, sind intelligente Informationen verantwortlich.

Woher kommen die elektromagnetischen Kräfte?

Elektronen sind physikalisch Zusammensetzungen aus Masse und einer Ladung sowie einem Spin. Sie erzeugen bei einer Veränderung ihrer Fluggeschwindigkeit (Beschleunigung, Abbremsung) oder Änderung ihrer Flugrichtung elektromagnetische Wellen (und durch ihre Masse auch Gravitation) und kommunizieren damit. Diese so erzeugte elektromagnetische Kommunikation ist durch die Lichtgeschwindigkeit limitiert. Elektronen mit ihren informativen Kommunikationsfähigkeiten bauen unseren Körper auf und nehmen an allen Funktionen unseres materiellen Körpers teil.

Die informativen Vermittler der Kraft bei elektromagnetischen Schwingungen sind Photonen (bei der starken Wechselwirkung: Gluonen, bei der schwachen Wechselwirkung: Eichbosonen [W- und Z-Bosonen]), bei der Gravitation: Gravitonen).

Konkret aktive Elektronen verwenden also für ihre Zwecke Photonen. Photonen werden benutzt, um Botschaften zu übertragen. Die Botschaften enthalten Anweisungen, die dem Empfänger mitteilen, wie er auf eine nun gleich entstehende Kraft reagieren soll.

Offensichtlich gibt es innerhalb der Photonen mehr Information, als wir direkt erfahren können. Ansonsten könnten Teilchen mit gleicher Ladung sich nicht abstoßen und Teilchen mit ungleicher Ladung sich anziehen, denn die diese ungleichen Effekte vermittelnden Photonen sind absolut identisch, wie es für uns scheint.

Photonen (für uns sichtbar) und Quanten (teilweise für uns unsichtbar und unspürbar) sind die Regiekräfte, die alles zusammen funktionieren lassen. Die Energie der Teilchen, also die Quantenenergie, überlagert sich nicht; kein Photon nimmt Notiz von einem anderen Photon. Wenn dies anders wäre, würden wir keine Lichtfrequenzen als Farben sehen und unterscheiden, würden wir keinen Rundfunk-, Fernseh-, schnurlosen Telefon- und Satellitenempfang haben.

Nur Wellenamplituden und Feldkräfte überlagern sich. Die Kraftinterferenz entsteht erst am lokalen Kraftentstehungspunkt der Materie/Masse; Kraft ist Teil der Materie/Masse. Wenn wir von Feldkräften reden, meinen wir die Energiewechselwirkung mit Materie, die zu Kräften führt.

Unseren Körper und seine Funktionen kann man deshalb als energetische verfestigte Raum-Zeit-Muster betrachten. Wir müssen uns klarmachen, dass das, was wir Masse nennen, mit Festigkeit, so wie wir sie empfinden, überhaupt nichts zu tun hat. Wenn wir uns mit

Spezialsonden im submikroskopischen Bereich diesen »massiven« Teilchen nähern, dann stellen wir fest, dass hier nichts Massives existiert, sondern nur schwingende Energie und Information. Urheber dieser Energie und Information ist unter anderem ein Zentralwirbel – der Spin. Massen sind Energie- und Informationswirbel, und die Kräfte, die diese Wirbel aneinanderbinden und Materie aufbauen, beruhen ebenfalls auf Energien und Informationen, sodass dieser Materiebereich letzten Endes nichts als bestimmte Qualitäten und Quantitäten von Energien und Informationen ausmacht.

Da alle Atome und Moleküle aller Materiekörper Energien und Information als Wellen ausstrahlen und die Kräfte dieser Wellen sich überlagern, entsteht insgesamt ein sehr kompliziertes Interferenzmuster. Jeder Mensch ist aufgebaut aus Atomen und Molekülen, deshalb ist jeder Mensch ein sehr kompliziertes Feldstärke-Interferenzmuster.

Wären unsere Sinne nicht so eingestellt, wie sie sind, sondern wären diese Sinne Detektoren für Feldlinien, dann könnten wir die Menschen und Dinge um uns herum als verdichtete Knäuel von ineinander verschlungen Bändern sehen, die eigentümliche Ausläufer nach außen projizieren und damit Kontakt zur Umgebung aufnehmen.

Eine Gruppe von Physikern sieht in dem Interferenzmuster die Funktion eines Hologramms verwirklicht. Wir kommen darauf zurück, denn das Hologramm wird uns noch mehrfach begegnen.

Hier wollen wir festhalten: Der Mensch im Bereich der Materie könnte im Prinzip ein Interferenzmuster mit den Eigenschaften eines Hologramms sein.

Das allerdings ist nur ein Teil der Beschreibung des Menschen, denn der Bereich der Materie reicht für das Mensch-Sein nicht aus.

Wer erzeugt Materie?

Verdeutlichen wir uns diese materiellen Schritte nochmals am Beispiel des Elektrons:

- Wenn sich ein Elektron manifestiert hat,
- dann hat es eine spezifische Energie,

- mit der Energie hat es eine bestimmte Wellenlänge,
- mit der Wellenlänge hat es einen bestimmten Raum erschaffen,
- mit der Energie hat es auch eine bestimmte Geschwindigkeit,
- mit der Geschwindigkeit hat es die Zeit erschaffen.

⇨ Fazit: Raum und Zeit werden aus der Erschaffung eines Teilchens heraus erzeugt.

Oder umgekehrt: Ein Elektron als Masseteilchen existiert erst,

- wenn ein Raum für die Energie eines Elektrons definiert ist,
- wenn man der grundlegenden Wahrscheinlichkeits-Welle, aus der ein Elektron entstehen kann, etwas energetisch Passendes in den Weg stellt.

Beides bedeutet, wir müssen Information zuführen, ansonsten wird sich kein Elektron, also auch keine Masse manifestieren. Mit dieser Forderung kommen wir unserem Problem schon näher.

Wir halten fest, ohne Information wird sich weder Masse bilden lassen, noch werden sich Kräfte entfalten, also wird ohne Information unsere Masse-Konstruktion, identisch mit uns als Raum-Zeit-Muster, nicht aufgebaut und nicht funktionieren.

Die Fragen, die sich nun ergeben, lauten:

Wer hat uns die Form des Aufbaus gegeben? Die Antwort »Evolution« ist nicht ausreichend, denn auch Evolution braucht Information. Woher also kommt die Information für die Evolution?

Unsere sinnlich erfassbare Welt entsteht aus dem Vakuum

Ein unbegrenzter Raum besteht zuerst einmal aus einem Meer unendlicher energetisch-informativer Möglichkeiten, die Physiker sprechen von Virtualität, Potenzialität und Wahrscheinlichkeiten. Die Wahrscheinlichkeit beschreibt nicht das System, sondern sie ist Eigenschaft des Systems.

Die Umgebung eines betrachteten Vakuumraumes entscheidet darüber, welche Energiegröße in die Realität springt. Voraussetzung für diese Realitätsschaltung ist die energetisch »passende« Größe, also etwa eine Resonanz. Letztlich wird immer Informationszufuhr die entscheidende Rolle spielen (in den Determinationsexperimenten entspricht dies einer innerhalb der Physik sogenannten »Welcher-Weg-Information«), bzw. der Raum wird mit einer bestimmten Wellenlänge eingegrenzt (experimentell bestätigt durch den Casimir-Effekt).

Sind die Voraussetzungen erfüllt, dann kollabiert die Welle der Wahrscheinlichkeit, und an ihre Stelle tritt ein Energieteilchen wie beispielsweise ein Quant oder ein Photon. Dieses Energieteilchen vermittelt nun die Kraftwirkung und damit Realität.

In der Physik heißt dieser Vorgang Verfestigung.

Aber diese so entstandene Welt der Realität, der Verfestigung, der Kraftwirkungen an Materie/Masse ist dann nur ein Teilbereich des Raums in uns und um uns herum, und diese eine Welt nimmt nur einen verschwindend geringen Raum in uns ein.

Alle Massen sind nur der milliardste Teil vom Universum. Das Verhältnis von Masseteilchen zu Quantenteilchen ist – was allgemein kaum bekannt ist – $1 : 9{,}746 \times 10^8$. Die Masse ist bei einem derartigen Unverhältnis also eigentlich völlig vernachlässigbar.

Wir hatten bereits erwähnt: Der weitaus größere Raum in uns und um uns ist der zwischen den Elektronen und Atomkernen. Jedes Atom besteht zu mehr 99,999 % aus masseleerem Raum. Wir bestehen komplett aus Atomen, und deshalb besteht tatsächlich der Raum unseres Körpers, auch unser Gehirn, zu mehr als 99,999 % – also fast vollständig – aus Leere. Würden wir diese Leere aus unserem Körper entfernen, so bliebe von uns bei gleichem Gewicht nichts normal Sichtbares mehr übrig. Ein Mensch mit einer Körperhöhe von zwei Metern wäre ohne den Raum zwischen den Atomkernen, den wir hier als »Vakuum« bezeichnen, ca. 20 µm groß.

Wenn wir fast vollständig aus diesem »Vakuum« bestehen, dann müssen wir dieser Phase entsprechende Beachtung schenken. Was passiert dort?

In dieser Phase gibt es neben diversen anderen Schwingungen

und Dimensionen ganz bestimmte Energie-/Informationsschwingungen, die Ladungen darstellen – wir hatten das bereits gezeigt. Ladungen ohne Massen sind keinesfalls identisch mit Elektronen (etwa 20 verschiedene Ladungen sind laut String-Theorie heute bekannt). Das Besondere dieser masselosen Phase ist, dass sie – laut Theorie – einen riesigen Informationsspeicher darstellt.

Wir bestehen also aus mehreren energetisch-informativ differenzierten Körperräumen, die offensichtlich alle in unserem Leben eine eigene Funktion ausüben. Wir sind mehrfach repräsentiert in verschiedenen physikalischen Dimensionen.

Der Teil der Vakuum-Phase, der die masselosen Ladungen enthält, ist funktionell nicht auf unseren Körper beschränkt; er geht fließend über in die identische Phase um uns herum und in die des Universums. Ladungen erzeugen Potenziale. Ein Potenzial ist eine skalare Größe, deshalb heißt das Ladungsfeld des Vakuums auch Skalarfeld.

Information ist Festlegung codierter Energie

Quantenobjekte existieren also so lange als reine unmessbare Wahrscheinlichkeitswellen, bis ein von außen hinzutretendes Ereignis (entsprechend der Kopenhagener Deutung – Beobachtung, Messung, Resonanz, Reflexion, Verfestigung) den Zusammenbruch (Kollabierung) der Wahrscheinlichkeitswellen auslöst.

Eine »unbeobachtete« Quantenentität existiert niemals als »reales Teilchen«. Andererseits wird eine Quantenentität, etwa ein Atom, *solange* es beobachtet wird, seinen Quantenzustand niemals ändern (*Zenon Paradoxon*, nachempfunden dem Philosophen Zenon von Elea, 5. Jahrhundert v. Chr., der viele Paradoxien aufgezeigt hat).

Wenn das Atom angeregt wird, kann es nur dann in einen stabilen niederenergetischen Zustand zurückkippen, wenn keiner hinsieht, weil nur durch Nichtbeobachtung, Nichtmessung die Wahrscheinlichkeitswelle erneut auftauchen kann. Diese Wahrscheinlichkeit muss erneut vorhanden sein, um den niederenergetischen Zustand zu veranlassen.

Folgt man diesen Ergebnissen, die eigentlich nur hinsichtlich der Energie gefunden wurden, dann lässt sich Information wie folgt erklären:

- Aus vielen Möglichkeiten potenzieller Information wird eine Möglichkeit oder ein Muster von Möglichkeiten ausgesucht und festgelegt.
- Gepulste, also codierte Energie wird als Information verwertbar, weil eine Dauerbeobachtung und damit das Einfrieren eines Quantenzustands durch die Pulsform unterbrochen wird. Das System der vielen Möglichkeiten wird konkret, indem seine Wahrscheinlichkeit, sich auf bestimmte Eigenschaften aus dem Meer der Möglichkeiten festzulegen und damit real zu werden, in den Pulspausen immer wieder neu erhöht wird.

Man wusste schon früher: Die Aufgabe der Teilchen (Photonen/Quanten) ist die Vermittlung von Kräften; heute weiß man: Die Vermittlung von Kräften beruht auf Information.

Also müssen wir zwei prinzipiell unterschiedliche Wege der Quantenaktivität, die in uns und um uns herum verwirklicht sind, auseinanderhalten:

1. Kraftvermittlung:
   - Sie geschieht durch elektromagnetische Schwingungen.
   - Dabei gilt: Frequenz = Quantenenergie, und Amplitude/Zeit = Leistung der Quantenenergie = Anzahl der Quanten mit gleicher Energie für eine bestimmte Dauer.
   - Die Funktion wird gesteuert mit »An« und »Aus«.
   - Die Leistung nimmt mit dem Quadrat der Entfernung ab.
   - Massen sind für diese Kraftvermittlung unentbehrlich, denn die Kraft entfaltet sich nur an der Masse. Ohne Masse gibt es keine Kraft.

2. Informationsvermittlung:
   - Sie geschieht durch Codierung allgemeiner Energie (Pulsung, Interferenz).

- Folge: aus vielen Möglichkeiten wird eine festgelegt.
- Die Information steckt auch in Mustern unterschiedlichster Qualitäten (ähnlich wie beim Internet oder wie beim Senden des Fernsehprogramms) und unterliegt dann den Gesetzmäßigkeiten eines Hologramms oder eines ähnlichen Prinzips.
- Die Größe der Energie und die Leistung spielt für den Informationsgehalt keine entscheidende Rolle, sondern eher die Codierung in der Zeit und die Musterbildung im Raum.
- Die Übertragung der Information ist unter bestimmten Bedingungen unabhängig von Distanzen und benötigt keine Zeit (Nullzeit-Übertragung).
- Denn Raum und Zeit entsteht immer erst an Massen, was eine Folge von Information ist.
- Massen können dementsprechend mithilfe der Information aber aufgebaut und in Form gebracht werden.

Die Interaktion dieser beiden Wege ist bei natürlichen Sendern und Empfängern immer vorhanden.

Kraftvermittlung

Alle makroskopischen Phänomene, auch unser Körper und seine Funktionen, müssen auf stabilen Gleichgewichten im quantenmechanischen Vakuum aufbauen. Im Vakuum brodeln virtuelle Energien beliebiger Größen. Am Vakuumrand werden sie in die Realität gesetzt. Hohe Energiewerte schwingen mit kleinen Wellenlängen und nehmen deshalb für eine Wellenlänge einen sehr kleinen Raum ein. Kleinere Energiewerte reichen mit ihren größeren Wellenlängen weiter in den Raum hinaus.

Wenn – wie bei elektromagnetischen Schwingungen – die Lichtgeschwindigkeit zugrunde liegt, dann kommt die Zeitkomponente ins Spiel.

Ein Elektron verwendet zur Kommunikation in die Zukunft immer Photonen. Aber es verwendet für jeden Kommunikationsgang auch immer Antiphotonen, die mit der Vergangenheit kommunizieren. Dieser Teil des Elektrons ist sein Antielektron, wir nennen es Positron.

Es gibt dazu eine Theorie von Wheeler und seinem Schüler Feynman, weitergeführt von Schwinger und Tomonaga (Nobelpreis 1936). Durch Echo-Feedback in Raum und Zeit wird Realität geschaltet. Das heißt: instantane Transaktion unter Verwendung von Zukunft und Vergangenheit (Raumzeit) – vom außen her betrachtet.

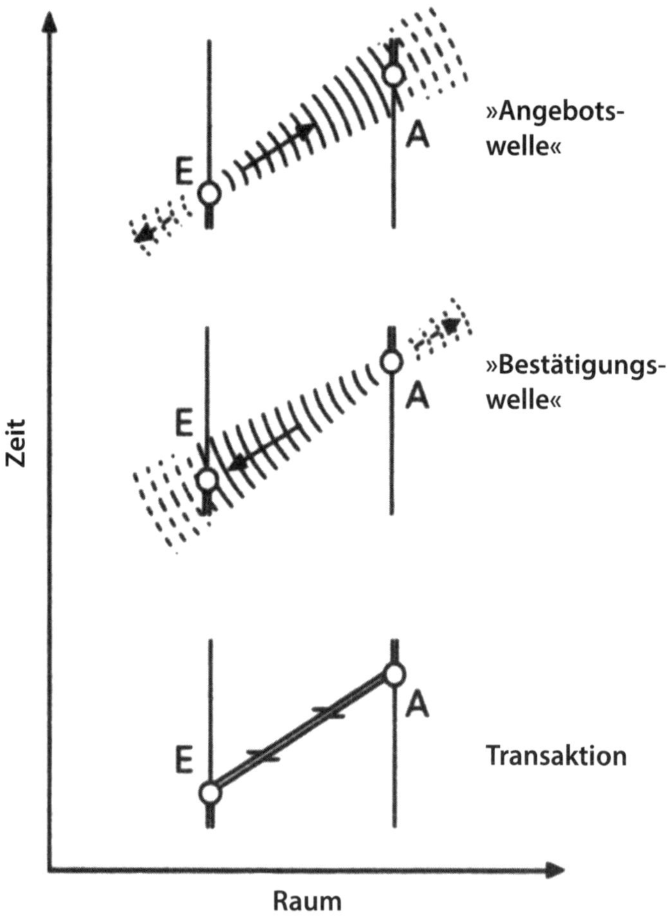

Oben: Emitter E (Sender) schickt immer eine elektromagnetische Welle, »Angebotswelle«, in die Zukunft *und gleichzeitig* in die Vergangenheit. Außerdem wird der Raum durchquert.

Mitte: Die »Angebotswelle« wird von einem Absorber A (Empfangsantenne) energetisch-informativ aufgefangen, angeregt, und gleichsam als eine Art Echo wird eine »Bestätigungswelle« in der Zeit rückwärts zum Emitter *und* in die Zukunft gesendet.

Unten: Angebotswelle und Bestätigungswelle heben sich überall im Universum durch Interferenz auf. Nur nicht auf dem direkten Weg zwischen Emitter E und Absorber A. Dort verstärken sie sich wechselseitig, was eine Quantentransaktion bewirkt – Teilchenbildung und somit die Realitätsschaltung.

(Aus: Gribbin, J. (1996): Schrödingers Kätzchen und die Suche nach der Wirklichkeit. S. Fischer, Frankfurt/Main)

John G. Cramer hat diese Theorie an die Quantenphysik angepasst: Quanten-Transaktion entspricht Wellenfunktions-Kollaps durch Echo-Feedback.[150]

Dieser Doppelpfad des Echo-Feedbacks setzt sich zusammen aus »retardierter, positiver Energie in die Zukunft« einerseits und aus »avancierter, negativer Energie in die Vergangenheit« andererseits (zurück in der Zeit und im Raum).

Weil negativ × negativ = positiv ergibt, so wie minus × minus plus ergibt, verstärkt der Doppelpfad zwischen Sender und Empfänger sich gegenseitig. Cramer nennt diese Transaktion das »Händeschütteln«. Es ist exakt der Moment, wo aus den vielen Möglichkeiten eine einzige entsteht. Elektronen kommunizieren auf diese Weise, um Ziele zu verwirklichen.

Durch das Prinzip »instantanes Echo-Feedback« »weiß« jedes Elektron und – wohl übertragbar – auch jedes Bewusstseinsquant »Psychon« bereits in dem Augenblick, in dem eine Welle von ihm emittiert wird, wer diese »Nachricht« empfangen hat – ohne dass die Entfernung eine Rolle spielt. (Raum-Zeit spielt keine Rolle im Echo-Feedback; vor und zurück hebt sich räumlich-zeitlich auf.)

Dieser im Experiment verifizierte Mechanismus hat enorme Konsequenzen.

Ein Photon überträgt also einen bestimmten Betrag ⊕Energie und damit zusammenhängend ein Stück ⊕Raum und ⊕Zeit (Fluss-Richtung Zukunft). Sein immer auch vorhandenes Antiphoton überträgt –Energie und damit zusammenhängend ein Stück –Raum und –Zeit (Fluss-Richtung Vergangenheit).

Aber wohlgemerkt, diese Botenteilchen vermitteln nur Kräfte, sie selbst sind keine Kräfte, sondern sie übertragen immer nur Information, damit Kräfte am Zielort entstehen können. Mit anderen Worten: Die Kraft wirkt nicht auf ein System, sondern die Kraft ist Teil des Systems.

Wir wollen uns dieses wichtige Prinzip mit einem makroskopischen Beispiel klarmachen: Wenn wir einen Stein wegstoßen, dann haben wir uns angewöhnt zu sagen, die Kraft wirkt auf den Stein. Bearden[5–14] macht mit Recht immer wieder deutlich, dass diese Vorstellung falsch ist. Es gibt keine Kraft auf den Stein, sondern der Stein ist Teil der Kraft oder umgekehrt ist die Kraft Teil des Steins, also Steinkraft ($F = m \cdot a$).

Die Quantenfeldtheorie hat deutlich gemacht, dass es die Absorption und Emission von virtuellen Photonen der Steinmasse ist, was Kraft hervorruft. Also ist die Kopplung von virtuellen Photonen mit der Masse der Kraftgenerator.

Kraft und Masse sind niemals getrennt, wie wir es uns immer vorstellen und wie es schließlich auch die klassische Physik vermittelt hat.

Einsteins $E = m \cdot c^2$ sagt, dass Masse voller elektromagnetischer Energie steckt, also auch voller Photonen. Das Photon lässt sich als Energie/Lichtgeschwindigkeit (E/c) beschreiben, dies ist nach Einsteins Formel dann gleich Masse mal Lichtgeschwindigkeit ($m \cdot c$).

Da $E = m \cdot c^2$, ist das Photon $E/c = m \cdot c$.

Die Photonen bringen der Masse Zeit-Information, die zum Aufbau der Kräfte innerhalb der Masse führen. Wenn das nicht so wäre, woher »wissen« dann die Ladungen innerhalb der Massen, wann sie sich anziehen und wann sie sich abstoßen sollen? Die Photonen, die diese Anziehungs- und Abstoßungskräfte bewirken, sind prinzipiell exakt gleich. Wir können Photonen, die Anziehungskräfte vermitteln, nicht unterscheiden von Photonen, die Abstoßungskräfte vermitteln; dennoch wird durch Photonen eine spezifische Information übermittelt, die vollkommen gegensätzliche Bewegungen bewirkt. Da Masse bereits ein Raum-Zeit-Muster ist, bringen Photonen die Information zur Veränderung des Raum-Zeit-Musters, was wir als Kraft registrieren.

Informations-Speicherung organischer Moleküle

Dieses Kapitel ist ein Exkurs in die speziellen Eigenschaften des Proteinaufbaus.

Leben ist nur mit Molekülen möglich, die eine Händigkeit (Chiralität) aufweisen.[107] Das geht so weit, dass wir Nahrung mit falscher Händigkeit überhaupt nicht resorbieren können. Wir können den Aufbau des Körpers und die Funktion des Lebens nur aufrechterhalten mithilfe ausschließlich linkshändiger Aminosäuren (L-Aminosäuren) und ausschließlich rechtshändiger Zucker (D-Zucker). Wenn wir die für uns lebenswichtigen Aminosäuren und Zucker nicht aus der Natur entnehmen würden, die immer die richtige Händigkeit bereithält, sondern würden Nahrung falscher Händigkeit aus künstlichen Quellen aufnehmen, dann müssten wir nicht nur verhungern, sondern wir könnten auch kein Tages-Bewusstsein entwickeln; unser Dasein wäre unmöglich.

Die Händigkeit kann mithilfe der Veränderung eines Lichtstrahls nachgewiesen werden, deshalb spricht man von optischer Reinheit. Nicht nur von außen her, wie beim Nahrungsinput, sind wir auf optische Reinheit angewiesen, auch die Enzyme in jeder Zelle bauen konsequent nur Moleküle der richtigen Händigkeit auf. Voraussetzung dafür ist, dass unsere Enzyme selbst optisch rein sind. Es gibt Kräfte, die dagegenarbeiten, wie Antibiotika und falsche, das heißt technisch freigesetzte elektromagnetische Schwingungen.

Ohne die händigen Moleküle gibt es keine Informationsverarbeitung.[107] Händigkeit ist die Ursache für einen unsymmetrischen elektromagnetischen Feldaufbau um das Molekül herum. Genau das ist notwendig, damit Reaktionspartner angelockt werden können. Die Händigkeit erzeugt Information mit binärem Modus.

Ein Beispiel dafür sind die Nukleinsäuren, die unentwegt Anweisungen für den Aufbau von Proteinen geben. Hätten diese Nukleinsäuren keine händigen Bestandteile, dann wären sie auch nicht asymmetrisch in Spiralform aufgebaut und dann könnten sie auch nicht die notwendige ungeheure Informationsmenge speichern. Am Beginn aller Komplexität steht die chirale optische Reinheit, eine konsequente Asymmetrie, die immer in der Faltblattstruktur und noch öfter in der Spirale mündet.

Neben den Biomolekülen Nukleotide, Aminosäuren und Zucker kommt noch einmal Chiralität vor – bei den Neutrinos. Das sind die Teilchen von der Sonne und aus dem Weltraum, die uns zu Milliarden pro Sekunde durchqueren und die in ihrer Wirkung heiß diskutiert werden ohne Klarheit darüber, was sie wirklich darstellen. Diese sind ausschließlich linkshändig; der Drehsinn ihrer Spins ist immer entgegengesetzt zu ihrem Flug gerichtet. Die Ursache dafür ist bekannt: Sie werden bereits während ihrer Erzeugung beim Zerfall eines Atomkernes durch die dabei wirksame schwache Wechselwirkungskraft (β-Radioaktivität) zu diesem Drehsinn gezwungen, rechtshändige Neutrinos ergeben sich nie. Dies gelingt nur, weil die schwache Wechselwirkung als Kraft selbst asymmetrisch ist.

Es liegt nahe, dass auch die Asymmetrie des materiellen Lebens mit der Asymmetrie der schwachen Wechselwirkung zusammenhängt. Tatsächlich lässt sie L-Aminosäuren und D-Zucker durch einen winzig kleinen Energievorteil stabiler werden als ihre Spiegelbilder. Zwischen den beiden möglichen Händigkeiten ergibt sich ein Energieunterschied der Moleküle von insgesamt etwa 10^{-18} eV oder im Bereich 5×10^{-14} Joule/Mol. Trotz der energetischen Winzigkeit konnte sich von Anfang an die spezielle händige Formation durchsetzen, weil nur mit ihrer optischen Reinheit komplexe Polymere konstruierbar waren.

Neben der Ursache für die spezielle Händigkeit ist gleichzeitig die schwache Wechselwirkung noch ein zweites Mal für unser aller Leben auf der Erde, also für die Natur verantwortlich – indem sie die Sonne scheinen lässt. Die Sonnenstrahlung entsteht allein durch diese asymmetrische Kraft und liefert damit die notwendige Energie, um Moleküle, vor allem die der Pflanzen, aufzubauen, die dann unser Leben wiederum braucht.

Innerhalb der Erdkruste gibt es Elemente mit natürlicher β-Radioaktivität, das ist C^{14} mit einer Halbwertszeit von ca. 6000 Jahren und K^{40} mit einer Halbwertzeit von 1,5 Milliarden Jahren.

Heute sind Atomkraftwerke starke Emittenten dieser Energie. Die dabei frei werdenden Elektronen sind linkshändig polarisiert. Gelangen diese Elektronen in Materie, dann geben sie elektromagnetische Schwingungen ab (Bremsstrahlung), die ebenfalls polarisiert ist. Das heißt, der spezifische Drehsinn des Elektrons ist auf das Photon übergegangen. Die polarisierten elektromagnetischen Schwingungen können nun asymmetrische photochemische Reaktionen veranlassen. Der Nachweis dafür ist bereits vor langer Zeit gelungen.

Es sieht also so aus, als ob folgende Kaskade greifen würde: Radioaktiver Zerfall ergibt polarisierte Elektronen, die wiederum erzeugen zirkular polarisierte Bremsstrahlung, und diese erzeugt asymmetrische photochemische Reaktionen bzw. Händigkeits-Moleküle (Ulbricht-Vester-Reaktionskette). Man weiß aus experimentellen Versuchen, dass die natürliche Radioaktivität nur sehr geringe Händigkeitsprobleme ergibt, allerdings ist die heute freigesetzte Radioaktivität aus Atommeilern in diesem Punkt noch ungeprüft. Weiterhin ist heute bekannt, dass es der Radioaktivität und der Bremsstrahlung nicht einmal bedarf, um Händigkeit zu erzeugen oder zu verändern, auch niederenergetische polarisierte Elektronen beeinflussen die Moleküle bereits direkt.

Werden Elektronen longitudinal polarisiert – und das wiederum ist sehr wichtig innerhalb der These dieses Buches –, so beeinflussen sie die optische Reinheit vorhandener Moleküle. Die uns interessierende Frage, ob unsere Funktion dadurch Schaden nimmt oder ob in anderen Fällen unsere Funktion vielleicht auch verbessert werden kann, ist bisher nicht erforscht worden.

Schraubenförmige Strukturen wie Helixformen erlauben der Materie die Aufnahme und Weitergabe ungeheurer Informationsmengen für Lebensprozesse. Helixformen der Proteine und der Nukleinsäuren sind Träger der Anweisungen für Konstruktionen.

Sämtliche Information über ein Molekül steckt in seiner Wellenfunktion. Diese Wellenfunktion steuert die Hüllenwolke der Elektronen, die Wahrscheinlichkeit für die räumlichen Kraftverhältnisse, für die Impulsverteilung und sogar die Spins der Molekülkomponenten.

Innerhalb des Moleküls bewegen sich Elektronen. Da Elektronen Ladung besitzen, bewegen sich Ladungen; bewegte Ladung ist elektrischer Strom. Ist das Molekül spiralig aufgebaut, dann werden die Ladungen nicht nur hin und her bewegt, sondern die Elektronen bewegen sich auf Kreisbahnen. Das hat zwei gravierende Folgen:

Es entsteht ein magnetisches Hauptfeld, und es werden gleichzeitig elektromagnetische Schwingungen im Molekül erzeugt – beides hat Auswirkungen auf die Umgebung und auf die Molekülfunktion selbst.

Sichtbare körpereigene Photonen

Die eigenen Schwingungen des Körpers weisen zum Teil Frequenzen auf, die bis in den sichtbaren Bereich als Photonen emittiert werden. Popp verdient die Anerkennung, das Gebiet der Biophotonen innerhalb der westlichen Gesellschaft bekannt gemacht zu haben.[96]

Ich habe ein sehr primitives Experiment parat: Jeder von uns kann die Photonenemission selbst in sich beobachten. Dazu ist lediglich notwendig, in einem dunklen Raum die Augen zu schließen. Dann versucht man mit den geschlossenen Augen zu sehen, man konzentriert sich auf das Sehen im Dunkeln. Nach einiger Zeit der Dunkel-Adaptation sieht man vor dunklem Hintergrund eigenartige graue nebelige Schwaden, die dauernd ihre Form verändern. Außerdem blitzen innerhalb des dunklen Hintergrunds wie am Sternenhimmel zahlreiche Lichtpunkte auf. Drückt man nun auf den Augenbulbus und lockert den Druck wieder leicht, so sieht man mit etwas Glück ein sehr seltsames Phänomen. Das interne Sichtfeld ordnet sich zu extrem scharf umrissenen schwarz-weißen Musterfigurationen, die Schneeflockenkristallen oder oft auch feinen Ornamenten gleichen, gestochen scharf, und die sich als geometrisch exakte Figur immer wieder verändern.

Was wir hier sehen, sind zweifellos Reizungen der Retina-Rezeptoren, Lichterscheinungen, die letztlich Photonen-analoge Emissionen darstellen. Die Photorezeptor-Proteine des Augenhintergrunds werden normalerweise durch Licht zu einer Konformationsänderung (Isomerisierung) veranlasst, die mit Verschiebungen der Bindungsenergie einhergehen. Aber auch ohne Lichteinfall ergeben sich unregelmäßig stattfindende Proteinverformungen, die hier und da als Rauschen einzelner Proteingruppen mit Lichterscheinungen verbunden sind.[89] So lassen sich die nebeligen Schwaden erklären. Bei mechanischem Druck dagegen wird die ganze Palette der Retina-Rezeptoren durch Proteinverformung erregt, was zu zeitlich kohärenter Photonenemission führt.

Man kann aufgrund der Entstehung des wunderbaren Musters durchaus von einem Kristallisations-analogen Prozess sprechen. Welche Moleküle diese Photonen absenden, ist unklar; man könnte wegen der Kristallstruktur auf Wassermoleküle schließen, die sich immer um Proteine als geordnete Clathrat-Wasser-Struktur ansammeln.

Die Elektronen-Dominanz

Nichts im Körper steht still, alles ist in Bewegung (Vibration, Rotation, Translation, Oszillation). Jede Bewegung erzeugt immer neue Quanten, insbesondere bei Kraftwirkung und Resonanzfall.

Speziell alle elektrisch nicht neutralen, also alle nach außen hin geladen erscheinenden Teilstrukturen oder Körper sind Sender elektromagnetischer Felder mit Kraftwirkung, als Wechselfelder meistens mit einer Hauptfrequenz und diversen Nebenfrequenzen, die sich mit den Milieubedingungen (pH, Dielektrizitätsverhältnisse für elektromagnetische Strahlung, Redoxzustände) ändern, z. B. als Molekülspezifität bei der Enzymaktivität. Ein einzelnes Aggregat kann Tausende von verschiedenen Schwingungen aussenden. Urheber dafür sind Elektronenketten-, Molekülausläufer- und Ganzkörper-Schwingungen des Moleküls.

Die oftmals mechanische Komponente in Molekülen, also das Hin und Her bei den gemeinsamen Zuständen von Rotation/Vibration/Oszillation (alle diese Bewegungen sind bereits gequantelt), erzeugt zusätzlich zu der Entstehung von elektromagnetischen Kraftfeldern longitudinale Schwingungen, einen Teil davon als Schallwellen. Diese Wellen haben im Gegensatz zu den transversalen Schwingungen von elektromagnetischen Wellen Oszillationen in Richtung der Fortpflanzung. Da aber beide Schwingungen, also sowohl die elektromagnetische Welle als auch die Schallwelle, in vielen Fällen in Phase liegen, ergibt sich eine Photon-Phonon-Kopplung. Ein Phonon ist die Einheit der Schallwelle. In Molekülen bezeichnet man eine derartige seltsame Kombination als Soliton, wobei nicht nur ein gegenseitiges Aufschaukeln der Schwingungsamplituden und der elektromagnetischen Sendeleistung (gleich Anzahl der Photonen/Quanten) entsteht, sondern auch eine Stabilisierung der Schwingung im Molekül in Form stehender Wellen.

Wir wissen, dass Elektronen unsere sinnlich erfassbare Welt repräsentieren; sie sind zusammengesetzt aus Masse und einer Ladung. Weitere Massen finden wir in unseren Atomkernen.

Massen (das, was der Schwerkraft unterliegt) können neu erschaffen werden, oder sie existieren bereits seit langer Zeit.

Bei der Neuentstehung spielen alles durchdringende immaterielle Felder wie das Higgs-Feld eine wichtige Rolle; die Wechselwirkung mit diesen Feldern erzeugt dann Eigenschaften wie z. B. »Schwere«.

Unsere Körper-Massenteilchen sind auf diese Weise entweder neu entstanden, oder aber sie stammen aus Sternenstaub und waren deshalb teilweise bereits in anderen Galaxien, in anderen Menschen, Tieren, Pflanzen, Steinen.

Da letztlich jede rasch schwingende Ladung ein Sender ist, betrifft das auch jedes Elektron. Je nach Eigenschwingungszahl, die stark von der Einbindung in ein Molekül abhängt, wird das Elektron auch durch elektromagnetische Felder zum Mitschwingen veranlasst.

Ein bewegtes Elektron kann aber nur dann zu einem Sender werden, wenn seine Bewegung erst eine Zeit lang gleichförmig und gradlinig vor sich geht und dann seine Geschwindigkeit oder seine Richtung ändert. In diesem Augenblick erzeugt das Elektron Elektromagnetismus.

Maximal kann das Elektron auf diese Weise eine Frequenz von $2{,}42 \cdot 10^{12}$ Hz bei einer Wellenlänge von 0,124 mm abgeben. Elektromagnetismus ist die Kommunikationsweise der Elektronen untereinander, auch über große Entfernungen, sogar bis in die Unendlichkeit.

Kommunikation ist aber nicht nur gegenseitige Energieübertragung, sondern auch Informationstransfer.

Eine elektromagnetische Schwingung besitzt eine Wellenfunktion, in der die Eigenschaften der Welle codiert sind; also ist die Wellenfunktion selbst bereits ein Informationsspeicher. Gleichzeitig besitzt die Schwingung Energie, die sich in der Frequenz der Schwingung als Quantenenergie wiederfindet und die in der Amplitude der Schwingung die Quantenmenge, also die Leistung, kennzeichnet.

Wir haben bereits erfahren, dass jede Schwingung einen Teil Richtung Zukunft sendet und Phasen-konjugiert einen identischen Teil Richtung Vergangenheit.

Weiterhin sind die elektromagnetischen Schwingungen in den vier Dimensionen der Raum-Zeit polarisierbar. Und schließlich legen sich bestimmte elektromagnetische Schwingungen zu Potenzialen zusammen (Whittaker), die eine Kommunikation mit dem Informationsfeld des Vakuums ermöglichen.

Elektronen bauen mit diesem elektromagnetischen Informations-/Energie-Mechanismus erst die DNA auf und dann nach Vorschriften der DNA unseren Körper.

Elektronen sind an allen materiellen Funktionen unseres Körpers beteiligt. Da Elektronen für ihre Kraftvermittlungen Zeit verwenden und Raum durchqueren, sind wir und alle anderen Elektronen-Gebilde energetische Raum-Zeit-Muster. Die Elektronen verwenden für die Kommunikation elektromagnetische Schwingungen, also Quanten/Photonen, die in ihrer Raum-Zeit-Durchquerung der Limitierung der Lichtgeschwindigkeit unterliegen.

Die elektromagnetische Kommunikation innerhalb der Massen/Materie ist aber nur an die Lichtgeschwindigkeit gebunden, wenn Kräfte übertragen werden; dagegen ist die Übertragung der Wellenfunktion, also der Information in einer Welle, nicht an die Limitierung durch Lichtgeschwindigkeit gebunden. Auf diesen interessanten Punkt kommen wir in den weiteren Kapiteln zurück.

Die wichtigsten Stationen zu unserer Materie-Welt sollen als Plausibilitäten nochmals deutlich gemacht werden:

- Masse/Materie ist mit Schwerkraft verbunden.
- Schwerkraft ist die Krümmungsbeeinflussung der Raum-Zeit.
- Also existieren wir als Masse/Materie-Konstruktionen innerhalb des Raum-Zeit-Krümmungsmusters.
- Raum-Zeit ist über die Geschwindigkeit eines Boten/Kraftteilchens mit der Energie des Elektromagnetismus verbunden (Geschwindigkeit = Weg pro Zeit).
- Also sind wir als Masse/Materie-Konstruktionen mit der Kraftkomponente des Elektromagnetismus verbunden. Wir als Raum-Zeit-Muster sind Teil elektromagnetischer Felder und werden durch elektromagnetische Felder gesteuert.

⇨ Fazit: Wir Menschen sind Masse/Materie-Konstruktionen, also auch Raum-Zeit-Muster, gebildet durch bevorzugt elektromagnetische und gravitatorische Kräfte. Natürlich sind auch die Massen unserer Zellen und Organe Raum-Zeit-Muster.

Ist keine Masse/Materie vorhanden (Vakuum), dann gibt es auch keine Raum-Zeit-Beeinflussung, also keine gravitatorische Kraft mehr, aber auch keine elektromagnetische Kraft.

Wir wollen diese Kaskade noch mit den wichtigsten Stationen im Vakuum-Masse-Geschehen ergänzen (weitgehend Beardens teilweise spekulative Gedanken), um das Gesamtgeschehen einordnen zu können.

1. Masse ist ein Raum-Zeit-Ereignis L^3T.
2. Masse kann nur ihre eigenen Änderungen registrieren. Mess-Instrumente sind deshalb Massegebilde.
3. Photonen übertragen Zeit zur Masse L^3T, und beim Verlassen der Masse bleibt L^3 zurück.
4. Wenn virtuelle Photonen neutralisiert werden, verwandelt sich ein Elektron in ein Neutrino.
5. Elektromagnetische transversale Hertz-Schwingungen laufen nicht durch das Vakuum.
6. Nur kraftfreie, masselose Schwingungen durchqueren das Vakuum; laut Tesla »elektrische Klangwellen«, gemeint sind also longitudinale Schwingungen als Stehwellen.
7. Das Elektron ist ein System. Es besteht: a) aus Masseteilchen, b) aus Flux von Ladungen.
8. Ladung ist ein virtueller, nicht beobachtbarer Flux von und zu dem Raum-Zeit-Partikel Masse. Dieser Flux ist eventuell Raum-Zeit.
9. Im Vakuum gibt es keinen Kraftvektor, sondern nur ein Skalarfeld einschließlich einem geordneten virtuellen Muster (potenzielle Energie/Information) als Matrix für die »realen« Raum-Zeit-Muster.

Krankheit beruht aus dieser Sichtweise heraus auf Fehlstellungen dieser Raum-Zeit-Muster, und die Wiederherstellung der Gesundheit wäre möglich, indem die Zeit (und damit automatisch auch der Raum) zurückgesetzt wird in die Vergangenheit auf einen Zeitbereich vor der Krankheit. Dafür ist erforderlich, ein einwirkendes elektromagnetisches Feld nicht räumlich zu polarisieren, sondern zeitlich, was laut Quantenphysik möglich ist[39–41/42/94/95], wir kommen darauf zurück.

Einstein: »*Körper und Seele sind nicht verschiedene Dinge, sondern nur zwei Wege, dasselbe wahrzunehmen.*«[151]

5. Wie sich Materie manifestiert – Kraft und Realität

»Wir müssen nach einem Algorithmus, einer naturgesetzlichen Vorschrift für die Entstehung von Information suchen.«

MANFRED EIGEN

Unsere Mensch-Erfahrungswelt liegt innerhalb niederenergetischer Prozesse, weil der Mensch selbst mithilfe niederenergetischer Prozesse konstruiert ist und deshalb nur in diesem Bereich Information und Energie festlegen kann.

Der Realitätsschalter – durch Software zur Hardware

Unsere heutigen Mikrobiologen und Biochemiker missachten größtenteils die Quantenphysik und behandeln konsistent nur die materielle Seite der Atome und Moleküle. Dabei entgeht ihnen die andere Seite, die informative oder geistige Seite.

Atome, die wir durch Messung als Teilchen identifizieren, waren primär Möglichkeits-Wellen. Diese Wellen sind zu Teilchen geworden, weil sie dazu gedrängt wurden, weil Energie und Information durch den Messvorgang festgelegt wurden, weil unsere Beobachtung oder weil die »Beobachtung« der Nachbarteilchen die Information für die Festlegung (Verfestigung) geliefert haben. Aber dieser Teilchencharakter besteht nur für eine bestimmte Zeit, nämlich solange die Beobachtung, die Auswahl, anhält, und fällt dann wieder in seine Möglichkeits-Wellenfunktion zurück.

Diese Wellenfunktion bringt bereits potenzielle Information mit, eine virtuelle Software, die Eigenschaften des Systems bereits enthält.

Das daraus entstandene Teilchen dagegen ist die konkrete Hardware.[32]

Das heißt, durch unsere Beobachtung haben wir selbst in der Hand, aus nichtmaterieller Information Materie (Teilchen mit Masse) zu erschaffen.

Das Prinzip ist fantastisch:

Wir wissen, durch Beobachtung, durch Messung, durch Resonanz kollabiert die Welle, und an ihre Stelle tritt plötzlich ein Teilchen (eingehend dargestellt in »Gehirn-Magie«[132] und »Geheime Macht der Psyche«[133]). Nach der Kollabierung der Welle existiert Realität durch Hardware, und elektromechanische Kräfte können wirksam werden.

Warum passiert die Kollabierung der Möglichkeits-Welle?

Menschliches Wissen erzeugt reale Kräfte

Die Beobachtung, die Messung hat zwei Systeme gekoppelt: mein Bewusstsein, das Sinn und Bedeutung in Raum und Zeit erschafft, und die Möglichkeits-Wellenwelt.

Aus den vielen Möglichkeiten von Informationen, die in der Wellenwelt stecken, ist im universalen Kontext eine Auswahl von Information durch mich in Anwendung des Bewusstseins bzw. durch meine Messinstrumente in Raum und Zeit festgelegt worden, und dieser Vorgang hat eine gemeinsame Brücke zwischen Möglichkeits-Wellenwelt und Bewusstsein gebildet, eine Informationsresonanz (Kapitel 7). Viele derartige Brücken bilden ein Muster. Sinn und Bedeutung in Raum und Zeit sind deshalb meistens Mustererkennung.

Jede Mustererkennung ist Erfahrungs- und Wissenszuwachs. Veränderung des Informations-Musters ist also gleichbedeutend mit Veränderung meiner Erfahrung, meines Wissensstandes. Mein jeweiliges Wissen ist deshalb grundlegend die Folge der Ausschließung von Möglichkeiten, wodurch ein konkretes Raum-Zeit-Muster entsteht. Ausschließung von Möglichkeiten ist laut unserer Definition direkt mit Information gleichzusetzen.

Da durch meine Informationsresonanz jetzt die vielen Möglichkeiten ausgeschlossen werden und somit bestimmte Eigenschaften der Welle konkret sind, wird aus der Welle ein Teilchen.

Dieses Teilchen enthält die konkrete Eigenschaft, die in dem Informationsfeld, das mein Wissen darstellt, abgespeichert ist. Ich selbst habe das Teilchen damit aus meiner Sicht und für mich in die Realität geführt. Das Teilchen hat für mich jetzt eine entscheidende Relevanz.

Jedes Individuum erschafft somit seine eigene Realität. Selbstverständlich können Dinge unserer gewohnten Umgebung auch ohne das Mensch-Individuum existieren, da diese Dinge von genügend anderen Resonanzen, Beobachtern, Messungen betroffen sind, eben auch von anderen Individuen. Selbst die Ameise – so sagte ein Physiker – erschafft etwas von uns, wenn sie uns anschaut.

Einstein missfiel diese Vorstellung zutiefst, und er fragte provokativ: Wird das Universum von einer Maus erschaffen, die in den Himmel schaut? Die Antwort heißt: für die Maus schon. Jedenfalls der Teil des Universum, der von der Maus gesehen werden kann, wird in die Realität gebracht.

Allgemein: Der Informations-Transfer-Vorgang durch Bewusstsein hat ein zur Möglichkeits-Welle zugehöriges Quant, das ein zur Welle dazugehöriges Atom – oder was auch immer wir im Quantenbereich beobachten – als Teilchen verfestigt. Dieses Materieteilchen trägt jetzt sozusagen eingefroren als Hardware die Information der kollabierten Möglichkeits-Welle. Wenn wir aber die Beobachtung, die Messung, unser Wissen darüber beenden, entsteht wieder die Möglichkeits-Welle, also die virtuelle Information als Software.

Jeder dieser Schritte ist in sogenannten Determinations-Experimenten mit immer gleichem Erfolg durchgeführt worden.[83]

Faszinierend dabei ist, dass das Wissen des Experimentators über eine Eigenschaft innerhalb der Möglichkeits-Welle nicht notwendigerweise durch das Ergebnis des Experiments entstehen muss, um ein Teilchen zu bilden; überraschenderweise reicht die reine Denk-Logik des Experimentators im Experiment bereits aus, damit sich ein Teilchen outet. In der Physik heißt diese Denk-Logik »Welcher-Weg-Information«.

Geht das Wissen wieder verloren, dann fällt das Teilchen zurück in die Möglichkeits-Wellenform. Das Quant wird gelöscht. (Im Buch »Geheime Macht der Psyche« ist dieses Phänomen ausführlicher dargestellt.)

Die Möglichkeits-Wellen werden also immer dann zu realen Teilchen (zur Realität), wenn man der Wellenfunktion irgendeine Information aufprägt, die dann eine vorhandene potenzielle Eigenschaft dieser Welle aus dem Meer der Möglichkeiten festlegt. Genau dieser Vorgang der Auswahl aus Möglichkeiten ist aber für sich eine Informationserzeugung, wir wollen diese Information B nennen. Also entsteht eine Information B durch die Aufprägung einer übergeordneten Information A, wobei die Information B in eine Teilchenbildung investiert wird; dieses Teilchen besitzt dann eine konkrete Quantenenergie analog der festgesetzten Frequenz einer elektromagnetischen Welle und kann Kräfte stimulieren. Damit ist der Vorgang der Determination abgeschlossen. Information wird eher als Muster festgelegt, das durch Zusammenarbeit bestimmter Energien entstanden ist.

Man kann sich das durch Vergleich mit einem Teppichmuster deutlich machen. Dieses Muster selbst ist nicht Energie, aber es ist mithilfe verschiedener zielgerichteter Energien entstanden.

Determinations-Experimente

Fassen wir noch einmal punktuell die bisherigen Varianten der Ergebnisse aus Determinations-Experimenten zusammen und kommentieren sie:

1. Durch eine sogenannte »Welcher-Weg-Information« wird aus einer Möglichkeits-Welle durch Bewusstsein ein Teilchen. Der Grund dafür ist die Auswahl und Festlegung von bestimmten Eigenschaften aus den unzähligen Möglichkeiten des Vakuums, die schließlich die Wellenfunktion festlegen. In diesem Fall wird ein bestimmter Weg (Raum und Zeit) vorgegeben, indem Sinn und Bedeutung erzeugt werden.

2. Es gibt noch die Variante der Vervielfältigung der bereits konkreten Wellenfunktion. Wird eine elektromagnetische Lichtstrahlwelle aufgezweigt, sodass zwei Wellenstrahlen entstehen, und wird dann einem der beiden Strahlen Information aufgezwungen, z. B. eine singuläre Schwingungsebene, dann entstehen in dem anderen unberührten Strahl, der sich inzwischen sogar irgendwo im Universum befindet, augenblicklich Photonen mit eben dieser singulären Schwingungsebene. Aber die Photonen des ersten direkt beeinflussten Strahls verschwinden. (Laut Einstein: die spukhafte Fernwirkung. Die dazugehörigen Teleportationsexperimente sind weiter unten in Kapitel 7 beschrieben.)

3. Eine konkrete Welle kann nicht existieren ohne einen Raum-Zeit-Bereich, in dem/der die Welle sich fortbewegt. Ein bestimmter Raum und eine bestimmte Zeitspanne erzeugen Realität, indem mit den Ausdehnungen eines Raumes eine Auswahl der möglichen Wellenlängen und mit der Zeitspanne bestimmte Frequenzen zugelassen werden. In beiden Fällen werden die Möglichkeits-Wellenfunktionen eingeschränkt. In der Materie, also zwischen Molekülen und innerhalb der Moleküle oder zwischen Atomen und innerhalb eines Atoms, gibt es immer einen bestimmten »umgrenzten Raum« (eigentlich eine sich unendlich ausweitende Phase, die aber immer wieder konkrete Massenteile berührt), der dann jeweils ganz spezifische Schwingungen aus dem Meer der Möglichkeiten des Vakuums festlegt. Die Teilchen, die dadurch entstehen, haben dann die spezifischen Energien, die notwendig sind, um Kräfte zwischen oder innerhalb von Atomen und Molekülen aufzubauen. So entstehen zum Beispiel die Elektronenorbitale um den Atomkern herum: Der »Raum« um den Atomkern herum bestimmt in einer gewissen Distanz die ganzzahligen Wellenlängen eines Elektrons. Da gleichzeitig auch die Atome und Moleküle der Umgebung Schwingungen abgeben, ergibt sich eine Abstimmung von Raum-Eigenschwingung und Außen-Schwingungen, die als Teilchenbildungen dann insgesamt die Kraftbrücken schmieden. So konstruiert und verfestigt sich Materie. Wich-

tig dabei ist, dass durch räumlich-zeitlich polarisierte elektromagnetische Wellen jegliche Raum-Zeit-Muster beeinflussbar sind (Näheres in Teil III).

4. Da nun zweifelsfrei auch unser Wille und unsere Psyche Realität schalten können (wenn ich einen Schritt machen will, dann kann ich das, weil die Kraftbrücken meiner Materie infolge meines Willens verändert werden), müssen wir folgern, dass auch der Wille spezifische Eigenschaften aus dem »Meer aller Möglichkeiten« der Wellenfunktionen festlegen kann. Genau das entspricht auch unserer Erfahrung, denn wenn ich den Willen einsetze, dann setze ich ein Ziel. Ein Ziel ist aber bereits ein konkretes Eigenschaftsmuster durch bewusste Informationszuschreibung von zugrunde liegenden Wellenfunktionen. Also wähle ich mit meinem Willen, mit meiner Psyche bestimmte Muster aus dem »Meer der Möglichkeiten« und schaffe damit Information zur Kollabierung der beteiligten Wellenfunktionen mit der Folge einer Kraft durch Teilchenbildung. Dadurch können nun Kräftekonstellationen wirken (z. B. Starten der Aktionspotenziale in Nervenverbänden), und ich kann das gesteckte Ziel erreichen. Möglich ist auch, dass durch meinen Willen vorhandene elektromagnetische Wellen räumlich-zeitlich neu polarisiert werden und deshalb meine Masse/Materie, die gleichzusetzen ist mit Raum-Zeit-Mustern, beeinflussbar wird.

Man darf nicht übersehen, dass alle biologischen Bausteine, alle Molekülstrukturen, alle Proteine, also auch alle Enzyme, Nukleinsäuren, Immunfaktoren, Hormone, Neurotransmitter einzig und allein auf diesen quantenmechanischen und quantenelektrodynamischen Prozessen aufgebaut sind und alle ihre Funktionen einzig und allein auf eben diesen Prozessen beruhen. Das aber bedeutet, alle unsere Moleküle und damit alle unsere Funktionen sind dem dauernden Wechselspiel von Materie und Geist (Informations-Erkennung durch das Werkzeug Bewusstsein) unterlegen.

Das Wechselspiel zwischen Möglichkeiten (virtuelles Informations- und Energiemeer im Vakuum) und Wirklichkeiten (real festgelegte Informations- und Energiemuster) ist der strategisch entscheidende Vorgang des Lebens.

Ausgangspunkt dabei ist immer die fast unbegrenzte Möglichkeit ohne das einengende physikalische Gesetz der Raum-Zeit, also der Masse/Materie. Auswahl, Ordnung und Entwicklung (Neukonstellation des Vorhandenen) erbringt die notwendige Information (aus dem Feld des »universellen Geistes«), auch die von uns Individuen ausgehende Information (»individueller Geist«), die ständig Möglichkeitswellen zusammenbrechen lässt, um an irgendeinem lokalen Punkt dieses Universums schließlich Energie und Information abzugeben und Kräfte wirksam werden zu lassen.

Virtuelle Energie, Information und die Bildung und Veränderung der Materie sind miteinander engstens verbunden und können beliebig ineinander übergehen.

Unser Bewusstsein kann laut Ergebnissen aus Experimenten folgende Effekte hervorrufen:[33/61/83/118]

1. subatomare Teilchen erzeugen,
2. Spins von Quanten ausrichten,
3. die Wirkung elektronischer Geräte beeinflussen,
4. die Materie innerhalb und außerhalb des eigenen Körpers verändern.

Damit wird deutlich, dass Bewusstsein in die Welt der Materie eindringt.

Das Wissenschafts-Establishment muss akzeptieren, dass Zustände nicht in größerer Unordnung untergehen, sondern mithilfe eines Informationsfeldes im Gegenteil größere Ordnung spontan aufbauen. Prigogine[101/102] bezeichnete diese spontan auftretenden geordneten Systeme als dissipative Strukturen und erhielt den Nobelpreis für ihre Aufdeckung. Prigogine ist überzeugt, dass diese Ordnung mit einem Ordnungsprinzip auf einer tieferen Ebene des Universums einhergeht.

Realitätsbildung aus dem virtuellen Feld des Vakuums heraus: entspricht Determination aus dem »Meer aller Möglichkeiten«.

Materie-Welt	Individuelle Geist-Welt
Resonanz zu virtueller Energie	Resonanz zu virtueller Information
Messung/Detektieren	Adressieren/Wille/Motiv
Auswahl/Festlegung einer Energiegröße	Auswahl/Festlegung einer Information
Auswahl/Festlegung eines Energiemusters	Auswahl/Festlegung eines Informations-Musters
Auswahl/Festlegung einer Raumgröße	Auswahl/Festlegung einer Zeitgröße
– aus unermesslichem Raum = im Raum codierte Energie	– aus »unendlicher« Zeit = in »Zeit« codierte Energie

Raum und Zeit sind dann miteinander verbunden

6. Zeit stabilisiert Materie

»Einsteins Revolution ist unvollendet.«

PAUL DAVIES

Die Zeit, die heute Maßgabe für uns alle ist, besteht aus mehreren über die Welt verteilten Atomuhren, die durch Satelliten überwacht werden. Die Cäsiumuhr in Bonn ist die genaueste, genauer als die Umdrehung der Erde. Eine Sekunde entspricht 9 192 631 770 Schlägen des Cäsiumatoms. Um zu vermeiden, dass unser sonnenbedingter Tag-Nacht-Rhythmus aus der Zeit herausläuft, müssen immer wieder Korrektursekunden eingeschaltet werden.

Wir Menschen empfinden nicht physikalische Zeit, sondern nur psychische Zeit. Diese ist aber in ihrer Bedeutung insofern physikalisch, da sie unser Weltbild in Raum und Zeit ordnet. Alle gewöhnlichen Tagesgedanken sind an Raum und Zeit und ihre Veränderung geknüpft, weil unsere fünf Sinne die materielle Welt in Raum und Zeit registrieren, ebenso wie die Verlängerungen dieser Sinne; gemeint sind die wissenschaftlichen Geräte, die wir bedienen.

Dementsprechend ist unser Denken von Raum und Zeit geprägt. Dadurch entstehen Ordnung und Logik, alles funktioniert in einer zeitlichen Reihenfolge innerhalb klar erkennbarer Räume.

Zeit ist biegsam

Die Physik ist jahrhundertelang einem Irrtum aufgesessen. Newton schrieb im Jahr 1687: *»Gleichförmig und ohne Beziehung auf irgendeinen äußeren Gegenstand fließt die absolute, wahre und mathematische Zeit«* – falsch. Die neue Physik hat diesen Irrtum entlarvt: Eine Zeit, die gleichmäßig dahinströmt, gibt es nicht. So, wie die Wissenschaftler Abschied genommen haben vom mechanistischen Weltbild mit kausalen Ereignissen, so nehmen sie Abschied von dem mehr als tausend Jahre alten Bild eines gleichförmigen Zeitstroms.

Raum und Zeit wurden durch Einstein vom Sockel der Absolutheit gehoben. Raum und Zeit bilden eine Einheit, untrennbar eine Raum-Zeit, und beide, sowohl die Zeit als auch der Raum, können sich stauchen und strecken. Die Masse verlangsamt Zeitfluss und verbiegt den umgebenden Raum. Das einzig Konstante in diesem physikalischen Gebäude ist die Schranke der Lichtgeschwindigkeit. Nichts kann sie durchbrechen, was nicht heißt, dass sich nur unterhalb der Schranke etwas abspielt. Auch oberhalb der Schranke, also im Bereich der Überlicht-Geschwindigkeit, muss es laut der neuen Physik Aktionen geben. Das allerdings hatte Einstein zwar erkannt, aber geflissentlich unter den Tisch fallen lassen, da der gesunde Menschenverstand bei Überlicht-Geschwindigkeit auf den Kopf gestellt wird.

Was bedeutet schneller als Lichtgeschwindigkeit?

Die Physik – so heißt es – besitzt durch Einsteins Relativitätstheorien den festen Grundsatz, dass keine Wirkung schneller als das Licht verbreitet werden kann. Was uns immer wieder so erzählt wird, ist nicht richtig.

Die Relativitätstheorie schließt keinesfalls aus, dass »nichts schneller als das Licht sein kann«. Vielmehr wird durchaus zugelassen, dass subatomare Entitäten Überlichtgeschwindigkeit haben können, dies auch im Vakuum.

Selbst die anerkannten auf Maxwell zurückgehenden physikalisch-mathematischen Gleichungen elektromagnetischer Schwingungen ergeben Werte von Geschwindigkeiten der Ausbreitung bestimmter Welleneigenschaften schneller als das Licht (siehe Kästen im Anhang).

Außerdem: Die »Geschwindigkeit von Teilchen« größer als die des Lichts innerhalb der Materie ist schon deshalb möglich, weil Licht durch Materie, auch durch Luft, abgebremst wird und nicht seinen maximalen Geschwindigkeits-Vakuum-Wert erreicht. Ein Quanten-Teilchen, das sich durch die Atmosphäre hindurcharbeitet, verhält sich nicht immer wie Licht, also wie ein Photon. Ein Neutron muss beispielsweise nicht wie ein Photon durch Umgebungseinfluss abgebremst werden und kann dann durchaus schneller als das Photon, also als das Licht sein.

Noch einmal: Einstein behauptet lediglich in seiner Relativitätstheorie, dass die Vakuum-Lichtgeschwindigkeit eine Barriere darstellt, die durch nichts durchbrochen werden kann. Also kann eine Überlichtgeschwindigkeit durch Abnahme der Geschwindigkeit nicht durch die Barriere hindurch zu niedrigeren Geschwindigkeiten unterhalb der Lichtgeschwindigkeit gelangen, und umgekehrt kann eine niedrigere Geschwindigkeit nicht durch Zunahme durch die Barriere hindurch zu Überlichtgeschwindigkeit gelangen. Die Barriere ist dicht und geschlossen für jeden Geschwindigkeits-Änderungsbetrag.

Die Geschwindigkeiten der Wellenkomponenten

Die Physiker machen es uns nicht leicht mit der Geschwindigkeit der elektromagnetischen Welle. Eine Welle besteht aus vielen eigenständigen Prinzipien, und alle haben ihre eigenen Gesetzmäßigkeiten.

Wir müssen unterscheiden:

Energie-Übertragungs-Geschwindigkeit ist die Geschwindigkeit, mit der sich z. B. ein ursächlicher Energieimpuls zu einer Wirkung entfaltet. Es ist deshalb die Geschwindigkeit, die in der klassischen Physik mit Messgeräten erfasst wird.

Gruppengeschwindigkeit ist die Geschwindigkeit des Maximums einer Wellengruppe und liegt fast immer unter c.

Phasengeschwindigkeit ist die Geschwindigkeit des Nulldurchgangs oder des Maximums einer einzelnen Welle im Vergleich mit einer anderen Welle. Phasengeschwindigkeiten können beliebige Werte annehmen, also auch Überlicht-Geschwindigkeit. Welche Bedeutung darin liegt, ist nicht bekannt.

Signalgeschwindigkeit ist die Geschwindigkeit, mit der Information übermittelt wird. Da bisher nicht verbindlich definiert ist, was Information ist, ist auch die Geschwindigkeit nicht definiert.

Wellen-Front-Geschwindigkeit spielt eine Rolle sowohl bei transversalen als auch bei longitudinalen Wellen. Sie ist mit Messgeräten bisher nicht zu ermitteln.

Wir können aus diesen wenig bekannten und teilweise unmessbaren Varianten der Wellengeschwindigkeiten ersehen, dass noch einige Überraschungen zu erwarten sind.

Ein typischer Falschläufer ist auch die von Einstein auf Lichtgeschwindigkeit festgelegte Gravitation mithilfe des prospektiven Gravitons, das bisher niemand unzweifelhaft finden konnte. Kein Lehrbuch bezweifelt dieses Postulat, und dennoch ist es scheinbar falsch. Denn die Gravitation in Form der Schwerkraft ist laut Astrophysiker Tom Van Flandern mindestens 10 Milliarden Mal schneller als c, wenn nicht sogar unendlich schnell. Das war bereits Newtons Postulat, und Laplace forderte dies ebenfalls bereits 1825.

Ein schöner Beweis wird durch die NASA geliefert: Die Planetenpositionen kann nur dann richtig berechnet werden, wenn die Schwerkraft nicht als eine mit Lichtgeschwindigkeit sich fortpflanzende Kraft berücksichtigt wird, sondern als eine instantan wirksame Kraft, also eine Kraft mit unendlicher schneller Fortpflanzung.

Wenn wir diese neuen Ergebnisse akzeptieren, gerät nun auch die Relativitätstheorie ins Schwanken, die als Pfeiler die Lichtgeschwindigkeit der Gravitation hat. Wir werden wohl oder übel geduldig abwarten müssen, ehe wir die Wahrheit wissen.

Ursache und Wirkung vertauscht? Kausalität verletzt?

Hinweise darauf, dass Teilchen schneller als Licht sind, gibt es schon seit spätestens 1958; in diesem Jahr erhielt der russische Physiker Pawel Tscherenkow den Nobelpreis für eine von ihm entdeckte spezifische Strahlung. Was ist an dieser Strahlung spezifisch?

Wir kennen alle den Knall, den ein Flugzeug erzeugt, wenn es schneller als die Fortpflanzungsgeschwindigkeit des Schalls fliegt. Die gleiche Erscheinung gibt es auch bei beschleunigten Teilchen, die schneller als die Fortpflanzungsgeschwindigkeit des Lichts fliegen. Statt eines Knalls entsteht ein seltsames blaues Leuchten, das auch im Kühlwasser von Kernbrennstäben zu beobachten ist. Beim Atomzerfall werden Elektronen auf nahezu Lichtgeschwindigkeit beschleunigt. Die Photonen selbst erreichen in Wasser aber nur 2/3 von der Lichtgeschwindigkeit im Vakuum. Warum das so ist, weiß heute niemand. Jedenfalls sind dadurch die Elektronen schneller als das Licht und fangen an, bläulich zu glühen.

Was wir bei diesem Versuch erleben, ist nicht die Lichtgeschwindigkeit c, sondern eine stark abgebremste Lichtgeschwindigkeit v, und die zu überwinden ist nichts Ungewöhnliches (Formeln im Anhang). Aber offensichtlich gibt es auch die Überlichtgeschwindigkeit größer als c.

Der amerikanische Physiker Feinberg wies mathematisch nach, dass es den Gesetzen der Physik nicht widerspricht, wenn es Teilchen gibt, die oberhalb der Lichtschranke existieren. Feinberg nannte diese Teilchen Tachyonen (griech. *tachys* = schnell). Diese Teilchen haben einige für uns merkwürdige Eigenschaften.

Unsere Erfahrung ist, dass die Ruhemasse z. B. der Elektronen reell ist, die der Tachyonen ist dagegen imaginär. Wenn man einem frei beweglichen Elektron Energie zuführt, wird es schneller. Um Lichtgeschwindigkeit zu erreichen, müsste man unendlich viel Energie zuführen. Ein Tachyon dagegen wird bei Energieaufnahme langsamer, und je mehr Energie man dem Tachyon zuführt, desto näher kommt es von oben her an die Lichtgeschwindigkeitsschranke.

Tachyonen können sich in Zuständen negativer Energie befinden und sich in der Zeit rückwärts bewegen, das heißt, sie können Signale in die Vergangenheit senden, was auch Elektronen machen (Anti-Elektron als Positron). Bemerkbar wird dieser Effekt schon dadurch, dass derartige Tachyonen mit negativer Energie von angeregten Atomkernen absorbiert werden können, wodurch die Atomkerne auf den Grundzustand zurückfallen ohne Aussendung eines

Photons; sie werden einfach in ihren vorherigen Zustand zurückversetzt.

Einige Physiker meinen, Tachyonen bereits entdeckt zu haben, aber die allgemeine Physikergemeinde ist da anderer Ansicht. Dennoch sind die Auswirkungen von überlichtschnellen Teilchen in Experimenten an den Universitäten Köln und Berkeley sowie in Princeton gesichert worden. Die Interpretationen dieser Versuche sind allerdings unter Physikern sehr umstritten.

Die Kölner Arbeitsgruppe um Günter Nimtz experimentiert mit Mikrowellen, die durch einen Hindernistunnel, einen engen Metall-Hohlleiter, gesendet werden. Um zu beweisen, dass auch sinnvolle Informationen übertragen werden können – was von der Physikergemeinde immer bestritten wurde –, modulierte Nimtz die Mikrowelle mit der Jupiter-Sinfonie von Mozart. Nimtz übertrug bei seinen Messungen die spezielle Information mit 5-facher Lichtgeschwindigkeit – reproduzierbar. Nun sagen die Kritiker-Physiker des Wissenschaftsestablishments: Da Information nicht definiert ist, kann man bei den Sinfonie-Versuchen auch nicht von Informationsübermittlung sprechen – eine eigenartige Interpretation.

Die Wissenschaftler in der University of California, Berkeley arbeiten mit Radiowellen und Lichtteilchen, also mit Photonen. Die Ergebnisse sind eindeutig: Stellt man den Wellen und Teilchen Hindernisse in den Weg, werden sie schneller als die Lichtgeschwindigkeit, innerhalb des Hindernisses brauchen sie Nullzeit, wodurch die Geschwindigkeit (Weg pro Zeit) unendlich wird.

Die Arbeitsgruppe in Berkeley unter der Leitung von Raymond Chiao[28/29] konnte im Mittel für die gesamte Strecke die 1,7-fache Lichtgeschwindigkeit für ihre Photonen feststellen.

In diesem Fall wird als Schlupfloch diskutiert, ob das die Signale aufnehmende Oszilloskop eigenmächtig Signale zeichnet. Diese Interpretation würde aber nur das Problem verschieben. Warum sollte eine vollständig kalibrierte Messstation ausgerechnet bei Versuchen mit Überlichtgeschwindigkeit aus der Reihe tanzen?

Zur Zeit der Erstauflage dieses Buches wurde ein neues Experiment zur Überlichtgeschwindigkeit gemeldet aus dem NEC Research

Institute in Princeton, New Jersey. Wieder spielt die Barriere eine wichtige Rolle. Lijun Wang schloss Cäsiummoleküle in einen Behälter ein und bestrahlte das Gas im lichtdichten Raum mit diversen Laserfrequenzen. In diesem Moment verließ das Licht den Behälter durch die Wände hindurch, bevor es überhaupt hineingestrahlt wurde.

Nein – ich habe mich hier nicht falsch ausgedrückt. Die Kausalität ist hier nicht mehr aufrechtzuerhalten.

Wie bereits bei Nimtz und Chiao war die elektromagnetische Schwingung schneller am Ausgang als am Eingang.

Die Ergebnisse sagen eindeutig, dass Wellen und Teilchen ein Hindernis verlassen, bevor sie hineingeflogen sind. Ursache und Wirkung werden vertauscht, die Kausalität ist schwer verletzt – das aber kann nicht sein.

Wenn etwas vor der Ursache geschieht, dann ist der Zeitfluss umgekehrt: Die Tochter träfe ihren Vater als jungen Mann, verliebt sich in ihn und schnappt ihrer Mutter den Ehemann weg. Halt – wo kommt nun die Tochter her?

Dennoch: Überlichtgeschwindigkeit ist möglich.

Kann es eine Wirkung vor der Ursache geben?

Oder wissen wir gar nicht, was Ursache und was Wirkung ist?

So könnten sich beispielsweise Wiederholungsschleifen bilden, die im Kreis rotieren. Wo ist in einem Kreis der Anfang und wo das Ende, wo also ist die Ursache und wo die Wirkung? Damit stecken wir wieder in der Frage: Was ist zuerst da, das Huhn oder das Ei, eins verursacht das andere.

Das ist aber alles nicht überzeugend.

Es gibt eine Lösung: Dem russischen Physiker Igor Nowikow, der jetzt in Kopenhagen lebt, gelang 1996 der Nachweis, dass es zwar möglich ist, in der Zeit zu reisen, aber dass es unmöglich ist, durch die Reise in die Vergangenheit die vorhandenen Fakten zu ändern. Der Zeitreisende sieht das normal ablaufende Geschehen, kann aber nicht eingreifen. Das heißt, wer damals noch nicht geboren war, wandelt stumm ohne jeden Einfluss unter den jeweils vorhandenen Generationen einher. Auch die so oft bemühte Zeitmaschine kann Ursache und Wirkung nicht durcheinanderwirbeln.

Sind also die zitierten Versuchsergebnisse falsch? Nein – es ist leicht einsehbar, dass durch die einzelnen Versuche niemals die ganze Zeitgeschichte verändert werden kann, sondern immer nur einzelne Zeitpunkte oder Zeitlinien. Man kann ein Teilchen in die Vergangenheit führen, vielleicht auch mehrere Teilchen gleichzeitig, vielleicht auch ein Molekül, nicht aber gleichzeitig einen ganzen Organismus und schon gar nicht die ganze globale Zeit.

Ein weiteres Problem ist die Übertragung von Information. Wir müssen wohl oder übel akzeptieren, dass die Information zur Funktion des Kosmos, des Universums und der Natur einfach vorhanden ist – wer und was immer auch der Urheber dafür war und ist. Wir gehen davon aus, dass Naturgesetze die Ideen von Intelligenzen sind. Genau so, wie die Naturgesetze aus unserer Menschensicht ewig gelten, wird auch die Information ewig vorhanden sein.

In dieser universellen Welt der Information braucht es keine Zeit, also keine Vergangenheit, keine Gegenwart, keine Zukunft, weil alle Informationen schon vorhanden sind und alles Wissen in Form grundlegender Informations-Komponenten bereits existiert.

Was wir erleben, wenn Neues entsteht, ist die Rekrutierung, das Entdecken (die Decke wegziehen) von Informationseinheiten aus dem Meer universeller Information und ihr Zusammenschluss zu Informationsdomänen, projiziert in unsere Welt. Das heißt, die vorhandene Information wird für verschiedene Zwecke in Form eines Kontextes angeordnet. Die Mischung von Informationseinheiten zu dieser Form ist dann Matrix einer Bauanleitung für die Welt der Materie, also für ein neues materielles Geschehen, wie z. B. in der Evolution sichtbar.

Etwas Neues in der Materie-Welt kann also dann entstehen, wenn Komponenten, die Informations-Muster repräsentieren, neu durchgemischt werden, woraus neue Informations-Konstellationen entstehen. Dies erinnert an die Mutation von Genen, wo ebenfalls vorhandene Komponenten neu gemischt werden und neue Informations-Muster entstehen.

Damit das richtig verstanden wird: Alles ist bereits als mögliche Information im universellen Rahmen da, und somit existiert bereits alles Erdenkliche als Möglichkeit; es braucht sich nur noch zu konstituieren. Egal, was wir erfinden, aufbauen, machen – alles beruht auf Information und auf den Naturgesetzen, und beides ist immer schon da gewesen. Wenn wir meinen, etwas Neues erfunden zu haben, dann haben wir nur die Naturgesetze angewendet und die Informationskomponenten neu gemischt in die Wirklichkeit geführt.

Das heißt, die Ergebnisse der Wirkung unserer Tätigkeiten waren virtuell bereits vorhanden, bevor wir mit unseren Aktivitäten losgelegt haben. Unsere Erfindung existierte als Möglichkeit bereits, bevor wir sie erfanden. Anders wäre unsere Erfindung gar nicht möglich – es muss ja alles zusammenpassen, da die Bausteine und die Gesetzmäßigkeiten quasi schon immer vorhanden sind.

Unser Verdienst bei der Erfindung ist also nicht der Plan, sondern die Überführung des Plans in unsere Materie/Masse-Welt mithilfe des Bewusstseins.

Erfindungen im Traum

Frage: Besteht die Möglichkeit, dass jemand die zeitlose Information anzapft und dann Erfindungen erkennt?

Im Prinzip ja, und tatsächlich haben einige Wissenschaftler darüber berichtet, wie sie ihre »Erfindungen« im Traum oder während großer Entspannung erhielten (vgl. Kapitel 9: Neue Physik reproduziert die Aussagen alter Weisheiten).

Der deutsche Chemiker Friedrich August Kekulé fand seine bis dahin unbekannte Formel für den Benzolring symbolisch (C_6H_5) im Traum. Er träumte von einem Nest von Schlangen, die sich in den Schwanz bissen, wachte auf und wusste sofort, was das bedeutete.

Den Physiker Freeman Dyson überkam 1948 bei der entspannten nächtlichen Heimfahrt aus dem Urlaub ein Erkenntnisblitz, während er vor sich hindöste. Die lang gesuchte Theorie innerhalb der Quantenelektrodynamik stand klar und deutlich vor seinen geistigen Augen.

Der Amerikaner Samuel Morse kam auf die Idee des Morsetelegrafen, als er auf einer Poststation beim Wechseln der Pferde zuschaute.

Sicherlich gibt es noch mehr Beispiele, aber sehr häufig passieren derartige Erkenntnisse, die »vom Himmel fallen«, offensichtlich doch nicht.

Erfinden benötigt Erfahrungen und Assoziationen, und die erhält man im praktischen Versuch. Für den Aufbau des Versuchs brauchen wir nicht nur die Naturgesetze, sondern auch Energie- und Informationskomponenten, die Kräfte vermitteln, und schon sind wir wieder in unserer Materie-Welt, ohne die keine Erfahrungen denkbar sind.

Kann man in die Zukunft sehen? Präkognition und Prophezeiungen

Fälle von Präkognition werden seit uralten Zeiten bis heute immer wieder postuliert. Seit den Sechzigerjahren sind derartige Fälle auch Forschungsgegenstand einiger Universitätsdisziplinen. So hat der damalige Leiter des Freiburger Universitätsinstituts der Grenzgebiete für Psychologie und Psychohygiene, Bezeichnung Lehrstuhl für Psychologie und Grenzgebiete der Psychologie, Hans Bender (1907–1991), zusammen mit dem späteren Leiter Johannes Mischo den berühmten Gotenhafen-Fall untersucht. In diesem Fall träumte die Schauspielerin Christine Mylius in minutiös detaillierten Einzelheiten von Filmaufnahmen, die allerdings genau so erst Jahre später stattfanden.[17]

14 Jahre vor der Katastrophe der Titanic erschien ein Buch mit dem Titel »The Wreck of the Titan« von Morgan Robertson. In diesem Buch beschreibt er mithilfe »einer inneren Stimme« den Untergang des Großschiffes, obwohl es zu diesem Zeitpunkt noch keinen Hinweis auf Großschiffe und speziell auf die Titanic gab (zit. in Koestler[73]).

Die Anthropologen Marcel Griaule und Germaine Dieterlen haben eigenartige Studienergebnisse bei dem afrikanischen Stamm der

Dogon gefunden. Die Dogon hatten ein Wissen über die Kosmologie parat, das sie überhaupt nicht haben konnten, weil die betroffenen Objekte nicht sichtbar und direkt erforschbar waren.[30]

Weitere spektakuläre Geschichten in dieser Richtung, die teilweise auf Universitätsebene recherchiert wurden, sind im Kapitel 10 geschildert.

Wenn auch nur ein Fünkchen Wahrheit in diesen Geschichten steckt, kann das Wissenschaftsestablishment nicht daran vorbeigehen, sondern muss die Mechanismen klären, die dahinterstecken.

Das Gehirn besitzt unterschiedliche Zeit

Immanuell Kant: *»Die Zeit ist nichts Objektives und Reales, sondern die Form des inneren Sinnes.«*

Sinn kann erst im Zusammenhang mit Geschehnissen entstehen. Geschehnisse sind Erfahrungen. Alltagserfahrungen sind nur mit unserem Körperaufbau und unserer Körperfunktion möglich. Der Körperaufbau ist mit Materie verbunden.

Zeit entsteht erst aus den Ereignissen heraus, es gibt keine Zeit jenseits der Dinge. Alle Dinge hängen mit Materie/Masse zusammen. Materie/Masse ist verantwortlich für Änderungen der Raum-Zeit. Raum, Zeit und Materie/Masse sind aufeinander angewiesen. Es gibt keinen Zeitfluss, wo es keine Massen der Materie gibt. Zeit wird erst geboren, wenn sich Materie bildet.

Albert Einstein: *»Die Unterscheidung zwischen Vergangenheit, Gegenwart und Zukunft hat nur die Bedeutung einer wenngleich hartnäckigen Illusion.«*

Die individuelle Zeit ist in uns durch unsere Massen, durch die Bildung von Zellenergie mithilfe unserer Massen und durch Hormone, insbesondere durch Dopamin. Mit dieser individuellen Zeit ordnen wir Lebewesen unsere Erfahrungen.

Je mehr Masse ein Lebewesen vereinigt, desto langsamer vergeht seine Zeit. Das Lebenstempo eines Elefanten verläuft wie in Zeitlupe, verglichen mit dem Lebenstempo einer Spitzmaus. Wir benutzen den angeborenen Rhythmus in uns als eine Zeit, um die Gewitter von Nervenblitzen, die unentwegt in uns feuern, mit Gedanken und Erinnerungen zu Bildern zu formen. Alle augenblicklich eintreffenden Signale werden im Gehirn in einem Gegenwartsfenster von 30 ms Dauer zwischen vermeintlicher Vergangenheit und Zukunft gesammelt, als Muster zusammengefasst, dem Bewusstsein zur Kenntnis gegeben und dann erst weiterverarbeitet.

Das Gehirn als Zeitmesser, also die zeitliche Beurteilung des menschlichen Beobachters, unterliegt der Zeitdilatation. Gehirnprozesse, die aufgrund von Quantentätigkeiten sehr schnell ablaufen, besitzen aus der Sicht ihrer Umgebung mehr Zeit; sie verlaufen also langsamer. Unterschiedliche Zeiten innerhalb des Gehirns aufgrund unterschiedlich beteiligter Quantenaktivitäten bedeuten Zeit-Krümmung. Was das für uns bedeutet, ist nicht bekannt. Eigentlich kennzeichnet die Raum-Zeit-Krümmung eine Masseänderung.

Sind Massen im Gehirn aufgrund der Quantenaktivität variabel? Russische Wissenschaftler haben vor einiger Zeit tatsächlich herausgefunden, dass sich Massen ändern, wenn sie schwingen. Diese Gewichtreduzierung wird auch nach Beenden der Schwingung einige Minuten beibehalten.

Ein anderes Beispiel: Nehmen wir an, die beiden Gehirnhälften könnten sich gegenseitig beobachten. Beide arbeiten relativ zueinander in Bewegung. Für die rechte Gehirnhälfte bewegt sich die linke, und aus dem Blickwinkel der linken Gehirnhälfte bewegt sich die rechte. Dann empfinden beide Gehirnhälften, dass der jeweils andere Gehirnteil langsamer arbeitet und jünger ist. Ist das möglich? Können beide Gehirnhälften langsamer sein und dennoch unterschiedlich relativ zur anderen jünger? Unsere Vorstellung versagt hier. Das Problem wird in der Physik als Zwillingsparadoxon diskutiert.

Als Ergebnis der Diskussion kann festgehalten werden, dass für beide Gehirnhälften ein verschiedenes »Jetzt« existiert. Das »Jetzt« der rechten Hälfte stimmt nicht mit der Gegenwart der linken überein, beide Hälften geraten immer wieder aus dem Gleichtritt.

Eine universelle Zeit gibt es nicht

Obwohl die Gravitation in ihrer Kraft winzig im Vergleich zur elektromagnetischen Kraft ist, wird sie bei Ansammlung von vielen Masseteilchen auf relativ kleinem Raum, wie bei unserem Körper, sehr wirksam.

Wir wenden viel unserer täglich produzierten Zellenergie allein dafür auf, um mit Nervenaktionen und Muskelkraft gegen die Gravitation zu bestehen. Dazu benötigen wir das Bewusstsein. Bei Bewusstlosigkeit rafft uns die Gravitation dahin: Wir kippen um und liegen auf der Unterlage schlaff.

Das ist ein unerkannt rätselhaftes Phänomen – unser Bewusstsein hängt offenbar über Sinne und über unbewusste Regelkreise mit dem Ausgleich der Wirkung der Gravitation auf jedes Masseteilchen unseres Körpers zusammen. Dies ist natürlich notwendig, wie sonst sollten wir auf der Erdoberfläche explorieren können – aber wie ist der Mechanismus dafür?

Wenn wir aus Teilchen mit Masse bestehen, dann haben unsere Teilchen immer eine Bewegungs-Geschwindigkeit unterhalb der des Lichts.

Nun gelten für uns gegenüber den anderen massenbehafteten Teilchen in unserer Umgebung seltsame Gesetze. Die Zeit verlangsamt sich, wenn eine Masse sich relativ zu uns bewegt. Ein Teil ihrer Bewegung durch die Zeit wird auch für eine Bewegung durch den Raum verwendet. Das Teilchen mit Lichtgeschwindigkeit spürt weder Raum noch Zeit, aber das Teilchen mit Masse muss sich mit dem Raum und der Zeit auseinandersetzen.

Wir Organismen sind Masse-Konstrukte, also müssen wir den Raum und die Zeit einbeziehen.

Was passiert dabei?

Wir wissen: Ein Objekt wird beschleunigt, wenn sich entweder der Geschwindigkeitsbetrag oder die Richtung seiner Bewegung verändert. Beschleunigungen unseres Körpers und Änderungen der Richtung einer Bewegung unseres Körpers spüren wir, denn die beschleunigten und in ihrer Richtung veränderten Elektronen in uns senden genau in diesem veränderten Moment Photonen aus, signalisieren also die Information über eine elektromagnetische Kraft in ihre Umgebung. Bestimmte spezialisierte Molekülstrukturen, die als Rezeptoren fungieren, registrieren diese elektromagnetischen Signale, und nach Verrechnung aller Kraft-Koordinaten in Raum und Zeit werden Gegenmaßnahmen ergriffen. So werden z. B. bestimmte Muskelgruppen aktiviert, die den Körper gegen die einwirkenden Kräfte stabilisieren. Das geschieht reflexartig, also ohne dass unser Tagesbewusstsein eingreifen muss. Andererseits weiß jeder, dass bei Ausschaltung des Bewusstseins die stabilisierenden Gegenkräfte in unserem Körper sofort ausfallen und unsere Körpermassen der vermeintlichen Anziehungskraft der Gravitation unterliegen – wir fallen hin. Das erinnert uns daran, dass die Organisation der Gegenkräfte im Kleinstkindalter erlernt und schließlich ins Reflexgeschehen verdrängt wurde, aber offensichtlich bewusstseinsabhängig blieb. Fazit: Das Bewusstsein, das dafür da ist, Informationen zu erkennen und zu verarbeiten, ist durch Massenbeeinflussung antigravitatorisch tätig.

Aus dem sogenannten Äquivalenzprinzip schließen die Wissenschaftler, dass Beschleunigung und Gravitation gleichermaßen wirksame Kräfte sind. Das bedeutet: Wir erfahren die Kraft, mit der ein Gravitationsfeld auf uns wirkt, genauso wie die Kraft einer beschleunigten Bewegung.

Das wiederum heißt, die Elektronen spüren Gravitation im gleichen Augenblick, in dem sie elektromagnetische Kräfte entwickeln. Die Gravitation ist innerhalb unseres Körpers direkt mit dem Elektromagnetismus gekoppelt.

Einstein hat vor mehr als hundert Jahren die spektakuläre Theorie von Gravitation in die Welt gesetzt. Es ist kaum zu glauben, aber bis auf wenige Ausnahmen denken heute noch die Menschen, Raum und Zeit wären feste Größen. Das ist falsch. Warum denken wir in falschen Vorstellungen? Das liegt an unseren Erfahrungen – wir können Veränderungen als Folge eigener Bewegungsabläufe nicht wahrnehmen.

Zeit ist relativ; sie hängt ab von der Bewegung und von der Schwerkraft. Je stärker die Schwerkraft, desto träger wird die Zeit. Bei extrem hoher Gravitation kann die Zeitdehnung unendlich werden, die Zeit stände dann still.

Wir wollen zur Verdeutlichung ein krasses Beispiel geben: Die denkbar stärkste Schwerkraft finden wir auf einem Neutronenstern. Aus der Sicht eines Beobachters auf diesem Neutronenstern wäre die Erde nur etwa 3,5 Milliarden Erdjahre alt, weil der Neutronenstern etwa 20 % Verlangsamung der Zeit gegenüber der Erde aufweist.

Das Relativitätsprinzip gilt ausschließlich nur für gleichförmige Bewegungen, nicht für Beschleunigungen. Eine Beschleunigung ist immer absolut.

Es heißt: Alle grundlegenden Funktionen in unserem Körper laufen mit Geschwindigkeiten unterhalb der Lichtgeschwindigkeit ab und im Fall der Photonen auch mit Lichtgeschwindigkeit. Wenn wir diese Feststellung teilen, dann muss uns klar sein, dass eine derartige Aussage immer nur vom Standpunkt eines Beobachters aus getroffen werden kann.

Befindet sich der Beobachter selbst in Bewegung durch den Raum und in der Zeit, dann fangen schon wieder die Probleme an –alles sieht anders aus. Das heißt, wenn eine Molekülgruppe genau die adäquaten Verhältnisse für eine Kommunikation mit einer anderen Molekülgruppe sieht, wird eine dritte diese günstigen Bedingungen nicht sehen können, weil sie sich gerade in einer anderen Geschwindigkeit relativ zu den anderen Gruppen befindet. Gleichzeitig ist nicht gleichzeitig, wenn man aus einem anderen Blickwinkel die Sache betrachtet.

Wir aufrecht stehende Menschen bewegen uns.

Gleichzeitig rotieren wir mit der Erde.

Da die Erde um die Sonne rotiert, rotieren auch wir um die Sonne.

Da die Sonne um das Zentrum der Galaxie Milchstraße rotiert, rotieren wir mit.

Die Milchstraße rotiert im Kosmos mit einer außerordentlich hohen Geschwindigkeit und wir mit.

Gegen was und aus welchem Standort heraus sollen wir unsere Geschwindigkeit nun messen?

Die Relativität ist in uns ein ernst zu nehmender Faktor der Energie- und Kraftübermittlung. Die menschlichen Sinne haben keinen Kanal, um dies direkt zu erkennen. Wir registrieren nur Bewegungen, die außerordentlich langsam, verglichen mit der Lichtgeschwindigkeit sind. Damit werden die wahren Eigenschaften von Raum und Zeit verschleiert. Aber innerhalb von uns laufen die Funktionen durchaus in höchsten Geschwindigkeiten.

Wie sieht die Welt wirklich aus? Versetzen wir uns in die Sichtweise eines betroffenen Teilchens. Wenn wir ein Photon sind, dann bewegen wir uns mit Lichtgeschwindigkeit; es gibt für uns kein Verstreichen von Zeit mehr, und im Raum wären wir deshalb überall gleichzeitig.

Die Lichtgeschwindigkeit ist immer 1080 Millionen km/h, egal, ob man wegläuft oder dem Photonenstrahl entgegenläuft. (Schall 1200 km/h). Wohlgemerkt: Es spielt überhaupt keine Rolle, welche relative Geschwindigkeit zwischen der Photonenquelle und dem Beobachter vorliegt, die Lichtgeschwindigkeit als Wert ist immer gleich.

Das bereits widerspricht allen unseren Erfahrungen: Begegne ich als Fahrer eines Autos einem anderen fahrenden Auto, dann ist die relative Geschwindigkeit maßgebend, und fahre ich hinter einem vorausfahrenden Auto hinterher, das beschleunigt, dann kann ich mithalten, zurückbleiben oder sogar überholen, je nachdem, wie die relative Geschwindigkeit zwischen uns ist.

Nicht so bei der Lichtgeschwindigkeit, sie bleibt immer konstant relativ zu mir oder einem anderen bewegten Objekt bestehen, egal, mit welcher Geschwindigkeit man ihr begegnet oder hinterherfährt. Selbst wenn ich ganz nah an der Lichtgeschwindigkeit dran bin, gilt nicht der relative Unterschied, also die winzige Differenz der beiden Geschwindigkeiten, sondern das Licht eilt mir immer mit dem ganzen Betrag der Lichtgeschwindigkeit voraus – unglaublich, hier fehlt uns etwas in unserem Verständnis.

Die Gravitation ist die Krümmung von Raum und Zeit.

Da beschleunigte Bewegung einer Masse und Gravitation identisch sind, bewirkt eine beschleunigte Bewegung sowohl eine Verzerrung des Raums als auch eine Verzerrung der Zeit. Die Uhr tickt umso langsamer, je schneller wir uns bewegen. Wenn an verschiedenen Orten verschiedene Beschleunigungen auftreten, wenn also Zeit an verschiedenen Orten verschieden schnell verstreicht, dann ist Zeit gekrümmt.

Materie und Energie rufen Schwerkraft hervor und dehnen die Zeit. Elektromagnetische Schwingungen verändern die Schwerkraft, und Schwerkraft verändert elektromagnetische Schwingungsausbreitung (Beugung). Da Schwerkraft identisch ist mit Beschleunigung, wirkt auch Bewegung auf elektromagnetische Schwingungen. Bewegung drückt die Wellen vor sich zusammen und erhöht die Frequenz (Dopplereffekt). Licht aus einer Quelle, die näher kommt, erhöht die Frequenz; Licht, dessen Quelle sich entfernt, zeigt Frequenzrückgang. Licht verliert Frequenz mit zunehmender Höhe, die Zeit geht in der Höhe schneller, auch das Gehirn hat in der Höhe eine schnellere Zeitmessung.

Je mehr Masse ein Objekt hat, umso größer ist die Verzerrung des umgebenden Raumes. Das hat Auswirkungen auf die Bewegungsbahn anderer Objekte in der Umgebung.

Jeder Mensch, jedes Molekül, jedes Elektron, jeder Atomkern bewirkt – wie alle massebehafteten Objekte – eine Krümmung der Raumstruktur in seiner unmittelbaren Umgebung. Die Effekte sind sehr klein, und während sich die Spezielle Relativitätstheorie besonders an schnell bewegten Dingen zeigt, werden die Effekte der Allgemeinen Relativitätstheorie nur an Dingen mit sehr viel Masse für uns deutlich. Die Krümmung von Raum und Zeit ist entsprechend ausgeprägt.

John Wheeler: *»Die Masse hat den Raum im Griff, indem sie ihm vorschreibt, wie er sich zu krümmen hat, und der Raum hat die Masse im Griff, indem er ihr vorschreibt, wie sie sich zu bewegen hat.«*

Raum-Zeit ist die eigentliche Existenz einer Materie-Welt und die wahre Realität für Materie.

In ihr verlaufen Vektorwellen und zusätzlich Skalarwellen-Muster. Skalarwellen sind im massefreien Vakuum das verbindende Medium für Vektorwellen (siehe Teil III).

Photonen (als Energie und Information) und Elektronen (als

Massen) sind wahrscheinlich Umwandlungen von Wellendeformationen in Spins. Der Wellenaspekt ist primär, die Teilchen als Phänomene entstehen durch Determination, z. B. als Beobachtungseffekt, z. B. als Messung – was für eine Welt, und wir sind Teil davon.

Relativität ist leicht prüfbar

Relativität kann man schön mit einem kleinen Gerät demonstrieren, einem Geigerzähler mit Empfindlichkeit für die Auswirkung kosmischer Strahlung. Wenn energiereiche kosmische Strahlung in den oberen Schichten der Erdatmosphäre auf Atome trifft, dann erzeugt sie durch Zerstörung des Atoms einen Schauer subatomarer Teilchen. Diese Teilchen zerfallen sehr schnell wieder, nur das Teilchen mit dem Namen Myon lebt etwas länger. Ein Myon gehört in die Familie, der auch das Elektron angehört, es ist nur deutlich schwerer als ein Elektron.

Man weiß, das Ticken unseres Geigerzählers wird oftmals durch Myone ausgelöst. Das allerdings wirft ein Problem auf.

Myone existieren mit Halbwertszeiten von 2 µs. Gebildet werden sie in ca. 20 km Höhe. Wenn sie also mit nahezu Lichtgeschwindigkeit Richtung Erde prasseln, dann dürften sie in ihrer kurzen Lebenszeit maximal 1 km Strecke überwinden. Warum gelangen sie dennoch bis zur Erdoberfläche, wo sich unser Geigerzähler befindet?

Wenn ein Myon sich nahe der Lichtgeschwindigkeit bewegt, wird für uns Beobachter seine Zeit etwa um das 1000-Fache gedehnt. Statt also in Mikrosekunden zu zerfallen, lebt es Millisekunden, lange genug, um leicht die Erde zu erreichen. Wir messen mit unserem Geigerzähler tatsächlich die Flexibilität der Zeit durch Beobachtung.[35]

Kein Zweifel: Auch Uhren werden durch Bewegung beeinflusst, weil die Zeit durch Bewegung beeinflusst wird: $t_D = \sqrt{1 - (v/c)^2}$ ist der Faktor, um den Uhren dann langsamer gehen; v ist die Geschwindigkeit der Uhren, c die Lichtgeschwindigkeit; multipliziert mit 100 ergibt die Prozente der normalen Geschwindigkeit. Z. B. ergibt Faktor 0,6 relativ zum umgebenden Labor 60 % oder 36 Minuten/Stunde.

Einstein: »*Jedem tiefen Naturwissenschaftler muss eine Art religiöses Gefühl naheliegen, weil er sich nicht vorzustellen vermag, dass die ungemein feinen Zusammenhänge, die er erschaut, von ihm zum ersten Mal gedacht werden.*« (zitiert in Moszkowski, Einstein, S. 58)

Teil II:
GEIST UND LEBEN

7. Universelles Informations-Feld und wir sind ein Teil davon

»Geist muss eine Art dynamisches Muster sein, das nicht so sehr in einem neurologischen Substrat gründet, sondern über diesem und unabhängig von ihm schwebt.«

RICHARD FEYNMANN
(Nobelpreisträger)

Information ist ein geistiges Prinzip

Der Wert von Informationen für das Wesen des Lebens außerhalb der DNA wurde in der Wissenschaft bisher nicht ausreichend beachtet.

Da es über den Informationsaspekt im Hinblick auf Lebewesen relativ wenige Forschungsergebnisse gibt, sollen die Ausführungen dazu hier etwas ausführlicher dargestellt werden. Wir werden erkennen, dass die uralte Veden-Philosophie vollkommen stimmig ist, wonach die Menschheit nur über den »Pfad der Erkenntnis« neue Welten erobern kann.

Prinzipielle Gedanken hat Paul Davies, Professor für Mathematische Physik und Wissenschaftsphilosophie an der Universität Adelaide in Australien, in seinem Buch »Das fünfte Wunder« vorgestellt.[32]

Woher kommt Information?

Ohne Zweifel enthält das Universum Information, denn es hat Leben in unzähligen Formen hervorgebracht. Kann man annehmen, dass Information immer schon einfach da war?

Eigentlich sagt der zweite Hauptsatz der Thermodynamik eine fortlaufende Entropiezunahme voraus, was gleichbedeutend mit laufender Informationserniedrigung ist. Wir stellen im Gegensatz dazu aber fest, dass vieles komplexer geworden und deshalb der Informationsgehalt eher gestiegen ist.

Davies bringt Argumente, dass alle Information ursprünglich von der Gravitation ausging, da sie Instabilität in ein thermodynamisches Gleichgewicht bringt und somit Entropie verringert: »Die Gravitation als Ursprung biologischer Information und Ordnung« (S. 67).

Aber Gravitation ist an Massen gebunden, also kann hier auch nur Information gemeint sein, die direkt mit Massen verbunden ist. Das reicht für unser Modell keineswegs aus, denn unser postuliertes universales Informationsfeld ist absolut masselos und dient der Masse.

Wichtig ist: Biologische Information muss sinnvolle Information sein, und da differenzieren sich die Mechanismen.

Wir unterscheiden:

- syntaktische Information – das sind Rohdaten ohne erkennbaren Sinn und Zweck und
- semantische oder relevante Information – sie besitzen Sinn und Bedeutung, also Kontext.

Sinn und Bedeutung – eine entscheidend wichtige Variable

Sinn und Bedeutung haben Brückenfunktion zwischen den Aspekten der Materie und den Aspekten des Geistes.

Wir wollen uns diese Funktion genauer ansehen, denn sie spielt eine wichtige Rolle in unserem Leben.

Sinn und Bedeutung bewirken erst einmal, dass aus einem reinen Energiemoment oder aus bereits vorliegender syntaktischer Information eine verwertbare semantische Information wird.

Woher kommen Sinn und Bedeutung? Wer gibt Sinn und Bedeutung?

Bedeutung ist schlecht zu definieren, weil die Definition selbst eine Bedeutung darstellt. Die Bedeutung der Bedeutung zu beschreiben ergibt keinen Sinn. Wir brauchen also einen anderen Weg, um uns an den Begriff heranzutasten.

Übersetzen wir das Prinzip auf unser Determinationsproblem: Wenn aus einer Welle ein Teilchen geworden ist, in dem – wie wir inzwischen wissen – die Information der Welle steckt, dann wird das, was wir mit Kontext, also mit Sinnzusammenhang bezeichnen, entscheidend für den weiteren Gang der Dinge.

Die Wellenfunktion des kondensierten Teilchens enthält die Information, die Aktivität des Teilchens (der ehemaligen Welle) betrifft die Bedeutung. Der Informationsgehalt eines Elektrons *und* seine Handlung ergeben die Bedeutung des jeweils betrachteten Elektrons.

Die Bedeutung eines Teilchens ist demnach erkennbar an seiner Funktion. Funktion ist nur erkennbar, wenn Handlung ausgeführt wird. Auf diese Weise hängt die Bedeutung immer direkt mit Handlungen, mit Aktivitäten zusammen.

Die Bedeutung des Flusses liegt im Fließen des Wassers. Ein Fluss ohne Fließen wäre kein Fluss; das Fließen ist der Fluss, ansonsten wäre die Bedeutung des Wasserkörpers eine andere, etwa ein See oder eine Lache.

Auch eine Maschine wird erst bedeutungsvoll, wenn sie aktiv ist; erst dann wird ihre Funktion deutlich.

Wichtig ist, dass aufgrund der Bedeutung von Umweltgrößen Reaktion erfolgen kann. Ein Elektron reagiert beispielsweise auf die Bedeutung eines Feldes. Durch den Aufbau von Bedeutung und die Reaktion auf Bedeutung entstehen sehr komplexe Bedeutungs-Muster.

Um das zu verstehen, kehren wir noch einmal zurück zu dem Begriff Kontext. Kontext ist ein globales Phänomen (Davies[32]).

Ein Teilchen wird im globalen Kontext aufgrund seiner semantischen Information, die aus der Bedeutung des Teilchens innerhalb eines neuen Zusammenhangs entstanden ist, Teil eines großen Ganzen. Dieses Ganze zeigt dann Eigenschaften, die weit mehr repräsentieren als die Summe aller Teilchen-Aktivitäten. Nun erhält das Ganze ebenfalls eine *neue* Bedeutung, die rückwirkend Direktiven auf seine Bauteile ausübt.

Dieses Ganzheits-Prinzip trifft zu auf das Molekül, dann auf die Zelle, dann auf Organe, dann auf Funktionskreise, dann auf komplette Organismen, auf Systeme, und so geht es weiter – das Ende eines großen Ganzen ist nicht absehbar.

Auch wir Menschen sind auf die gleiche Weise durch den Kontext zu dem geworden, was wir sind. Teilchen als Bausteine haben uns mithilfe der Gene aufgebaut; wir sind durch den Kontext mehr als die Summe der Bausteine. Die DNA hat dabei die Bedeutung (enthält die semantische Information), die richtigen Proteine an der richtigen Stelle innerhalb unseres Körpers zu synthetisieren. Die brennende Frage ist hier: Wer hat die Gene für diese Fähigkeit programmiert? Gleichzeitig sind wir konstruierten Individuen wieder Teilchen im universalen Ganzen und werden durch den universellen Kontext entsprechend dirigiert, um unsere Position als Baustein des Ganzen und unsere Funktion im Groben als menschliches Individuum einzunehmen.

Merken wir uns also: Die Bedeutung einer Information hängt immer vom Kontext des Gesamtsystems ab; Bedeutung als semantische Information ist eine holistische Größe.

Damit wird deutlich, dass Gene alleine niemals Lebewesen mit Geist repräsentieren können. Lebewesen sind durch die Information des Universums hervorgebracht worden und werden durch eine Gesamtinformation (identisch mit dem universellen Geist) andauernd instruiert.

Alle Ordnung in Organismen, Natur und Kosmos geschieht durch semantische Information. Nur semantische Information kann brauchbare geistige Information für das Leben des Organismus im Universum sein.

Bewusstsein ist Urheber der Information und der Bedeutungsgeber

Auch in alten östlichen Weisheiten stehen Bewusstsein und Bedeutung im Vordergrund allen Geschehens (vgl. Kapitel 9).

Alles, was uns bewusst ist, hat Bedeutung. Wir sammeln Information und geben ihr Bedeutung. Die Bedeutung wirkt zurück auf die Sammlung von Informationen. Der gesamte Prozess ist der Motor für Molekülbindungen und erneute Bindungsunterbrechungen, für Rezeptoraktivitäten, für Aussendung von Neurotransmittern, Enzymen und Hormonen, also für die Beeinflussung der Materie.

Wir wollen uns den Unterschied der Informationsqualitäten an einem einfachen Beispiel klarmachen:

Halten Sie einen Hohlraum, z. B. ein leeres Becherglas oder eine Tasse, dicht an ein Ohr, und Sie werden ein Rauschen hören. Wir kennen das Spiel aus der Kindheit als Rauschen einer großen Meeresmuschel. Dieses Rauschen kommt zustande, weil der Hohlraum aus den vielen möglichen Schallwellen ganz bestimmte ausgewählt und verstärkt hat. Wir haben das gleiche Prinzip für elektromagnetische Wellen im Kapitel 5 und 11 beschrieben.

Mit diesem einfachen Versuch haben Sie bereits Information erzeugt, denn Information ist in ihrer allgemeinsten Definition eine Auswahl von Möglichkeiten. Dennoch ist das Rauschen im Becherglas als Frequenz-Auswahl nichts, mit dem Sie etwas anfangen können; es ist nur ein Rohmaterial, eben eine syntaktische Information.

Ich erinnere mich an ein weiteres Spiel aus der Kindheit, dass gut hierher passt: Es war die Blechdosen-Draht-Kommunikation. An einem langen gespannten Draht war an den beiden Enden jeweils eine Blechdose am Bodendeckel befestigt, und wenn auf der einen Seite in die Dose hineingesprochen wurde, konnte der Spielpartner über größere Entfernungen am anderen Ende die Worte klar und deutlich hören, wenn er seine Dose ans Ohr hielt. Bei diesem Spiel wirkte der gleiche Effekt wie bei dem Becherglas – bestimmte Frequenzen der Sprache wurden durch den Hohlraum verstärkt und die Schwingungen dem gespannten Draht mitgeteilt, der sie durch feine Vibrationen in den Hohlraum der anderen Dose ablieferte, wo wiederum Verstärkung stattfand.

Im Unterschied zum obigen Hohlraum-Rauschen sind hier die Frequenzgemische durch die Sprachformung getaktet, also codiert, und mein Kommunikationspartner kann diese zerhackten Frequenzkaskaden decodieren, ihnen Sinn und Bedeutung geben; also wird semantische Information erzeugt. Das heißt, Voraussetzung für eine relevante Information für uns Menschen ist ein quantenlogisches Verhalten.

Bereits hier sollen die Hauptmerkmale der semantischen Information angeführt werden, die Erklärung lesen wir später:

- holistisch
- instantane Änderung
- nichtlokale Korrelation
- paketweises Auftreten wie die Quanten

Alle semantische Information kann nicht aus dem Nichts entstehen, sondern muss irgendwo herkommen. Woher kommt die für Lebewesen, für uns Menschen äußerst vielfältige semantische Information? Sie muss aus einem universellen Speicher nach Bedarf mithilfe eines universellen Bewusstseins abgerufen und ausgegeben werden.

Ein derartiger Speicher kann nach allem, was wir bisher hier aufgeführt haben, nur das Vakuum sein. Und wer füllt den Speicher?

Wie kommt semantische Information in das Vakuum?

Muster und Komplexität

Sinnvolle Information und Komplexität stehen in direktem Zusammenhang. Wir dürfen Information, die uns Lebewesen steuert, also nicht nur als ein getaktetes Frequenzgemisch ansehen, sondern als ein Muster, zusammengesetzt aus verschiedensten Informationskanälen. Alle Informationen überlagern sich zu einem sehr spezifischen Muster, und dieses Muster stellt insgesamt eine Neuinformation dar; diese Neuinformation wirkt zurück und hat wiederum Auswirkungen auf die grundlegenden Informations-Überlagerungen.

In Computersimulationen können nach diesem Prinzip immer neue Muster entwickelt werden, die zurückkoppeln zu ihren Anfangsmustern oder zu Zwischenstufen und dadurch in ihrer Entwicklung immer komplexer werden. Durch Rückkopplung entstehen immer differenziertere Muster, die wiederum noch komplexere Systeme ergeben, und so fort – eine Art Muster-Selbstorganisation zu laufend höherer Komplexität.[67] Dabei sind nicht Kräfte und Energien entscheidend, sondern allein Information.

Inzwischen bildet sich mit sehr großem Erfolg eine Wissenschaft der Komplexität heraus (Stuart Kauffman[67/68], Santa Fe, New Mexico, erhielt den MacArthur Genius Award Preis, eine dem Nobelpreis ähnliche Auszeichnung, für seine Erforschung der Komplexität).

Stuart Kauffman[67]: *»Die Wissenschaft ist zu voll von Wissen und zu arm an Können.«*

Die Komplexitätslehre basiert auf der Physik und Mathematik, erkennt aber Ergebnisse, die man eher der Esoterik zuschieben könnte.[49/67/68] Es scheint, als ob hinter den Dingen ein geheimer Plan existiert, der die Dynamik komplexer adaptiver Systeme reguliert. Dabei scheinen alle Organisationen komplexer Systeme nach sehr ähnlichen Plänen abzulaufen. Grundlegend wechselwirken die Einzelteile mit dem Ganzen, das Ganze wird verändert und beeinflusst damit neu das Einzelteil, was wieder neu mit dem Ganzen reagiert. Dieses Prinzip trifft zu, egal, ob wir das Neuron mit dem kompletten Gehirn betrachten oder einen Fußballspieler mit seinem Team oder den einzelnen Menschen mit seinem Universum oder das Einzelmolekül mit der Zelle. Jede Aktion des Einzelteils kann augenblicklich die Gesamtorganisation völlig neu gestalten. Bei Störung dieser Vorgänge entsteht Chaos, das ganz besonders sensibel für kleinste Informationstendenzen ist und spontan, aber völlig unlinear zu neuer Ordnung strebt – der Windhauch des Schmetterlingsflügels, der das gesamte globale Wettergeschehen in eine Veränderung drängt.

Die Haupterkenntnis aus der Theorie der komplexen adaptiven Systeme (CAS) ist: »Das Ganze ist nicht die Summe seiner Teile, sondern viel mehr.«

Organisatorische Geschlossenheit

Nichtlokalitäten sind in ihren Gesetzmäßigkeiten für uns Alltagsmenschen, die mit Sinneserfahrungen funktionieren, völlig fremd: Dennoch funktionieren wir auch mit Nichtlokalitäten.

Forscher der Universität Rochester fanden heraus: Die bloße Möglichkeit, ein Teilchen an einem ganz genauen Ort feststellen zu können, ändert komplett das ganze zugrunde liegende System, selbst dann, wenn man das Teilchen nicht direkt gemessen hat. Kenne ich eine Möglichkeit der Messung, dann outet sich ein Teilchen, als ob es wirklich gemessen wurde (»Quantenphilosophie«, Spektrumverlag). Welche Auswirkungen dieser Effekt in der Medizin hat, lässt sich nur erahnen. Wir werden im Teil IV, »Neue Medizin«, darauf zurückkommen.

Die Bedeutung einer Information lässt sich am besten an ihrer Wirkung, also an der Reaktion des Empfängers erkennen. Man nennt eine Information, auf die reagiert wurde, relevant oder pragmatisch. Derartige Information unterscheidet sich von der reinen Reiz-Reaktions-Kaskade dadurch, dass sie über ein Bewusstsein verstanden werden muss. Und dieses Verstehen ist nur im Kontext möglich, das heißt, die relevante Information muss sich einpassen in einen Verlauf von Fakten und Geschehnissen, die dem Empfänger geläufig sind. Dennoch ist die Information kurz und prägnant, also gequantelt in Verständnis-Einheiten (Chunks – nicht Bits). Allerdings ist die Größe dieser Verständniseinheiten nicht normiert, sondern sie ist vom Wissenszustand des Empfängers abhängig.

Bits geben Informationseinheiten des Shannonschen Maßes an, sie bauen beispielsweise ein Bild durch Punkte oder Striche auf, sind also Zähleinheiten, die für alle Menschen etwa gleich ausfallen. Relevante oder pragmatische Informationseinheiten dagegen sind nicht passiv zählbar, sondern sie sind immer aktiv tätig. Durch Zuführung dieser Information ändert sich das System; man nennt das »Präparation«. Alle Präparationen sind abhängig von der Zielstellung der Person, die gerade das System beobachtet. Ein Psychologe wird mit dem gleichen System anders kommunizieren als ein Jurist oder ein Mediziner. Das System wird also durch Zufuhr unterschiedlicher relevanter Information jeweils verschieden verändert, präpariert und gibt deshalb unterschiedliche Neuinformation zurück.[82]

Komplexe Systeme sind immer hierarchisch geordnet und haben immer die Tendenz, sich von ihrer Umgebung abzugrenzen. Francisco Varela, Neurobiologe und Systemtheoretiker aus Chile, hat deshalb diesen Systemen den Namen »Organizational Closure« gegeben, übersetzbar mit organisatorischer Geschlossenheit.[82]

Komplexe Systeme entstehen nach dem Motto: Nimm das Ergebnis der letzten Rechnung und setze es als Ausgangswert für die neue Rechnung. Auf diese Weise kann ein System sich auch selbst beobachten, es ist dann ein selbstreferenzielles System.

Leben verwendet zweifellos Systeme nach dem Prinzip der Organizational Closure. Das fängt mit Atomen an und führt sich über Netzwerke von Interaktionen durch selbstreferenzielle Systeme fort zu Molekülen, Zellen, Organen, Regelkreisen und schließlich Organismen. Gleichzeitig sind analoge Organizational Closure in der Kommunikation mit der Umwelt tätig. Es ist absolut sinnlos, derartige Systeme rein der Physik oder rein der Biologie oder rein der Psychologie oder rein der Medizin zuzuordnen. Sie sind immer mit allen Disziplinen gleichzeitig verbunden, wobei im Vordergrund immer die relevante Information steht, die zu Sinn und Bedeutung und daran anschließend zur Kommunikation führt – also letztlich dreht sich alles immer wieder um den Geist und nicht nur um Energie und Kraft, wie unsere Gesellschaft es vordergründig sieht.

Jede Messprozedur unterliegt derartigen Gesetzmäßigkeiten. Eine experimentelle Anordnung besteht immer aus technischen Aufbauten und aus dem Experimentator. Alles zusammen bildet eine Organizational Closure Einheit. Jedes durchgeführte Experiment ist immer eine Materie-Geist-Kopplung. Teilsysteme davon sind Versuchsperson und Versuchs-Apparatur. Und genau so entsteht dann unsere Realität; wir – unser Ich und unser Selbst – sind zweifellos Mitschöpfer.

In mehreren Ausschließungsversuchen wurde die Wirksamkeit dieses Teilsystems erkannt. Berühmt ist der Ratten-Labyrinth-Versuch: Der Versuchsleiter gibt seinen Assistenten extra gezüchtete »dumme« Ratten, und diese brauchen entsprechend lange, ehe sie sich im Labyrinth zurechtfinden, um an ihre Belohnung zu kommen. Dagegen getestet werden die ausgesuchten und herausgezüchteten »schlauen« Ratten. Statistisch hochsignifikant eilen die schlauen Ratten viel schneller durchs Labyrinth.

Was der Versuchsleiter vorerst verschwiegen hat, ist die Tatsache, dass es keinerlei Selektivität der Ratten gibt; sie sind alle aus der gleichen Linie gezüchtet. Allein der Glaube der zuschauenden Assistenten hat den Unterschied im Versuchsergebnis bewirkt. Man nennt dieses seltsame Einwirken den Experimentator-Effekt und weiß inzwischen, dass die Motivation des Experimentators, ein signifikantes Versuchsergebnis zu erhalten, maßgebend ist.

Vakuum ist strukturiert und fähig zur Speicherung

Der Vorgang des Erinnerns aus dem Langzeit- und begrenzt auch aus dem Kurzzeitgedächtnis heraus wird einer Proteinbildung zugeschrieben. Die Wissenschaft meint dies deshalb zu wissen, weil bei einem Schock die Proteinbildung durch Cortisol-Ausschüttung vorübergehend unterbunden wird und deshalb eine Amnesie eintritt. Dies geschieht regelmäßig nach schockierenden Unfällen – die Personen können sich an entscheidende Details nicht mehr erinnern.

Damit ist aber keineswegs gesagt, dass die Information im Protein gespeichert und codiert ist. Genauso möglich ist, dass Proteine eine Vermittlerrolle zu einem Informationsspeicher herstellen. Das Gleiche trifft für die Erinnerung an die Baupläne der Organismen zu, die zweifelsfrei im Zusammenhang mit der DNA steht. Aber auch hier ist nicht bewiesen, dass die Nukleinsäuren selbst die Information speichern, sie können auch lediglich spezifische Transformatoren zu einem Informationsfeld sein.

Tatsächlich lässt sich aus der Physik heraus ein derartiges riesiges Informationsfeld postulieren.

Dieses Feld existiert in uns und um uns herum im gesamten Universum. Es gehorcht eigenen Gesetzen, die mit unseren vier physikalischen Urkräften korrespondieren. Wir wollen uns dieses Feld genauer ansehen:

Wir leben in einer Materie-Welt. Mit unseren Sinnen können wir Materie erfahren. Materie besteht aus Masse und leerer Raum zwischen den Massen. Laut Einstein ist Masse gleich Raum-Zeit-Krümmung, also ist der Raum zwischen den Massen ohne Krümmung. Was heißt das?

Wir haben diesen Raum im vorhergehenden Kapitel bereits mit

Vakuum bezeichnet. Eigentlich schwimmen im Universum einige wenige Massen innerhalb eines riesigen Vakuum-Bereichs.

Wir haben auch bereits dargestellt: Das Vakuum ist nicht leer, sondern nur massefrei. Es enthält virtuelle Energie und Information »aller Möglichkeiten«.

Für die Geschehnisse im Vakuum haben wir keine organischen Sinne, denn alle organischen Sinne, alle Rezeptoren, alle Botenstoffe sind aus Materie/Masse aufgebaut, insbesondere sind Elektronen und Atomkerne involviert. Elektronen und Atomkerne enthalten Massen, aber das Vakuum erlaubt keine Massen. Wir können Energien des Vakuums nicht mithilfe von Detektoren, also Massen-Strukturen perzipieren, weil Masse-Strukturen Energien und Kräfte auf sich ziehen, die es im Vakuum in dieser Form nicht gibt. Wir nehmen mit Detektoren aus Massestrukturen also bereits umgewandelte Energien (embodied energy) zu Kräften wahr, aber nicht die virtuelle Originalenergie des Vakuums.

Wiederholen wir noch einmal: Wenn es im Vakuum keine Massen gibt, dann gibt es im Vakuum auch keine Kräfte, denn Kräfte sind immer Teile von Massen. Das Vakuum ist ein Skalarfeld. Wenn es im Vakuum aber keine Kräfte gibt, dann gibt es auch keinen Vektor elektrisches Feld E und keinen Vektor Magnetfeld H, denn Vektoren kennzeichnen Kräfte. Folge davon ist, dass es im Vakuum keine Permittivität ε und keine Permeabilität μ gibt, denn diese sind auf E und H angewiesen. Und deshalb gibt es im Vakuum auch keine Limitierung der Ausbreitung der elektromagnetischen Wellen durch die Lichtgeschwindigkeit c.

Das widerspricht der klassischen Physik, die auch im Vakuum die Konstanz der Lichtgeschwindigkeit vorsieht, aber die klassische Physik gilt nicht mehr in dem Bereich, den wir hier diskutieren.

Allerdings wird auch innerhalb der klassischen Physik deutlich, dass im Fall der stehenden Welle und im Fall des Sender/Empfänger-Nahfeldes die Permittivität ε und die Permeabilität μ nicht gleichzeitig im Vakuum vorhanden sein können (siehe oben). Auch daraus folgt (siehe oben), dass in diesen Fällen im Vakuum keine Lichtgeschwindigkeit c existiert.

Eine der hervorzuhebenden Besonderheiten des Skalarfeldes ist also, dass es keine Limitierung durch Lichtgeschwindigkeit kennt.

Das aber bedeutet etwas sehr Entscheidendes:

⇨ Alle Änderungen im Skalarfeld des Vakuums breiten sich quasi instantan im ganzen Universum aus.

Informationsübertragung ohne Zeit und Raumdistanz – Paradebeispiel Teleportation

Das oben vorgestellte Modell fordert eine instantane Ausbreitung eines Geschehnisses im ganzen Universum, also sozusagen augenblicklich. Ohne Zeit – geht das überhaupt?

Es gibt ein mehrfach experimentell bewiesenes Phänomen, das zeigt, dass instantane Ausbreitung von Information tatsächlich existiert.

Versuchsergebnisse des Einstein-Podolsky-Rosen-Paradoxon (EPR-Experiment) zeigen eindeutig Informationsübertragung ohne Zeit und Raum.

Was steckt dahinter? Zuerst einige historische Bemerkungen.

Auf einem der damals traditionellen sogenannten Solvay-Kongresse in Brüssel zog Niels Bohr in seinem Hauptvortrag den Schluss, das klassische Konzept der physikalischen Beschreibung der Welt als eine Funktion von Raum und Zeit sei erledigt und könne abgeschrieben werden, anstelle der klassischen Physik stehe jetzt die Quantenphysik. Er provozierte mit dieser Aussage Einstein, der zu diesem Zeitpunkt nicht an die Richtigkeit der Quantenphysik glaubte und deshalb auch nichts unversucht ließ, sie zu widerlegen.

Mir liegt der Sonderdruck von Einstein und Kollegen vor mit dem Titel »Kann die Wirklichkeitsbeschreibung der Quantenphysik als vollständig betrachtet werden?«. Hier veröffentlichte Einstein mit seinen Kollegen Podolsky und Rosen ein »Gedankenexperiment« (dieser Begriff ist inzwischen in der englischen Sprache gebräuchlich), heute bekannt als EPR-Experiment. Die drei Kollegen hatten diese

Theorie 1930 ursprünglich als Speerspitze gegen die laut Einstein »unfertige Quantenphysik« aufgestellt. Sie beschrieben darin, wie laut Quantenphysik ein Teilchenpaar auch nach der Trennung unabhängig von Raum und Zeit einen Zusammenhang aufweisen müsste. Wenn man dann eines dieser Teilchen beeinflusst, kenne man automatisch auch das Verhalten des anderen Teilchens, und das ginge schließlich nicht. Später nannte Einstein dieses Phänomen die »spukhafte Fernwirkung«.

In den 1960er-Jahren beschäftigte sich John Bell mit dem Problem und konnte theoretisch zeigen, dass innerhalb der Quantenprozesse ein Teilchenpaar, nachdem es getrennt ist, dennoch weiterhin »zusammenlebt«, und das unabhängig von Raumdistanzen und Zeitmomenten.

Heute ist in wissenschaftlichen Experimenten die EPR-Korrelation, auch »entanglement« genannt, mehrfach bewiesen, 1981 bis 1982 erstmals durch die Gruppe um Alain Aspect, Universität Paris.

Fassen wir das Ergebnis nochmals zusammen, es spielt auch in der Argumentation für unser Bewusstsein und für unseren Geist eine entscheidende Rolle.[16/118]

Bewegungsrichtung und Schwingung eines Quants (wie eines Photons) ist so lange eine unbestimmte Möglichkeit, bis seine Eigenschaft irgendwie bestimmt ist (Beobachtung, Messung, Raumeingrenzung, Resonanzbedingung). Stellen wir uns vor, die Welle der Schwingung wird durch Brechung in zwei Strahlen aufgeteilt – ein Vorgang, der dauernd irgendwo in uns und außerhalb von uns passiert. Ab sofort werden also zwei Strahlen durch den Kosmos eilen.

Wenn nun im 1. Strahl die Eigenschaft von Quant 1 an einem bestimmten Ort und zu einem bestimmten Zeitpunkt bestimmt wird, dann wird augenblicklich der Zustand von Quant 2 aus dem 2. Strahl heraus an einem beliebigen Ort ebenfalls bestimmt sein. Die Symmetrie zwischen dem Teilchenpaar ist also unabhängig von Raum und Zeit und würde auch nicht durch eine andere Galaxie zu trennen sein; die Quanten-Einheit bleibt bestehen. Dieser Effekt ist grundsätzlich verschieden zu unserer Raum-Zeit-Wirklichkeit.

Dies ist ein Prinzip, das

- nicht in Raum und Zeit beschrieben werden kann
- keine Kraft ist
- nichtphysisch ist
- instantane Informationsausbreitung bedeutet
- in der Physik als universelles Prinzip gedeutet wird[32]

Man muss sich das richtig vorstellen: Hier wirkt ein universelles Prinzip, das zwar auf unsere bekannten physikalischen Raum-Zeit-Gesetze Einfluss hat, selbst aber nicht in Raum und Zeit lokalisierbar ist – ein Ganzheitsprinzip.

Dieses Prinzip findet bereits Anwendung.[16/118]

Teleportation als Begriff ist von Science-Fiction-Autoren erfunden worden. Gemeint ist eine Zerlegung eines Objekts oder einer Person an einem Ort und eine perfekte Replikation an anderer Stelle. Geschehen kann dies, indem alle Informationen über den Aufbau des materiellen Körpers gescannt werden und diese Information zu dem anderen Ort gesendet wird, wo dann ein Neuaufbau stattfinden kann. Mithilfe der vor Ort befindlichen Materiebausteine, also Atomen von der gleichen Sorte, kann dann exakt das gleiche Muster wie das Original entstehen.

Im Grunde kennen wir das Prinzip dieser Übertragung von der Faxmaschine, die allerdings nur zweidimensional arbeitet, während wir für die Teleportation von Körpern eine dreidimensionale Mustererkennung benötigen. Außerdem brauchen wir viel subtilere Informationen, als die Kontrastmuster einer Zeichnung oder eines Schriftbilds, da ein funktionierender Originalkörper auf unzähligen Quantenprozessen aufbaut.

Wir haben nun das Problem der Übertragung einer riesigen Datenmenge aus diesen Quantenprozessen.

Wissenschaftler hielten deshalb die Teleportation lange Zeit für unmöglich. Es gab ein – so schien es – unüberwindliches Problem. Das Unbestimmtheitsprinzip von Heisenberg wird bei dem Scannen der Quanteninformation verletzt. Je genauer und detaillierter wir ein Objekt abscannen, desto stärker ist der Abscannprozess gestört. Wir kommen dann zu einer Grenze, wo die Information nicht mehr ausreicht, eine Replikation originalgetreu anzufertigen.

Aber Quantenprozesse machen es selbst vor, wie diese Schwierigkeit überwunden wird. Wir brauchen sie nur ungestört arbeiten zu lassen. Es gibt Information in den Quanten, die kann nicht gescannt werden.

Diese Art von Information ist uns aus der Erfahrung des Alltags heraus völlig unbekannt, wir bemerken sie nicht in der uns bekannten Materie, und sie ist uns fremd, weil sie nicht mit der uns geläufigen Information übereinstimmt, aber sie wechselwirkt mit unserer Materie in jedem Augenblick.

Dieser Informationstransfer entspricht exakt dem oben vorgestellten Modell.

Das heißt, was uns durch die Unschärferelation nicht gelingt, überbrückt das Quantensystem selbst.

In Europa hat Zeilinger, damals an der Universität Innsbruck, heute Technische Universität Wien, diese »Beam-Experimente« durchgeführt, wobei es unausweichlich war, dass das Original während der Raum-Zeit-losen Replikation vernichtet wurde.

Vor einigen Jahren hat sich ein IBM-Team[16], zusammengesetzt aus sechs Wissenschaftlern internationaler Herkunft unter Führung des IBM-Angehörigen Charles H. Bennett, mit der Teleportation auseinandergesetzt. Durch Mischung der Übertragung konventioneller Information mit der Quanten-Informations-Übertragung, analog der EPR-Korrelation, ist es ihnen gelungen, einen Weg für Teleportation darzustellen, wenn auch noch nicht für einen Körper oder für einen Menschen und wenn auch unter Zerstörung des Originals. Aber – ein wertvoller Anfang in diesem äußerst zukunftsträchtigen Bereich existiert (Stand: Jahr 2000).

⇨ Für uns ist wichtig, dass unsere elementaren Bausteine dauernd Muster teleportieren. Diese den Quanten implizierte Eigenschaft ist theoretisch und experimental nachgewiesen; sie funktioniert immer und immer wieder.

Die Materie ist Raum und Zeit unterworfen, während das Funktionsmuster, das ihr zugrunde liegt und das Veränderungen der Materie/Masse hervorbringt, nicht zeit- und ortsbestimmt ist – also universell ist.

Nicht zeitbestimmt bedeutet Nullzeit oder unendliche Geschwindigkeit, ein ewiges Jetzt, eine Ewigkeit. Der Materie zugrunde liegt eine ewig vorhandene universelle Information. Diese Information ist für uns nutzbar, wir merken es nicht; sie ist Teil einer Automatik, an die wir uns angepasst haben. Es ist einer dieser Vorgänge, bei denen wir bisher versäumt haben, diejenigen Fragen zu stellen, deren Antworten uns das wahre Leben deutlich machen könnten.

Walter Heitler (Physiker und Philosoph): *»Die Natur ist nicht nur Materie. Das Wesentliche an ihr sind ihre Gesetze. Sie machen etwas Geistiges aus und gehören somit einer transzendenten Welt an.«*

Kommunikationseinheiten – die geistige Transaktion zwischen Menschen

Wenn Information übertragen wird, dann sind wir gewohnt, dass es einen Sender und einen Empfänger gibt. Die Erfahrung zeigt uns, dass dieses Prinzip im technischen Bereich stimmt.

Dieses Sender/Empfänger-Prinzip entspricht auch dem, was mithilfe von Computern im Internet abläuft. Computer übermitteln sich gegenseitig Informationen.

Diese Sichtweise reicht nicht aus, wenn wir Menschen betrachten, die miteinander kommunizieren. Die heutige offizielle Kommunikationsforschung sieht neben der Übermittlung einer Information eine Rückkopplung zwischen Sender und Empfänger vor; sie spricht von einem Interaktionsmodell. Auch dieses Interaktionsmodell stimmt noch nicht mit den wirklichen Beziehungsprozessen zwischen Menschen überein.

Die Quantenphysik und das EPR-Paradoxon mit der Teleportation lehren uns, dass es mehr gibt, als die heutigen Modelle berücksichtigen. Zur Erklärung der Kommunikation zwischen Menschen brauchen wir eine neue Sichtweise.

Botschaften, die als Transaktion zwischen Menschen stattfinden, sind nicht Prozesse, die nur einen Sender und einen Empfänger bereitstellen. Das heißt, es wird nicht eine Botschaft von Mensch I gesendet und darauf gewartet, dass die Botschaft bei Mensch II ankommt und dann eine Reaktion stattfindet. Vielmehr passiert Folgendes: Wenn zwei Menschen sich aufgrund eines Informationsaustauschs gegenseitig wahrnehmen, also zwischenmenschliche Beziehungen entstehen, dann werden *simultan* Bedeutungen festgelegt.

Mensch I teilt nicht Mensch II etwas mit, sondern beide Menschen werden von einer *gemeinsamen* Kommunikation, also einer Kommunikationseinheit ergriffen. Die Verbindung bekommt einen gemeinsamen (nicht notwendigerweise gleichen) Sinn, und nachdem der Sinn die Kommunikationspartner erfüllt hat, sind beide Menschen verändert; die Veränderung bleibt auch nach der Unterbrechung der Kommunikation bestehen.

Wir müssen bedenken, nicht die Botschaft selbst steht hier im Fokus, sondern die Transaktion im Bewussten und Unbewussten, die prinzipiell immer einen Sinnzusammenhang herstellt. An diesem Sinnzusammenhang ist jeder Kommunikationspartner gleichzeitig beteiligt; ohne diese Einheit beider, oft unbewusst synchron reagierender Teile gibt es auch keinen Sinnzusammenhang.

Bedeutung und Sinn wurden bisher nicht in Informationstheorien und kybernetische Theorien einbezogen. Sinn ist ein reines Geistprodukt, das in der Technik nicht auftaucht.

Zusammengehörigkeit – Universum und Mensch

Wir wären nicht vorhanden, wenn das Universum die Energie- und Informationsverhältnisse nicht so konstruiert hätte, wie sie sind. Man nennt dieses Prinzip gerne anthropisch, also auf den Menschen zugeschnitten, woraus geschlossen wird, dass wir Menschen im Mittelpunkt des Geschehens im Universums stehen und sich das Universum also letztlich für uns entwickelt hat.[21]

Diese Sichtweise ist nicht ganz unsinnig, denn sie berücksichtigt, dass die Eigenschaften von Mensch und Bewusstsein eine zwingende

Folge des ganzen Systems sind und die Entwicklung beim derzeitigen Menschen nicht haltmacht, sondern durch automatischen Informationszuwachs den Übermenschen, den immer mehr Gott-ähnlichen Menschen erwarten lässt. Auch für den Steinzeitmenschen wären heutige Menschen bereits Übermenschen, aus ihrer Sicht also Götter.

Es ist durchaus plausibel anzunehmen, dass Menschen in Urzeiten, die an das natürliche universelle Informationsfeld ankoppeln konnten und ein höheres Wissen als das normale Volk hatten, zu Göttern ernannt wurden, die dann im Glauben tradiert wurden und so längere Zeit erhalten blieben.

Die besondere Kommunikation und entsprechende Kombination von Information, Teilchen- und Kräfteeigenschaften, die wir beobachten, hat die Entstehung von Leben ermöglicht. Und dieses Leben ist eine Vorbedingung dafür, dass Leben und Universum überhaupt beobachtet werden und die oben gestellten Fragen überhaupt formuliert werden können.

Universum und Leben bedingen sich gegenseitig – eine selbstregulierende Kosmologie.

- Informationsfeld ist geistig,
- Information steuert Materie/Masse, also
- der Geist steuert die Struktur der Materie und verändert sie.
- Materie teilt ihre Änderung dem Informationsfeld (Geist) mit … und die Kaskade beginnt mit einem veränderten Informationsfeld neu.

ICH und SELBST – zwei Akteure als Menschwesen

Realität und »Virtualität«
(= Interwelt/Meer aller Möglichkeiten)
– ein dauerndes Nehmen und Geben

In Wirklichkeit – so sagt das Modell – besteht die Organisation des Universums, das uns Menschen innerhalb der gesamten Natur hervorgebracht hat, mit drei unterscheidbaren Kategorien:

1. Die Ich-Instanz mit materiellem Erfahrungskörper
2. Zwei Selbst-Instanzen als Ideen- und Informations-Speicher-Einheiten:
   - »*Einfaches Selbst*« als Spiegel des Ich,
   - »*Höheres Selbst*« als Erfahrungen vieler Erdenleben
3. Ein geistig höchst intelligenter Ursprung mit dem »*Wahren Selbst*«.
   »Selbst-Instanzen« sind Wesen des Menschen (Körper-los):
   … sie alle sind Entitäten (= das, was ein Sein hat),
   … sie alle haben eine (zeit- und raumlose) Identität, eng verbunden mit dem »Traum-und-Gedanken-Macher«.

Alltagswelt
Bewusstsein (5 %)
Materie-behaftet
Vernunft-erzeugend
Ich-Instanz
Erfahrungen
– angelernt

Interwelt
Unterbewusstsein (95 %)
Geist-Seele
Empfindungen/Gefühle
Selbst-Instanzen
Abspeicherungen
– angeboren

Alle Erfahrungen des ICH werden zurückgemeldet an die SELBST-Instanzen und dort in der Interwelt abgespeichert.

Die Interwelt enthält nur die energetische Information, die Ideenmuster sämtlicher Materie-Konstruktionen, sozusagen das urgeistige Original und die immer wieder geänderten Blaupausen. Die Alltagswelt dagegen enthält die materiellen Kraft-Konstruktionen. Alles, was uns in der Alltagswelt geläufig ist, hat in der Interwelt ein energetisch-informatives Duplikat – auch unser Körper, sein Aufbau mit allen seinen Einzelfunktionen.

Alle Kategorien, »ICH« und »SELBST-Instanzen«, verwenden einheitlich dieselben »angeborenen« Instrumente und Modi:

- Bewusstsein
- Wille und Motivation
- Empfindungen und Gefühle
- Meme-Generierung durch Gedanken (erschaffene und sich selbst fortpflanzende »Informationswesen« wie Engel, Mode usw.)

Exkurs Meme

Der Begriff Mem, 1976 vom Evolutionsbiologen Richard Dawkins vorgestellt, ist ein Kunstwort. Es ist etymologisch dem englischen Wort *gene* (Gen) nachempfunden und hat mehrere weitere Bezüge:

- zum griechischen *mimeisthai* (nachahmen) und *μῖμος, mimos* (Mime, Schauspieler)
- zum französischen *même* (gleich)
- zum lateinischen *memor* (eingedenk)

Ein Mem ist laut Dawkins nichts anderes als ein replizierbares Informationsmuster, beruhend auf Gedanken, Ideen, Glauben, Illusionen, Meinungen, Anschauungen (Mode, Melodien, Trends, Tags, Stile, Religionen), das von Mensch zu Mensch übertragen wird und übergeordnet u. a. maßgeblich unser kulturelles Zusammenleben formt und regelt.

Bewusstsein kreiert und verarbeitet Meme

So wie Genetik die Hardware ist, ist Memetik die Software. Prinzip der Informationsweitergabe: Mit Ansätzen der Memetik werden komplexe soziale Phänomene wie Sprachwandel oder die Ausbreitung verschiedener Religionen und Kulte erklärt. Im Gegensatz zur Genetik spielt sich Memetik lebensbeeinflussend in der Kopfwelt ab.

Memplex

Typische Entwicklungs-/Ausbreitungsparameter (Mem-Theorie):

- Analog »Narrative«, z. B. Corona-Pandemie,
- ein beliebiger (eventuell unwahrer oder anscheinend sinnloser) Informations-Komplex,
- vermeintliche Indizien für die Seriosität der Informationsquelle,
- die Behauptung, dass die Information für den Empfänger wichtig sei,
- die Behauptung, dass die Information für weitere Personen wichtig sei,
- die Aufforderung oder der Wille, den Informationskomplex an andere Personen weiterzugeben und eine gewisse Anzahl von Personen von der Wichtigkeit ihrer Verbreitung zu überzeugen.

Fakten laut Theorie:

Meme können ein Eigenleben führen und Strategien entwickelt, die die »Wirte« veranlassen, das Mem weiterzuverbreiten.

Bestes aktuelles Beispiel: »Corona-Pandemie«; in die Welt gesetzt durch Narrative von Interessengruppen.

Meme beeinflussen das Verhalten des »infizierten« Wirtes.

Mem: »Virus des Geistes«

Im Sinne eines intelligenten Feldes, das sein Programm (»Absicht«) unter Nutzung anderer sichtbarer und nichtsichtbarer Ressourcen verwirklicht und/oder verbreitet.

Jeder Mensch besitzt einen eigenen Mempool.

Jede Gesellschaft besitzt einen eigenen Mempool.

Meme haben unseren Geist und unsere Kultur geformt, so wie die natürliche gezielte Selektion unsere Körper modelliert hat. Verbreitung der Information löst kollektiv Wirkung aus. So kann ein Mem:

- Vorurteile/Urteile erzeugen
- Feind oder Freund machen
- Eine Gesellschaft/einen Organismus krank oder auch gesund machen (Placebo, psychosomatische Krankheiten etc.)

Die Erschaffung von Hilfskomplexen wie Engel entspricht ebenfalls Meme-Generierung (»wesenhafte« Informationsspeicher und Ideengeber)

Helfende Entitäten (Wesenheiten) als Hilfsstrukturen zur Wirksamkeit der Urinformation werden als Meme erschaffen

- von Altvorderen (Traditionen), wie Engel, Devas, Tulpas, Dämonen
- von uns Individuen, z. B. als Glaubensvorstellungen.

Auch »Mode« ist ein Meme-Produkt und hat enorme Macht.

Es gibt in Tibet das Chöd-Ritual, das im 18. Jahrhundert vom Lama Padma Rigdzin in der Dzogchen-Sekte der »großen Vollendung« eingeführt wurde.[152] Im Chöd-Ritual sollen die Schüler Dämonen als Geschöpfe ihrer eigenen Einbildungskraft erkennen.

C. G. Jung schildert in seinem autobiografischen Werk »Erinnerungen, Träume, Gedanken« im Kapitel »Die Auseinandersetzung mit dem Unbewussten« das Auftauchen einer Fantasiegestalt aus seinem Unbewussten, die er PHILEMON nannte. Mit der Zeit gewann PHILEMON mehr und mehr an Realität und Konsistenz und wurde schließlich für Jung zu einem realen Gesprächspartner.[153]

Das selbstgeschaffene Wesen als Wissens-Vermittler. C. G. Jung:

»PHILEMON und andere Phantasiegestalten brachten mir die entscheidende Erkenntnis, dass es Dinge in der Seele gibt, die nicht ich mache, sondern die sich selber machen und ihr eigenes Leben haben. PHILEMON stellte eine Kraft dar, die ich nicht war. […] er sprach Dinge aus, die ich nicht bewusst gedacht hatte. Ich nahm genau wahr, dass er es war, der redete, und nicht ich.

Er erklärte mir, dass ich mit den Gedanken so umginge, als hätte ich sie selbst erzeugt, während sie nach seiner Ansicht eigenes Leben besäßen wie Tiere im Walde, oder Menschen in einem Zimmer, oder wie Vögel in der Luft: ›Wenn du Menschen in einem Zimmer siehst, würdest du auch nicht sagen, du hättest sie gemacht, oder du seist für sie verantwortlich‹, belehrte er mich. So brachte er mir allmählich die psychische Objektivität, die ›Wirklichkeit der Seele‹ bei.

[...] ich verstand, dass etwas in mir ist, was Dinge aussprechen kann, die ich nicht weiß und nicht meinte, Dinge, die vielleicht sogar gegen mich gerichtet sind.«[153]

C. G. Jung hatte bereits 1916 ein derartiges Erlebnis. Er trat mit einem Wesen in Verbindung, das sich »Basilides« nannte (Jung 1988).

Der Name Basilides findet sich in der Geschichte als einem Gnostiker zugehörig (gestorben ca. 138 n. Chr.), der eine häretische Sekte anführte und 24 Bücher schrieb. Basilides eröffnet C. G. Jung ein transpersonales System »Pleroma«, das so wichtig war, dass Jung es in sein Konzept des »kollektiven Unbewussten« einbaute.[153]

»Das ICH ist
ein Mem
des
Höheren
SELBST.«

Eine außerordentliche wichtige Beziehung,
die erkannt sein muss,
um sie vorteilhaft zu verwenden:
Wer das Folgende erfasst und verinnerlicht, wird ein neues Menschwesen.

Der Vorgang der »ICH-Entwicklung« des Menschen ist mechanistisch eine Kopie von der »ICH-Entwicklung« des Einheits-Geistes, den wir traditionell als »Gott« bezeichnen.

Auch das »Gottheit-ICH« wird geprägt durch die Vielfalt drumherum, die ohne die allgemein geltenden Systemeigenschaften der Geistentwicklung überhaupt nicht vorhanden wäre.

Aber dadurch, dass durch die Gottheit Schöpfung stattfindet, entstehen geschöpfte Dinge und Wesen (Meme), die durch ihre Wechselbeziehungen Ereignisse um die Gottheit herum erschaffen und die der Gottheit ein Zentrum zuweisen: das »Gottheit-ICH«.

Unser ICH gehört zu diesen Schöpfungen dazu.

John Archibald Wheeler, Physiker (Princeton University): *»Wir können zum Universum sagen: Universum, ohne dich wäre ich nicht entstanden. Aber du, großes System, bist gemacht aus Phänomenen, von denen jedes auf einem Akt der Beobachtung beruht. Du würdest nicht existieren ohne elementare Registrierungsakte wie meins.«*

(aus Wheeler 1980/1983, S. 209)

Die existenzielle Frage der Quantentheorie

Nehmen wir an, es gibt einen »Geist der Einheit«, den man allgemein »Gott« nennt. Einheit kann es aber nur da geben, wo es keine differenzierende Vielfalt gibt. Differenzierende Vielfalt ist aber immer die Voraussetzung für das Erleben. Eine Einheit ohne Vielfalt (ohne Differenzen) ist auf ewig leblos, sie kann nichts erleben. Wie kann »Gott« dennoch erleben?

Vielfalt entsteht, wenn etwas wahrgenommen und verglichen wird. Wahrgenommen wird Information. Information entsteht durch Bewusstheit. Das Wahrgenommene wird zum Objekt. Der Wahrnehmende ist das Subjekt. Damit der Wahrnehmende, also das Subjekt, sich selbst als Realität festlegen kann, sind selbstgeschaffene bewusste Wahrnehmungen, also Objekte unbedingt notwendig.

Die Vielfalt ist also notwendig, damit sich der Wahrnehmende durch Differenzierung (z. B. Subjekt-Objekt) selbst erkennt,

Via Erkennung der Vielheit ist der »Geist der Einheit« – wir hatten ihn »Gott« genannt – das Subjekt (das Erkennende) und das »Wahre SELBST« das Objekt (das Erkannte, das Wahr-Genommene).

Das »Wahre SELBST« als *erschaffene* Untereinheit verwendet die Werkzeuge Bewusstsein und Wille und bekommt damit die Lizenz, *selbst zu erschaffen, zu schöpfen.*

Die Erschaffung (Schöpfung) gelingt, indem Information, die das »Wahre SELBST« beschreibt, als Eigenschaft festgelegt wird. Obwohl das »Wahre SELBST« aus der Sicht »Gottes« das Objekt ist, wird es aus seiner eigenen Sicht zum Subjekt, zum Schöpfer. Und dieses Prinzip der Objekt-Erschaffung und der anschließenden Transformation von Objekt zu Subjekt aus der neuen Perspektive wird durch alle Akteure nach unten weitergegeben:

Immer wieder wird selbst erlangte Information als Eigenschaft festgelegt.

Nachdem die Einheits-Intelligenz »Gott« die Information »Wahres SELBST« als Eigenschaft erschaffen hat, erschafft das »Wahre SELBST« hierarchisch tieferstehend das »Höhere SELBST«.

Das »Höhere SELBST« erschafft das »Einfache SELBST«, indem es Information als Eigenschaft festlegt.

Das »Einfache SELBST« erschafft das »ICH«, indem es Information als Eigenschaft festlegt.

Das »ICH« erschafft seine eigene Welt, indem es Informationen als Eigenschaften festlegt.

Nun sind wir im Alltag angekommen, aber das Prinzip geht weiter in die Natur und ihre Grundlagen hinein.

Ein Elektron ist erst vorhanden, wenn es erschaffen wird, indem der Beobachter Information als Eigenschaft festlegt.

Und das betrifft alle Quanten, die sich im Kollektiv schließlich gegenseitig Information zuschieben.

Diese Gesetzmäßigkeit wird getragen von einer Wandlung von:

- Einheit (»Gott«) zu Vielfalt,
- Unbestimmtheit zu Bestimmtheit,
- Möglichkeit zu Realität.

Sie durchzieht das gesamte Universum.

Der verursachende Faktor ist universelle Bewusstheit, die sich als das Bewusstsein manifestiert.

Das Merkmal dieser Gesetzmäßigkeit ist, dass jede hierarchische Stufe vom Höchsten bis zum Niedrigsten nach ihrer Erschaffung, also als Objekt, eine eigene Machtstruktur der Schöpfung entwickelt, also zum Subjekt wird – ganz so, wie wir es von den Memen kennengelernt haben und wie es die Quantenphilosophie vorgibt.

Aus Sicht des Niedrigsten in diese Hierarchiestufenkaskade ist ein Hinaufblicken zum Höchsten wie Aufsteigen einer Himmelsleiter. Das ist aber nur eine Metapher, denn sowohl das Niedrigste als auch das Höchste sind mit allem verbunden, also auch mit uns.

Jede Stufe, jede Struktur (sowohl materiell als auch geistig) vom umfassenden Ganzen bis zum kleinsten Detail bleibt durch die informativ-energetische Verschachtelung (Schöpfung) untereinander untrennbar verbunden.

Somit kommt das ICH des Menschen auf gleichem Weg zustande wie das ICH der Gottheit.

Beide ICHs sind auf ihre Umgebung angewiesen, um sein zu können.

Die Gottheit hat die Lebewesen der gesamten Welt als Umgebung, die Menschen dagegen »sehen« gewöhnlich nur ihre unmittelbare Umgebung und die Natur.

Und wenn es gelingt, die alltägliche Gedankenkonzentrierung auf die Alltagsumgebung zu verdrängen, gibt es kein Alltags-ICH mehr.

Nachweislich gibt es beim Nahtod-Erlebnis, wo das ICH sich nicht mehr als Mittelpunkt empfinden kann und deshalb quasi stummgeschaltet ist (die Frontalhirnquelle als ICH-Präsenz ist ohne elektrische Aktivität), weiterhin Gedanken.

Der Grund: In dem Augenblick, in dem das ICH funktionell stellvertretend daran gehindert wird, sich auf alltägliche Gedanken zu fokussieren, betritt die höhere Hierarchieebene, es ist das SELBST-Erleben, ohne jede Gehirnaktivität die Bühne (»online-Modus«).

Meditation, Trance, Nahtod, Traum sind alles Gelegenheiten für diese Momente.

Die Ganzheit

Die heutige Wissenschaft denkt ausschließlich analytisch. Sie zerlegt die Welt in unabhängig voneinander existierende Teile – ein falsches Prinzip. Das hat Auswirkungen in die Umwelt hinein, in die Arbeitswelt, in die Technologie, in die Kunst und in unsere Gesellschaft – alles wird aufgespalten, zerlegt in Spezialgebiete, in Gruppen. Diese Fragmentierung führt immer stärker zur Verwirrung, da interdisziplinäre Gemeinsamkeiten nun nicht mehr gesehen werden können. Man verliert das *Ganze* aus den Augen, man »sieht den Wald vor lauter Bäumen nicht mehr«. Daraus resultiert Zerstörung des Gleichgewichts, ökologisch, politisch, sozial und auch medizinisch.

Naturvölker und alte Kulturen pflegten die Ganzheit und haben sie im Gegensatz zu uns, die einer technologisch-materiellen Welt angehören, nie aus den Augen verloren.

Besonders die östlichen Traditionen sehen die Ganzheit als das Unermessliche im Vordergrund. Das, was in der westlichen Wissenschaft im Vordergrund steht, die Materie/Masse, wird dagegen im östlichen traditionellen Gedankengut als Illusion, als Irrtum, als Trugbild angesehen, als *Maya*. Das mit unseren Sinnen Wahrnehmbare, die materielle Gestalt, ist demnach nicht die primäre Wirklichkeit, sondern eine Projektion.

Die westliche Denkweise der Analyse und Fragmentierung führte folgerichtig in die alles überragende Technologie, wie sie uns heute begegnet. Die östliche Denkweise förderte dagegen immer schon die über allem stehende Philosophie, also die geistig-seelische, auch religiöse Seite.

Der Mensch braucht beides: Beim Menschen arbeiten linke und rechte Gehirnhälfte immer kooperativ zusammen; eine Gehirnhälfte informiert die andere. Wir sind im Denken formal logisch und analytisch, wie es die Entwicklung der Materie benötigt, aber auch intuitiv, künstlerisch und Gesamtbild-formend, wie es die geistige Entwicklung erfordert. Der Mensch hat eine natürliche Sehnsucht nach Ganzheit, körperlich-seelisch, individuell, gesellschaftlich. Dem wird die rein materielle Zielsetzung unserer Gesellschaft nicht gerecht.

Wir brauchen eine weitere Theorie, die einen Ganzheitsaspekt gegen die Zerstückelung und gegen die materielle Lastigkeit unseres heutigen Denkens setzt.

Die Quantenphysik hat zweifellos bewiesen, dass ein System, sei es nun ein Elementarsystem oder ein Atom, nichts Beschreibbares ist, solange kein Umfeld, kein Beobachter, kein messendes Instrument eingeführt wird. Ein System existiert erst durch den Beobachter. Dabei allerdings werden Beobachter und Beobachtetes eine Einheit und verschmelzen miteinander. Es sind gegenseitig sich durchdringende

Aspekte eines einzigen Konglomerats, dass, solange die Beobachtung anhält, weder teilbar noch zerlegbar ist.

Die Existenz eines Atoms, so wie die Existenz aller anderen Bausteine und somit die Form unseres Körpers und des Universums, hängen von ihrer Umwelt und von ihrer Aufgabe im Ganzen ab.

⇨ Die neue Physik wirkt in ihren Fragestellungen nicht nur weit in die Ursache, sondern auch in den Zweck der Natur hinein.

Das allerdings wird heute nicht untersucht, sondern eher beiseitegeschoben. Man denkt immer noch, dass Elementarteilchen mechanistisch alles aufbauen.

Die klassische Physik ist mit unserer geschäftigen Alltagserfahrung kompatibel, und dort ist die Materie das Primäre. Wir unterteilen Materie und versuchen damit, die Bauteile herauszulösen, weil unsere Denkweise aufgrund unserer Erfahrung so geprägt ist – schließlich müssen wir auch Häuser aus einzelnen Bausteinen aufbauen. In der neuen Physik dagegen gehen wir anders vor: Wir sehen, wie sich das Ganze nicht durch die Summation der Einzelteile ergibt, sondern durch eigenartige Variable, wie Ziel, Sinn, Zweck und Bedeutung, also durch eher geistige Inhalte. In der neuen Physik ist die Materie das Sekundäre.

Vor allem die Biologie hat die revolutionären Erkenntnisse der neuen Physik bisher völlig ignoriert. Molekularbiologen und Genetiker sind unerschütterlich überzeugt, dass Leben, einschließlich Geist, also die Natur mit den aus DNA-Molekülen gewonnenen Erkenntnissen, erklärbar wird. Die Medizin, als Anhängsel dieses Gedankenguts, verfährt in gleicher Weise. Dabei wird immer wieder völlig übersehen, dass auch eine DNA-Funktion von irgendeiner Intelligenz konstruiert und programmiert werden musste, damit sie das kann, was sie tut.

Die neue Physik ist nicht mehr analytisch tätig, sondern hat die Begriffe Kommunikation und Bedeutung als primäre Wirklichkeit in ihr Repertoire aufgenommen. Der Begriff Information reichte nicht aus, sie ist nur ein Teil des Inhalts einer Kommunikation. Der Überbegriff lautet Bewusstsein. Ohne Bewusstsein gäbe es keine Information und keine Bedeutung und keine Kommunikation, und damit gäbe es ohne Bewusstsein nichts, weder auf der Erde noch im Universum.

So, wie Energien Resonanzen eingehen, können laut Bohm[17/18/19] auch Bedeutungen Resonanzen eingehen, die ein Menschen-Geist mit einem anderen Menschen-Geist aufbaut. Darüber hinaus beruht das erwiesene spektakuläre Entfernungssehen (Remote viewing im US-Militär) ebenfalls auf Resonanz, diesmal jedoch zwischen einem Objekt und einem Menschen-Geist. Resonanzen von Bedeutungen spielen sich dabei immer in beiden Richtungen ab, sodass die Bedeutung des entfernten Systems eine Person veranlasst, ein Abbild zu empfangen.

Realitätsbildung durch resonante Interaktion des Bewusstseins, das kennen wir bereits aus der Quantenphysik. Die Frage ist, ob man auch einem nicht persönlichen System ein Bewusstsein zusprechen kann. Nach Jahn und Dunne[61] ist das der Fall; sie verstehen unter Bewusstsein alles, was imstande ist, Information hervorzubringen, zu empfangen und zu verwerten, also alles, was Bedeutung produzieren kann. Das können nicht nur Menschen, sondern auch Tiere, Zellen, Bakterien und Viren, selbst die DNA und sogar unbelebte Dinge, wie der Computer als künstliche Intelligenz, sowie einige Maschinen. Natürlich ist die Konstruktion und Funktion dieser Technik abhängig von bewussten Algorithmen des Menschen.

⇨ Laut Bohm[18/19] und laut Jahn u. a.[61] gibt es nichts isoliert im Universum stehend, sondern alles ist ein Teil eines umfassenden Netzwerks, verbunden durch Bedeutungsmomente und unter Verwendung des Werkzeugs Bewusstsein.

Diese Denkweise ist nicht ungewöhnlich; aber sie ist bei den meisten Menschen nicht Part ihres Denkens und Handelns, weil sich kaum einer die Zeit nimmt, sich Gedanken in diese Richtung zu machen. Deshalb soll der Gedankenkomplex noch einmal von anderer Seite beleuchtet werden.

Alle materiellen Geschehnisse sind aus unserer Sicht erst einmal physikalischer Natur. Jede physikalische Situation wird durch Wellenfunktionen bestimmt. Aber diese Wellenfunktionen sind nicht Eigenschaften einer Wirklichkeit, sondern eine Beschreibung der Möglichkeiten innerhalb der gesamten physikalischen Situation. Die Wellenfunktion gibt ein Maß vor für die Möglichkeiten der Verwirklichung, die sich insgesamt rund um ein bereits reales Geschehen entwickeln kann. Das ist eine grundlegend andere Sichtweise, als die klassische Physik sie hat. In der klassischen Physik ist immer nur der wirkliche Zustand eines Systems relevant.

Alle Versuche in der Mikrowelt zeigen, dass diese Sichtweise nicht haltbar ist. Die Quantenphysik beweist immer wieder, dass es sinnlos ist, den wirklichen Zustand eines Systems losgelöst von den Möglichkeiten der Gesamtlage der Versuchsbedingungen festzulegen. Vielmehr sind diese Möglichkeiten erst verantwortlich für den wirklichen Zustand. Mystisch wird die ganze Angelegenheit dadurch, dass die Möglichkeiten nicht nur am Ort des Geschehens einwirken müssen, sondern auch noch eine nichtlokale Korrelation zeigen (siehe oben, EPR-Effekt).

Ein beobachtetes Teilchen ist nur dann relevant, wenn es mit der Darstellung der gesamten Versuchsbedingungen beschrieben wird. Die Wellenfunktion des beobachteten Objekts ist nicht unabhängig von der Bestimmung der Wellenfunktionen aller zusammenbindenden Teilchen (meistens der Elektronen). Da aber Wellenfunktionen Informationen beinhalten, ist die eine Information nur relevant, wenn alle anderen korrelierten Informationen ebenfalls berücksichtigt sind. Das ist der Grund für die seltsame enge Verbundenheit in der Kommunikation.

⇨ Der Quantenzusammenhang erfordert zwingend eine neue Sichtweise der Realität. Beobachtetes Objekt und Beobachter sind niemals getrennt, sondern bilden für die Dauer der Beobachtung sowohl energetisch als auch Informations-relevant eine Einheit.

Das Geschehnis in seiner gesamten Bedeutung steht im Vordergrund, und nicht seine autonom existierenden Elemente. Die Bedeutung kann sich aber nur durch den geistig-informativen Zusammenschluss der Elemente ergeben.

Bohm[19] bringt ein einfaches Beispiel: Wenn wir von einem Muster eines Teppichs sprechen, meinen wir das Gesamtmuster und nicht die einzelnen Elemente, die das Muster konstruieren. Das Muster entsteht aber durch die Wechselwirkung, den Zusammenschluss aller Einzelteile und dann durch den Sinn, den ich dem Teppich als ein Muster zuordne.

Im Grunde funktioniert alles, was wir tun und lassen, in identischer Weise – die Bedeutung steht immer im Vordergrund. Wir denken nur nicht darüber nach, weil es in uns eingefahren ist und wir es nicht anders kennen.

Das Paradoxe ist nur: Wenn wir von Wissenschaft sprechen, tun wir alles, um zwischen Beobachtetem und uns als Beobachter eine Trennung einzuziehen. Aber autonome Teile, die getrennt existieren, reagieren und funktionieren, gibt es nur in unseren Gedanken-Erfahrungen, wenn keine Beobachtung stattfindet. In der Beobachtung liegt immer eine Bedeutung, die mehrere dem Vorgang zugrunde liegende Wellenfunktionen auf eine gemeinsame Wellenfunktion reduziert, wie eine Projektion, die mit der Projektionsfläche verschmilzt.

Wir sind gewohnt, alle Verbindungen einzelner Dinge, entsprechend unserer Erfahrung, in Raum und Zeit zu sehen.

Wie wir bereits oben beschrieben haben, sind in der neuen Theorie Raum und Zeit nicht mehr die entscheidenden Faktoren, die Verbindungen einordnen und Beziehungen bestimmen. Die Quantenphysik lehrt uns, dass räumlich getrennte Objekte nichtkausal und nichtlokal miteinander verknüpfte Projektionen von einem übergeordneten Prinzip sind. Da Raum und Zeit nicht trennbar sind, folgt daraus, dass zeitlich getrennte Objekte ebenfalls diesem übergeordneten Prinzip unterliegen.

Wir müssen uns also davon lösen, dass Zeit eine unabhängige, universell gültige Ordnung darstellt, auch wenn unsere Alltagserfahrung uns dies vorgaukelt. Das übergeordnete Prinzip von Raum und Zeit ist nur ein Teil unseres Bewusstseins, das mit der Kräftebildung an Massen zusammenhängt. Kräfte werden mit dreidimensionalen Vektoren (Breite, Höhe, Tiefe) beschrieben. Damit entsteht Raum. Kräfte bewirken durch ihre Aktion einen Vorher- und einen Nachzustand. Damit entsteht Zeit.

Das übergeordnete Prinzip, nichtkausal, nicht an Raum und Zeit gebunden, aber durch Bedeutung und Sinn in uns aktiv, ist schöpferisch tätig. Das Schöpferische liegt in der Bildung eines neuen Inhalts, der sich aus der Kommunikation heraus ergibt. Dies entspricht durchaus dem Begriff der Evolution (Evolution heißt »Ausrollen«).

Das Wesen des Lebens und das Verhalten sind immer Geist-gesteuert. Der individuelle Geist *teilt* dem Geist eines anderen Individuums nicht etwas mit, sondern ein Geist tritt in Kommunikation mit dem anderen, und beide bilden für die Dauer der Kommunikation eine geistige Einheit. Kommunikation beim Menschen besteht aus einer *gemeinsamen* geistigen Brücke, die immer nur im Kontext des individuellen Lebens, des Verhaltens, also im Sinnzusammenhang gebildet werden kann.

Die beiden Menschen als Kommunikationspartner können aus der Kommunikationseinheit durchaus verschiedene Konsequenzen entsprechend ihrem Kontext ziehen. Jeder Geist verwendet den jeweils individuellen Bewusstseinsprozess zur Zielstellung und schließlich auch zur materiellen Verwirklichung des Ziels, also zur Realitätsschaltung. Aus einem gemeinsamen geistig-bewussten Prozess wird unterschiedliche dinglich-materielle Realität. Das gemeinsam aufgebaute Handlungsmuster wird zwischen kommunizierenden Menschen geteilt, die jeweilige Ausführung der Handlung wird dem Individuum überlassen.

Die geistige Kommunikationseinheit kann auf das gemeinsam genutzte, dem individuellen Geist übergeordnete, universale Informationsfeld zurückgeführt werden, genau so, wie die Zwillingsphotonen in der Quantenphysik dieses Feld gemeinsam nutzen, um instantan miteinander in Verbindung zu treten, also zu kommunizieren.

Beim Menschen sind es dann nicht die Eigenschaften einzelner Photonen, die instantan ausgetauscht werden, sondern ganze Informations-Muster.

So wie das Kommunikationsprinzip zwischen Menschen abläuft, können wir uns die Kommunikation mit dem Universum, mit der Natur, mit Pflanzen und Tieren vorstellen, denn das universale Informationsfeld erfüllt das gesamte Vakuum, auch das außerhalb der Erde, auch das in Steinen, Bäumen, Tieren.

⇨ Wenn es dennoch nicht jedem Menschen gelingt, mit den Mitgliedern der Natur zu kommunizieren, dann deshalb, weil nicht ein diesbezüglich notwendiger Sinn und eine Bedeutung gefunden werden. Ohne eine derartige Sinn-Resonanz kann sich auch keine Einheit bilden, und die Kommunikation fällt aus.

Das universelle Informationsfeld hat alle Erfahrungen aller Menschen, aller Natur, alle Veränderungen der Galaxien gespeichert. Es besitzt deshalb unendlich viel mehr Geistkapazität als der einzelne Mensch. Eine Kommunikation mithilfe dieser Kapazität umfasst also auch immer die Kommunikationseinheit »geistige Brücke«.

Was wir individuellen Geist nennen, ist das Hervorrufen virtueller Informationen innerhalb einer intellektuellen Verarbeitung.

Was wir Seele nennen, ist das Hervorrufen virtueller Information für die integrative Bewertung einer Situation, identisch mit der Bezeichnung Gefühle.

Gefühle entstehen nicht durch Energie, sondern durch Information im Kontext, durch Sinn und Bedeutung. Gefühle sind die Information, die als Erfahrungen unserer Vorfahren in das universelle Informationsfeld eingeprägt wurde, denn die meisten unserer Gefühle sind angeboren; kein umschriebenes Gefühl ist in den Abschnitten der DNA zu finden. Aber kein Gefühl kann bei uns aufkommen ohne einen Geschehensverlauf – egal, ob wirklich oder nur in unseren Gedanken. Ein Gefühl ist also nichts Isoliertes, sondern ist als integrative Bewertung (Geben von Sinn und Bedeutung) einer ablaufenden Situation, einer Sensation in uns oder in unserer Umwelt wirksam. Mit dieser integrativen Bewertung sparen wir uns die Einzelanalyse des Geschehens und sparen dadurch zeitliche Verzögerung, um schnellstens reagieren zu können.

Gefühle lassen sich besonders leicht hervorzaubern durch Kommunikation. Wie bereits dargestellt – Kommunikation heißt Resonanz der Information im Kontext, also Resonanz des Sinns/der Bedeutung; lacht oder weint der Schauspieler im Film, lachen oder weinen wir mit, wenn wir den Sinn räsonieren. Kontext ist nachvollziehbarer Lauf der Dinge, ein Vorher-, ein Jetzt-, ein Nachher-Geschehen – die Zeit findet Einzug in unser Bewusstsein.

Paul Davies[35]: »*Die Zeit ist die Hintertür zum menschlichen Geist.*«

Tatsächlich fanden Forscher ein kompliziertes Geflecht von Zeitgebern im Kopf, das Erleben, Denken und Fühlen bestimmt. Das Zeitgefühl ist hausgemacht in Nervenzellen. Es ordnet und stabilisiert (vgl. Kapitel Zeit stabilisiert Materie).

Ilya Prigogine[102] (Nobelpreisträger): »*Jedes Wesen lebt nach einer Eigenzeit.*«

Mensch und Universum als Hologramm-ähnliche Strukturen

Das Universum, die Natur, wir Menschen eingeschlossen, bestehen aus Schwingungen, die interferieren und dadurch Wellenfunktions-Muster bilden. Diese Muster koppeln zurück auf ihre Erzeuger (Struktur der Materie) und werden dadurch immer komplexer.

Tatsächlich kann man sich fragen, ob die Interferenz- und Wellenfunktions-Muster, aus denen wir bestehen, die eigentliche Form unseres Daseins sind.

Wir müssen uns in Erinnerung rufen, dass die Bezeichnung Wellenfunktion in der Physik unterschiedliche Bedeutung hat, was schnell zu Missverständnissen führt. Da ist einerseits die Wellenfunktion der Möglichkeiten (Wahrscheinlichkeiten), die von dem brillanten österreichischen Physiker Schrödinger mathematisch aufgestellt wurde, um Möglichkeiten als »Rauschen« zu beurteilen. Diese Wellenfunktion der Möglichkeiten kollabiert bei Beobachtung, Messung, Resonanz und kondensiert dann zu einer einzigen Möglichkeit. Und da ist andererseits die Wellenfunktion des elektromagnetischen Feldes mit transversalen Wellen oder auch des Schallfeldes mit longitudinalen Wellen, die sich bei »Messung« zu informierenden Teilchen wandeln können.

Beide Wellenfunktionen sind jeden Moment unseres Lebens vorhanden und werden von vielen Präsenzen andauernd transformiert und aktiviert.

Wenn wir uns gegenseitig und unsere Umgebung so sehen, wie

wir es gewohnt sind, dann liegt das allein an unserem Sinnesorgan Auge in Verbindung mit dem Form- und Gestaltenbildner Gehirn. Im physikalischen Wellen-Feldbereich oder auch im Wellenfunktions-Informationsbereich haben wir ein vollkommen anderes Aussehen, und dieses andere Aussehen entspricht unserer eigentlichen wahren Natur. Könnte irgendein Lebewesen die Kraftlinien der Bindungskräfte sehen, die durch die elektromagnetischen Schwingungen unserer Bestandteile entstehen, dann würden wir ein Gewirr von Verbindungen darstellen, die tastend nach außen ragen und auf anderen Knäueln enden, teilweise aber auch in den Himmel und zur Erde ragen.

Wellenfunktionen sind mathematisch beschreibbar, enthalten dementsprechend Information. Im Gegensatz zu dem Impuls (der Energie) einer Welle, der immer nur lokal messbar ist, befindet sich die Information der Wellenfunktion immer im nichtlokalen Zustand; die Information gilt überall und zu jeder Zeit, auch im Unendlichen.

Als Beispiel für die Richtigkeit dieser Aussage haben wir das EPR-Experiment behandelt, das deutlich macht: Information ist tatsächlich zu allen Zeiten überall, also Raum-Zeit-los universal.

Die Physik nennt diesen globalen Informationsfaktor ein »Phoron«, abgeleitet aus dem griechischen pherein, was tragen bedeutet. Also ist das Phoron eine Entität, die Nachrichten trägt, eben Information. Von dieser Entität getragen werden die Eigenschaften Wissen, Codierung, Erinnerung, Modulation, Speicherung. Zu dem Aspekt eines Phorons gehört die Organisation und Strukturierung der Materie.[143]

Die heute bekannten Naturgesetze erzeugen nicht das Leben, wie oft dargestellt. Sie sind physikalische Gesetze, die materielle Lebensstrukturen an Erfordernisse anpassen und durch eine physikalische Umwelt – wie sie sich uns präsentiert – dirigieren. Sie sind aber nicht geeignet, das, was den Kern des Lebens ausmacht, hervorzubringen. Der Ursprung und Kern des Lebens ist nicht auf lokal definierte physikalische Gesetze und physikalische Kräfte zurückzuführen, sondern vor allem auf semantische Information aufgrund universaler Prinzipien. Es spricht viel dafür, dass physikalische Gesetze durch Intelligenzen (was zielgerichtete Informationsverarbeitung bedeutet) unter Verwendung des Bewusstseins überhaupt erst entstanden sind. Auch wir Menschen sind an diesem Schöpfungsprozess immer wieder beteiligt.

⇨ Physikalische Gesetze erschaffen nicht die zur Entstehung von Leben notwendige Information, sondern sie verarbeiten die vorhandene Information. Mit anderen Worten, die physikalischen Gesetze innerhalb der Konstruktion des Organismus sind auf vielfältige Information angewiesen, damit sie wirken können.

Es wird zukünftig zwingend notwendig werden, neben die »Naturgesetze« die universelle »Naturinformation« zu stellen.

Wir hatten bereits festgestellt, dass Information allein auch noch nicht für das Wesen des Lebens ausreicht, sondern es muss sinnvolle Information vorhanden sein. Aus diesem Grunde sind neben purer Information auch Kontext, Dynamik und logische Organisation unabdingbar. Diese ergänzenden Prinzipien sind keinesfalls physikalische Gesetze und sind vordergründig auch keine physikalischen Kräfte.

Küppers: »*Deshalb muss es neben dem darwinschen Prinzip ein weiteres Prinzip der Selbstorganisation von Materie geben, das den Übergang vom Nichtlebenden zum Lebenden beherrscht.*«

Bild 3

Alle Dinge bestehen aus Kraftfeldern

hier: ein Enzym mit Kraftlinien

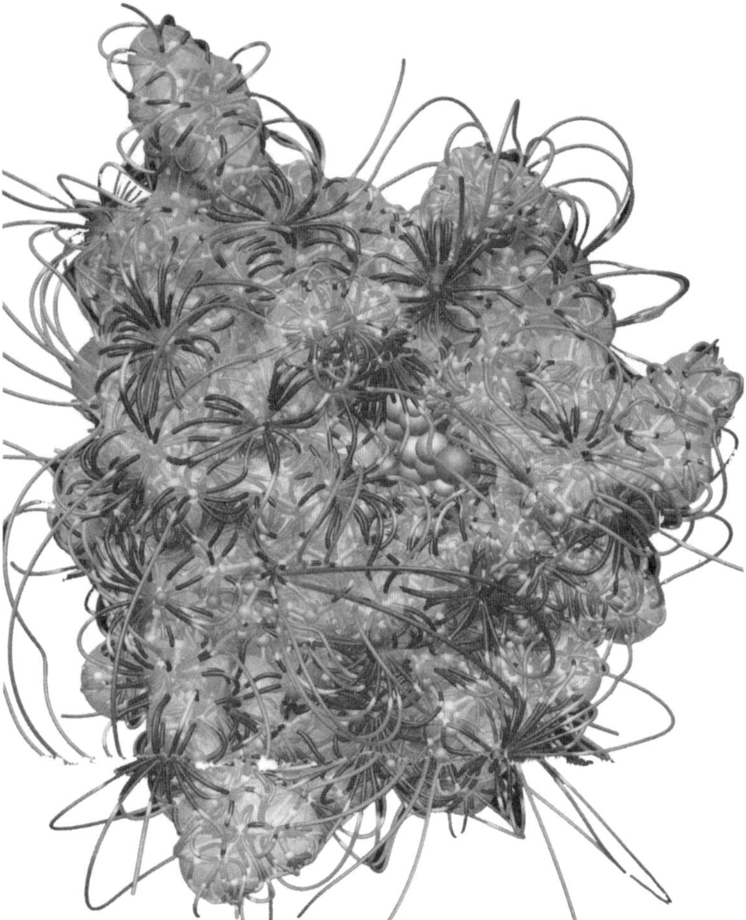

Quelle: verändert nach IBM

Diese nicht physikalisch-materiellen Prinzipien, wie Information, Kontext, Dynamik, logische Organisation, geben auch die für unser individuelles Leben entscheidende Facette: nämlich die Möglichkeit zu laufend steigender Komplexifizierung durch rückgekoppelte Selbstorganisation. Das gilt sowohl für Genom, Genotyp und Phänotyp als auch für das individuelle Leben und Erleben.

Für die laufend steigende Komplexifizierung braucht das Leben das nach den gleichen Prinzipien arbeitende Universum oder umgekehrt gesagt: Das Universum hält alle Komponenten für das Leben bereit, da das Leben Teil des Universums ist.

Aus der Logik des Universums heraus kann Leben zusammen mit Geist entstehen und wirken.

⇨ Das Geheimnis des ewigen Lebens ist der Kreislauf von physikalischer Gesetzmäßigkeit (Materie) und gleichzeitig ihrer Überbrückung mithilfe universaler Information (Geist). Beides zusammen ist im irdischen Leben verflochten, im individuellen Geist und in der Massestruktur.

Der Nobelpreisträger Christian de Duve vertritt die gleiche Ansicht von Leben und hat sein Buch folgerichtig »Aus Staub geboren – Leben als kosmische Zwangsläufigkeit« genannt.

Christian de Duve: *»[…] entstehen Leben und Geist nicht als exotische Unfälle, sondern als natürliche Erscheinungsformen der Materie, die der Struktur des Universums innewohnen.«*

Mit der Erschaffung von Leben durch Geist aus dem Informationsgehalt des Universums heraus ist die Komplexifizierung etabliert.

Das Universum, die Natur und wir mit unserem Leben erschaffen immer wieder neue Information. Davies führt sinngemäß aus: Vollkommen analog zu physikalischen Kräften, die auf Materie wirken, unterliegt auch Information informationellen Kräften und wird dadurch verändert, moduliert, mit neuer Formentstehung.

Komplexität wird eine zur Physik analoge Variable, in einigen Fällen mit kausaler Wirksamkeit auf der materiellen Ebene und – wie wir noch sehen werden – möglicherweise ohne Kausalität auf der geistigen Ebene. Beispiel: der genetische Code in seiner Wirkung.

Die Speicherung der Information von Wellenfunktionen geschieht – wie in der Physik bestens bekannt – in Hologrammen bzw. Hologramm-ähnlichen Gebilden. Ein Hologramm ist etwas sehr Eigenartiges für unsere an feste Materie gewöhnten Sinne. Erst einmal ist ein Hologramm nichts anderes als eine Überlagerung von Schwingungen (Interferenz). Aus dieser Überlagerung lassen sich durch einfache Handgriffe unmittelbar dreidimensionale Objekte hervorzaubern, ein Auto, ein Tisch, ein Mensch, eine Blume etwa.

Wenn wir mit der Hand in das in der Luft schwebende Hologramm hineingreifen, ist nichts Fassbares da; nehmen wir eine Prüfsonde, so können wir wieder nichts außer Kraft-Schwingungen nachweisen. Ein Hologramm ist ein virtuelles Muster der uns vertrauten dreidimensionalen Realität.

Jean B. J. Fourier hatte bereits im 18. Jahrhundert nachweisen können, dass jedes Muster, und sei es auch noch so kompliziert, immer in zugrundeliegende Wellenfunktionen mit ihren Frequenzen zerlegbar ist. Seither heißt dieses technische Verfahren Fourier-Transformation.

Informationsspeicher Hologramm

Wenn sich zwei oder mehr Energiestrahlen mit ihren speziellen Schwingungen überlagern, entsteht ein Interferenzfeld, das sich aus Netzen und Wirbeln zusammensetzt. Wird ein Energiestrahl zuvor über ein Objekt geleitet, das den Energiestrahl moduliert, dann wird aus dem Interferenzfeld ein Hologramm. Das Wort setzt sich zusammen aus griechisch *holos* – ganz und *gramma* – Schrift, also »das Ganze schreiben«.

Damit wir uns den Aufbau eines Hologramms besser vorstellen können, soll hier die einfachste Form eines Hologramms kurz beschrieben werden: Ein Laserlichtstrahl wird aufgespalten in zwei Einzelstrahlen. Ein erster Strahl wird direkt auf einen Schirm gestrahlt (oder auf einen Film oder eine Folie oder direkt in die Luft), der andere Strahl wird auf einen Gegenstand, in unserer Abbildung 4 ist es ein Pflanzenblatt, projiziert, wobei das reflektierte Licht dieses Blattes mit dem ersten Strahl überlagert wird. Es entsteht ein typisches Interferenzmuster: Man kann verschiedene konzentrische Ringe und gestaffelte Kreise ausmachen, die man im fotografischen Bild festhalten kann. Wenn man nun einen neuen kohärenten Lichtstrahl direkt auf dieses Muster leitet, entsteht ein dreidimensionales Abbild des Pflanzenblattes, allerdings virtuell.

Wenn man dieses Hologramm in der Luft aufgebaut hat, dann kann man um den Gegenstand, um unser Blatt herumgehen und findet alle Feinheiten des Originals aus allen Perspektiven wieder. Zerlegt man das Hologramm wie bei einem Puzzle in viele kleine Teile, dann wird bei Bestrahlung jeweils eines der Teilchen der 3D-Gegenstand in seiner vollständigen Form und einer projizierten Größe wieder erscheinen; wohlgemerkt bei jedem einzelnen Teilchen ist das der Fall. Jedes einzelne Fragment des Hologramms enthält die Information des Gesamten. Je kleiner das Fragment, desto schlechter die Auflösung der Information.

Dadurch, dass man den einprägenden Energiestrahl aus verschiedenen Winkeln und Dimensionsnuancen relativ zum Interferenzfeld aufprägt, kann man die unterschiedlichsten Muster im Feld unterbringen, also auch unzählige verschiedene Gegenstände. Voraussetzung für ein Herauslesen dieser Information ist die Einhaltung des exakt gleichen Winkels und die gleiche Dimensionsnuance, die zum Einlesen verwendet wurde.

Die Speicherfähigkeit des Hologramms ist fantastisch groß.

Es ist noch gar nicht lange her, da mussten wir unsere Informationen auf Schreibmaschinenblättern speichern. In der heutigen Zeit können wir mit CDs und USB-Sticks arbeiten. Heute besitzen gewöhnliche Speichermedien viele Terabytes. Hätten wir diese Informationsmenge mithilfe der Schreibmaschine speichern müssen, wären etwa eine halbe Million Seiten notwendig geworden. Im Vergleich dazu kann ein kleines begrenztes Hologramm mehrere Hundert Milliarden Bytes fassen.

Der Physiker Michio Kaku[66] schreibt, dass die gesamte Information, die heute auf allen Computern der Welt existiert, in einem einzigen handlichen holografischen Würfel untergebracht werden kann.

Ein derartiger elektromagnetischer Computer wäre neben seiner enormen Leistungsfähigkeit auch noch schneller und brauchte nicht einmal umständlich gekühlt zu werden.

Verwendet man mikroskopisch kleine Energiestrahler, die sich zu Millionen auf winzigem Raum unterbringen lassen, so ist das Hologramm im Prinzip zur Speicherung unbegrenzter Informationsmengen fähig.

Energiestrahler auf kleinstem Raum gibt es in unserem Körper unzählige. Die Frage ist, ob sie kohärente oder zumindest polarisierte Strahlung aufweisen. Das ist in vielen Molekülgruppen tatsächlich der Fall, z. B. an jeder Membran ordnen sich Wassermoleküle zu polarisierten kohärenten Maserstrukturen an.

Ein Beispiel dafür ist auch die DNA. Sie nimmt in einem Zellkern nur 0,3 % des Volumens ein, ist also sehr dicht gepackt, wenn man bedenkt, dass ihre Gesamtlänge in einer einzigen Zelle ca. 2 Meter ausmacht. Der Code besteht aus den vier Nukleotiden, die wir mit den Buchstaben A, T, C, G abkürzen. Insgesamt würde der Gesamtcode des Menschen drei Milliarden dieser Buchstaben ausmachen. In der Reihenfolge dieser Buchstaben wäre alles gespeichert, um die Struktur des Körpers mithilfe der instruierten Proteine aufbauen zu können.

Kaku kalkuliert, dass ein halbes Kilogramm DNA-Moleküle in einem Kubikmeter Flüssigkeit eine größere Speicherfähigkeit hätte als alle Computer zusammen, die jemals gebaut wurden. Auch die Speicherfähigkeit unseres Gehirns wird von diesen Molekülen um das 100-Billionenfache übertroffen. Nur 30 Gramm dieser Moleküle würden 100 000-mal schneller arbeiten als der schnellste Computer heute.

Moleküle arbeiten mithilfe der Quanten; betrachten wir die Quanten als Grundlage der Speicher, dann können wir das System in seiner Effizienz noch steigern. Quanten arbeiten weit schneller, und sie haben bei kleinstem Raum auch noch mehr Speicherkapazität, als in unseren bisherigen Beispielen erwähnt.

Alle Quanten können sowohl als Wellen als auch als Teilchen betrachtet werden. Die Wahrscheinlichkeit, dass man ein Quant an einem bestimmten Ort antrifft, errechnet sich aus dem Quadrat der schrödingerschen Wellenfunktion. Je größer die Energie eines Quants, desto kleiner ist seine Wellenlänge, und je kleiner die Wellenlänge, desto genauer lässt sich der Raum bestimmen, an dem es sich befinden könnte.

Elektronen sind, nachdem sie gemessen und beobachtet werden, auch Quanten. Sie unterscheiden sich von anderen Quanten dadurch, dass ihre Energie nicht feststeht. Elektronen können fast jede beliebige Energie annehmen. Die Größe der Energie ist hauptsächlich in der jeweiligen Geschwindigkeit des Elektrons codiert. Ein abgebremstes, nun langsamer fliegendes Elektron hat weniger Energie und eine größere Wellenlänge als vorher, wo es noch schneller war. Die Bestimmung seines wahrscheinlichen Aufenthaltsorts ist jetzt über einen größeren Raum verteilt als vorher. Über die Steuerung der erzwungenen Geschwindigkeit eines Elektrons ist die Steuerung der Lokalität des Elektrons möglich.

Tatsächlich gibt es bereits technisch aufgebaute Quantentransistoren, mit denen man Quantencomputer aufgebaut hat. Man hat auch bereits Quantenbehälter gebaut, in denen man jeweils ein einzelnes Elektron schwingen lässt. Durch Spannungsänderung am Quantenbehälter kann man die Elektronen zu definierten Geschwindigkeiten anregen und beliebig Resonanzen erzeugen, die dann Informations-Codierungen darstellen. Derartige Schaltungen geschehen in einem Raum nicht größer als ein Atom.

Sicherlich ist ein Hologramm, aufgebaut mit Energieeinheiten des Vakuums, für uns nicht vorstellbar, aber wir können uns als Hilfe auf die experimentellen Hologramme der Physik stützen. Hier war es bereits vor etwa 50 Jahren möglich, auf eine Fläche von $2{,}5 \times 2{,}5\ cm^2$ die Informationsmenge von 50 Gesamtbibeltexten zu speichern. Dehnt man das Speichervolumen auf den Raum des Universums aus, dann kann man unendliche Informationsmengen erwarten.

Die Universum-Eigenschaft besteht dann darin, im Zustand einer Quantum Superposition Quantenbits (Qubits) zu erzeugen. Diese Qubits können ohne Zeit- und Raumlimit korrespondieren (instantan und non-local). Die Informations-Kapazität wird auf 10 hoch 107 Zustandsmöglichkeiten (10^{107}) pro Planck-Volumen geschätzt.

(Planck-Skala: 10^{-33} cm ist die fundamentale kleinste Größe; das Planck-Volumen ist also 10^{-33} hoch 3 [= 10^{-99}] Kubikzentimeter groß. Das Planck-Volumen ändert sich in der Planck-Zeit von 10^{-41} Sekunden).

In Experimenten wurden sogar Gedächtnisse auf der Basis optisch verfeinerter Hologramme möglich und sind seither Stand des Wissens; sie wurden vor vielen Jahren bereits in der University of Colorado vorgeführt.[3]

Im Forschungszentrum »Microelectronics and Computer Technology Corporation« in Austin, Texas wurde ein holografischer Datenspeicher mit sogenannter Holostore-Technologie aufgebaut, der bisher einmalige Fähigkeiten besitzt. Die Datenspeicherung gelingt mittels dreidimensionaler Lichtmuster. Die Idee ist alt; neu ist, dass Daten in Kleinst-Hologrammen abgelagert und wieder ausgegeben werden, so schnell, wie Licht es eben erlaubt, mit Lichtgeschwindigkeit. Dabei ist der Speicherblock nicht größer als eine Briefmarke mit 0,5 cm Dicke. In einer einzigen Sekunde werden Datenmengen bewältigt, für die heutige schnelle Massenspeicher fünf Stunden brauchen. Im Holostore werden viele Muster parallel verarbeitet, wobei jedes Muster mehrere Millionen Bits repräsentieren kann. Der Einfallswinkel des Abtaststrahls wird jeden Augenblick minimal variiert und kann dadurch dauernd neue Bilder einlesen oder auslesen. Die Daten können jederzeit überschrieben werden mit Zusatzinformation.

Das kommt unserem Modell des holografischen Universums einschließlich Mensch und Geist schon ziemlich nahe.

Interessant ist, dass unsere Visionen über die grundlegenden Funktionen unseres Organismus Hand in Hand gehen mit technischen Entwicklungen, die unsere Vorstellungskraft erweitern und Assoziationen aufbauen.

Quanten-holografische Systeme können unglaublich hohe Rechenleistungen vollbringen, und es liegt nahe, dass innerhalb von uns und allen anderen Organismen derartige Computer arbeiten. Wenn Quantencomputer heute noch nicht im Handel sind, dann deshalb, weil kleinste Verschmutzungen den Computer zerstören.

Bild 4

Hologramm-Entstehung

Entstehung

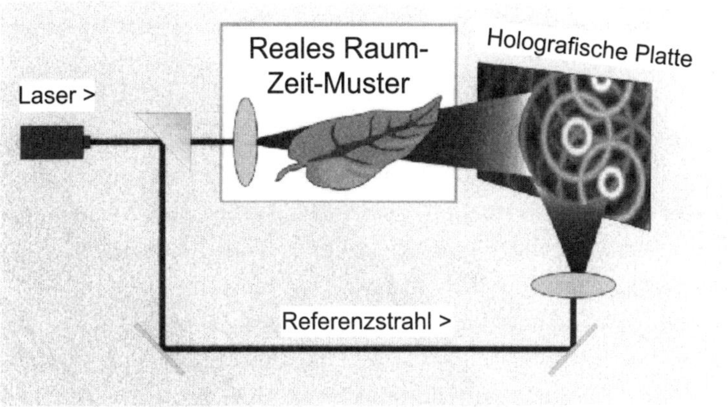

Sichtbarmachung

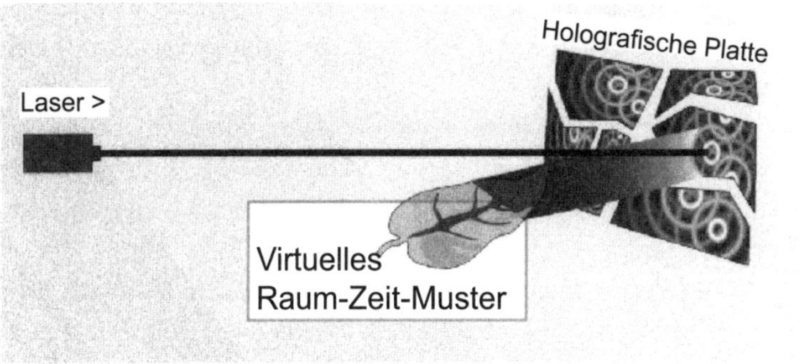

Dieses Problem hat der biologische Quantencomputer im Griff, da Makrophagen und Enzyme alle Teile der Zelle laufend von Falschinformationen säubern – vollkommen selbst organisiert, also automatisch.

Es ist denkbar, dass eine Kombination aus Hologramm, DNA und Elektronenspeicher alle Ist-Daten unseres Daseins enthält.

Wie können wir diese Daten für unser tägliches Leben rekrutieren und mit der notwendigen Information zur Steuerung der Funktionen koppeln?

Es gibt Hinweise, dass alle Eindrücke der täglichen Welt, die unser Gehirn uns vermittelt, durch mathematische Verrechnung aufgrund der Fourier-Transformation stattfinden. Mit dem Gehörsinn können wir diesen Mechanismus direkt erfahren, er arbeitet ebenfalls als Frequenzanalysator.

Alles, was wir als Raum-Zeit-Muster wahrnehmen, ist in Wirklichkeit ein Konglomerat aus Wellen und Frequenzen – wie wir selbst.

Damit bewahrheitet sich, was uns die alten Weisen schon in frühester Zeit sagten: Nichts existiert so, wie wir es wahrnehmen, nämlich als feste Form und Gestalt. Vielmehr ist alles eine Illusion, *Maya*, der wirkliche Urgrund aller Dinge ist, so sagen die alten Weisen, nichts anderes als eine unermessliche Symphonie von Schwingungen und Überlagerungen dieser Schwingungen zu Mustern (also Interferenzbildern).

Nach unserem Modell können wir davon ausgehen, dass die pro Menschenleben gespeicherte Information nicht nur direkt im Gehirn bleibt, sondern das gesamte Vakuum des Universums quasi holografisch ausfüllt.

➪ Das aber bedeutet etwas entscheidend Wichtiges, nämlich dass sich innerhalb des Vakuums unseres Gehirns die Information des Ganzen wiederfindet, allerdings in deutlich schlechterer Auflösung – eine Folgerung, die in alten Weisheiten und Traditionen immer wieder genannt wird.

Der Bewusstseinsfokus (die Ziel-Erkennung) des Individuums fungiert quasi analog zum Energiestrahl bei der oben erklärten Hologramm-Entstehung und gibt damit auch den Code vor. Im richtigen Winkel, in der richtigen Dimensionsnuance auf das Feld angesetzt, ist das passende spezifische Muster herauslesbar.

Wenn das Individuum auf andere Information als seine eigenen eingelesenen zurückgreifen möchte, geht das nur durch Codemodifizierung, identisch mit Erkenntnistransformation, also einer Aufpfropfung der bisher normal abgelaufenen Bewusstseins-Aktivitäten. Erkenntniserweiterungen sind durch Philosophien wie den vedischen »Pfad der Erkenntnis«, durch Drogen, aber auch durch besondere Erlebnisse, durch Trance und Meditation möglich. Und tatsächlich erleben die unter derartigen Erkenntnistransformationen stehenden Menschen neue Informations-Muster.

Auch die bei allen Menschen erfahrbaren geistigen Assoziationen sind mit dem holografischen Interferenzmuster erklärbar.

Man kann den Energiestrahl, der ein Interferenzbild aufbaut, gleichzeitig über mehrere Gegenstände schicken und mit dem direkten Strahl überlagern. Wenn wir beispielsweise das reflektierte Licht von einem Pflanzenblatt und das Licht von einen Stuhl gleichzeitig im Hologramm überlagern, dann erscheint später das virtuelle 3D-Bild allein des Blattes oder allein des Stuhls oder beide aus dem Interferenzmuster heraus, je nachdem, unter welchem Winkel wir das Licht auf das Hologramm einfallen lassen.

In dieser Weise kann man die kompliziertesten Muster erzeugen und neue assoziierte Muster herauslesen und als Information verwenden. Man kann mit diesem Mechanismus nur ahnen, welche ungeheure Informationsfülle sich entwickelt, die dann auch zur Nutzung steht.

Die Physik kann durch sehr komplizierte Veränderungen der Parameter zum Aufbau von Hologrammen diverse Eigenschaften hervorholen, die mit unseren täglichen Gehirnaktivitäten sehr ähnlich sind. Es gibt die »Rekognitions-Holografie« (in *Nature* 1970 von Pieter van Heerden, Polaroid Laboratories, Cambridge, Massachusetts beschrieben), die einen Mechanismus zeigt, wie eine Wiedererkennung uns vertrauter Dinge erfolgt. Oder die äußerst empfindliche »Interferenzholografie«, die es ermöglicht, die Auswirkung eines Fingerdrucks auf einen Granitblock sichtbar zu machen, das heißt Änderungen durch Minimaleffekte sofort sichtbar werden zu lassen.

Je kleiner das Teilstück des Gesamthologramms, das wir anvisieren, desto schlechter in der Auflösung wird das virtuelle Erinnerungsmuster. Wenn wir uns schlecht erinnern, kann also entweder der Winkel, die Dimensionsnuance unseres Bewusstseinsstrahls nicht exakt sein, oder wir scannen einen zu kleinen Bereich des Hologramms ab.

Talbot[120] bringt in seinem gut recherchierten Buch einen kleinen hübschen Versuch, den die Leser sofort nachvollziehen können.

Schreiben Sie mit Ihrem linken Ellbogen Ihren Namen in die Luft. Es wird Ihnen keine Probleme bereiten, aber die Frage ist: Wie kann ein Gehirn, dass den Vorgang des Schreibens gelernt hat und normalerweise mit der Hand ausführt, dies nun erstmalig ohne jede Übung mit dem Ellbogen ausführen? Pribram gibt für dieses Phänomen den Hinweis auf die Hologramm-Struktur des Gehirns. Die erlernten Fähigkeiten existieren als interferierende Wellenfunktionen. Ein Gehirn ist sehr flexibel, weil es auf diese Wellenfunktionsmuster vielfältig zurückgreifen kann.

Auf dem gleichen Prinzip beruhen die Phantomschmerzen. Selbst wenn das Bein nicht mehr vorhanden ist, wird das im gesunden Zustand des Körpers eingeprägte Hologramm das Bein weiterhin dort virtuell projizieren, wo es hingehört.

⇨ Das hier im Buch vorgestellte Modell eines holografischen universellen Informationsspeichers könnte plausibler sein als das derzeitig anerkannte Modell, bei dem die gesamte von uns bearbeitete Information in der Massenstruktur des Gehirns eingeschlossen sein soll.

John von Neumann, ein Physiker und Mathematiker, hat vorgerechnet, dass im Laufe eines Lebens die große Menge von insgesamt $280\,000\,000\,000\,000\,000\,000 = 2{,}8 \cdot 10^{20}$ Bits gespeichert werden müssen. Welcher Mechanismus – wenn nicht der unseres Modells – sollte das ermöglichen?

Nehmen wir alle derzeit auf der Erde lebenden Menschen, die im reiferen Alter ihres Erdenlebens stehen – das ist etwa 1/3 von 8 Milliarden, dann kämen wir auf ca. $7 \cdot 10^{29}$ Menschen-Gesamtbits Jahr für Jahr, und die Steigerung der Information über die Jahre hat einen exponentiell ansteigenden Verlauf. Diese jeweiligen Neubits füllen das holografische Interferenzmuster im Vakuum zu immer feineren Überlagerungen.

⇨ Erinnerungen, Vorstellungen, Gedächtnis jedes einzelnen Menschen und aller Menschen gemeinsam wären dann – neben der Information anderer Organismen der Natur – eingraviert im Gesamt-Informationsfeld.

Auf dieses Informationsfeld können alle zurückgreifen und diejenigen Teile der Information herauslesen, die kompatibel mit dem energetischen Code des Hineinlesens sind. Höchst selten dürfte jemand den Code für sämtliche Eingaben haben vielmehr wird dem Individuum nur derjenige Code zur Verfügung stehen, der von ihm selbst zum Einlesen verwendet wurde und der direkt mit den individuellen Erfahrungen und dem individuellen Wissen korrespondiert. Mit dieser Begrenzung bleibt das Individuum mit seinem ureigensten Informationsfeld verbunden.

⇨ Fazit: Die Idee der universalen Information ist sehr ernst zu nehmen und muss als Faktor der Naturwissenschaft künftig unter allen Umständen mit einbezogen werden, denn das Gebiet unterliegt nicht nur der Theorie, sondern ist bereits experimentell bewiesen mit hoher Signifikanz.

8. Der Geist steuert die Materie

»Subjektive, mentale Phänomene haben eine übergeordnete, bestimmende Kontrolle. In diesem Sinn bewegt der Geist faktisch die Materie.«

ROGER W. SPERRY
(Nobelpreisträger)[114]

Wir haben im Kapitel 4 bereits nahegelegt, dass der Mensch als ein Hologramm-ähnliches Interferenzmuster im materiellen Bereich vor allem aus elektromagnetischer Energie angesehen werden kann.

Neu ist nun, dass wir in der geistigen Welt ebenfalls mit hologrammähnlichen Interferenzmustern rechnen müssen, die aber anderen Gesetzen unterliegen als das elektromagnetische Hologramm. Grundlage des geistigen Hologramms ist Information, die laut Theorie in String- und Schwingungsformationen gespeichert ist und steigende Komplexität aufweist.

Wenn wir im Universum eine laufend sich steigernde Komplexität feststellen und darin eine laufend sich steigernde Informationsdichte, die wir mit Geist gleichsetzen können, dann kann man annehmen, dass das Gehirn als das komplexeste Organ unserer Welt eine Notwendigkeit dieses Fortschritts ist. Letztlich ist der universale Geist der Konstrukteur eines Systems, das ihn selbst erkennen kann. Das aber setzt voraus, dass es eine Kommunikation, eine Kopplung gibt zwischen der Welt des Geistes und der Welt der Materie.

Diese Kommunikation lässt uns Menschen die Naturgesetze und die Bedeutung der universalen Information erkennen, die zusammengenommen die Möglichkeit des Erkennens erst hervorgebracht haben.

Ein Universum organisiert sich selbst zu einem System mit Bewusstsein und Leben – dieser Gedanke ist absolut fantastisch.

Individual-Geist und Bewusstsein

Wir können also den individuellen Alltags-Geist unterscheiden von einem universellen Geist.

Unser individueller Alltags-Geist ist eng an Raum und Zeit gebunden und schafft damit Ordnung. Wenn wir die Grundlage des Alltags-Geistes suchen, sollten wir uns deshalb an Materie/Masse-Strukturen halten. Ein besonders geeigneter Kandidat dafür ist das an allen Funktionen der Raum-Zeit-Muster beteiligte Elektron.

Für den Physiker Valentine P. Oleinik, Technische Universität Kiew (Ukraine), besitzt das Elektron bereits eine rudimentäre Form des Bewusstseins, weil jedes Elektron immer und ohne jeden Zeitverlust, also sofort weiß, was alle anderen Elektronen im gesamten Universum machen. Ich hatte im Buch »Gehirn-Magie«[132] bereits ausführlich über dieses erklärbare Phänomen berichtet.

Laut Bohm[19] (immerhin einer der brillantesten Physiker) wird das Elektron mit Information über seine Umgebung versorgt, die es zur Selbststeuerung benutzt. Deshalb sagt Bohm: »*Auch ein Elektron hat geistähnliche Eigenschaften, da es auf Information und Bedeutung reagiert.*« Und er schließt daraus: »*Auch die Materie, aufgebaut aus Elektronen, besitzt Geist.*«

Wir wissen längst: Selbst auf der Quantenebene herrschen Logik und Intelligenz dort, wo Botenteilchen (z. B. Photonen von Elektronen oder Gluone von Quarks) abgesendet werden. Botenteilchen erkennen das Ziel, wo ihre Information abgegeben werden soll, ansonsten könnten sie keine Boten sein. Da Information in allem steckt, ist auch Bewusstsein in allem. Bewusstsein gehört deshalb dem ewigen Ganzen an. Es organisiert die Informationskomplexe zu funktionierenden Formen, auch von uns Menschen.

Freeman Dyson (Physiker): »*Es scheint, dass der Geist, wie die Fähigkeit, Entscheidungen zu treffen, in gewissem Maße in jedem Elektron inhärent ist.*«

Giordano Bruno: »*Ein Geist findet sich in allen Dingen, und es ist kein Körper zu klein, der nicht einen Teil der göttlichen Substanz in sich enthielte, wodurch er beseelt ist.*«

Ernst Peter Fischer, Emeritus Uni Heidelberg, Physiker, Biologe, Wissenschaftshistoriker: »*Die Quantenmechanik offenbart, dass die Materie keineswegs geistfrei ist, dass die Bahn z.B. eines Elektrons in einem Atom erst dadurch entsteht, dass sie ›jemand‹ bzw. ›etwas‹ aktuell ›beobachtet und beschreibt‹.*« Atome werden erst durch Zugriff bestimmt.[149]

Diese Quantenintelligenz wird dann fortgesetzt bei funktionellen Molekülen wie bei Enzymen, Hormonen und Neurotransmittern. Bei all diesen Molekülen werden immer wieder Informationen erkannt und Ziele aufgesucht, nach unserer Definition wird also intelligent gehandelt.

Enzyme reagieren auf das Substrat, das sie umsetzen; Hormone und Neurotransmitter suchen ihre ureigensten Rezeptoren auf.

Der gesamte Stoffwechsel, die stoffliche Energieerzeugung, die Regeneration, das Immunsystem, die Reproduktion und so viel mehr sind Hinweise auf diese Intelligenz in uns, die unser Leben und Erleben mit dem Materiekörper erst möglich macht.

Wenn man die genetische Konstruktion DNA für dies alles verantwortlich macht, muss sofort gefragt werden: »Und wer hat diese so intelligent arbeitende DNA konstruiert?«

Auch diese DNA-Konstruktion setzt »Bewusstsein« voraus, genau so, wie wir heute allein durch Bewusstsein und Intelligenz (Informationserkennung und zielgerichtete Verarbeitung) Computerprogramme konstruieren.

So definiert, gibt es Bewusstsein also nicht nur bei Menschen, sondern überall in der Natur. Und sogar bis hinunter zu den kleinsten Einheiten. Alles kommuniziert mit Information, was nicht möglich wäre, wenn Information nicht als solche erkannt würde, wofür Bewusstheit mit der Folge von Bewusstsein notwendig ist.

Bewusstsein gehört deshalb dem ewigen Ganzen an. Es organisiert die Informationskomplexe zu funktionierenden Formen, auch von uns Menschen.

Diese inhärente Gemeinsamkeit von Bewusstsein des Menschen einerseits und Geist in Materie andererseits ist nach Bohm eine mögliche Erklärung psychokinetischer Phänomene.

David Bohm sagt: »*Auf dieser Basis könnte Psychokinese zustande kommen, wenn sich die mentalen Prozesse eines Menschen oder mehrerer Menschen auf Bedeutungsinhalte konzentrieren, die im Einklang stehen mit solchen, die die grundlegenden Prozesse der materiellen Systeme steuern, in denen diese Psychokinese bewirkt werden soll.*«[19]

Auch hier ist nicht die Kausalität, also die Ursache-Wirkungs-Beziehung im Vordergrund, sondern eine nicht lokale Bedeutungsresonanz, wie wir sie oben bereits erklärt haben.

Bewusstsein als Vermittler zwischen Materie- und Geist-Welt

Im oben aufgezeigten Hologramm hat auch das Bewusstsein seine Funktion.

Wir haben bereits das Bewusstsein des Individuums quasi analog zum Energiestrahl (codierte Energie ist gleich Information) bei der oben geschilderten Hologramm-Entstehung erklärt. Wenn das Individuum auf andere Information als seine eigenen eingelesenen zurückgreifen möchte, geht das nur mithilfe von Erkenntniserweiterung durch Drogen, Trance und Meditation. Die unter derartigen Erkenntniserweiterungen stehenden Menschen erleben tatsächlich neue Informations-Muster. Es ist, als ob der codierte Energiestrahl Bewusstsein eine Codierungs-Änderung vornimmt und damit andere Hologrammbereiche abscannen kann.

David Bohm[19]: »*Dieses Verbindungsglied (gemeint ist hier die ›Bedeutung‹) ist unteilbar in dem Sinne, dass Informationen, die im Denken enthalten sind und die wir als mental empfinden, zugleich eine neurophysiologische, chemische und physikalische Komponente haben und aktiv sind, was besagt, dass sie auch einen materiellen Aspekt haben.*«

Die Physik macht es uns vor: Sie kann durch sehr komplizierte Veränderungen der Parameter zum Aufbau und Abruf von Hologrammen ebenfalls diverse Eigenschaften hervorholen.

Was wir »Ich« nennen, ist ein Aspekt eines Hologramms. Persönlichkeitswechsel könnte gleichbedeutend sein mit Hologrammumschaltung. Resonanz, auch direkte Therapeuten-Resonanz oder auch von Therapeuten eingesetzte Resonanzmittel könnten als »Energiestrahl« für Neuinformationen oder Neuhologramme verwendet werden. Wir sind Vernetzungen von Kräften und Informationen, die sowohl Gesundheit als auch Krankheit hervorbringen.

Dunne (Princeton University): *»[…] das individuelle Bewusstsein, wenn man ihm ein eigenes charakteristisches Wellenmuster zubilligt, kann man als Laser mit bestimmten Frequenzen auffassen, die sich mit einem spezifischen Muster im kosmischen Hologramm überschneiden.«*

Nach Dunne sind wir gleichzeitig ein maßgeblicher Teil des Hologramms und ein Energiestrahl. Das heißt, wir sind gleichzeitig ein Informationsspeicher und Interferenzerzeuger.

Pribram: *»Wenn tatsächlich jeder Teil unseres Körpers das Ganze widerspiegelt, dann muss es eine ganze Reihe von Mechanismen geben, die das, was vor sich geht, steuern.«*

Wenn wir uns mit unserem Gehirn und dem Werkzeug Bewusstsein die Erinnerungen holografisch abrufen, dann hat das erinnerte Geschehen genau die gleiche Wirkung in unserem Organismus wie das real ablaufende Geschehen. Der Geist-Körper-Konstruktion Mensch ist es nicht möglich, zwischen einer Vorstellung eines Geschehens und einem realen Geschehen zu unterscheiden, weil der gleiche Mechanismus abgerufen wird. Sobald die Bedeutung, also der Sinn innerhalb des Geschehens mental fixiert ist, wird auch die Materie instruiert.

David Bohm[19]: *»Jede Handlung erwächst aus einer Intuition in der implizierten Ordnung. Die Imagination ist bereits die Schaffung der Form; sie umfasst schon die Intention und die Ansätze sämtlicher Bewegungen, die zu ihrer Ausführung notwendig sind. Und sie wirkt so auf den Körper usw. ein, dass sie, analog zur Erschaffung der Welt, die subtileren Schichten der impliziten Ordnung durchläuft, bis sie sich in der expliziten manifestiert.«*

Wirkungen des Geistes im Menschen – auch die Psyche erschafft Realität

Geist, Erfahrung und Psyche sind eng miteinander verbunden. Aber wissen wir auch, was dahintersteckt?

Die Psyche steuert unser tägliches Leben, eben unser Verhalten. Sie steuert auch die physiologische Funktion des Körpers, die Anpassung an Umwelteinwirkungen und damit entweder die Unversehrtheit oder die pathologische Störung.

Wie kann die Psyche das? Welche Mechanismen kommen zur Wirkung? Gemeint sind hier nicht die nachgelagerten endokrinen und Neurotransmitter-Mechanismen, sondern die Geist-Seele-Materie-Transfer-Mechanismen.

Wir sind gewohnt, dass unser Wille jeden Augenblick den Körper ansteuern kann. Ich will einen Schritt machen, ich will den Arm heben – das sind bereits Psyche-gesteuerte Verhaltensmuster. Gedanken, Glaube und Wille, das ist etwas Nichtmaterielles. Dennoch: Zweifellos können wir mit Glauben und Wille die Materie unseres Körpers direkt beeinflussen.

Hier wirkt ein anderer Mechanismus als die Ansteuerung von Rezeptoren. Wenn Energie eines Reizes auf Sinne trifft, dann weiß man, die Energie wird weitergeleitet auf Neurone, die dann aktiv werden.

Aber wenn unser freier Wille startet, entsteht er auch ohne jede adäquate energetische Reizzufuhr: Wenn ich meinen Arm hebe, dann beeinflusse ich Materie. Der am Anfang des ganzen Geschehens befehlende Wille und unser Bewusstsein sind aber nichts Materielles, sondern etwas Geistiges und Seelisches.

Wir sagten bereits: Menschen haben Gefühle und steuern damit Materie. Wie könnten wir ansonsten Mimik zeigen und weinen? Das Weinen ist eine Beschreibung von emotional bedingter herausfließender Lymphflüssigkeit. Wie geschieht so etwas? Wie kann ein pures seelisches Ereignis die Materie unserer Gesichtsmuskulatur und unserer Tränendrüsen-Anlage so beeinflussen, dass wir traurig aussehen und unsere Lymphflüssigkeit in Mengen unseren Körper über die Tränendrüse verlässt?

Auch die willentliche Bewegung von materiellen Armen und Beinen ist grundlegend geistig; etwas Geistiges steuert Muskel-Materie.

Wir könnten auch nicht singen und sprechen. Je nachdem, ob wir exakt reguliert einen starken oder schwachen Luftstrom gegen die Stimmlippen fließen lassen, ist der erzeugte Ton laut oder leise. Indem wir mehr oder weniger Muskelkontraktion erzeugen, wird die Stimmritze enger (hohe Frequenz) oder weiter (tiefe Frequenz). Eine Melodie zu pfeifen ist noch spezieller, da nun auch noch Mundhöhle und Mundlippen ganz genau und abgestimmt verformt werden müssen.

Wer oder was in uns schaltet einen geistigen und einen seelischen Prozess auf die Materie um?

Wo sind der Geist und die Seele, und wie nehmen sie Einfluss auf unsere materielle Struktur?

Diese Frage beschäftigt die Menschheit, seitdem sie wissenschaftlich tätig wurde, und seit kurzer Zeit sind neue faszinierende Ansätze zur Lösung dieses uralten Rätsels erkennbar.

Wir brauchen die Kenntnis darüber, ansonsten missachten wir einen wichtigen Kanal zur Gesundheitserhaltung und sogar von Heilung. Denn Geist, Erfahrung, Psyche können mithilfe der Seele heilen. Das beweisen immer und immer wieder die vorgeschriebenen Versuche zur klinischen Testung pharmakologischer Präparate gegen einen Placeboeffekt.[56/57/112]

Wir wollen uns im Folgenden also weiterhin mit der Kernfrage beschäftigen: Wo findet die Umschaltung vom Nichtmateriellen, also von geistigen Prozessen zur Materiebeeinflussung statt?

Für die Antwort muss wieder das Vakuum herangezogen werden, denn nichts kann in unserer Materie-Welt passieren, ohne dass virtuelle Vakuum-Energien und Informationen in unsere Realität gebracht werden.

➪ Die Vakuumenergie unseres Körpers ist immer von zwei Seiten beeinflussbar: erstens von direkten energetischen Einflüssen aus der Umwelt und zweitens von dem, was wir als Geist und Seele bezeichnen, also von der Psyche.

Der Geist verwendet das Bewusstsein zur Zielsetzung und zur Information für eine Kraftübertragung, genauso wie das Elektron das Photon dafür verwendet; dies kann nur unter Einbeziehung der Vakuumphase stattfinden. Das Bewusstsein fokussiert das Ziel, der Wille auf Grundlage eines »Feedback-Mechanismus« bahnt den Weg zum Ziel als Informationstransfer. Damit steuert das Bewusstsein die Materie unseres Körpers.

Der Glaube – ein Lebensfaktor mit Risiko

Diese Mechanismen sind durchaus naturwissenschaftlich und können nicht einfach ausgeklammert werden, denn der Geist – so haben wir postuliert – hat eine physikalische Grundlage:

Die Medizin kennt seit langer Zeit die heilende Wirkung der Placebos.[1/56/57/89/112]

Zu 30 % bis größer 50 %, so haben weltweite Tests zum Placeboeffekt – auch Doppelblindstudien – immer wieder gezeigt, wirkt eine Heilbehandlung von Patienten allein aufgrund des Glaubens. Ich vermute, dass die Zahl weit höher angesetzt werden kann, denn bei jeder Behandlung, ob mit Wirksubstanzen oder mit realen Einwirkgrößen durchgeführt, spielt der Glaube eine wichtige Rolle; es geht nicht anders, wenn wir bei Bewusstsein sind und uns dementsprechend darüber Gedanken machen, Sinn und Bedeutung geben, zu dem Geschehen, was gerade passiert und wie es weitergehen soll.

Migräne, Asthma, Allergien, Akne, diverse Schmerzzustände, Übelkeit, Schwindel, Magen-Darm-Entzündungen, der rheumatische Formenkreis, degenerative Leiden und zum Teil auch Multiple Sklerose sowie Krebs und viele andere insbesondere funktionelle Störungen und Erkrankungen haben unter Placebobehandlung einen heilenden Verlauf.

Bekannt, aber immer wieder höchst verblüffend ist die Beseitigung von Hautwarzen, die viralen Ursprungs sind. Die Art der Behandlung ist offensichtlich egal, ob man sich nun Kreide auf die Warze streicht oder sie mit einem Öl einschmiert, wichtig sind eine rituelle Wiederholung der Prozedur über einen gewissen Zeitraum und der feste Glaube, dass die Sache wirkt. Schließlich kann man Tag für Tag das langsame Verschwinden der Warze beobachten, oft auch von Warzen, die an anderen Stellen des Körpers überhaupt keine Behandlung erfahren haben.

Selbst Morphin kann in seiner schmerzlindernden Wirkung allein durch Placebos imitiert werden, wie mehrere Doppelblindstudien nachweisen.

Bei den Medikamenten-Nachahmungen spielt die Farbe der Tablette eine Rolle für die Wirkung. Weiß ist ein Schmerzmittel, dunkelrot ist ein Beruhigungsmittel, gelb oder orange ist ein Stimmungsaufheller, violett ein Halluzinogen.

Kapseln wirken besser als Tabletten. Virtuelle Wirkstoffe sind pharmakologisch neutrales Milchpulver oder ähnliche real materiell unwirksame Substanzen.

Spritzen sind wirkungsvoller als Tabletten, obwohl sie nur Wasser enthalten.

Selbst Drogen wie LSD lassen sich durch Placebos imitieren, auch Alkohol-Effekte. Die Pseudo-Wirkung kann mehrere Stunden anhalten.

Weniger bekannt sind die Nocebos: negativ gefärbte Vorstellungen und Erwartungen, die erst Funktionsstörungen und schließlich Krankheit auslösen. Wir wissen: Die rein psychische Erwartung, dass die Umwelt uns krank machen könnte, schädigt die Körperfunktionen selbst dann, wenn keinerlei Noxen aus der Umwelt einwirken. Nocebos sind nach Ansicht von Experten genauso krank machend wie das Rauchen von Zigaretten oder Bakterien. So zeigten Ergebnisse der berühmten Framingham-Studie, dass diejenigen Frauen, die sich selbst für gefährdet hielten, unabhängig von den geläufigen Risikofaktoren fast viermal so häufig einen Infarkt erlitten; das heißt, allein der Glaube, man sei für Herzinfarkt anfällig, stellt einen markanten Risikofaktor dar, genauso wie hoher Blutdruck oder Bewegungsarmut.

Es gibt viele Beispiele, stellvertretend sei hier eines beschrieben: Mehrere Asthmatiker erhielten mit der Einatmungsluft bestimmte allergische Stoffe, so sagte man ihnen jedenfalls. In Wirklichkeit handelte es sich um beste Luft aus Salinen, die keinerlei Schädlichkeit aufwies.

Nach der Einatmung zeigte fast jeder Zweite der Gruppe daraufhin typische Atmungsprobleme, 14 Personen produzierten klinische Anfälle. Die Schwere der Anfälle wurde umgehend kupiert, wenn in einem Anschlussversuch die gleiche zugeführte Luft jetzt als therapeutisch wirksam, als heilsam bekannt gegeben wurde.

Auch Allergien können durch Injektion einer völlig reizlosen neutralen Kochsalzlösung beliebig schwer ausgelöst werden, je nachdem, welche suggestive Beeinflussung durch den Versuchsleiter die Erwartung der betroffenen Person dirigierte.

Sogar die Auslösung von epileptisch-ähnlichen Anfällen gelang bei psychogen vorgezeichneten Personen, wenn ihnen ein Hautpflaster mit »Medikamenten« auf die Haut geklebt wurde. Ohne jeden Wirkstoff im Pflaster erlitten 77 % einen Anfall.

Ein Problem sind in dieser Hinsicht auch die jedem Medikament beigefügten Nebenwirkungslisten. Hautausschlag und vegetativ markante Symptome traten bei 20 % der Probanden auf, wenn sie meinten, sie hätten ein Medikament (Tranquilizer Mephenesin) eingenommen, das derartige Nebenwirkungen hat; auch hier wirkte allein ein Noceboeffekt.

Selbstverständlich gibt es auch rein pharmakologisch ausgelöste Nebenwirkungen, es besteht nur der Verdacht, dass einige Patienten durch das Wissen um die Nebenwirkungen eine vergrößerte Sensibilität entwickeln. Sogar bei einer vermeintlicher Chemotherapie wurden 30 % Opfer des Noceboeffekts: Ihnen fielen die Haare auch dann aus, wenn sie keine Wirksubstanz erhalten hatten, aber glaubten, die Chemotherapie wäre an ihnen vorgenommen worden.

Die Psyche kann offensichtlich dramatische körperliche Krankheitssymptome auslösen.

Umgekehrt kann ein angenehmer ruhiger und gelassener Zustand durch Bewusstsein vor dem Einfluss schädigender Umweltenergien und Mikroben schützen. Auch der religiöse Glaube zeigt Wirkung. Zu diesem Themenkreis gibt eine Reihe gut angelegter Doppelblindstudien.

Dale Mathews, Professor an der Georgetown University in Washington: »*Es bestehen kaum Zweifel, dass Menschen, die ihren Glauben praktizieren, sich besser fühlen.*«

Eine kalifornische Studie (5286 Testpersonen) ergab, dass unabhängig von den Risikofaktoren Alkohol, Rauchen, Übergewicht, Bewegungsmangel die Todesrate von Menschen, die an eine Führung glauben, niedriger ist.

Levin, ehemals an der Norfolk University, untersuchte alte und junge Menschen aller Religionszugehörigkeiten (amerikanische Protestanten, europäische Katholiken, japanische Buddhisten, israelische Juden) in verschiedenen Zeitepochen (Dreißiger- und Achtzigerjahre), die akut oder chronisch erkrankt waren, und verglich deren Heilungstendenzen mit Patienten ohne jeden Glauben. In jeder Untersuchung war der Zusammenhang von Gesundheit und Glauben signifikant.

Einem größeren Kreis bekannt sind auch die Untersuchungen von Herbert Benson von der Medizinischen Fakultät der Harvard-University an Bypass-Patienten. Er konnte die Ergebnisse einer früheren Studie des Kardiologen Randolph Byrd bestätigen. Byrd vom San Francisco General Hospital Medical Center hatte 393 Herzpatienten in zwei Gruppen aufgeteilt. Für eine der beiden Gruppen sollten die Menschen im ganzen Land religiös beten. Die Patienten selbst wussten nicht, zu welcher Gruppe sie gehörten. Die Ergebnisse erstaunten: Die Gruppe, für die gebetet wurde, brauchte weniger Medikamente und wies weniger Komplikationen auf, weniger Fälle von Lungenentzündung, Herzversagen und Herzstillstand.

Die Ergebnisse sind so überzeugend, dass die Medizinische Fakultät der Harvard University Tagungen zum Thema Religion und Gesundheit finanziert. Fast die Hälfte aller medizinischen Hochschulen der USA bietet inzwischen dieses Thema an als Reaktion auf einen immer technischer und unpersönlicher werdenden Gesundheitsbetrieb.

Larry Dossey (Parkland Hospital, Dallas): »*Man hat sich in der Medizin zu sehr auf den Körper konzentriert und alles Geistige ausgeklammert.*"

Leider werden die religiösen Bestrebungen oftmals politisch zur Durchsetzung obskurer Weltanschauungen ausgenutzt.

»Das Ich lebt niemals im Jetzt«

Die Überschrift zu diesem Kapitel ist ein Zitat eines Ausspruchs von Benjamin Libet. Er ist Neurophysiologe und hat zusammen mit Bertram Feinstein vom Mount Zion Hospital in San Francisco hochinteressante Versuchsergebnisse erzielt.

Sie reizten Probanden, die eine Hirnoperation mit offenem Schädeldach über sich ergehen lassen mussten, durch elektrische Impulse an bestimmten Nervenbahnen. Die Versuchspersonen zeigten nun Reaktionen, die darauf schließen lassen, dass der gesetzte Reiz bereits eine halbe Sekunde früher perzipiert wurde, also bevor der Reiz überhaupt ausgelöst wurde. Da normalerweise Nervenerregungen erst mit Zeitverzögerung ins Bewusstsein gelangen, war der umgekehrte Fall zu erwarten, also Reizwahrnehmung nach Reizung. Das Ergebnis ist rätselhaft. Libets Erklärungsversuch: Das Gehirn datiere die Ereignisse zurück. Ob diese Erklärung richtig ist, weiß heute niemand. Wir sind eher der Meinung, dass Quantenprozesse die Kausalität modulieren, was aus anderen Versuchen bereits bekannt ist.

Dieses geistig-illusionäre Spiel ist kein Einzelfall. Probanden bekamen die Aufforderung, ihre Hand zu heben. Hinterher sollten sie, während sie den Sekundenzeiger einer Uhr fixierten und die Zeit feststellten, sagen, wann sie den Entschluss gefasst hatten, die Hand zu heben. Gleichzeitig registrierte Libet die elektrische Aktivität der Gehirnneurone. Die Überraschung war groß. Mindestens eine Drittelsekunde bevor die Versuchspersonen ihren Willen bekundeten, ihre Hand zu heben, war das Gehirn bereits aktiv. Inzwischen nennt man diese Nervenreaktion ohne kausalen Willen ein Bereitschaftspotenzial.

Noch einmal: Die Nerven gaben bereits den Befehl, bevor die Probanden den Willen hatten, etwas zu leisten. Die Materie des Gehirns hatte bereits eine Entscheidung getroffen, bevor das Bewusstsein selbst die Entscheidung registrierte.

⇨ Der freie Wille, dem wir alle den Beginn einer Handlung zuschreiben, ist also überhaupt nicht der Beginn. Es gibt etwas in uns, das früher reagiert und Materie beeinflusst.

Ist der freie Wille demnach eine Illusion? Oder ist das Ich eine Marionette einer anderen intelligenten Instanz?

Nicht ganz, denn die Planungen der Nerven lassen sich mit dem Bewusstsein noch stoppen, bevor die Handlung ausgeführt wird. Also ist das kooperative Bewusstsein zwar durchaus ein Faktor zur Materie-Beeinflussung, aber es gibt noch etwas anderes, etwas Unbekanntes.

Woher kommt die Information für die Primärreaktion der Materie? Auch ein Nerv kann erst reagieren, wenn ihm ein Auftrag zugegangen ist.

Kann es sein, dass hier die Kommunikation der Materie mit dem universalen Informationsfeld deutlich wird?

Ist das Bewusstsein die Ursache dieser Kommunikation aufgrund der Verzögerung durch die Nervenleitung?

Wenn das Ich mit Bewusstsein gerade ein Ziel ansteuert, ist dann das Ziel längst angesteuert?

Lebt mein »Ich« also tatsächlich nicht im Jetzt, sondern ein Stück in der Zukunft?

Fragen über Fragen.

Wir haben ein neues Weltbild zu beachten. Das gilt sowohl dem Bewusstsein als auch dem Bereich zwischen der Materiemasse. Hier liegen die wahren Antworten.

Sind unser Lebensweg, unser Schicksal vorherbestimmt?

De Duve (Nobelpreisträger): »*Unter dem Gesichtspunkt von Determinismus […] ist dieses Universum kein ›kosmischer Gag‹, sondern ein bedeutungstragendes Gebilde, das so beschaffen ist, dass es Leben und*

Geist hervorbringt; es muss zwangsläufig denkende Wesen entstehen lassen, die Wahrheit erkennen, Schönheit schätzen, Liebe empfinden, sich nach dem Guten sehnen, das Böse verachten und Geheimnisse erleben«.

Menschen der letzten Jahrhunderte glaubten, die Physik hätte alles erklärt, wenn die Kräfte bekannt wären, die zwischen den Materieteilchen wirken und diese Teilchen bewegen. Daraus gab es die Annahme eines Raumes und einer Zeit. Raum und Zeit waren die Bühne, Atome die Darsteller, und der Physiker entwarf die Handlungspläne des Schauspielstücks.

Doch diese Vorstellung ist grundlegend falsch. Einstein und weit stärker die Quantenphysik konnten deutlich machen, dass eine Trennung zwischen Bühne, Darstellern und Handlungsplänen überhaupt nicht möglich ist. Alle sind Aspekte eines großen Ganzen und alle hängen untereinander zusammen. So sind Raum und Zeit nicht die Bühne der Erscheinungen, sondern die Erscheinung selbst. So ist das Individuum nur deshalb individuell, weil es sich in Raum und Zeit separiert.

Unsere persönlich erlebte Zeit hat mit der verbindlichen Uhrzeit nichts zu tun, sie ist eher das Ergebnis genotypischer und kultureller Konditionierung. Sie ist abhängig vom Stoffwechsel, also auch vom Alter, von Lerneffekten, von augenblicklichen Tätigkeiten, von aktuellen Momenten des Bewusstseins.

Die Relativität zeigt, dass Raum, Zeit und Bewegung nichts Konstantes sind, sondern sich im Bezug zu den Größen eines Beobachters verändern. Eine Universalität von Raum und Zeit gibt es nicht wirklich, sondern Raum und Zeit werden nur als subjektive Ideen erschaffen und sind dann variabel.

Die Frage ist: Gibt es ein System außerhalb der Zeit, das Vergangenheit, Gegenwart und Zukunft einschließt? Die Theologen streiten noch heute darüber, ob ein ewiger Gott sowohl außerhalb der Zeit steht und gleichzeitig unsere Belange innerhalb der Zeit berücksichtigen kann.

Kann ein Mensch aus seiner Zeit austreten und die Ewigkeit erkennen, wie die alten Weisen behaupten?

Sind Träume, die ausführlich Handlungen in Raum und Zeit darstellen, gleichzeitig aber für Außenstehende nur eine Zeitspanne eines Sekundenbruchteils dauerten, Hinweise für subjektive Zeiterschaffung durch veränderte Bewusstseinszustände?

Ruth Reyna[108], eine indische Philosophin, ist überzeugt, dass die vedischen Weisen an kosmische Erkenntnisse anknüpfen konnten und ihnen damit Inhalte von dem, was wir als Vergangenheit, Gegenwart und Zukunft empfinden, offenbart wurden.

So lehrt auch die Advaita-Vedanta (Herkunftsalter unbekannt, eventuell 8. Jahrhundert vor unserer Zeitrechnung) eine absolute Zeitlosigkeit im Brahman, im Absoluten. Das Zeitliche ist nur wirklich im menschlichen Erleben, besitzt aber keine absolute Wirklichkeit, Zeitlosigkeit ist das Wirkliche, und der Mensch erlebt sie, wenn man den »Pfad der Erkenntnis«, einer Selbstverwirklichung durch Advaita, geht.

Fakt ist, dass sich die alten Weisheiten inhaltlich beständiger erwiesen haben als die newtonsche Physik (vgl. »Die geheime Macht der Psyche«[133]).

Die newtonsche Wissenschaft entwarf das Bild vom Uhrwerk-Universum, dessen Mechanismen in allen Details berechenbar sind. Sie entsprach damit dem »gesunden Menschenverstand« und hatte leichtes Spiel, als erfolgreiche wahre Wissenschaft anerkannt zu werden.

Der französische Physiker Pierre de Laplace rühmte sich dementsprechend, aus dem gegenwärtigen Zustand des Kosmos Vergangenheit und Zukunft für alle Zeiten festlegen zu können. Demnach befindet sich alle Information im gegenwärtigen Zustand des Universums, der Rest ist Berechnung.

Hier nun entstehen ernste Probleme mit den freien Entscheidungen des Menschen, denn auch der Mensch als Teil des Universums wäre ja bereits für alle Zeiten in seinen Handlungen festgelegt.

Zu der laplaceschen Weltanschauung schrieb der Nobelpreisträger Ilya Prigogine[101]: »*Gott der Uhrmacher ist zu einem bloßen Archivar geschrumpft, der die Seiten eines kosmischen Geschichtsbuches umblättert, das schon geschrieben ist.*«

Mit der Entdeckung der Quantenmechanik wurden alle Probleme

weitgehend entkräftet: Die heisenbergsche Unschärferelation untergräbt den laplaceschen Determinismus. Prinzipiell kann es uns nicht gelingen, gleichzeitig die genauen Aufenthaltsorte und die Geschwindigkeiten der Bestandteile des Universums zu bestimmen. Statt also klassische Eigenschaften aller Objekte im Universum zu beschreiben, können wir nur ein System aufzeigen, das aus quantenmechanischen Wellenfunktionen besteht, die uns mitteilen, mit welcher Wahrscheinlichkeit ein gegebenes Teilchen hier oder dort ist beziehungsweise diese oder jene Geschwindigkeit besitzt. Seit Einstein konnte man auch nicht mehr von der Zeit sprechen, sondern musste beliebig viele Zeiten akzeptieren, je nachdem, in welchem Bewegungszustand sich der Beobachter gerade befindet. Raum und Zeit wurden verformbar, elastisch und flexibel, können geschrumpft oder gestreckt werden. Damit lässt sich kein Uhrwerk-Universum vorausberechnen.

Nach Laplace wäre unser Leben in jeder Phase vorbestimmt gewesen. Nun aber war mit der Quantenphysik die Zeit des Uhrwerk-Universums abgelaufen. Ein für alle Zeiten unausweichliches festgelegtes Schicksal musste sich nicht mehr erfüllen, wenn es in der Vergangenheit in Gang gesetzt wurde.

Das Scheitern des laplaceschen Entwurfs bedeutet jedoch nicht das völlige Ende für das Konzept eines Determinismus.

Einstein: »*Gott würfelt nicht.*«

Auch das Quanten-System funktioniert nach exakten mathematischen Regeln, mit denen noch Unbekanntes (Zukunft) berechnet werden kann. Der präzise mathematische Formalismus fußt auf der Schrödinger-Gleichung oder auf ihren exakteren relativistischen Verwandten, der Dirac-Gleichung oder der Klein-Gordon-Gleichung.

Der entscheidende Unterschied ist aber, dass nur die Wahrscheinlichkeiten für Ereignisse in der Zukunft berechnet werden können, nicht das tatsächliche Ereignis.

Der laplacesche Determinismus wird durch einen Quantendeterminismus ersetzt, der nicht reale Geschehnisse vorhersagt, sondern die Wahrscheinlichkeiten dieser realen Geschehnisse. Damit allerdings sind Tür und Tor offen, mein Schicksal im Detail selbst zu bestimmen, allerdings in virtuell vorgegebenen Breitband-Bahnen.

Einen interessanten Fall schildert Michio Kaku in seinem Buch[65]:

Srinivasa Ramanujan war eine merkwürdige Erscheinung, ein Hindu und Mystiker aus Indien, ein Genie der Mathematik, geboren 1887 in Erode bei Madras, Indien. Übertragen verglich man ihn später mit einer Supernova-Explosion. Er war verarmt und lebte von Handlangerdiensten in der Textilbranche. Schon als Kind brachte er wundersame Rechenkunststücke zu Papier, z. B. leitete er als 11-Jähriger die Eulersche Identität zwischen trigonometrischen und Exponentialfunktionen ab, ohne jede Vorkenntnis oder Hilfe. Er entwickelte ohne jeden Kontakt zu Wissenschaftlern und Lehrbüchern die letzten 100 Jahre Mathematik noch einmal, niedergelegt in kleinen Notizbüchern.

Ramanujan erklärte seine erwiesenermaßen sagenhaften Fähigkeiten damit, dass die Göttin Namakkal ihm die notwendigen Formeln im Traum schicke. Die Ergebnisse dieser Träume schickte der Inder, inzwischen Angestellter in einem Hafenbüro, an drei bekannte Mathematiker in England. Von zwei dieser Männer bekam er überhaupt keine Antwort, der dritte, Godfrey H. Hardy, ging die ihm zugesandten dicht bekritzelten Seiten flüchtig durch und befand sie als Plagiat längst entwickelter Gleichungen. Auch er warf die Zettel zuerst weg, holte sie dann aber nochmals aus dem Papierkorb und sah sie sich zusammen mit Kollegen genauer an.

120 Lehrsätze waren dort detailliert entwickelt worden, zum Teil so fantastisch, dass Hardy nur mühsam mit seinem Wissen die Rechnungen nachvollziehen konnte. Schließlich waren sich alle einig – hier war ein Genie aktiv. Ramanujan wurde daraufhin 1914 von Hardy ans Trinity College nach Cambridge berufen.

Täglich produzierte der Hindu ein halbes Dutzend neuer Lehrsätze, die er komplett mit seinem Geist herleitete und bewies. Eigentlich wäre dies nur mit dem Einsatz eines hochmodernen Computers möglich. Die fieberhafte Tätigkeit dauerte über drei Jahre. Dabei wurde er zunehmend kränker. Im frühen Alter von 33 Jahren starb er an Tuberkulose. Die in der modernen String-Theorie verwendete Modulfunktion wird ihm zu Ehren Ramanujan-Funktion genannt.

Immer wieder taucht in seinem Werk die Zahl 24 auf. Sie wird als magische Zahl in der Mathematik bezeichnet, da sie aus Gründen, die nicht verstanden werden, wichtige Plätze besetzt. So entspricht jede der 24 Moden in der Ramanujan-Funktion einer physikalischen Schwingung der Strings und markiert damit die Raum-Zeit-Verhältnisse und ihre Dimensionen (24 + 2 und 8 + 2, die 2 zusätzlichen Dimensionen braucht der Physiker zur Angleichung an die relativistische Theorie).

Ist dieser Fall ein Beispiel für eine geistige Führung?

Nutzbarmachung des Informationsfeldes

Um uns das universelle Informationsfeld *bewusst* nutzbar zu machen, ist eine detaillierte Zerlegung der Einzelschritte hilfreich. Bewusstsein und Unterbewusstsein zwecks Informationserkennung und -verarbeitung stehen im Mittelpunkt, wobei das Unterbewusstsein als Bewusstsein des Selbst definiert wird. Unterbewusstsein entspricht damit auch der Motivation.

1. Aktion der Adressierung mit Bewusstsein/Unterbewusstsein:
   Adressieren/Anvisieren eines Zielmusters im abgespeicherten Informationsfeld (Auswahl aus Möglichkeiten = Information I)
   Das Bewusstsein aktiviert damit konkrete Information aus Wellenfunktionen, bei lebenden menschlichen Organismen unter Zuhilfenahme der Zensoreigenschaften des Gehirns. Es entsteht eine reale Wirbel-Ladungs-Kopplung im Übergang zum Vakuum (Kapitel 12).

2. Aktion der Vorstellung von Inhalten der Adressierung mit Bewusstsein/Unterbewusstsein:
   Festlegen der Zielmuster-Eigenschaften im Informationsfeld (Auswahl aus Möglichkeiten = Information II)
   Resultat von 1. und 2.: Kollabieren von Wellenfunktionen und Teilchenbildung mit Kraftvermittlung durch Quantenboten (wie Photonen bei Elektronen).

3. Aktion der Abtastung von abgespeicherten Erfahrungen mit Bewusstsein/Unterbewusstsein:
   Festlegung der resultierenden ausgesuchten Möglichkeiten als Realität. Folge: Einflussnahme auf Materie mit Neugenerierung von Wellenfunktionen (Auswahl aus Möglichkeiten = Information III).

4. Aktion der Bewertung mit Bewusstsein/Unterbewusstsein, abgeleitet von 3. (Auswahl aus Möglichkeiten = Information IV).

5. Erfahrungs- und Wissenszuwachs
   Speicherung des Erlebten im Informationsfeld (Hologramm) als Neumuster.

Abhängige Variable für alle Aktionen mit Bewusstseinsmomenten ist der aktuelle Materie/Massen-Status: z. B. Materie-Aktivitätslevel durch Hormone, Neurotransmitter, Mediatoren, Neuron-Tonus und bisherige Erfahrungs- und Wissenslevel, was schließlich die Persönlichkeit ausmacht.

Experimentelle Bestätigung?

Das berühmte und oft zitierte Einstein-Podolsky-Rosen-Paradoxon (EPR) – eine erdachte Anti-Quanten-Hypothese – wäre mit dem Modell eines mit uns korrespondierenden universellen Informationsfeldes erklärbar. Nach Veröffentlichung der Hypothese wurden Experimente zur Falsifizierung durchgeführt. Die EPR-Experimente[15] werden seit 1982 regelmäßig in verschiedenen Laboratorien mit positiven Ergebnissen reproduziert; in Europa sind die Versuche 1998 (Zeilinger, damals Universität Innsbruck, heute Wien) in den Medien auch als Beam-Experimente bekannt geworden.

Ergebnis der EPR-Experimente: Die physikalisch-experimentelle Beeinflussung eines Quants führt zur prinzipiell identischen Beeinflussung eines Zwillingsquants (entsteht sehr häufig bei Strahlungen) ohne jede direkte experimentelle Einwirkung, und das unabhängig von Raum und Zeit.

Das heißt, das Zwillingsquant kann sich an jedem beliebigen Ort des Universums befinden und »spürt« instantan die physikalische Behandlung seines Partners im Labor. Laut oben aufgezeigtem Modell ist das möglich, weil das Photon 1 seine physikalische Beeinflussung dem Hologramm-ähnlichen Skalarfeld mitteilt und Photon 2, das als Zwilling in Resonanz liegt, diese Information wieder herausliest und verwertet, egal, wo im Universum es sich gerade befindet.

Es sind weitere Ergebnisse aus Experimenten bekannt, die vage geeignet sein könnten, das vorgestellte Modell auch hinsichtlich der Komponente Bewusstsein zu bestätigen.

Die interdisziplinäre Forschungsgruppe PEAR (Princeton Engineering Anomalies Research unter Leitung von Jahn und Dunne[61]) im Untergeschoss der ehrwürdigen Princeton University hat über viele Jahre signifikante Ergebnisse publiziert, wonach allein mithilfe des Bewusstseins von Versuchspersonen Elektronenbilder von Monitoren beeinflusst werden können. Die Versuche deuten darauf hin, dass das Bewusstsein imstande ist, das Computerverhalten zu lenken. Die Quantenmechanismen der Elektronik sind empfangsbereit für den Einfluss von Gedanken.

Andere Arbeitsgruppen konnten in Versuchen die Richtung der Spins von Elementarteilchen durch Bewusstsein beeinflussen, wie von dem Physiker Paul Davies[33] (damals Leiter des Instituts für Wissenschaftsphilosophie an der Universität Adelaide, Australien) beschrieben. Seine Interpretation bereits im Jahr 1989: »Der Geist scheint die Materie zu steuern.«

Ebenso spektakuläre Ergebnisse findet die Arbeitsgruppe um Mandel, Universität Rochester.[83]

Ändert sich alleine das intellektuelle Wissen des Experimentators über eine »Welcher-Weg-Information« innerhalb einer Lichtstrahlenanordnung, dann wandelt sich die Welle zu einem Photon. Das bloße Erkennen einer möglichen Information zwingt das Photon, sich zu outen und Information für Kraftwirkungen zu entfalten.

Mandel sagt: »*Der Quantenzustand spiegelt nicht nur das wider, was wir über das System wissen, sondern was im Prinzip erfahrbar ist.*«

Vielleicht lassen sich auch folgende ungeklärte Ergebnisse hier einordnen: In russischen Labors wurden reihenweise massehaltige Neutrinos entdeckt, nicht aber in amerikanischen. Es gibt ein merkwürdiges Teilchen, das die Physiker »Anomalon« tauften. Seine Eigenschaften variieren von Labor zu Labor, und die Realität eines Anomalons hängt davon ab, wer es jeweils findet und erschafft.[123]

Geist wirkt auf Materie. Dass das Bewusstsein *innerhalb* unseres Körpers auf Materie wirkt – wir haben Laufen und Sprechen gelernt, wir dirigieren unseren Körper mit dem Willen –, daran haben wir uns gewöhnt seit Kleinstkindalter, obwohl auch dieser Mechanismus bereits ein ungeklärtes Rätsel ist. Das Erstaunliche an den experimentellen Ergebnissen ist allerdings, dass über die Grenzen des eigenen menschlichen Körpers hinaus Materie durch unseren Geist beeinflusst werden kann.

Mit reinen elektromagnetischen Kräften des Gehirns, die ja bekanntlich mit dem Quadrat und sogar mit der dritten Potenz der Entfernung abnehmen, ist dieser erstaunliche Mechanismus nicht erklärbar, wohl aber mit dem oben beschriebenen »Vakuumäther«-Skalarfeld.

9. Neue Physik reproduziert die Aussagen alter Weisheiten

»Das schönste und tiefste Gefühl, das wir erfahren können, ist die Empfindung des Mystischen. Es ist die Kraft aller wahren Wissenschaft. Zu wissen, dass das, was für uns unergründlich ist, wirklich existiert und sich selbst als die höchste Weisheit und die strahlendste Schönheit manifestiert, die wir mit unseren trüben Geisteskräften nur in ihren primitivsten Formen begreifen können – dieses Wissen, dieses Gefühl, steht im Zentrum wahrer Religiosität.«

ALBERT EINSTEIN
(aus Davidson: »Vakuum«)

Weisheiten laut ältester Literatur

Es ergibt Sinn, wenn man sich die alten Weisheiten ansieht. Überraschend wird in frühesten Zeiten vorweg berichtet, was heute erst die neue Physik ans Licht bringt. Natürlich kann man sagen, das ist Zufall; aber Sie werden gleich lesen, wie genau zum Teil die Beschreibungen in den Überlieferungen übereinstimmen mit den Beschreibungen innerhalb der neuen Physik, z. B. die Beschreibung des Hologramms.

Neben Zufall gibt es auch die Möglichkeit, dass die Alten ein universales Wissen, wie es sich z. B. in der Evolution repräsentiert, anzapfen konnten. Das entspräche der These dieses Buches, wonach eine universale Information über die wahren Mechanismen des Kosmosgeschehens im Vakuum gespeichert vorliegt.

Die älteste Literatur der Inder liegt vor als:

1. Rig-Veda
2. Sama-Veda

3. Yajur-Veda
4. Atharva-Veda

Veda, Vedas, Veden (Sanskrit) heißt Wissen, speziell göttliches Wissen. Das Alter der Urlieferungen kann nur geschätzt werden; es liegt zwischen 5000 und 25 000 Jahren.

Die Upanishaden bilden den philosophischen Teil der Veden als Geheimlehre. Die traditionelle Etymologie lautet: *upa-ni-sad,* »nahe dabeisitzen«. Ihr Inhalt berichtet über folgende Grundprobleme: Ursprung des Lebens, das Werden, Bewusstsein und Geist, der Grund und das Ziel des Daseins.

Es werden geheimnisvolle Entsprechungen und Wechselwirkungen beschrieben. Die heiligen Texte sind ursprünglich ein geheimes, verborgenes, das heißt esoterisches Wissen. Da dieses Wissen nicht mit dem Verstand *(manas)* entwickelt wurde – es gab damals noch keine experimentelle Wissenschaft –, handelt es sich um eine intuitive Einsicht *(buddhi).*

Die Vedanta-Philosophie entwickelte sich auf der Basis der Geheimlehre der Upanishaden. *Vedanta* (sanskrit) heißt »das Ende des gesamten Wissens« und ist ca. 4000 Jahre alt. Die Lehre der Vedanta entwirft ein spirituelles Bild der Welt und des Menschen und enthält alle Disziplinen, die wir heute nicht mehr miteinander verbinden: zugleich Kosmologie, Psychologie, Theologie, Anthropologie, Physik, Metaphysik, Epistemologie, Ethik.

An diese Philosophie schloss sich der Urbuddhismus an durch den historischen Buddha Siddhattha Gotama (563–483 v. Chr.) in Indien (Lehrrichtung Hinayana).

Die Lehrrichtung Mahayana (Weisheitsschule) entstand im 1. Jh. v. Chr. und wurde von Tibet, Nepal, Sikkim, Bhutan, Vietnam, China, Korea, Japan übernommen.

Die Lehre beinhaltete die Erkenntnis der Leere im Menschen und aller Dinge. Durch die erworbene Weisheit gelangt man schließlich zu der Einsicht, dass diese Leerheit (heute würden wir Leerheit von Massen, also Vakuum interpretieren) das Absolute und Wahre ist.

In diese Lehrrichtung gliedert sich auch die Schule Zen (Chan) durch den Gründer Bodhidharma im 6. Jh. n. Chr. in China ein. Inhalt der Lehre ist, dass man durch Meditation und Koans den Geist als Ursache allen Seins erfährt.

Es gab in China eine parallele Entwicklung dieses Gedankenguts, den Taoismus. Einer der Begründer war 2000 v. Chr. der Gelbe Kaiser.

Die berühmteste und meistübersetzte chinesische Weisheitsschrift heißt Tao de jing (auch Tao-te-ching), von der man 1997 in Guodian (Provinz Hubei) ein Fragment, vermutlich aus dem 4. Jh. v. Chr., gefunden hat. Diese Schrift wird dem legendären Weisen Lao-tzu (auch Lozi, bedeutet übersetzt alter Meister) zugesprochen.[74]

Tao heißt »Wege«, auch Gesetz, Lehre, universales Ordnungsprinzip, kurz: der alles einschließende Weg. Tao wird im Tao de jing umfassend verstanden als das erste und letzte Prinzip, undefinierbar, unnennbar, unbeschreibbar; Urgrund aller Welt, keine persönliche Gottheit, vor Himmel und Erde existierend; Mutter aller Dinge, lässt ohne zu handeln in Ruhe alles entstehen.

Das Tao, gleichbedeutend mit dem Ur-Grund, der Ur-Energie, dem Ur-Anfang, wird als ein nicht geschlossener leerer Kreis gezeichnet. Überraschend entspricht dieses Symbol damit der heutigen Vorstellung des String-Bandes, dem Ur-Grund, der Ur-Energie, dem Ur-Anfang innerhalb der neuen Physik.

Der Text zu diesem leeren Kreis heißt im Taoismus:[120, S. 235]

»Es gibt ein Ding, das ist unterschiedslos vollendet.
Bevor Himmel und Erde waren, ist es schon da, so still, so einsam.
Allein steht es und ändert sich nicht.
Im Kreis läuft es und gefährdet sich nicht.
Man kann es nennen die Mutter der Welt.
ich weiß nicht seinen Namen, ich nenne es Tao.«

Tao heißt auch Plenum, Fülle des Raumes. Die Fülle lässt sich mit Ch'i beschreiben. Es heißt: Alle Dinge sind aus Ch'i hervorgegangen, alle werden dorthin zurückkehren.

»Die Große Leere kann nur aus Ch'i bestehen, dieses Ch'i muss sich verdichten, um alle Dinge zu bilden; und diese Dinge müssen sich wie-

der auflösen, um wieder die große Leere zu bilden.« (Chang Tsai, Fung Yu-lan[25])

»Der Mensch ist in Ch'i, und Ch'i ist innerhalb des Menschen selber. Vom Himmel und der Erde bis hin zu aller Art von Schöpfung ist da nichts, was nicht Ch'i benötigen würde, um am Leben zu bleiben. Der Mensch, der es versteht, sein Ch'i zirkulieren zu lassen, erhält seine eigene Person und bannt auch Übel, das ihm schaden könnte.«[77]

»Wenn man weiß, dass die Große Leere voll von Ch'i ist, wird einem klar, dass es so etwas wie ›Nichts‹ nicht gibt.«[90]

Deshalb ist dieses Tao zugleich *De* – Kraft (auch Tugend). *De* wirkt bei aller Hervorbringung, Entfaltung und Erhaltung der Welt als die Kraft des Tao, die in allen Erscheinungen ist und sie zu dem macht, was sie sind. Und doch sind das Tao und seine Kraft nirgendwo direkt greifbar und verfügbar. Es ist »Leere«, ohne sinnlich wahrnehmbare Eigenschaften. Nur wenn der Mensch seine »Leerheit« *(wu)* erfährt, nur wenn er sich die kosmische Ordnung, das Tao, als sein Lebensgesetz zu eigen macht und sich vom Tao erfüllen lässt, nur wenn er absichtsloses Handeln oder »Nicht-Handeln« *(wu-wei)* erlernt, ahmt er das stille Wirken der Natur nach. Dann lebt er im Einklang mit der Natur und kann die Einheit mit dem Tao erreichen. Die Tai-Chi-Meditation hilft dabei.

»Du wendest es bereits täglich an, ja in jeder Minute. Es ist deine natürliche Kraft der Vorstellung die schöpferische Ur-Energie des Universums, die du ständig benutzt, ob nun bewusst oder unbewusst.«[25]

Ching ist die Essenz (Materie aus Massen),
Ch'i ist die Lebensenergie und Kraft,
Shen ist der Geist (Information zur Kommunikation).

Laut Taoismus wirken alle ständig aufeinander ein. In der Natur führt die Abfolge ihrer Wechselwirkungen
von der Leere zur Form,
vom Allgemeinen zum Besonderen,
vom Subtilen zum Groben.

Vollkommen analog ist der Mechanismus der Quantenentstehung.

Ein Weiser hat das Wissen, diese Abfolge umzukehren und vom Groben zum Subtilen zurückzugelangen: Umwandlung von Ching in Ch'i und Umwandlung von Ch'i in Shen.

Zu: 1. Vakuum – Leere

»Alle Materie ist mein eigener Geist, und dieser Geist ist Leere, nicht entstanden, unbehindert.«

DAS TIBETISCHE TOTENBUCH

Der Begriff Leere spielt in allen alten Weisheiten eine große Rolle. Er wird definiert als die Abwesenheit aller Bestimmungen, die der Buddha als *»das Unentstandene, das Ungeborene, Ungeformte«* (*sunyata*, oder tibetisch *ston-pa-nid*) bezeichnet.

Wir wissen bereits, dass dies sprachlich der neuen Vakuum-Physik entspricht. Der Buddhismus spricht – aus heutiger Sicht physikalisch korrekt – von der Potenzialität der »Großen Leere«, die fähig ist, Myriaden von Dingen verschiedenster Form und Gestalt hervorzubringen.

Dieser Zustand »aller Möglichkeiten«, identisch mit der Urform der Energie und der Information, die im unbeeinflussten Vakuum virtuell herrschen, ist somit identisch mit »sunyata«. Das Bewusstwerden dieser *sunyata* ist *prajna* (tibetisch *ses-rab*), die höchste Erkenntnis.

Das Erleben dieser Leere entspricht dem Erleben des puren Geistes und wird in der Meditation aufgesucht.

Die buddhistische Lehre (Tibet) sagt: *Die »Große Leere« ist das Allumfassende, das nicht mit den Sinnen Erfassbare, das wie der unendliche Mutterschoß des Weltraums, alle Formen gebiert, nährt und in sich beschließt, in dem das Licht ewig strömt, ohne je verloren zu gehen.*

Der Begriff Licht steht in den Schriften synonym zu Energie.

Die Schriften machen immer wieder deutlich: Aus der Leere entfaltet sich die Welt. Alle Dinge treten aus dem Zustand der Leere in eine wirkliche Erscheinung. Wirklichkeit ist abgeleitet von wirken. Es entsteht letztlich wirkende Materie und damit aus unserer Sicht objektive Realität.

Die Leere ist im Buddhismus auch definiert als Nichtexistenz der Unabhängigkeit. Diese Aussage entspricht der neuen Physik, die in der Leere des Vakuums die Energien »aller Möglichkeiten« sieht, die alle aus dem gleichen Ursystem entstanden sind.

Undifferenzierte Einheit, jenseits aller Subjekt-Objekt-Differenzierung und jenseits von Raum und Zeit. Dies ist laut Tradition der höchste Bewusstseinszustand, in dem die absolute Wirklichkeit direkt erfahren wird. Es ist *sunya,* die wahre Natur, eine Ganzheit, aus der das Sein entsteht.

Leere – so heißt es – besitzt kein Selbst, und sie ist die Abwesenheit einer innewohnenden Existenz. Sie ist die Grundlage von allem.

Die alten Weisen berichten: Wenn wir die Leere erforschen, können wir kein Ding finden. Die Leere bildet das Wesen jedes Objekts. Aufgrund der Leere erscheint es und geht es. Ein Lebewesen kommt und geht; Glück kommt und geht; Leiden kommt und geht: Erscheinen und Vergehen werden ermöglicht durch die Leere, durch die Natur der selbstlosen Existenz. Wenn nun Leben, Glück, Leiden unabhängig voneinander auftreten, dann könnten sie sich nicht verändern. Alle Veränderungen sind von wechselseitigen Ursachen und Faktoren abhängig, die in der Leere nicht vorhanden sind, die aber aus der Leere heraus entstehen.

Durch Meditation kann man die Leere *(sunya)* erfahren.

Wenn man die früheren Sutras mit den späteren, wie der *Mahayana*-Sutra, vergleicht, so fällt auf, dass die alten Schriften von *sunyata* als der Wahren Wirklichkeit sprechen, während die jüngeren Schriften hier den Begriff Geist verwenden.

Das *Lankavatara*-Sutra schließlich verbindet beide mit der Leere: Wahre Wirklichkeit als Leere und Wahre Wirklichkeit als Geist sind damit im Buddhismus nebeneinander gegenwärtig, wobei die Leere im Vordergrund steht.

Laut Lingwood[80] erscheint die Wahre Wirklichkeit als Leere aus der Weisheit heraus und die Wahre Wirklichkeit als Geist aus der Meditation heraus. Da die Weisheit im Buddhismus Vorrang hat, wurde zuerst von Wahrer Wirklichkeit als Leere gesprochen.

Dalai Lama (dieser Titel bedeutet »Ozean der Weisheit«): *»Der Buddhismus unterscheidet verschiedene Ebenen der Dichte und Feinstofflichkeit von Teilchen. Die subtilsten Teilchen sind die des Raumes (gemeint ist der Vakuum-Raum, der Masse-freie Raum). Sie sind die Grundlage für alle anderen Teilchen. Die Teilchen des Raumes als System existieren ewig.«*[139]

Analog dieser Aussage kann die Leere aus heutiger Sicht durchaus mit Vakuum gleichgesetzt werden – leer an Masse – und somit wird im Buddhismus Wahre Wirklichkeit und Geist dem Vakuum zugeschrieben, was identisch ist mit der These dieses Buches.

Akzeptierte Theorien der neuen Physik, Philosophie und Psychologie	**Alte Geheimlehren des Buddhismus / Taoismus und anderer Traditionen**
1. Masseleerer Raum / Vakuum	
Vakuum, Raum zwischen den Massen	Große Leere
– Energie und Information »Aller Möglichkeiten«	»ist fähig, alle Dinge und Gedanken hervorzubringen«
– undeterminiert	Buddha: »Das Unentstandene, Ungeformte, Ungeborene«
– Alle Dinge der Erscheinung entstehen aus diesem Raum heraus	Die Leere enthält den Raum, der *Sunyata* = Wahre Wirklichkeit beinhaltet.

Zu: 2. Urform der Energie (»Magic-, Mystery-, Membran-Theorie«)

In diesem Buch wird die Sichtweise vertreten, dass das Vakuum funktionell sowohl als lokales wie auch gleichzeitig als universales Informationsfeld dient (Hologramm-ähnlich). Grundlage dafür sind Oszillationen der Urenergie, des String-Bands in 11 Dimensionen. 7 Dimensionen gehören dabei den geistigen Prozessen an, und 4 Dimensionen entsprechen unserer Raum-Zeit, also der materiellen Welt.

In allen alten Überlieferungen gibt es eine Idee, die zeitlos zu sein scheint. Diese Idee liegt dem »Stein der alten Weisen« zugrunde und wird auch »Elixier des Lebens« genannt. Es geht um die geheimnisumwobene Urform oder auch Ursubstanz, die von Aristoteles auch mit »prima materia« bezeichnet wurde. Was haben die Alten darunter verstanden?

Sie sagen: Alle Materie und alle Elemente dieser Welt und des Universums sind Modifikationen und Variationen ein und derselben Substanz und Kraft. Die wahre Natur dieser Urkraft zeige sich erst dann, wenn alle Elemente aufgelöst werden und jede Differenzierung von Kräften rückgängig gemacht wird.

Dieses uralte Postulat ist sehr wichtig und wird noch eine zentrale Rolle im weiteren Text spielen, denn es beschreibt auch die Kernaussage der neuen Physik.

Im Dzogchen ist geschrieben, dass die grundlegende und deshalb wahre Natur von allem die Urstrahlung ist. Sie ist Bestandteil unserer Gefühle, unserer Erfahrung, eben von unserem Bewusstsein.

Die buddhistische Tradition weist darauf hin, dass es neben dem von unseren Sinnen wahrnehmbaren dreidimensionalen Raum und dem ebenfalls wahrnehmbaren Zeitraum viele weitere Bewegungsmöglichkeiten in weiteren Raumdimensionen gibt.

Die alte buddhistische Schrift *Dhathu-Katha* (Erörterung der Elemente) spricht von den 7 Faktoren der Erleuchtung *(bojjhanga)* und von den 11 Bereichen, in denen die Gestaltung, der *Rupa-Khandha*, vorkommt.

Der Tantrismus beschreibt »die Schöpfung als Illusion« durch eine

Aufeinanderfolge von 36 Emanationsebenen, den *tattvas* mit den drei Klassen rein *(suddha)*, rein-unrein *(suddhasuddha)*, und unrein *(asuddha)*, die von der absoluten Einheit *(para-samvit)* (Urform der Energie) bis zur Materie *(prthivi)* reichen. Die Erscheinungen werden durch stufenweise Entfaltung der Einheit erreicht (Untereinheiten der Urform der Energie, die wir subatomare Teilchen nennen). Geist, Natur und Materie sind verwandt. Geist formt Materie nach seinem Bild. Die Natur ist durch geistige Betrachtung ins Dasein getreten.

Die Einheit wird im Tibetischen als *Thig-le* und im Sanskrit als *bindu* bezeichnet.

Das Wort *bindu* hat die Bedeutung von Punkt, Null, Keim, Tropfen, Flammenform oder auch Samenkorn *(bija)*.

Dieser Keim wird oft auch als strahlende Flamme, oftmals in der Farbe Blau, dargestellt. Die grundlegende Bedeutung dieses blauen »Punktes« ist der Raum (Sanskrit: *akasa;* tibetisch: *nam mkhah*).

In der Welt gibt es laut Überlieferung fünf Grundzustände:

- Urzustand: *Akash* oder *Akasha*,

  Akasha ist in jedem Menschen als Licht, als Liebe, als Seligkeit und als reines Bewusstsein. Daraus wird durch Verwandlung:
- Erde als Bezeichnung für feste Materie: *Prithvi,*
- Wasser als flüssiger Zustand: *Jal,*
- Feuer als Strahlung: *Agni,*
- Luft als Gas: *Vayu.*

Laut Raja-Yoga: Neben *Akasha,* der fundamentalen Substanz alles Existierenden, gibt es *Prana,* die höchste Energie, die alles bewirkt und alles formt.

Prana hat eine sehr komplexe Bedeutung. Es heißt zwar zunächst Atem, Hauch auf der individuellen Ebene; pra-ana = von der Wurzel an atmen, aber dieser Atem ist 5-bis 7-fach und spielt in allen Erscheinungsformen der inneren Energie eine Rolle.

Diese Energieform hat nichts mit dem Bereich der Elemente *(bhutani)* zu tun, die mit der Nahrungsmaterie *(annam)* zusammenhängen. Sie ist auch nicht identisch mit dem Bereich des Geistes *(manas, vijnana)*.

Prana ist eher das, was Leben ermöglicht, eine geheimnisvolle immanente und transzendente Energie.

Prana ist eine unendliche allgegenwärtige Kraft, die auf *Akasha* Einfluss hat. *Prana* befindet sich in den Nervenströmen und in der Kraft der Gedanken, letztlich in allen menschlichen Tätigkeiten. Am Ende werden sich sämtliche Kräfte wieder in *Prana* auflösen, so wie alle Dinge ins *Akasha* hinein ersterben.

Im Sanskrit findet sich ein ähnliches Konzept als *Mulaprakriti.*

Die Kausitaki-Schule (Upanishad 2,1) sagt sogar *»Prana ist Brahman«,* also die Ganzheit des Universums.

In späteren Traditionen wird diese alle Wesen durchdringende Form der Energie *sakti* genannt.

Die kosmische Entsprechung von *Prana* ist *Vayu;* also ein Prana-Wind auf der kosmischen Ebene, der als universelle Ausdehnung das Kommunikationsmittel zwischen den Wesen und den nichtmateriellen Welten ist.

Die Veden sagen, dass die geistigen Einheiten die Gedanken der Menschen durch die Vermittlung von *Vayu* wahrnehmen.

In der Brhad Upanishad 3,7,2 (durch Yajnavalkya Uddalaka) heißt es:

Vayu ist »der Faden, durch den diese Welt und die andere Welt und alle Wesen zusammengehalten werden«.

Noch subtiler als *Vayu* wird der Ausdruck *akasa* oder *kha* verwendet. *Akasa* ist ein Dimensionsbereich am Beginn von allem, was ein Sein haben kann. In der Chandogya 8,14 steht: *»Akasa ist der unendliche Raum, der absolut unfassbar und unwahrnehmbar ist.«* (*Akasa* und *Akasha* werden nicht synonym verwendet.)

Die Chandogya Upanishad 8,13 vergleicht die Bedeutung der Funktion des *akasa* mit dem inneren Raum des Herzens als Geheimnis des Seins jedes Menschen.

Zu: 2a String-Band

In den Überlieferungen der Buddhisten ist das Universum eine Emanation oder Projektion einer geistigen Kraft, die subjektiv als ein allumfassendes universales Speicher-Bewusstsein *(alaya-vijnana)* erlebt wird.

Demnach ist laut Tradition das Universum fähig, Information zu speichern.

Die String-Theorie der neuen Physik lässt die gleiche Aussage zu (Michio Kaku[65], 1995):

»Das besondere Merkmal eines String liegt darin, dass man in ihm eine große Datenmenge höchst kompakt speichern kann, und zwar so, dass sich die Information reproduzieren lässt.«

Akzeptierte Theorien der neuen Physik, Philosophie und Psychologie	**Alte Geheimlehren des Buddhismus / Taoismus und anderer Traditionen**
2. Urform der Energie	
Ur-Membran – Ursprung aller Energie	*Prana* = Ur-Energie, die alles bewirkt
Urzustand-Bereich	*Akasha* = Raum, aus dem alles entsteht
String = Faden	*Tantra* (tib. *rgyud*) = Faden; ergibt gegenseitige Abhängigkeit alles Seienden (Stoff und Geist)
Schwingendes Stringband	*bindu* = Keim, Samenkorn; strahlende Flamme als Entstehungszentrum von allem
Stringmembran-Darstellung: – zum Kreis geformtes Band	Tao-Symbol: – zum Kreis geformtes Band

Konkretisierung der Energie durch Resonanz (Teilchenbeschleuniger)	»Gleiches kann nur durch Gleiches erzeugt werden«; der wirkliche Urgrund aller Dinge ist eine unermessliche Symphonie von Schwingungen und Überlagerungen von Schwingungen zu Mustern.«

Es gibt eine tantrische Weltanschauung in alten Überlieferungen (diese Weltanschauung darf nicht verwechselt werden mit dem erotisierenden Saktismus der Hindu-Tantras), die den Begriff »String« in den Mittelpunkt stellt und überraschend deutlich mit heutigen Theorien gleichzieht.

Das allgemein bekannte Wort »Tantra«, auch sein tibetisches Synonym *»rgyud«* bedeutet »Faden«. Auch der Begriff »String« in der neuen Physik bedeutet »Faden«.

Beide Begriffe beschreiben die gleiche Funktion dieses »Fadens«.

Tantra meint ein Verwobensein aller Dinge und Handlungen, die gegenseitige Abhängigkeit alles Bestehenden, auch die geistige Überlieferung, die Tradition.

Die Schriften, die im Buddhismus unter den Begriff Tantras eingeordnet wurden, handeln vom Parallelismus von Mikrokosmos und Makrokosmos, Geist und Natur, Ritual und Wirklichkeit, Stofflichem und Geistigem.

Das alles trifft auch auf den »String« zu.

Zu: 3. Dimensionen

In einer überlieferten Zusammenfassung zur geistigen Haltung (*Abhidhamma* der Theravadins) werden 11 Prinzipien von *rupa* aufgeführt. *Rupa* ist ein Pali-Begriff, der das Verfestigte, Geformte bedeutet, was nicht nur materiell gemeint ist.

Die neue Physik sieht für die Urmembran ebenfalls 11 Dimensionen vor, wobei nur 4 davon sich auf diejenige Raum-Zeit beziehen, die Materie definiert. Die restlichen 7 sind frei für unverfestigte energetische-informative (geistiges Bewusstsein?) Prozesse.

Die Stupa-Architektur

In allen Kulturen des Ostens gibt es eine architektonisch symbolträchtige Form von Monumenten, die *Stupa* (auch *Dagoba, Pagoda, Tschorten*) genannt. Diese Denkmäler sind das Vermächtnis der alten Weisen, eine Verkörperung einmaligen umfassenden Wissens, wie es heißt.

In den Stupa sind laut Tradition enthalten: die natürlichen Gesetze des Universums, der Weg zur Erweckung des höheren Bewusstseins, eine transzendierende Psychologie.

Die japanische Shingon-Weltanschauung errichtet noch heute die Stupa *(sotoba)* exakt so, wie die Tradition des indischen *Mantrayana* sie beschreibt.

Alle Stupa-Architektur hat einen prinzipiell ähnlichen Aufbau:

Die Basis besteht aus einem Kubus,

darüber befindet sich eine Kugel oder Halbkugel,

darüber ein Konus, und

die Spitze besteht aus einer Schale wie ein Halbmond mit einem flammenden Tropfen.

Der flammende Tropfen ist identisch mit dem blauen Punkt *(bindu)* oder dem Samenkorn *(bija);* es entspricht dem potenziellen Erleuchtungs-Bewusstsein *(bodhicitta).*

Mehrere übereinanderliegende Terrassen oder horizontale Einkerbungen des unterhalb des Flammentropfen liegenden Konus stellen die verschiedenen Bewusstseinsebenen psychischer Fähigkeiten dar, die durchlebt werden müssen, um an das Zentrum der Urform der Energie zu kommen, an den universellen Geist. Zwischen 3 und 13 derartiger Ebenen sind in den Stupa verwirklicht.

Zu: 4. Der Hologramm-ähnliche Speicher

Ganz besonders eingehend beschreibt das *Avatamsaka*-Sutra (Blumenschmuck-Sutra), auch *Buddhavatamsaka*-Sutra genannt, die holografischen Eigenschaften des Kosmos (erste Fassung 418–420 von Buddhabhadra, die zweite 695–699 von Shikshananda, die dritte 796–797 von Prajna).

Erst einmal ist beschrieben, wie Buddha einen Lichtstrahl von der Stelle zwischen seinen Augenbrauen aussendet, der dann die ganze Welt erscheinen lässt. Buddha besaß gleichzeitig die unvorstellbare *(achintya)* Kraft, »seinen einen Körper das ganze Universum erfüllen zu lassen und alle Buddhas und Buddha-Länder in seinem Körper eingehen zu lassen, er kann alle Bilder des *Dharmadhatu* (die Welt des Geistes) in einem einzigen Staubkorn sichtbar werden lassen, er kann alle Buddhas der Vergangenheit mit allem, was sie taten, in einer einzigen Pore seiner Haut zeigen, er kann mit jedem einzelnen Lichtstrahl, der von seinem Körper ausgeht, das ganze Universum ausleuchten, er kann Wolken der Verwandlung aus jeder einzelnen Hautpore hervorgehen und alle Buddha-Länder erfüllen lassen, und er kann in einer einzigen Pore die Geschichte aller Welten in allen zehn Richtungen von ihrem Erscheinen bis zu ihrer endgültigen Zerstörung sichtbar werden lassen« (sollte es statt Richtungen Dimensionen heißen, wäre es mit der Neuen Physik identisch: 10 Dimensionen sind in der String-Theorie für den Aufbau und die Funktion des Kosmos gefordert, alle Dimensionen haben ihre eigenen Hologramm-ähnlichen Ebenen. Die Membran-Theorie hat eine Dimension mehr, also 11, einschließlich der Zeitdimension).

Akzeptierte Theorien der neuen Physik, Philosophie und Psychologie	**Alte Geheimlehren des Buddhismus / Taoismus und anderer Traditionen**
	3. Universelle Welt – 11-dimensional
M-Theorie (Witten, Princeton University, u. a):	(Schrift Dhathu-Katha):
11 Dimensionen als Grundlage aller Dinge	11 Bereiche der *Rupa-Khanda* (*rupa* = Gestaltung)
4 D für Raum-Zeit – zur Materie gehörig	4 Bereiche wahrnehmbar in der Raum-Zeit ⇨ Stupa-Architektur
7 D befinden sich im massefreien Bereich des Vakuums	7 Bereiche gehören der geistigen Entwicklung *(bojjhanga)* einschließlich Erleuchtung *(Sambodhi)* ⇨ Stupa-Architektur
Buchthese: Vakuum ist Informationsspeicher – dies entspricht dem »Geist«	In jedem Menschen ist das *bodhicitta* als Potenzialität gegenwärtig (*bodhi* = Licht, Wahrheit)

»Das besondere Merkmal eines String liegt darin, dass man in ihm eine große Datenmenge höchst kompakt speichern kann, und zwar so, dass sich die Information reproduzieren lässt.«

Michio Kaku, 1995 (Hyperspace)[65]

Der Schrift *Ganda-Vyuha*, »Girlande der Welt«, liegt die Einsicht zugrunde, dass alle scheinbar unterschiedenen Dinge einander vollkommen durchdringen: Eines geht in alle ein, und alle gehen in eines ein, von keinem Hemmnis behindert. Das gesamte Universum spiegelt sich in jedem Ding wider bis hinunter zum kleinsten Staubkorn. (Das ist identisch mit dem späteren Ausspruch William Blakes: Die Welt ist in einem Körnchen Sand zu erblicken.)

Dies ist in verblüffender Weise eine Beschreibung des Hologramms.

Ganda-Vyuha sagt analog zum Prinzip des Hologramms: Jedes Ding spiegelt jedes andere wider und wird selbst in jedem anderen gespiegelt. Auf dieser Ebene gibt es weder Raum noch Zeit, Vergangenheit und Zukunft gehen über in einen gegenwärtigen Augenblick des Lichts, dieser Augenblick bleibt aber nicht stehen, sondern bewegt sich stetig fort. Weiter heißt es, Vögel, Blumen und Berge sind nicht mehr geschieden, sondern miteinander verschmolzen, ohne dass dadurch ihre Vogel-, Blumen- und Berghaftigkeit aufgehoben würde – ein ganz anderer Seinszustand, durchscheinend und leuchtend.

Dies ist aus der Sicht der Physik ebenfalls die Beschreibung des Interferenzmusters eines Hologramms, das bei Bestrahlung wieder die räumlichen Dinge preisgibt, die in der Überlagerung der elektromagnetischen Schwingungen (Licht) eingeprägt sind.

In der *Sutra Ganda-Vyuha* wird schließlich deutlich, dass es zwar neben der Welt des Geistes *Dharmadhatu* auch die Welt der Einzeldinge *Lokadhatu* gibt, dass diese beiden Welten aber nicht absolut verschieden sind, sondern sich gegenseitig durchdringen.

Das Avatamsaka-Sutra schreibt: »[…] In gleicher Weise ist jeder Gegenstand in der Welt nicht nur er selbst, sondern umfasst alle anderen Gegenstände und ist tatsächlich alles andere.« (alles zitiert in Talbot[120])

Fa-tsang, der Gründer der buddhistischen Hua-yen-Schule beschreibt das Universum als ein multidimensionales Netzwerk von Edelsteinen, von denen jeder einzelne alle anderen ad infinitum reflektiert. Er ergänzte, dass eine ständige Bewegung und Wechselbeziehung zwischen allen Dingen des Universums herrscht.

Mahayana-Buddhismus (S. 298): *»Wenn das Eine gegen alle anderen gesetzt wird, sieht man, wie das Eine alles durchdringt und gleichzeitig alles in sich selbst einschließt.«*[119]

»In uns wiederholt das Universum immer und immer wieder seine Fähigkeit, Formen zu erzeugen, durch die es sich seiner selbst bewusst wird.«

Karma

Die Buddhisten und die Jainisten glauben an die Selbstschöpfung, an die Wiedergeburt, an das Karma, das vom eigenen Willen geschaffen wird. Wenn man glücklich sein möchte, muss man die Ursache des Glücks selbst legen; gemeint ist nicht der materielle Wohlstand.

Ein Leben mit maximal hundert Jahren ist sehr kurz, verglichen mit der unbestimmt langen Zukunft. Wenn der Körper auf diesem Planeten in der Zusammensetzung zerlegt wird, kann er kein Stück Materie mitnehmen; was aber mitgenommen wird, sind alle geistigen Momente, das Karma. Gutes Karma entsteht laut Tradition durch Kontrolle alles Zerstörerischen, wie Zorn.

Die karmische Prädisposition liegt in einem mentalen Kontinuum eines Menschen, das gespeichert ist.

Jeder besitzt ein reines Selbst; es ist identisch mit dem Selbst im früheren Leben und dem Selbst im nächsten Leben.

Das Karma der Lebewesen, die neu geboren werden, dient als eine der Ursachen, die die Materie formen. Lebewesen in der Zukunft nutzen das Karma, das sich hier und heute ansammelt und sich in das Bewusstsein einprägt. Der eigentliche Schöpfer ist das Bewusstsein, das sich immer wieder formende Karma des Einzelnen.

Handlungen gehen vom Bewusstsein aus und bilden damit energetische Strukturen. Jede Handlung beeinflusst somit die Energie einer anderen Handlung, auch wenn diese viele Jahre her ist, sogar Tausende von Jahren. Es gibt keinen strikten Determinismus. Das Karma wird nicht von jemandem außerhalb von uns erschaffen, sondern von uns selbst.

Karma ist die universelle Verursachung, die sich in uns als Intention bemerkbar macht. Auch in anderen Überlieferungen spielt dieses Bild eine Rolle.

Die Kahunas (Hawaii) sind aus der Tradition heraus überzeugt, dass im Universum alles miteinander verwoben ist. Jeder Mensch ist von einem Geist-/Seelenwesen durchsetzt, dem »hohen Selbst« *(aumakua)*. Gedanken sind stoffliche Gebilde und bestehen aus einer subtilen energetischen Substanz, dem »schattenhaften Körperstoff« *(kino mea)*. Gedankenformen werden zu Fäden in dem Strang (vgl. String), aus dem das »hohe Selbst« die Zukunft webt.

Leibniz hat in seiner Monadenlehre postuliert, dass das Universum aus grundlegenden geistigen Krafteinheiten bestehe, die er Monarden taufte. Diese seien jeweils das Spiegelbild des ganzen Universums. Diese Lehre nimmt das universale Hologramm vorweg. Das wundert nicht; das Hologramm wurde bekanntlich von Dennis Gábor erfunden, der aber genau die Integralrechnung dafür einsetzte, die Leibniz erfand.

Zu: 5. Welt des Geistes

Früheste buddhistische Schriften bezeichnen den Geist als den Vorläufer aller Dinge (Pali: *mano pubbangama dhamma*) und damit die Conditio sine qua non alles Existierenden.

Der erste Vers des buddhistischen Pali-Kanons sagt: »*Vom Geist geh'n die Dinge aus, sind geistgeschaffen, geistgeführt.*«

Das *Lankavatara*-Sutra ist berühmt geworden durch sein zentrales Anliegen der Nur-Geist-Lehre *(chitta-matra)*. Dies entspricht der höchsten spirituellen Erfahrung. Gemeint ist die Erleuchtung *(Sambodhi)*. Der absolute Geist ist die ganze und einzige Wirklichkeit. Alle materiellen Gegenstände sind Trugbilder, der Erleuchtete weiß, dass die Bilder unseres gegenständlichen Lebens nicht wahr sind.

Die ganze Welt ist Geist *(chittmatram lokam)*.

Nichts ist außerhalb des Geistes real sichtbar *(chittabahyadarshanam)*.

Alles ist Geist *(chittam hi sarvam)*.

Akzeptierte Theorien der neuen Physik, Philosophie und Psychologie	Alte Geheimlehren des Buddhismus / Taoismus und anderer Traditionen
4. Universelle Informations-Speicherung Hologramm-ähnlich	
	Alle Bilder der Welt des Geistes *(Dharmadhatu)* sind in einem einzigen Staubkorn sichtbar. »Buddha kann in einer einzigen Pore seiner Haut die Geschichte aller Welten in allen 10 Dimensionen von ihrem Erscheinen bis zu ihrer endgültigen Zerstörung sichtbar werden lassen. Gleichzeitig kann er seinen einen Körper das ganze Universum ausfüllen lassen.« (Buddhavatamsaka-Sutra 418–420) »Das gesamte Universum spiegelt sich in jedem Ding wider bis hinunter zum kleinsten Staubkorn. Alle scheinbar unterschiedenen Dinge durchdringen einander vollkommen: Eines geht in alle ein, und alle gehen in eines ein, von keinem Hemmnis behindert. Vögel, Blumen, Berge sind nicht mehr geschieden, sondern miteinander verschmolzen, ohne dass dadurch ihre Vogel-, Blumen- und Berghaftigkeit aufgehoben wäre – ein ganz anderer Seinszustand durchscheinend und leuchtend.« (Ganda-Vyuha) »Wenn das Eine gegen alle anderen gesetzt wird, sieht man, wie das Eine alles durchdringt und gleichzeitig alles in sich selbst einschließt.« (Mahayana-Buddhismus)

Wenn der Geist die Entwicklung vorantreibt, sind alle Formen manifest *(sarvarupavabhasam hi yada chittam pravartate).*

Interessant ist die Bedeutung des Wortes *Chitta,* je nach Zusammenhang kann es sowohl Geist als auch Denken bedeuten, aber auch gleichbedeutend mit *Alaya-Vijnana,* dem Speicherbewusstsein sein oder auch die Gesamtheit des Bewusstseins *(chitta-kalpa)* meinen.

Nach der Überlieferung gibt es einen Hemmfaktor innerhalb unseres Bewusstseins, der das Erkennen der Wirklichkeit verhindert. Es ist das Nicht-Wissen oder die Verblendung, *Avidya* genannt (Pali *avijja*). Oder laut *Lankavatara*-Sutra ist es das Wirken eines psychischen Faktors *Vasana,* der dafür verantwortlich ist, dass wir das wahre *Chitta-matra* nicht erfahren können. *Vasana* enthält den Begriff *vas,* das bedeutet »wohnen, bleiben«, aber auch »mit Duft durchtränken« und wird gebraucht im Sinne »einer mit Duft durchtränkenden Energie, die ihre Essenz dauerhaft in den so getränkten Dingen hinterlässt«.

Im alten China wurde die gleiche Energie-Eigenschaft mit hsi-ch'i oder mit hsün-hsi benannt, was mit »Gewohnheitsenergie« übersetzt werden kann.

Andere Kulturen verwenden statt Duft auch den Begriff Hauch, Wind. Gemeint ist immer die Prägung der Energie mit unseren Tätigkeiten, wie Denken, Sprechen, Handeln, *»die im Alaya-Vijnana gespeichert werden und dazu führen, dass wir eine Außenwelt wahrnehmen und dann an ihr haften als etwas, das von unserem eigenen Geist verschieden ist«.*[80]

Das heißt, den alten Weisen war bereits das Problem geläufig, das in unserer heutigen Zeit wieder zu gravierenden Missverständnissen führt und die Ursache einer offensichtlich falsch verstandenen Wissenschaftspraxis ist: Der forschende Geist wird getrennt gesehen von dem zu erforschenden Gebiet.

Dalai Lama: *»Die individuellen Dinge können nicht aus sich heraus existieren, sie sind nicht autark, sondern stehen immer mit anderen Dingen in Beziehung. Es gibt keine Unabhängigkeit: diese Feststellung wird sunya genannt«* und führt zur Wahrheit, der *sunyata.*

Alaya ist laut Sutra ein universelles Meer, der Nur-Geist, und Vasana ist der Hauch oder Wind, der Wellen an der Oberfläche des

Meeres bewirkt. Diese Wellen sind identisch mit den *Vijnanas,* die als ein Zusammenwirken mit *Alaya* als die *Alaya-Vijnana* den Anschein einer gegenständlichen Welt erzeugen. Es gibt insgesamt 8 *Vijnanas,* 6 davon gehören zu unseren 5 Sinnesorganen plus dem Verstand, der Rest gehört zusammen mit den *Manas* zu den speziellen Bewusstseinsformen. *Alaya* als Nur-Geist ist immer mit den unterscheidenden Bewusstseinformen verbunden.

Padmasambhava schreibt: »*Gegenwärtig ist unser Geist in ein Netz eingebunden, das Netz des ›karmischen Windes‹«. Dieser ›Wind des Karma‹ ist wiederum im Netz unseres physischen Körpers eingeschlossen.*«

Atman geht in Brahman auf

Atman (Sanskrit) wird als »großes Eins«, Urgrund unseres Seins bezeichnet. Brahman (Sanskrit) ist der energetisch-geistige Bereich, in dem alle Wesen und Welten sind.

Nähert man sich der Einheit, dem universalen Geist, von der Objektseite, als das wahre Sein des Kosmos, heißt es im Vedanta *Brahman,* nähert man sich von der subjektiven Seite als mein wahres Sein, heißt es *Atman.* Letztlich geht beides ineinander über. Der Kern aller Bauelemente unseres Körpers ist *Atman,* der individuelle Geist der Einheit, der in den universellen Geist *Brahman* eingeht.

Es entsteht die absolute Einheit des Geistes, die *Unio mystica* (Christentum), *Henosis* (Platon), *Samadhi* (vedantisches Yoga), *Satori* (Zen-Buddhismus).

Der Mensch ist Teil der Natur, denn auch die Natur ist aus *Atman*-Emanationen aufgebaut. Unser *Atman* ist identisch mit dem Natur-*Atman.*

Jedes Denken und Sprechen über Materie *(Maya)* verfestigt die äußerliche materielle Ebene um den Kern von *Atman* herum. Setzt man den Fokus der Aufmerksamkeit dagegen auf *Atman,* dann hat man Chancen, *Atman* zu erleben.

Der Vedanta unterscheidet Hüllen mit 5 Unterklassen. Der Mensch als Gesamtwesen ragt in alle Hüllen hinein. Die ersten drei davon verhindern zunächst die Erfahrung des *Atman.*

Die 1. Hülle ist die grobstoffliche rein materielle Hülle *(sthula sarira),* die aus Nahrung gebildete *(anna Maya kosa).*

Die 2. Hülle ist die aus Lebenskraft gewobene *(prana Maya kosa),* sie bestimmt Stoffwechsel, Wachstum, Reproduktion und erhält die Form des Organismus aufrecht.

Die 3. Hülle ist die der Sinnlichkeit, Empfindung, Gefühle, Triebe, Wünsche und Wille *(mano Maya kosa).* Hierin stecken viel archaische Erfahrung und Instinkt.

Die 4. Hülle ist die Erkenntnishülle *(vijnan Maya kosa).* Der Geist erlebt den Vorgang des Erkennens mithilfe vielfältiger subtiler Ebenen, die dem Bewusstsein zugänglich sind.

Die 5. Hülle ist die Seligkeitshülle *(ananda Maya kosa).* Diese Hülle ist überbewusst, das heißt, sie ist ein Zustand außerhalb der uns geläufigen Ebenen, ein reines Erleben, die Ur-Angelegenheit *(karana sarira),* falls keine Ablenkungen in Äußerlichkeiten stattfinden.

Vivekacudamani, Vers 250: *»Die erleuchteten Seher erkennen Brahman als höchste, unendliche, absolute, ungeteilte Wirklichkeit, als reines Bewusstsein. In ihm erfahren sie, dass der Wissende, das Wissen und das Gewusste eins geworden sind.«*

Die Überlieferung sagt: *Brahman* ist das wahre Sein (und die seiende Wahrheit) aller Dinge, auch aller geistigen Prozesse, die mithilfe der Bewusstseinsmomente wahrgenommen werden (Bewusst-Sein, Selbst-Gewahr-Sein).

Sein ist, weil es sich weiß.

Die Vedanta sagt: *»Wer Brahman erkennt, wird selbst zu Brahman«* (Mundaka Upianisad, 3.2.9). Geist richtet sich aus auf sein Ziel, bis er mit dem Ziel verschmolzen ist und seine Form angenommen hat.

(Mundaka Upanishad, 1,1,1): *»Das Universum ist eine spontane Emanation des Brahman, der unveränderlichen unzerstörbaren Existenz. Das Brahman macht Materie, Leben, Geist, Wahrheit und Unsterblichkeit. Es ist Bewahrer des sakralen Wissens.«*

Wir meinen die reale Welt zu sehen, sie ist aber nichts als Täuschung *(Maya);* die Gegenstände sind lediglich Projektionen. Dagegen ist das Licht (gemeint ist hier die elektromagnetische Energie) in uns wirklich. Die grundlegende Wirklichkeit, der *Atman*, besitzt das »Alle-Möglichkeiten-Licht«.

Die innerste Substanz aller Formen ist *Brahman.*

Das *Maya* verdunkelt das Geisteslicht durch begrenzende Formen. Das Vedanta nennt diese begrenzenden Formen »Brahman mit Eigenschaften« *(saguna Brahman)* im Gegensatz zu *nirguna Brahman*, dem *»eigenschaftslosen Brahman«*, das aus nichts als Licht besteht (gemeint ist wieder elektromagnetische Energie).

Akzeptierte Theorien der neuen Physik, Philosophie und Psychologie	**Alte Geheimlehren des Buddhismus / Taoismus und anderer Traditionen**
5. Welt des Geistes	
laut These des Buches identisch mit dem Energie- und Informationsinhalt des Vakuums	identisch mit dem Inhalt der Leere. Der Geist ist Vorläufer aller Dinge, die Grundessenz alles Existierenden. (Pali Kaon: *mano pubbangama dhamma*) »Vom Geist geh'n alle Dinge aus, sind Geist-geschaffen, Geist-geführt.« Neben der Welt des Geistes *(Dharmadhatu)* gibt es auch die Welt der Einzeldinge *(Lokadhatu)*; diese beiden Welten sind aber nicht absolut verschieden, sondern durchdringen sich gegenseitig. (Ganda-Vyuha)

▶

Die grundlegende Wirklichkeit, der Atman als subjektive Geist-Welt der Natur und des Menschen und der Brahman als die kosmische Geist-Welt des Universums, besitzt die Energie, um alles entstehen zu lassen. Letztlich geht beides ineinander über – es entsteht die absolute Einheit des Geistes.

(Vedanta)

Wir sind Selbstdifferenzierungen der Einheit. Alles hat denselben Ursprung. »Wer Brahman erkennt, wird selbst zu Brahman.«

(Mundaka Upanishad, 3.2.9)

Absolute Einheit des Geistes:
Unio mystica (Christentum),
Henosis (Platon),
Samadhi (vedantisches Yoga),
Satori (Zen-Buddhismus).

Zu: 6. Bewusstsein/Glaube/Sinn und Bedeutung

Buddha sagt: »*Wir sind, was wir denken. Alles, was wir sind, entsteht aus unseren Gedanken. Mit unseren Gedanken erschaffen wir die Welt.*«[23/92]

Und weiter sagt er: Die Welt ist für uns das, was uns als Welt zum Bewusstsein kommt.

Ich bin, was ich erkenne.

Neben den fünf Sinnesorganen Sehen, Hören, Riechen, Schmecken, Fühlen kennen die alten Weisen einen sechsten Sinn – einen besonderen Bewusstseinszustand »Geist-Bewusstsein«. Es ist ein Alltagsverstand, der registriert, die Dinge miteinander kombiniert und die Sinneseindrücke speichert. Durch Meditation wird das Geist-Bewusstsein immer feinfühliger, bis der höchste, innerste und subtilste Teil des Geistes in eine Art Vereinigung mit der Leere kommt, eine Tiefenerfahrung der Leere, eine Erfahrung des allumfassenden Geistes.

Der Geist, der über Erfahrungen reflektiert, findet in immer feinere Dimensionen seiner selbst, und es wird immer einfacher, stärker und stärker von der Wirklichkeit der Leere absorbiert zu werden. Diese tiefe Erfahrung reift in seltenen Fällen in wenigen Jahren, gewöhnlich aber in Zeitaltern *(kalpas)*.

Das Sutra *Bhadrapalashreshthi-Pariprichcha* (Fragen des Kaufmanns Weiser Beschützer) beschreibt, dass Bewusstsein zwar ohne Form ist, aber alle Formen hervorbringen kann. Buddha vergleicht das Bewusstsein hier mit einem Samen, womit das Speicherbewusstsein *Alaya-Vijnana* gemeint ist (auch Grund-Bewusstsein *Mula-Vijnana* genannt), das Erinnerungen, Eindrücke und karmisches Potenzial speichert und bewahrt.

Das Sutra *Sandhi-Nirmochana* differenziert zusätzlich zu dem Speicherbewusstsein das ergreifende oder empfangende Bewusstsein, das *Adana-Vijnana:*

»Das Adana-Vijnana ist tief und subtil,
alle Keime werden hier zu einem Strom entfaltet;
ich erkläre dies nicht für die Unwissenden,
denn sie halten es nur allzu leicht für eine Ich-Substanz.«[80]

Dalai Lama[139]: *»Im Buddhismus ist das Bewusstsein das höchste schöpferische Prinzip. Es gibt verschiedene Ebenen von Bewusstsein. Das innerste subtilste Bewusstsein existiert ewig. So wie das Feld der Materie aus Raumteilchen relativ geringer Energie besteht, so besteht das Feld des Bewusstseins aus Teichen höherer Energie, wie reinen Licht. In der Dunkelheit ist Unwissenheit. Licht ist die Grundlage allwissenden Bewusstseins. Die anderen Arten von Bewusstsein – wie Sinnesbewusstsein – sind Abkömmlinge von der geistigen Form reinen Lichtes.«*

In der buddhistischen Philosophie und Psychologie werden (z. B.

in den 11 Qualitäten von *rupa*) immer wieder Beziehungen zwischen Elementen, Formen, Farben, Weltenebenen und verschiedenen Bewusstseinsstufen aufgezeigt. Daraus mag sich die Bedeutung der Amulette und heiligen Gegenstände wie Reliquien ableiten. Wird geistig-bewusste Kraft auf die Materie konzentriert, immer und immer wieder, dann speichert sie sich in der Materie.

Die Upanishaden unterscheiden vier bewusste Zustände:

1. Wachzustand, in dem die Seele Information der Innen- und Außenwelt wahrnimmt.
2. Traumzustand, in dem die Seele die Welt ohne Vermittlung der Sinnesorgane erschafft.
3. Tiefschlaf, ein Zustand, in dem die Seele die ganze empirische Welt (»Name und Form«) unbeachtet lässt und deshalb frei wird, sich eng mit dem universalen Geist zu fühlen.
4. Turija (auch Caturtha), ein Zustand, in dem die höchste Verwirklichung eingetreten ist, in dem Erkenner und Erkenntnis zusammenfließen, in dem es keine Spannung, keine Polarität mehr gibt – der Buddhi-Zustand.

Nach buddhistischer Auffassung ist der gesamte Organismus das Produkt des Bewusstseins, materialisiert durch Bewusstseinsfolgen auch vergangener Leben. Unter Beteiligung der universellen Urkräfte, ausgehend von der Urform der Energie, kann das Bewusstsein mit spezifischen Eigenschaften verschiedener Ebenen eine direkte Beeinflussung körperlicher Organe und Funktionen bewerkstelligen.

Im Buddhismus gibt es den Begriff der sechs Bardos. Verschiedene Bardos sind verschiedene Informations-Zustände, die mit Bewusstsein erkennbar sind. Unterschieden werden das Wach-Bewusstsein, das Traum-Bewusstsein, das Versenkungs-Bewusstsein, der Zustand des Todeserlebnisses, der Zustand des Erlebnisses der Wirklichkeit, der Zustand des Wiedergeburts-Bewusstseins.

Alle bewussten Informations-Zustände beeinflussen nuanciert die Materie. Zu jedem Bardo gehört deshalb ein anderer Körper.

Das Bewusstsein als ausführendes »Organ« – wie könnte das funktionieren?

Um diese Zusammenhänge zu verstehen, ist es hilfreich zu bedenken, dass Materie letzten Endes nichts anderes ist als gebundene und stabilisierte Energiezustände. Da diese Energien Emanationen, also Ableitungen der einheitlichen Urform der Energie, der Urmembran sind und da wir die Urform der Energie identisch mit dem universellen Geist ansehen wollen, können wir konform mit östlichen Überlieferungen sagen:

Das Materielle ist das sinnlich spürbar (sichtbar und tastbar) gewordene Geistige. Die wirkende Urform der Energie des Universums hat mithilfe mehrerer bewusster Informations-Zustände Sinn und Gestalt angenommen.

Im Buddhismus besteht die Realität aus zwei Kräften: Materie und Bewusstsein.

Das Tagesbewusstsein ist von der Materie abhängig, und umgekehrt ist die Veränderung der Materie nicht vom Bewusstsein zu trennen.

Es ist für die Erfahrung wichtig, mit dem eigenen physischen Selbst zu experimentieren: Yoga und Meditation.

Dalai Lama[139, S. 368]: »*Es gibt keine vollständig objektive Sicht der Wirklichkeit oder der Teilchen. Die ganze Situation bei der Beobachtung muss einbezogen werden, also auch der Beobachter oder das Bewusstsein.*«

Pali-Kanon Majjhima-Nikaya[43]: »*Was immer es an Empfindung, Wahrnehmung und Bildekräften gibt, das ist miteinander verknüpft, nicht geschieden, und es ist unmöglich, das eine vom anderen zu trennen und seine Verschiedenheit aufzuzeigen. Denn was man empfindet, das nimmt man wahr, und was man wahrnimmt, dessen ist man sich bewusst.*«

Akzeptierte Theorien der neuen Physik, Philosophie und Psychologie	**Alte Geheimlehren des Buddhismus/Taoismus und anderer Traditionen**
	6. Bewusstsein
	Aus Atman/Brahman heraus *manas* Speicherbewusstsein *(Alaya-Vijnana)* syn. Grundbewusstsein *(Mula-Vijnana)* empfangendes Bewusstsein *(Adana-Vijnana)*
	Das Erkennen der wahren Wirklichkeit *(Chitta-matra)* wird verhindert durch Hemmfaktor »Nichtwissen« *(Avidya).*
Hypothese: Prägung des Vakuumfeldes durch Protein- und Neuronaktivitäten (ähnl. Fourier- transformation) und vice versa: Beeinflussung der Molekülstrukturen und Neuronaktivitäten aus dem in Form gebrachten (informierten) Vakuumfeld heraus (ähnl. inverse Fouriertransformation)	Bewusstsein ist eine wie eine Duft-durchtränkende Energie, die ihre Essenz dauerhaft in den so durchtränkten Räumen und Dingen hinterlässt *(Vasana)* (Lankavatara-Sutra) China: »die Gewohnheitsenergie« *hsi-ch'i* oder *hsün-hsi*

Andere Kulturen verwenden statt Duft Ausdrücke wie Hauch, Wind. Gemeint ist immer die Prägung des Ur-Feldes durch unsere Tätigkeiten, wie Denken, Sprechen, Handeln, die bleibend gespeichert werden.

Alaya ist ein universelles Meer, der Nur-Geist, und *Vasana* ist der Hauch oder Wind, der Wellen an der Oberfläche dieses Meeres bewirkt. Die Wellen sind identisch mit den *Vijnanas,* die im Zusammenwirken mit *Alaya* als *Alaya-Vijnana* (Speicherbewusstsein) den Anschein einer gegenständlichen Welt erzeugen.

(Lankavatara-Sutra)

Zu: Glauben erschafft Realität

Brihadaranyaka-Upanishad: »*Wie ein Mensch handelt, so wird er. Wie das Streben eines Menschen ist, so ist sein Schicksal.*«

Tantristen Tibets: »*Der gewöhnliche Menschengeist funktioniert wie ein kleiner Tümpel, der vom großen Ozean getrennt ist.*«

Die tantrischen Mysiker Tibets sagten: Der Stoff der Gedanken ist *Tsal,* und jede mentale Aktivität bringt Wellen dieser geheimnisvollen Energie hervor. Das gesamte Universum bringt den Geist hervor, geschaffen und belebt durch das kollektive *Tsal* aller Lebewesen.

Das ist vollkommen identisch zu der Aussage Josephsons (Nobelpreisträger). Er hält die objektive Realität für ein Produkt des kollektiven Gedächtnisses der Menschheit. Anomale Ereignisse sind in Gegensatz dazu Manifestationen des individuellen Willens.

Buddha: »*Wer Ohren hat zu hören, glaube!« und »Lasst eurem Glauben, eurem Vertrauen, freien Lauf.*«

Das gläubige Vertrauen *(saddha)* wurde – laut Tradition – eingesetzt, um innere Verbindungen (Hemmungen) neu zu gestalten und dadurch Wahrheiten (Realitäten) zu erleben. Ewige Wahrheiten gibt es nicht. Wahrheiten sind dauernd im Wandel, werden vom Individuum dauernd neu geformt und müssen deshalb dauernd neu entdeckt und erlebt werden, so sagen die alten Weisheiten.

Das Christentum hat diese Lehren übernommen: »*Wenn ihr glauben habt […] wird euch nichts unmöglich sein.*« (Matthäus 7/7, 17/20)

Und auch das oben erklärte quantenphysikalische Echo-Feedback wurde erkannt: »*Betet ohne Hintergedanken und seid umgeben von der Antwort.*« (Johannes-Evang. Kap. 16, Vers 24).

Oder in Markus 11, 22: *Ihr müsst Glauben an Gott haben.* 23: *Wahrlich, ich sage Euch: Wenn jemand zu diesem Berg sagt: Hebe Dich empor und stürz Dich ins Meer! Und wenn er in seinem Herzen nicht zweifelt, sondern glaubt, dass geschieht, was er sagt, dann wird es geschehen.* 24: *Darum sage ich Euch: Alles, worum Ihr betet und bittet – glaubt nur, dass ihr es schon erhalten habt, dann wird es Euch zuteil.*[154]

Sinn und Bedeutung

Wir hatten festgestellt, dass neben den rein physikalischen Energiebegriffen auf der Quantenebene auch Sinn und Bedeutung – also Information – eine wichtige Rolle spielen. Die Bedeutung bildet die Brücke zwischen Geist und Materie.

Das Mahaparinirvana-Sutra des Mahayana-Buddhismus aus den Jahren 416–423 unserer Zeitrechnung geht auf diese beiden Begriffe ein. Im Kapitel VIII wird empfohlen, nicht auf den Ausdruck *(vyanjana)*, sondern auf den Sinn *(artha)* zu achten, der mit dem wahren Gewahrsein *(jnana)* zusammenhängt, und sich nicht vom unterscheidenden Bewusstsein *(vijnana)* ablenken zu lassen, sondern sich auf die Wahrheit *(dharma)* zu verlassen anstatt auf den die Wahrheit Lehrenden. Auch sollte man auf die definitive Bedeutung *(nitartha)* bauen und nicht auf die interpretierbare Bedeutung *(neyartha)*.

Akzeptierte Theorien der neuen Physik, Philosophie und Psychologie	**Alte Geheimlehren des Buddhismus / Taoismus und anderer Traditionen**
	6a Glaube
Glaube, überwacht durch Erfahrung, erzeugt Realität	»Geist richtet sich auf sein Ziel, bis er mit dem Ziel verschmolzen ist und seine Form angenommen hat.« »Wird geistig-bewusste Kraft auf die Materie konzentriert, immer wieder und wieder, dann wird sie in der Materie angereichert. Das gläubige Vertrauen *(saddha)* wird eingesetzt, um innere Verbindungen immer wieder neu zu gestalten und dadurch Wahrheiten *(satya)* zu erleben. Sein *(sat)* ist Wahrgenommensein. Buddha: *»Lasst Eurem Glauben, Eurem Vertrauen freien Lauf und öffnet Euch der Wahrheit.«*

Akzeptierte Theorien der neuen Physik, Philosophie und Psychologie	**Alte Geheimlehren des Buddhismus / Taoismus und anderer Traditionen**
	6b Sinn und Bedeutung
Bohm/Wheeler: Sinn und Bedeutung sind Realitätsschalter unserer Zeitrechnung: »The it from the bit.« Die Bedeutung bildet die Brücke zwischen Geist und Materie.	Mahaparinirvana-Sutra des Mahayana-Buddhismus 416–423; im Kapitel VIII wird empfohlen, nicht auf den Ausdruck *(vyanjana)*, sondern auf Sinn *(artha)* zu achten, der mit dem wahren Gewahrsein *(jnana)* zusammenhängt, und sich nicht vom unterscheidenden Bewusstsein *(vijnana)* ablenken zu lassen, sondern sich auf die Wahrheit *(dharma)* zu verlassen, anstatt auf den die Wahrheit Lehrenden. Auch sollte man auf die definitive Bedeutung *(nitartha)* bauen und nicht auf die interpretierbare Bedeutung *(neyartha)*. Die karmische Prädisposition liegt in einem mentalen Kontinuum eines Menschen, das gespeichert ist. Jeder besitzt ein reines »Ich«; es ist identisch mit dem »Ich« im früheren Leben und dem »Ich« im nächsten Leben. Das Karma der Lebewesen, die geboren werden, dient als eine der Ursachen, die die Materie formen. Jede Handlung beeinflusst die Energie einer anderen Handlung, auch wenn diese viele Jahre her ist, sogar Tausende von Jahren.

Zu: 7. Materie-Welt entsteht

Materie entsteht aus einem Meer von elektromagnetischer Strahlung und daraus ausgewählten energetischen Brücken, die alten Weisen sprechen von »gefrorenem Licht«.

Die Aussage der alten Weisen ist identisch mit der Aussage Einsteins: *»Materie ist eingefrorene Energie.«*

Auch Newton hatte die Vision, dass Materie und Licht sehr ähnliche Erscheinungen sind.

Newton (in *Optik*): *»Wäre es nicht denkbar, dass die Stoffe und das Licht sich ineinander verwandeln?«*

Licht ist der Begriff der alten Weisen für die elektromagnetische Energie; wir wissen heute, Licht ist nur ein Teilbereich der gesamten elektromagnetischen Strahlung.

Dieses »Licht« steckt in jeder Materie, wie im Kapitel 4 und 5 ausführlich erklärt. Die Alten sagen: In jedem menschlichen Wesen ist das *bodhi-citta* als Potenzialität gegenwärtig (*bodhi* heißt Licht, Wahrheit). Wichtig erscheint, dass in den Traditionen immer wieder die Potenzialität betont wird; wir sagen heute dazu »Meer aller Möglichkeiten« – ein Merkmal der Quantenphysik.

Das Dasein als Illusion

Die alten Weisen erklären uns: Nichts existiert so, wie wir es wahrnehmen, nämlich als feste Form und Gestalt. Vielmehr ist alles eine Illusion, genannt *Maya.* Der wirkliche Urgrund aller Dinge ist, so sagen die alten Weisen, nichts anderes als eine unermessliche Symphonie von Schwingungen und Überlagerungen dieser Schwingungen zu Mustern.

Erstaunlich, wie genau das Bild, das sich die Alten machten, mit der neuen Physik übereinstimmt.

Sie sagen: Der Körper des jeweiligen Menschen wird nur benutzt, ebenfalls das gesamte Umfeld. Wenn man über eine Blume spricht, meint man die Materie, die der Blume als substanzielle Grundlage dient. Die substanzielle Grundlage wiederum hat ihre Ursache in den Teilchen des Raumes.

Die Alten sagen weiter: Materie kann Bewusstsein nicht erschaffen. Für Bewusstsein gibt es keinen Anfang, wie es für die Entstehung des Universums auch keinen Anfang gibt.

In den Veden heißt es: Die physische Welt ist sowohl aus den »verhüllenden« als auch aus den »projizierenden« Kräften des Bewusstseins hervorgegangen und deshalb illusionistisch oder *Maya*.

In der *Shvetashva-tara*-Upanishad steht folgerichtig: *»Man sollte wissen, dass die Natur eine Illusion und Brahman der Illusionist ist. Die ganze Welt ist durchdrungen von Wesen, die Teil von ihm sind.«*

Maya kann in subjektiver mikrokosmischer Projektion erlebt werden. Es ist die psychisch-kosmische Macht der Unwissenheit und Täuschung, die Illusion. Die Unwissenheit entsteht nach vedantischer Lehre durch *adhyaropa*, was Überlagerung bedeutet.

Maya als eine Projektion unserer Gedanken kann andererseits von objektiver makroskopischer Seite die schöpferische Macht (identisch mit *shakti*), feinstofflich, jenseits aller Wahrnehmung, das ganze Weltall, das raum-zeitliche Sein hervorbringen (Vivekacudamani, Vers 20).

Das Sutra *Bhadra-Mayakara-Pariprichcha* (Fragen des Zauberers Bhadra) erklärt, dass alle Phänomene unseres Daseins in Wirklichkeit wie eine durch Zauber entstandene Illusion sind. Auch das *Lankavatara*-Sutra erklärt durch Buddha selbst, dass *»alle Wesen ihrer Natur nach wie eine Spiegelung oder eine Vision sind«*.

Der Hinweis auf Spiegelung erinnert an die These von Bearden[5–14], der beschreibt, dass wir mit unserer Wirklichkeit einer Phasen-konjugierten Spiegelreflexion im Vakuum entsprechen.

Das »Tibetische Totenbuch« schreibt: *»[…] die erschreckenden Projektionen und alle sichtbaren Phänomene sind ihrer wahren Natur nach illusorisch. Wie immer sie auch erscheinen mögen, sie sind nicht wirklich. Alles Stoffliche ist falsch und unwahr. Es ist wie eine Luftspiegelung, nicht dauerhaft, nicht unvergänglich. Was für einen Sinn hat da Begierde? Was ist der Nutzen von Furcht? Sie beweisen nur, dass das Nichtexistente für existent gehalten wird …«*

Auch die jüdisch-kabbalistische Überlieferung sagt, dass die gesamte Schöpfung eine illusorische Projektion der transzendentalen

Aspekte Gottes ist und jede Reflexion der Wirklichkeit etwas von ihrer Ursache besitzt.

Raumstrahlung *(Akasa)* und Bewegungsenergie *(Prana)*

In der altindischen Überlieferung besitzt das Universum zwei grundlegende Eigenschaften: Es hat Bewegung und Raum. Der Raum ist dabei das, wodurch Dinge in Erscheinung treten (vgl. Kapitel 4, 5 und 11).

Der Raum umfasst alle Möglichkeiten der Bewegung in nahezu unendlichen Dimensionen. Diese Eigenschaft wird *Akasa* genannt, was so viel wie leuchten, strahlen heißt. Das Prinzip der Bewegung heißt *Prana*. Sowohl die Kräfte des Universums wie auch die Kräfte des Geistes, einschließlich Bewusstsein und Unterbewusstsein, sind Modifikationen des *Prana*. *Akasa* bringt Materie im groben Raster hervor und geht mit laufend feineren Maßstäben unmerklich ins Energetische über.

Die Alten sagen: Das Leben ist ausgespannt zwischen diesen allgegenwärtigen Polen – des Raumes und seiner Bewegung, der Leere und der Form. Vermag die materielle Form der Modifikation des Geistes nicht mehr zu folgen, zerfällt das irdische Leben.

Akasa ist laut tibetischem Buddhismus die Synthese und Einheit von kosmischen, psychischen und physischen Energien.

Da der Raum uns und alles aufbaut, sind wir das Ergebnis des Ineinandergreifens von physischen, psychischen, individuellen und universellen Funktionen.

Mit dem Begriff *Akasa* werden ein aktives und ein passives Prinzip verbunden. Beide können aufgrund heutiger gängiger physikalischer Theorien durchaus nachempfunden werden.

Der passive Aspekt *(sunyata)* betont die Wahrnehmung des Fehlens materieller Hemmnisse und wird gemeinhin mit Raum und Himmel (im heutigen religiösen Sinn) verbunden.

Der aktive Aspekt *(dharma-datu)* betont »die Vorstellung einer elementaren Vibration punktähnlicher infinitesimaler Einheiten unsichtbarer Energie, die das ganze Universum durchdringen« (Zitat Govinda, Der Stupa).

Alles, was in Raum und Zeit existiert besitzt »Name« (indisch: *nama*) und »Form« *(rupa)*. Die reale Erscheinungswelt heißt deshalb *namarupa* im Gegensatz zum Ungeschaffenen, ruhend im *Brahman*.

»Name« entspricht der geistigen Welt des Menschen und erklärt den Sinn des Existierenden.

»Form« ergibt sich als die Schöpfung des universellen Geistes.

Geist ist Bedeutung; Sinn (und Sinnlichkeit) ist Anschauung.

Beide Aspekte sind aufeinander angewiesen und verbunden.

Die *Samkhya*-Philosophie spricht von drei Urqualitäten, den *gunas*, die das ganze Universum durchziehen. In einem gegenseitigen Gleichgewicht der *gunas* bilden sie mithilfe eines erkennenden Prinzips *(sattva)* die *Maya*, die Illusion, die Materie darstellt. Die Störung des Gleichgewichts erlaubt immer komplexere Gebilde, die zuerst die geistig-bewusste Welt *(nous)*, dann die seelische *(psyche)* und schließlich die materielle Welt *(hyle)* aufbauen. Das alles zusammen ist das *saguna Brahman*, das »Brahman mit Eigenschaften«, das schließlich zu *Maya* führt.

Die tiefere Bedeutung ist, dass Materie dem Geist unterworfen werden kann *(lung-gom)*.

Sprul-sku ist der durch geistige Kraft geschaffene oder verwandelte Körper.

Die alten Weisen der östlichen Tradition verbreiteten das Gesetz: *»Gleiches kann nur durch Gleiches erzeugt werden.«* Das bedeutet nichts anderes als die Vorwegnahme unseres bereits mehrfach postulierten Resonanzgeschehens, das Realität erzeugt.

Hochinteressant ist auch die Bemerkung im *Lankavatara*-Sutra, dass *»es Dinge gibt, die nicht gebunden sind an die Verursachung, weil sie jenseits der Unterscheidung von Subjekt und Objekt sind. Und indem sie sehen, dass nichts außerhalb des Geistes ist, und den Standpunkt der Nicht-Bedingtheit einnehmen, werden sie die Stufen der Bodhisattvaschaft durchlaufen und die verschiedenen Samadhi-Zustände erfahren […] Wenn die Bodhisattvas in den Zustand der Bildlosigkeit eintreten, wo sie die Einsicht in die Wahrheit von Nur-Geist gewinnen, […] werden sie […] vom falschen Denken über Vorstellungen wie […] Verursachung, Tat, Disziplin und Werden, Verweilen und Vergehen ablassen.«*

Gemeint ist die Unterbrechung der Kausalität, das bedeutet gleichzeitig eine Unterbrechung der Zeitachse.

Tatsächlich ist im universellen Geistfeld, das hier mit dem virtuellen Informationsfeld des Vakuums gleichgesetzt wird, keine Zeit mehr vorhanden, und deshalb gibt es auch keine Ursache-Wirkungs-Kaskade.

Akzeptierte Theorien der neuen Physik, Philosophie und Psychologie	**Alte Geheimlehren des Buddhismus / Taoismus und anderer Traditionen**
	7. Materie
Materie ist das Reale, Wirkliche, da unsere Erfahrung nur über Materie funktioniert (Messung/Beobachtung).	Materie ist nicht real, wirklich, sondern Illusion/Trug. Die Macht der Unwissenheit und Täuschung *(Maya)* entsteht durch Überlagerung *(adhyaropa)*. Alles Stoffliche ist unwahr; es ist wie eine Luftspiegelung, nicht dauerhaft, nicht unvergänglich. (Tibetisches Totenbuch)
Realität entsteht aus virtueller Energie durch Determinierung der Leere.	Real sind allein Energie und Information der Welt des Geistes, aus der heraus alles entsteht.
Einstein: »Materie ist eingefrorene Energie.«	Das Universum besitzt zwei grundlegende Erscheinungen: Bewegung *(Prana)* und den alles enthaltenden Raum *(Akasa)*.
Newton: »Wäre es nicht denkbar, dass die Stoffe und das Licht sich ineinander verwandeln?«	Die Kräfte des Universums und die des Geistes sind Modifikationen des *Prana*. Zusammen mit *Akasa* bringen sie Materie im groben Raster hervor und gehen mit feineren Maßstäben unmerklich ins Energetische über. (Vivekacudamani, 20)

Wir sind das Ergebnis von physischen, psychischen, individuellen, kosmisch-universellen Funktionen, die alle dem Geist unterworfen sind *(lung-gom)*. »Alle Materie ist mein eigener Geist, und dieser Geist ist Leere, nicht entstanden, unbehindert.«

(Tibetisches Totenbuch)

Das Sutra führt aus, dass nicht die allmähliche, sondern die plötzliche Realisation der Wahrheit erfahren wird, durch eine unmittelbare Umschaltung vom Falschen und Irrigen zum wahren Wirklichen, was in der tiefsten Tiefe des Bewusstseins stattfindet.

Woher stammt das Wissen der alten Weisen?

Der Kosmos einschließlich unserer Welt beherbergt die Naturkräfte und Naturgesetze. Die Naturgesetze sind Modulationen und Interferenzen der Urform der Energie – laut Modell – identisch mit dem Geist. Ohne Geist – kein Naturgesetz. Tatsächlich beruhen alle von Naturwissenschaftlern aufgestellten Naturgesetze allein und ausschließlich auf geistigen Aktivitäten dieser Menschen. Sie entdecken (ziehen die Decke weg) Gesetzmäßigkeiten, die offensichtlich potenziell bereits vorhanden sind und nur freigelegt werden müssen, also quasi in die Realität geschaltet werden. Da alles Wissen und alle Theorien auf den Naturgesetzen und -kräften aufbauen, sind alle nur möglichen Theorien über uns und den Kosmos bereits angelegt, ist alles wahre Wissen über die kosmische Regulation vorhanden.

Konnten die alten Weisen an dieses Wissen ankoppeln?

Können wir wieder lernen, an dieses Wissen anzukoppeln?

Diese Frage wird tatsächlich in den alten Schriften andeutungsweise beantwortet:

Innerhalb der Mahayana-Buddhologie gibt es die Yogachara-Schule, die drei Körper *(kaya)*-Persönlichkeiten als Bewusstseinszustände unterscheidet:

- den erschaffenen Körper *Nirmanakaya,*
- den Körper der Herrlichkeit *Sambhogakaya* und
- den Körper der Transzendenz *Dharmakaya.*

➪ Im Körper der Transzendenz wird direkte Offenbarung des Wissens von höheren Ebenen zuteil, wie es heißt.

Durch Meditation kann man eine *Samadhi*-Stufe erreichen, die der Ebene entspricht, wo das Wissen in der transzendenten Urform auf ewig vorhanden ist. Dort bekommt der Yogin vom ewigen Buddha, der in allen möglichen Formen und Gestaltungen auftreten kann, Belehrungen, die alles in den Schatten stellen, was er auf der Erde je gehört hat.

Offensichtlich sind einige Mahayana-Sutras so entstanden und nicht, wie immer wieder angegeben, vom historischen Buddha. Ein Teil dieser Sutras werden als chinesische Fälschungen angesehen, z. B. das Sutra der vollkommenen Erleuchtung und das *Shurangama*-Sutra sind wohl eher als mediale Eingebungen entstanden.[80]

Was sagen Wissenschaftler und Kulturen späterer Zeiten?

Vertreter der neuen Physik sprechen von dem Hologramm-ähnlichen Aufbau des Kosmos einschließlich des Menschen.

Der Physiker Bohm[18/19], der noch mit Einstein zusammenarbeitete, entwarf das Modell der implizierten Ordnung. Sein Universum war nicht nur ein Hologramm, sondern er wollte mit dem Ausdruck Holismus und Holobewegung das dynamische Prinzip der dauernden Wechselwirkungen hervorheben. Bohm meinte, diese implizierte Ordnung könnte man ebenso gut Geist nennen.

Erwin Chargaff[27]: »*In uns allen lebt ein unbeschreibliches Urbild, ein Spiegel aus alten Zeiten. Darin ist alles bewahrt, was wir nicht sind, aber sein sollten.*«

Kepler: »*Des Menschen natürliche Seel ist nit größer denn ein einziger Punct und in diesen Puncten wird die Gestalt und Charakter des ganzen Himmels, wann er auch hundertmal so groß wäre potentialiter eyngedruckt.«* (zitiert in[73])

Platon: »*Die universelle Ordnung hat ihren Ursprung in einer zeitlosen Dimension, die unserem Bewusstsein zugrunde liegt. Was wir erfassen, dem liegen Gesetze, Ideen, Begriffe zugrunde, die dauerhafter und deshalb wirklicher sind als die wahrnehmbaren Dinge, die wir unmittelbar auffassen. Begriff und Idee von Kreis und Dreieck gab es schon, bevor irgendetwas begann, und sie werden existieren, wenn die ganze Welt der Dinge zugrunde gegangen ist.«*

Der Autor Michael Talbot hat in seinem Buch »Das holographische Universum«[120] eine Fülle von Fakten gesammelt, in hohem Maße auf wissenschaftlicher Literatur basierend. Im Folgenden sind einige Aussagen zitiert.

Die Aborigines sehen die Quelle des Geistes und des Bewusstseins in der Traum-Zeit, die einen universellen Bereich einnimmt.

Das Volk der Dogon in Mali spricht von einer primären Seinsschicht, aus der unsere Wirklichkeit immerfort ausströmt und wieder zurückfließt: »*Etwas hervorholen und dann das Hervorgeholte wieder zurückgeben – das ist das Leben der Welt.«*

Im Hinblick auf das Wissen der Schamanen schreibt Douglas Sharon in seinem Buch »Magier der vier Winde«: »*Die zentrale Vorstellung des Schamanismus, wo immer in der Welt man ihm auch begegnet, ist wahrscheinlich die Einsicht, dass allen Erscheinungsformen, den belebten wie den unbelebten, eine vitale Essenz zugrunde liegt, aus der sie hervorgehen und durch die sie gespeist werden. Letzten Endes kehrt alles zu diesem unnennbaren, geheimnisvollen, unpersönlichen Unbekannten zurück.«*

Aristoteles verstand das Leben als die Verkörperung eines universalen, organisierenden Prinzips.

Der Nobelpreisträger Josephson hält die objektive Realität für ein Produkt des kollektiven Gedächtnisses der Menschheit. Anomale Ereignisse sind im Gegensatz dazu Manifestationen des individuellen Willens.[100]

Das entspricht ziemlich genau der Anschauung der tibetischen alten Weisen. Wie oben bereits zitiert, bezeichneten sie den Stoff der

Gedanken als *tsal*, vertraten die Ansicht, dass jede mentale Tätigkeit Wellen dieser geheimnisvollen Energie erzeuge, und hielten das gesamte Universum für eine Hervorbringung des Geistes, geschaffen und belebt durch das kollektive *tsal* aller Lebewesen.[120, S. 235]

Einstein: »*Meine Religion besteht in demütiger Anbetung eines unendlichen geistigen Wesens höherer Natur, das sich selbst in den kleinen Einzelheiten kundgibt, die wir mit unseren schwachen und unzulänglichen Sinnen wahrzunehmen vermögen. Diese tiefe gefühlsmäßige Überzeugung von der Existenz einer höheren Denkkraft, die sich im unermeßlichen Weltall manifestiert, bildet den Inhalt meiner Gottesvorstellung.*« (zitiert in Seelig: Einstein, S. 70)

10. Spektakuläre Geist-Materie-Effekte

»Ich habe den Verdacht, dass Geist und Bewusstsein nicht vom Gehirn produziert werden, sondern ein eigenständiges Dasein führen.«

SAM PARNIA
(University Southampton)

Die nun aufgeführten Beispiele für bisher nicht erklärte Phänomene sind nicht alle wissenschaftlich verwertbar und dürfen deshalb nicht überbewertet werden. Sie geben aber Anlass nachzudenken, ob mit dem neuen Wissen derartige immer wieder ähnlich berichtete Phänomene hypothetisch erklärbar werden können.

Bewusstseinsänderungen – multiple Persönlichkeit

Wir alle haben die Möglichkeit, durch unsere seelisch-gedanklichen Vorstellungen in verschiedene Persönlichkeiten zu schlüpfen. Ein guter Schauspieler ist perfekt in dieser Transaktion. Wenn wir uns vornehmen, vor einem Auditorium eine perfekte Rede zu halten, dann kann das nur gelingen, wenn unsere Vorstellung vom eigenen Ich dazu passt, wenn also unsere Persönlichkeit die passende Rolle anlegt. Talbot[120] bringt interessante Beispiele in Bezug zu Krankheitssymptomen.

Ein Patient besaß eine Unterpersönlichkeit, die stark allergisch auf das Trinken von Orangensaft reagierte; der Mann bekam dann heftigsten Hautausschlag. Doch sobald er sich in eine antiallergische andere Unterpersönlichkeit versetzte, verschwand der Hautausschlag, und diese Persönlichkeit konnte dann beliebig viel Orangensaft trinken, ohne dass es zu Hautausschlag kam.

Ein anderer Fall betraf einen Patienten, der von einer Wespe im Augenbereich gestochen wurde. Die eine Seite des Gesichts schwoll zu unter großen begleitenden Schmerzen. Wenn sich nun dieser Patient in eine Persönlichkeit versetzte, die nicht von einer Wespe gestochen worden war, dann verschwanden die Schmerzen und das Gesicht schwoll ab. Wenn im Gegenzug wieder die gestochene Persönlichkeit sich in den Vordergrund schob, kamen Schmerz und Schwellung zurück.

In abgeschwächter Form haben wir die Erfahrung mit der Wirkung von Alkohol. Ein beschwipster Zustand kann in eine augenblickliche Nüchternheit überwechseln, je nachdem, ob es die Erfordernisse einer Situation von uns als Persönlichkeit plötzlich verlangen. Umgekehrt zeigten kontrollierte Versuche, dass ein Alkoholschwips durch alkoholfreien Gin ausgelöst werden kann, wenn die Probanden überzeugt davon sind, alkoholhaltigen Gin zu trinken.

Durchgreifende Stimmungen oder intensive Imaginationen ändern nicht nur die gesamte Persönlichkeit, sondern auch physiologische Abläufe.

Der Schweizer Arzt Hans Naegli-Osjord untersuchte in früheren Jahren (31.3.1947) im Züricher Kantonalkrankenhaus zusammen mit dem Leiter der chirurgischen Abteilung und zahlreichen weiteren Ärzten, Studenten und bei Anwesenheit von Journalisten einen Mann (Mirin Dajo aus Holland), der sich nach einer mentalen Konzentration mehrfach mit einem Florett durchbohren ließ. Röntgenaufnahmen zeigten, dass lebenswichtige Organe verletzt waren. 20 Minuten nach der Durchbohrung wurde die Klinge wieder herausgezogen ohne nachfolgende innere oder äußere Blutung. Die erstaunliche Folge war, dass die Gesundheit und Vitalität des Mannes keinerlei Schaden nahm. In Basel wurde ein identischer Versuch von Wissenschaftlern überprüft.[115]

In Indien und anderen Kulturen sind derartige Körpertraktierungen häufig an rituellen Festtagen zu sehen. Die anerkannte populäre Wissenschaftszeitschrift *Scientific American* brachte in ihrer Ausgabe Februar 1967 einen ausführlichen Bericht; später wurden von entsprechenden Ritualzeremonien auch seltsam anmutende Szenen im Fernsehen gezeigt.

Im Psychologischen Institut der Freiburger Universität (damaliger Institutsleiter: Niels Birbaumer) wurden in früheren Jahren indische Fakire beim Durchbohren des eigenen Körpers untersucht, um dem Phänomen der Schmerzkontrolle auf die Spuren zu kommen. Auch hier gab es keine länger andauernden Folgen der massiven Verletzungen.

Eigentlich sollten derartige unglaubliche Fälle die Wissenschaft zu höchster Aktivität stimulieren, aber offensichtlich wagt sich niemand, offiziell die Probleme, die sich mit den Ergebnissen auftun, anzupacken.

Die dargestellten Fälle erinnern an die Effekte von Hypnose. Hypnotisierte Menschen sind ohne bewusste Kontrolle fähig, sämtliche vegetativen Prozesse zu verändern, darüber hinaus scheinen auch das Immunsystem aktivierbar und Heilungen möglich.

Der bekannte russische Neurologe W. M. Bechterew war durch eigene Versuche ein Verfechter der Existenz von Telepathie; er nannte das Phänomen das »Radio des Gehirns«. Sein Schüler Leonid L. Wasiljew[138] (auch Wassiliew geschrieben) arbeitete 1933 zusammen mit einer wissenschaftlichen Kommission, bestehend aus Physiologen, Physikern und Psychologen, aufwendige Versuche zu einer Fernhypnose aus.

Dabei wurden Versuchspersonen auf Distanz ohne ihr Wissen in Hypnose versetzt und in Räumen herumdirigiert. Die Versuche sind eingehend in einem Sammelwerk von 1959 dargestellt und genügen durchaus wissenschaftlichen Kriterien.

Die Hypnoseeffekte waren auch über eine Entfernung von 1700 Kilometern, von Sewastopol nach Leningrad, noch erfolgreich. Zur Überprüfung der »Gehirn-Radio-Hypothese« schirmten die Wissenschaftler die Versuchsräume ab, sowohl den des Hypnose-Sende-Mediums als auch den des Empfängers, und zwar mit dicken Bleiplatten als faradayschen Käfig. Völlig unerwartet wurde damit jedoch keinerlei Abschwächung der Hypnose-Befehle erreicht. Damit war die elektromagnetische Übertragungs-Hypothese widerlegt. Wasiljew charakterisierte die Übertragungsenergie als »weder von der Entfernung noch von Widerständen abhängig«.

Er schließt seinen Bericht mit dem Satz: »*In der Geschichte der Wissenschaft ist es schon öfter geschehen, dass die Feststellung neuer Fakten, die durch das bisher Bekannte nicht erklärbar waren, zur Entdeckung unvorhersehbarer Seiten des Daseins geführt hat.*«

In anderen Versuchen wird deutlich, dass der Mensch unter Hypnose Informationen aufnehmen kann, die zwar der Erregung seiner fünf Sinne entsprechen, die aber nicht mit diesen Sinnen direkt aufgenommen wurden, sondern mit den Sinnen des Hypnotiseurs. Der Proband schmeckt, riecht, hört exakt das, was sich der Hypnotiseur, eigentlich unfühlbar für den Probanden, gerade selbst als Reiz zuführt. Auch spürt die hypnotisierte Person einen lokalen Schmerz, wenn der Hypnotiseur sich mit einer Nadel sticht.

Im Stanford Research Institute, Kalifornien, haben die Physiker Harold Puthoff und Russell Targ herausgefunden, dass Probanden im Labor im entspannten Zustand aus spontanen Bildern ihres Gehirn heraus beschreiben konnten, was ausgesuchte Menschen weit entfernt gerade ansahen.[121]

An der Duke-Universität wurden von J. B. Rhine ab 1934 über mehrere Jahrzehnte erstaunliche Ergebnisse bei Telepathieversuchen erbracht, die keinesfalls dem Zufall entsprachen. Affektgeladene Situationen, wie ein Klima der Spannung im Labor, hoher Erwartungsdruck, Neugierde, Wettbewerb, Angst der Probanden, unterstützten die Signifikanz. Sympathie zwischen den telepathischen Partnern förderten die positiven Ergebnisse, Antipathie und persönliche Differenzen hemmten sie. Selbst die Stimmungen des Versuchsleiters spielten eine Rolle.

Die interdisziplinäre Forschungsgruppe PEAR (Princeton Engineering Anomalies Research unter Leitung von Jahn und Dunne) im Untergeschoss der ehrwürdigen Princeton University hat die Ergebnisse aus Stanford reproduzieren können.[61] Darüber hinaus hat sie über viele Jahre signifikante Ergebnisse publiziert, wonach allein mithilfe des Bewusstseins von Versuchspersonen Elektronenbilder von Monitoren beeinflusst werden können. Weiblichen Personen und Personen in Gruppen gelang dies leichter. Die Versuche deuten darauf hin, dass das Bewusstsein imstande ist, das Computerverhalten zu lenken. Die Quantenmechanismen der Elektronik sind empfangsbereit für den Einfluss von Gedanken.

Diese in der wissenschaftlichen Welt weitgehend unbeachteten Hinweise werden von einzelnen Arbeitsgruppen ernst genommen, und sie suchen nach dem den Effekten zugrunde liegenden gemeinsamen Wirkungsmechanismus. Dabei wird immer wieder deutlich, dass der Mechanismus auf der grundlegenden Ebene des Subquanten- und Quantenbereichs liegt. Folgende Ergebnisse wissenschaftlicher Versuche deuten dies an.

Eine Arbeitsgruppe konnte in Versuchen die Richtung der Spins von Elementarteilchen durch das Bewusstsein beeinflussen, wie von dem Physiker Paul Davies[33] beschrieben wurde. Seine Interpretation: Der Geist scheint die Materie zu steuern.

Laut den Erfahrungen von Angehörigen des Physikalischen Instituts der Universität München im Sommer 1976 sind die Ergebnisse im Quantenbereich ins Makroskopische übersetzbar. Die Wissenschaftler des Instituts, alle mit akademischen Graden und Titeln, Lorenz Kramer, Klaus Eberhard, Friedrich Rieß unter der Leitung von Hans-Dieter Betz erstellten Protokolle von Versuchen, deren Ergebnisse das Wissenschaftsbild völlig durcheinanderbrachten. Es ging um telekinetische Untersuchungen. Ihre Testperson Claus Rahn konnte Suppenlöffel auf dem Tisch ohne erkennbare Krafteinwirkung allein mit seinem Bewusstsein rotieren lassen, Spielzeugautos in Bewegung setzen und seine Fähigkeit sogar auf die Untersucher übertragen.

Getestet wurde auch ein 12-jähriges Mädchen, das Kupferstücke und Plastikdrähte kunstgerecht verformte, und ein Schweizer erhöhte einen festen elektrischen Widerstand von 68 Ohm auf 244 Ohm. Betz: *»Ein Trick ist sehr, sehr unwahrscheinlich.«*

Ebenso spektakulär sind Ergebnisse der Arbeitsgruppe um Mandel, Universität Rochester.[83]

Ändert sich alleine das intellektuelle Wissen des Experimentators über eine »Welcher-Weg-Information« innerhalb einer experimentellen Lichtstrahlenanordnung, dann wandelt sich die Welle zu einem Photon. Das bloße Erkennen einer möglichen Information (das Wissen der Bedeutung) zwingt das Photon, sich aus einer Wahrscheinlichkeit heraus zu manifestieren und reale Kraftwirkungen zu vermitteln.

Untersuchungen an der University of Chicago (Susan Goldin-Meadow und Carolyn Mylander), 1998 veröffentlicht in der erstklassigen Zeitschrift *Nature*, zeigten: Taubstumme Kinder aus USA und Taiwan entwickelten unabhängig voneinander spontan ein umfangreiches Repertoire gleichartiger Gesten und eine virtuelle Sprachararchitektur ohne Anleitung von Eltern und Lehrern. Beide Gruppen stellten das Objekt vor das Verb und unterschieden beim Satzbau zwischen dem Subjekt eines transitiven Satzes (»Die Maus frisst Käse«) und eines intransitiven (»Die Maus rennt«). Im Deutschen wird das Subjekt gleichbehandelt, ebenso im Englischen und im Mandarin-Chinesischen. Die chinesischen Kinder konnten ihre Grammatik also nicht von den Eltern übernommen haben. Aber woher kam dann diese Eigenart? Die Wissenschaftler hatten nur noch die Idee, dass diese Regeln angeboren sein könnten. Die Idee eines universalen Geistfeldes wurde nicht diskutiert.

Das Phänomen ist nicht ganz neu. Die Wissenschaft hat sich schon immer darüber gewundert, dass ein normal entwickeltes Kind mit drei Jahren flüssig reden und Sätze bilden kann, die es nie vorher gehört hat (Noam Chomsky, 1957). Gefolgert wurde, dass ein Bauplan für Sprache existiert, eine Universalgrammatik, der alle neuen Erdenbürger gleichermaßen unterworfen sind (*Spiegel* 6/1998).

Nachprüfbar ist auch folgende Begebenheit: Einzelheiten der Vorbereitung für die Invasion der Alliierten im letzten Weltkrieg unterlagen selbstverständlich der höchsten Geheimhaltung, so auch die Codebezeichnungen für die verschiedenen Küstenabschnitte, die in der Normandie für die Landung vorgesehen waren: Omaha, Utah, Mulberry, Neptune und Overlord. Alle diese Codes erschienen dennoch zwei Wochen vor der Invasion in einem Kreuzworträtsel im Londoner »Daily Telegraph«. Der Verfasser wurde verhört, aber zweifellos war er kein Agent. Zufall – oder hat sich hier das nichtlokale brainstorming bei der Suche nach Codewörtern zusammengeschlossen? Oder steckt im Zufall eine Gesetzmäßigkeit, nach der Information überall zugleich abrufbar ist?

Die Wissenschaft kennt Fälle von Doppelgänger-Wahrnehmungen, Halluzinationen der eigenen Person – Heautoskopien genannt. Das Phänomen ist bis heute nicht erklärbar, aber für die Betroffenen ein Schock. Etwa 70 Fälle sind in der Literatur bisher beschrieben. Man sieht sich selbst in allen Einzelheiten und vollkommen real lebendig. Die Bewegungen sind oft spiegelbildlich. Das Trugbild schaut einen unverwandt an, stumm, oder man spricht sogar mit ihm. Sogar die Gefühle des Gegenübers nimmt man wahr, als wären es die eigenen. Kurz vor der visuellen Erscheinung haben die Betroffenen das deutliche Gefühl, dass jemand in unmittelbarer Nähe ist. Starker emotionaler Stress und Erschöpfungszustände forcieren die Erscheinungen. Greift man nach dem Doppelgänger, dann verschwindet er. Die Visionen treten gehäuft im Morgengrauen oder in der Abenddämmerung auf. Manche Betroffene begegnen sich selbst über viele Jahre immer mal wieder, andere erleben den Spuk nur einmal im Leben. Der russische Dichter und Autor Fjodor Dostojewski widmete dem Phänomen seinen Roman »Der Doppelgänger«.

Über den Sinn des Phänomens rätseln die Wissenschaftler. Die Fachzeitschrift *Medical Tribune* warnt: Wer sich selbst am Baum hängen sieht, ist extrem suizidgefährdet.

Der Roman »Futility« von Morgan Robertson erschien im Jahr 1898. Beschrieben wird darin die Kollision eines Schiffes mit einem Eisberg im Nordatlantik. Der Autor nannte dieses Schiff »Titan«. Im Jahr 1912 stieß die berühmte »Titanic« dann tatsächlich im Nordatlantik gegen einen Eisberg, und dies wiederholte sich 1939 mit dem Schiff »Titanian«. Im Juni des Jahres 2023 implodierte das Tauchboot »Titan« auf dem Weg zur gesunkenen Titanic.

Edgar Allan Poe beschreibt in einer seiner schrecklichen Geschichten (in: »The Narrative of Arthur Gordon Pym«), wie drei Schiffbrüchige in großer Verzweiflung und Angst vorm Verhungern einen Kabinenjungen mit dem fiktiven Namen Richard Parker töten und essen. Rund 50 Jahre nach Erscheinen des Buches müssen sich tatsächlich drei Schiffbrüchige vor Gericht verantworten, weil sie einen Kabinenjungen mit dem Namen Richard Parker getötet und gegessen haben (*P. M.* 10/1985).

Sicher ist das alles Zufall, aber wie groß ist die Wahrscheinlichkeit, dass so etwas passiert?

Popper: »*Wir wissen nicht, wir raten.*«

Die Naturwissenschaftler, so sagt Dürr, MPI, München, glichen dem Fischer, der mit seinem Netz immer nur Fische fängt, die größer als fünf Zentimeter sind. Daraus schließt er, alle Geschöpfe des Meeres müssten mindestens fünf Zentimeter lang sein – anstatt sich zu fragen, ob vielleicht sein Netz zu grobe Maschen habe (*Die Woche* 22.9.1994).

Gibt es ein körperloses Bewusstsein?

Nahtod-Erlebnisse zu leugnen hieße, die Augen vor einer sehr zahlreichen Dokumentation von ernst zu nehmenden Berichten Reanimierter zu verschließen.

Die Frage ist eher, ob die Erlebnisse als Halluzinationen aufgrund von Sauerstoffmangel erklärt werden müssen, was nahe liegt, oder ob noch mehr dahintersteckt. Die Halluzination selbst ist erklärungsbedürftig.

Welche bewusste Transformation geht hier vor?

Wenn noch mehr hinter dem Sterbeerlebnis steckt, wofür die erstaunlich genauen Schilderungen Reanimierter von Beobachtungen der Handlungen der Ärzte am eigenen »klinisch toten« Körper sprechen, brauchen wir ein plausibles Modell für dieses Phänomen.

Sehr zögerlich kristallisiert sich eine Wissenschaft für Sterbeforschung heraus, Thanatologie genannt (von der griechischen Mythologie abgeleitet, wo Thanatos der Tod war). Möglich wurde dieser Wissenschaftszweig erst, nachdem immer öfter Menschen von Ärzten wiederbelebt wurden, die bereits »klinisch tot« waren. Sterbeerlebnisse werden in Kliniken aufgezeichnet von Ärzten, deshalb beziehen sich heute fast alle Berichte auf Klinikvorfälle.

Überschaut man die vorliegenden Sterbeerlebnisse, so lässt sich leicht der typische Fall konstruieren, der sozusagen den Durchschnitt aller Berichte wiedergibt. Er sieht folgendermaßen aus:

Der Mensch weiß, er ist in höchster Not – offensichtlich liegt er im Sterben.

Er hört die Worte des Arztes, der ihn für tot erklärt.

Plötzlich ist das »Ich« außerhalb des Körpers und sieht den eigenen Körper aus einer räumlich höheren Perspektive.

Dieses separierte »Ich« verfolgt jede Einzelheit des Wiederbelebungsversuchs und erinnert sich später auch an diese Einzelheiten.

Es hört alles, es sieht alles (Gerüche werden selten erwähnt, Gerüche in Träumen werden ebenfalls selten erinnert), es macht sich Gedanken, es spricht zu dem den Körper behandelnden Mediziner, wird aber nicht gehört.

Nun beginnt ein starkes Geräusch, ein Summen und lautes Klingen.

Gleichzeitig bewegt sich das »Ich« sehr schnell durch einen langen dunklen Tunnel.

Am Ende des Tunnels wird das »Ich« von einem überwältigend schönen und angenehmen Licht empfangen, das als warmherzig und liebevoll beschrieben wird.

Sozusagen augenblicklich streicht eine Aufzeichnung der wesentlichen Ereignisse und Stationen des Lebens der Betroffenen vorbei.

Dann gelangt das »Ich« an eine gewisse Schranke, an der sich entscheidet, ob es in die neue Existenz hinübergleiten darf oder ob es zurückmuss zur irdischen Existenz.

Kaum einer möchte zurück, aber die Gestorbenen fühlen einen gewissen Zwang, sich wieder mit ihrem materiellen Körper zu verbinden, was nun große Betrübnis bereitet.

Die nächsten Stunden, Tage und Wochen nach der erfolgten Reanimierung hat der Patient große Schwierigkeiten, sein Erlebnis zu verarbeiten.

Eine gewisse Sehnsucht nach dem fantastischen Gefühl des einmalig Wunderbaren bleibt bestehen.

An Sorge, Angst und Panik kann sich kein Reanimierter erinnern, vielmehr wird einheitlich das Sterben als friedvoll und wunderbar beschrieben.

Diese Berichte könnten den Zweifel am Sinn hochtechnisierter künstlicher Lebensverlängerung in Kliniken verstärken. Ab sofort haben die Menschen, die ein Sterbeerlebnis hinter sich haben, keine Angst mehr vor dem Sterben.

Zu dieser Standardversion gibt es nuancierte Änderungen von einem Individuum zum anderen. Viele berichten, dass sie anfangs überhaupt nicht mitbekommen haben, dass sie tot sind.

Daniel Gelin, ein Schauspieler aus Frankreich, der ins Danola Hospital in Tel Aviv wegen eines Herzinfarkts eingeliefert worden war, berichtet vom Schweben in der Intensivstation und vom Erschrecken, als er feststellte, dass sein Herzschlag auf dem aufzeichnenden Monitor erloschen war.

Der Schweizer Architekt Stefan von Jankovich schwebt über seiner Unfallstelle, sieht und hört alles genauso, wie er es später im polizeilichen Unfallprotokoll nachlesen kann. Er beobachtet von oben, wie der Unfallarzt seinen Mund mit einem Spatel aufspreizt und ihn beatmet und hört schließlich sein Todesurteil: Man kann nichts mehr machen. Jankovich beobachtet die Manipulationen an seinem Körper durchaus mit Interesse und ist dabei ganz ruhig in einem glücklichen Zustand.

Der Chansonnier Charles Aznavour erzählt von einem Autounfall, wobei er schwer verletzt wurde. Er merkt, dass er das momentane Bewusstsein verliert und gleichzeitig in ein anderes Bewusstsein hineinschlüpft mit starkem Wohlgefühl und angenehmer Wärme. Er hört, wie jemand sagt, der ist tot. Erst später ahnt er, dass man ihn damit meinte.

Einer der Ärzte, die sich diesen Untersuchungen der Sterbeerlebnisse widmen, ist Paul Becker, Chef der Medizinischen Klinik, St.-Vincenz-Krankenhaus, Limburg a. d. Lahn. Er stellt fest, dass nicht nur solche Menschen Sterbeerlebnisse haben, die dafür psychisch prädisponiert sind oder eine besondere, eventuell religiöse Einstellung haben, sondern vielmehr werden weitgehend identische Erlebnisse von Menschen berichtet, die aus allen Schichten kommen, was soziale Herkunft, Alter und auch Intelligenz angeht. Becker hat auch überprüft, dass keiner vom anderen etwas gewusst und keiner dem anderen seine Geschichte vorher erzählt hat. Er dokumentierte, dass die Erzählungen der Reanimierten über Einzelheiten der Reanimation exakt mit dem übereinstimmten, was er selbst an Einzelhandlungen jeweils vorgenommen hat. Es war, als ob der Patient alles über einen Monitor mitgesehen hat.

Als eine Art Leitfigur der Thanatologie gilt die in der Schweiz geborene, bis zu ihrem Tod 2004 in Amerika lebende, frühere Psychiaterin an der University of Chicago, Elisabeth Kübler-Ross. Ihre mehr als tausend untersuchten Fälle decken sich im Großen und Ganzen mit dem oben beschriebenen Durchschnittsfall.

Gleiches beschreiben die Bücher des amerikanischen Psychiaters Raymond Moody. Allerdings wird bei beiden Autoren deutlich, dass keineswegs jeder Mensch, der »klinisch tot« gewesen ist, Sterbeerlebnisse erzählen kann.

Ein weiterer Autor, Johann Christoph Hampe, beschreibt in seinem Buch »Sterben ist doch ganz anders« eigene Erlebnisse und bemerkt erstaunt, dass er zwar genauso fühlt und denkt, wie er es mit Körper gewohnt ist, aber durch Wände und Türen und andere menschliche Körper gelangen kann, ohne dass diese Widerstand leisten.

Eine besondere Variante bietet der promovierte Psychiater George Ritchie am Arlington House Hospital in Charlottesville, Virginia, in seinem Buch »Return from Tomorrow«. Er wurde als Soldat mit einer schweren Lungenentzündung im Armeehospital von Camp Barkeley, Texas, von dem Arzt Dr. Donald Francy und zwei Assistenten für tot erklärt, nachdem länger als zehn Minuten Herzschlag und Atmung ausgefallen waren. Ritchie selbst sah das allerdings überhaupt nicht so. Er sei vom Bett aufgesprungen und habe seine Uniform gesucht, weil er unbedingt einen Zug nach Richmond erreichen musste, um seinen medizinischen Ausbildungsgang in der Armee abzuschließen. Dabei sah er einen leblosen Körper auf dem Bett, erkannte ihn aber nicht als den seinen. Er bemerkte nur, dass dieser Körper seinen Freundschaftsring trug. Auf dem Weg zum Zug wurde ihm schnell klar, dass die Festigkeit seines Körpers abhandengekommen war, und plötzlich erkannte er, dass es sein eigener Körper war, der auf dem Bett lag und er unverzüglich zurückmusste. Als er schließlich wieder vor seinem Körper steht, wird ihm die Teilung des Ich bewusst, und er denkt folgerichtig: Das ist der Tod, so wie wir Menschen uns das vorstellen. Reanimiert wurde er mit einer Adrenalinspritze ins Herz, als er für die Leichenhalle präpariert werden sollte und Lebenszeichen von sich gab.

Mit einer Medienmitteilung vom 2.3.2001 durch *Bild der Wissenschaft online* wird eine weitere Untersuchung an bereits Gestorbenen bekannt, die in der Zeitschrift *Resuscitation* veröffentlicht wurde: Sam Parnia von der Universität Southampton hat 60 Patienten untersucht, die nach einem Herzinfarkt klinisch als tot erklärt wurden und mit Elektroschocks schließlich reanimiert werden konnten. Obwohl etwa zehn Sekunden nach dem Tod das Hirn seine Tätigkeit einstellt, hatten sieben von den untersuchten Verstorbenen nach der Reanimierung von Erlebnissen berichtet, von Tunneln, hellem Licht und Begegnungen mit Verwandten. Auch die Anzahl der Elektroschocks, die jeweilig gesetzt wurden, konnten richtig erinnert werden.

Parnia sagt dazu: *»Ich habe den Verdacht, dass Geist und Bewusstsein nicht vom Gehirn produziert werden, sondern ein eigenständiges Dasein führen.«*

Als schlicht verrückt bezeichnete der Bewusstseinsforscher Daniel Dennett von der Tufts Universität in Medford diese Aussage, während der Psychiater Bruce Greyson von der Universität Virginia meint: *»Die allgemein akzeptierte Idee, dass unser Gehirn den Geist produziert, ist nicht plausibler als Parnias Hypothese.«*

Aufgrund der belastbaren Ergebnisse aus Untersuchungen nach wissenschaftlichen Kriterien (ein Fall der AWARE-Studie 2008 wird als Beweis anerkannt) gibt es keinen Zweifel mehr:

Der Mensch kann im Nahtod seine gewohnte Welt erleben, ähnlich wie im Alltag, obwohl sein Gehirn keine elektrische Aktivität mehr zeigt – das Gehirn ist tot.

Studie AWARE für »AWAreness during REsuscitation«, (Wahrnehmung während der Wiederbelebung oder Reanimation): Mediziner, Neurowissenschaftler und Psychologen untersuchten mit strengen wissenschaftlichen Standards Herzpatienten aus insgesamt 15 Kliniken in Großbritannien, den USA und Australien über einen Zeitraum von fünf Jahren. Die Ergebnisse sind im Fachjournal »Resuscitation« veröffentlicht, auch online verfügbar.

- *2060 Patienten mit Herzstillstand wurden ausgewählt.*
- *330 von ihnen überlebten.*
- *140 Patienten wurden in die Studie aufgenommen.*
- *101 Patienten kamen nach Befragungen für die Beurteilung eines Nahtoderlebnisses infrage.*
- *46 % von ihnen erinnerten sich an Gedanken und Gefühle in dieser Zeit: Angst, Tiere oder Pflanzen, helles Licht, Gewalt oder Verfolgung, Déjà-vu, Familie, Ereignisse nach dem Herzstillstand. An Ereignisse aus der Zeit ihres Herzstillstands konnten sie sich nicht erinnern.*
- *9 % berichteten von einer typischen Nahtoderfahrung.*
- *2 % beschrieben den Eindruck, tatsächliche, also reale Ereignisse aus der Zeit ihres klinischen Todes gesehen oder gehört zu haben. Einer starb.*[155]

Und dann ist da noch Eben Alexander. Er lehrte 15 Jahre Neurologie an der Harvard Medical School und an der University of Virginia.

»Als Neurochirurg glaubte ich nicht an das Phänomen der Nahtoderfahrung« (im US-Magazin »Newsweek« erklärt er, wie er zuvor entsprechend geschilderte Phänomene nach den Prinzipien »guter Wissenschaft« bewertet und diese als Ergebnis von Wunschdenken der Patienten abgetan hatte. Obwohl er sich selbst zwar als nominellen Christen bezeichnete, habe er damals nicht an ein ewiges Leben geglaubt).

Am 10. November 2008 bemerkte er starke Rückenschmerzen, war schon 15 Minuten später nahezu bewegungsunfähig und kam ins Krankenhaus. Hier machte er dann eine Nahtoderfahrung bzw. außerkörperliche Wahrnehmung während seines Komazustands in Folge einer bakteriellen Meningitis, währenddessen er sieben Tage lang keine Hirnaktivität aufzeigte.

»Es gibt keine wissenschaftliche Erklärung für die Tatsache, dass während mein Körper im Koma lag, mein Geist und mein Inneres völ-

lig lebendig und gesund waren. […] Die Wesen an diesem Ort waren einfach etwas völlig anderes als alles, was ich bislang von diesem Planeten gekannt hatte. Es waren höhere Daseinsformen.«

Zugleich hörte Alexander einen gewaltigen und schallenden Klang, »wie ein glorreicher Chor, der von oben herab kam« und ihn mit einem Gefühl der Freude und des Staunens durchdrang.

Begleitet wurde der Hirnchirurg bei dieser »Reise« von einer jungen und »wunderschönen Frau: Sie war jung, hatte hohe Wangenknochen und tiefblaue Augen. Goldbraune Haare rahmten ihr liebliches Gesicht ein.«

An seine Erfahrung begann sich Alexander schon während seiner Genesung kurz nach dem Erwachen aus dem Koma zu erinnern: *»Während die Neuronen meines Kortex von den Bakterien zur vollständigen Inaktivität betäubt waren, reiste mein hirnfreies Bewusstsein in eine andere, höhere Dimension des Universums. Von der Existenz einer solchen Dimension hatte ich bis dahin noch nicht einmal geträumt, und mein altes Prä-Koma-Ich hätte sie mehr als glücklich als eine einfache Unmöglichkeit abgetan.«*

C. G. Jung, der bekannt ist für seine Beobachtungsgabe, seine detailgetreuen Schilderungen und der vieles beschrieb, was heute erst nach und nach realisiert und verstanden wird, berichtete von einem eigenen Sterbeerlebnis. Er brach sich 1944 den Fuß und erlitt einen Herzinfarkt. Als erste Hilfe erhielt er Sauerstoff und Kampfer und erlebte plötzlich, wie er sich hoch oben in den Weltraum hinaufbegab. Er schätzte etwa eine Höhe von mehr als 15 000 km und sah Ceylon direkt unter sich und Indien. Gleichzeitig stellte er fest, dass die Erdkugel blau leuchtete und dass das Blau nicht nur von den Meeren kam, sondern die Erdkugel insgesamt in ein glitzerndes Blau gehüllt war. Sein Bericht ist erstaunlich, weil die Tatsache, dass der Erdball durch seine Atmosphäre in einem charakteristischen Blau schimmert, erst die später gestarteten Astronauten vom Weltraum aus erstmalig sehen konnten; fortan wurde von dem Blauen Planeten gesprochen.

C. G. Jung berichtet weiter:

»Es war, als ob ich alles, was ich je gelebt und getan habe, alles, was

um mich geschehen war, nun bei mir hätte. Ich könnte auch sagen: Es war bei mir, und das war ich. Ich bestand sozusagen daraus. Ich bestand aus meiner Geschichte und hatte durchaus das Gefühl, das sei nun ich.«

Als er schließlich wieder zu Bewusstsein gekommen war, brauchte er *»noch gute drei Wochen, bis ich mich entschließen konnte, wieder zu leben«*. Er war tief enttäuscht, *»und ich fühlte Widerstände gegen meinen Arzt, weil er mich wieder in das Leben zurückgebracht hatte«*.

Gleiche Gefühle hegte der ehemalige Chefarzt der Betheler Kliniken und Professor für Psychiatrie und Neurologie an der Universität Tübingen nach seiner Reanimierung. Er starb aufgrund einer Ornithose und zwei kurz hintereinander stattfindenden Lungeninfarkten. Es stellten sich jedes Mal herrliche Glücksgefühle ein und die Hoffnung, endlich hinübergehen zu können, vergleichbar einer Sucht, einer Sehnsucht nach dem Tod.

Grund für die fantastischen und schönen Gefühle im Sterben ist erst einmal der massive Sauerstoffmangel im Gehirn, der zum Zellenergiemangel führt.

Versuche zeigen, dass Mangel an Sauerstoff bei gleichzeitiger starker Erhöhung des Kohlendioxidgehalts im Blut zu Halluzinationen führt. Das ist durchaus nachvollziehbar, denn Zellenergiemangel ist verbunden mit Hypopolarisation der Nerven und Selbsterregung des Gehirns, einschließlich Endorphinausschüttung.

Das erklärt aber keineswegs, warum die »klinisch toten«, also gestorbenen Menschen bei Energiemangel von außerhalb des Körpers her ein Bewusstsein zeigen, dass ein Geschehen wahrheitsgetreu über einen bestimmten Zeitraum nach dem Tod, also ohne Gehirnaktivität, beobachten kann.

Gibt es also jenseits der körperlichen Existenz eine weitere geistige Existenz, die den Körper überdauert und unsere Sinne so verwendet, wie wir es aus der körperlichen Existenz gewohnt sind?

Unsere These fordert ein intelligentes Selbst neben dem angelernten Ich, das alles abspeichert, was das gelebte Leben bisher ausmacht. Die Abspeicherung hält ewig, weil Information nicht verloren geht. Warum ist die Wissenschaft so zurückhaltend, diese Fragen aufzunehmen? Warum findet sich hier kein Sponsor der öffentlichen Hand, um endgültig Klarheit zu diesen Phänomenen zu bringen?

Wenn Sterben so abläuft, wie immer wieder von Betroffenen beschrieben, dann muss es auch immer schon in der Geschichte der Menschheit derartige Berichte gegeben haben.

Das ist tatsächlich der Fall:

Platon beschreibt im zehnten Buch der Dialogreihe »Der Staat« die Erlebnisse des tödlich verwundeten Soldaten, der erst auf dem Scheiterhaufen wieder zu sich kommt und dann das erzählt, was unserem oben beschriebenen Standarderlebnis gleicht.

Der Ich-Austritt aus dem Körper als Sterbeerlebnis war bereits den alten Ägyptern bekannt und zieht sich auch durch alle anderen alten Kulturen. Die alten Ägypter nannten den zweiten Leib, also das, was wir als Selbst bezeichnen, »Ka«, die Kabbalisten »Nepesch«.

Paracelsus sprach vom »siderischen Leib«, damals wie heute wird er auch Astralleib genannt.

Newton nannte die Erscheinung »Spiritus subtilissimus«.

Das Tibetische Totenbuch, das Bardo Thödol, eine Zusammenfassung der alten Weisheiten aus Jahrhunderten, aufgeschrieben im 8. Jh. n. Chr., enthält alle Stationen des Sterbens, so, wie sie heute wieder durch Erfahrung bekannt geworden sind. Gleichzeitig wird ausführlich von der Zeit nach dem Sterben berichtet, wie zum Beispiel die Anzahl der Tage, die abgewartet und einfühlsam begleitet werden sollten, bis der Tote sich in der neuen Situation zurechtgefunden hat.

Außersinnliche Wahrnehmungen ASW

Zitieren wir einige Meldungen:

Im Schlaflabor der Universität Virginia träumt der Medizinprofessor als Proband das, worauf sich der Versuchsleiter gerade intensiv konzentriert.

Das Koestler-Institut in Edinburgh beschäftigt sich ausschließlich entsprechend dem Willen von Arthur Koestler mit ASW.

Das Statistische Institut der Universität von Kalifornien (Dr. Jessica Utts) schlägt vor, nicht mehr das Ob zu erforschen, sondern das Wie.

Der japanische Elektronikkonzern Sony ließ durch seinen Pressesprecher Masanobu Sakaguchi die Öffentlichkeit wissen, dass eine Forschungsgruppe im Auftrag des Konzerns unter Leitung von Dr. Yoichiro Sako ASW nachgewiesen hat.

Der Generalmajor der US-Armee Ed Thompson hatte in Fort Meade eine Gruppe von Hellsehern zur militärischen Aufklärung versammelt. Die Ergebnisse waren absolut überzeugend: Aus Landkartenkoordinaten wurden streng geheime Bauten (Satelliten-Abhörstation) im Waldgebiet beschrieben. Spannend und nachprüfbar wurde die Sache dadurch, dass es den Hellsehern gelang, durch die Außenwände in das Gebäude zu gelangen und Namensschilder auf den Korridoren zu lesen bzw. die anwesenden Personen zu beschreiben und mit ihren Namen zu identifizieren.

Der frühere Chef des Nachrichtendienstes CIA, Admiral Stansfield Turner, wird von dem ehemaligen US-Präsidenten Jimmy Carter zitiert, wie er mithilfe von Hellsehern ein abgestürztes Aufklärungsflugzeug in Afrika wiederfand, das von den Beobachtungssatelliten nicht ausfindig gemacht werden konnte. Gleiche Erfolge gelangen mithilfe paranormaler Methoden der US-Kriegsmarine und der US-Bundespolizei FBI.

Grundlage aller dieser Hellseheinsätze waren die Forschungen des Internationalen Stanford-Forschungsinstituts in Kalifornien, das hauptsächlich im Auftrag der Bundesbehörden arbeitet. Gleiches verlautet von der Science Applications International Corporation in Palo Alto, Kalifornien, die nach eigenen Angaben bereits 20 Jahre erfolgreich auf diesem Gebiet arbeitet.

In der ehemaligen Sowjetunion waren derartige Forschungszentren bekannt in Moskau, Leningrad, Omsk, Irkutsk und Wladiwostok.

In der Universität Nevada werden durch D. J. Radin Experimente durchgeführt, deren Ergebnis identisch mit den Ergebnissen von Libet sind. Hier werden von Probanden die Haut-Elektrizität und die Haut-Leitfähigkeit gemessen als Reaktion auf zufällig eingeblendete Monitorbilder. In beliebiger Reihenfolge wechseln beruhigende Motive mit solchen ab, die Entsetzen erregen. Die überraschende Reaktion ist nun, dass die Probanden die bestürzenden Bilder bereits durch ihre Haut-Elektrizitäts-Änderung ankündigen, obwohl auf dem Monitor noch nichts zu sehen ist (Antizipationsversuche).

Derartige physiologische Indikatoren als Vorahnungen wurden auch in anderen Forschungsinstituten beobachtet, z. B. in der Radiologie in Newcastle, Australien; hier wurde von Mike Grayson und Lindsay Rowe berichtet, wie sich bis dahin völlig unbekannte Gehirnströme im Patienten kurz vor einem Erdbeben messen lassen, obwohl seismografische Geräte noch nichts registrierten.

Der Physiker August Stern, Amsterdam, berichtet über Gehirnströme bei Katzen, die jeweils dann abnorme Amplituden und Frequenzinhalte aufweisen, wenn die frisch geborenen Jungen weit entfernt in anderen Gebäuden einen Elektroschlag erhielten. Gleiche Versuche wurden aus der früheren Sowjetunion berichtet, wobei Kaninchenjunge getötet wurden, während von der Mutter im abgetauchten U-Boot laufend die Gehirnströme registriert wurden. Jede Tötung konnte abnormen Elektrizitätsverhältnissen des Muttergehirns zugeordnet werden.

Aber diese Indikatoren sind in ihrer Reaktion beim Menschen nicht beliebig reproduzierbar und fallen deshalb nach derzeitigen Kriterien durch das Raster der Wissenschaftlichkeit hindurch. Dennoch – so ermittelte das Wissenschaftsmagazin *New Scientist* – halten die meisten Forscher ASW für möglich.

Daryl J. Bem, Psychologe an der Cornell-Universität in Ithaca, USA, meint, dass jedes Gehirn laufend schwache ASW-Signale erhält, die aber von äußeren Reizen übertönt werden.

Offizielle Wunderheilungen

Wunder (lat. miraculum) sind im heutigen Christentum recht eindeutig definiert. Sie werden auf das Eingreifen einer über die Natur erhabenen Gottheit zurückgeführt und »rühren an das Geheimnis, welches über der Welt liegt«.

In der katholischen Kirche regelt in Rom ein seit 31. Januar 993 eingesetztes Verfahren die Wunderanerkennung. Dieses Verfahren hat sich an unser heutiges Zeitalter der Naturwissenschaften-Dominanz angepasst und wird nach strengen rechtsbeständigen Präambeln abgehalten. Ein 23-köpfiges Gremium internationaler akademischer Herkunft überwacht die Prozedur. Deutsches Mitglied der Expertenkommission war längere Zeit Rolf Theiß, Chirurg in Saarburg.

Er sagt zu den Auswahlkriterien: »*Wenn die Krankheit als gesichert, organischen Ursprungs, schwerwiegend und lebensbedrohend angesehen wurde, die Heilung plötzlich, unerwartet und nicht durch Medikamente hervorgerufen sein kann, die Heilung im Zusammenhang mit Lourdes steht und die Heilung von Dauer ist, dann wird diese als derzeit unerklärliche Heilung angesehen, und die Unterlagen an den Bischof der zuständigen Region weitergegeben.*« (*Spiegel* 51/2000)

Seit 1858 hat auf diesem Wege die Kirche 65 Heilungen in Lourdes als Wunder anerkannt, wobei Tricks, Sinnestäuschungen und Zufälle ausgeschlossen sein sollen. Die Zahl der unerklärlichen Heilungen pro Jahr liegt bei 15 bis 25. Bei derzeit jährlich rund fünf Millionen Besuchern der Quelle, wobei etwa 70 000 schwer krank sind, ist die Anzahl der Wunder relativ gering. Dass jedoch überhaupt so etwas wie Wunder passieren, sollte eigentlich die größte Herausforderung der Wissenschaft sein, um das »Ob« und das »Wie« herauszufinden.

Spontanheilungen von Tumoren gelten generell nicht als Wunder. Erklärt werden diese Heilungen mit psychogenen Ursachen, die sich auf das Immunsystem auswirken. Wunder wird nur genannt, was keine biologischen Ursachen erkennen lässt.

Ein derart anerkannter Fall (57. Wunder von Lourdes) ist ein Benediktiner aus einem Kloster am Zürichsee, der laut mehrfacher Diagnose unheilbar an Multipler Sklerose litt und schon nicht mehr gehen konnte. Auf einer Reise nach Lourdes habe ihn ein Blitzschock durchfahren, und ab sofort war er geheilt – so der Bericht.

Ein erfundener Bericht dieses Falls ist ausgeschlossen. Eine Simulation des Patienten kann aufgrund der Ärztegutachten ebenfalls nicht aufgedeckt werden. Was also ist die Ursache für den plötzlichen Materiewechsel der Neurone?

Kann hier eine bewusste oder auch unbewusste Transformation in eine andere Persönlichkeit innerhalb eines Hologramms verbunden werden mit der Heranziehung einer anderen Raum-Zeit-Krümmung, also einer anderen Materie?

Warum werden Mechanismen derartiger Fälle nicht von einem interdisziplinären Wissenschaftlerverbund überprüft?

Wir lassen uns einer Hightechmedizin zuordnen und verstehen noch nicht einmal, was unser Geist-Materie-Verbund alles leistet.

Einstein: »*Es läßt sich schwer sagen, was Wahrheit ist, aber manchmal ist es leicht, etwas Falsches zu erkennen.*«

(Brief an Jeremiah McGuire, 24.10.53, Einstein-Archiv 60-487)

Teil III: KOPPLUNGSMECHANISMEN VON GEIST UND MATERIE

»Der Geist ist nicht eine späte Folgeerscheinung der Evolution des Lebens, sondern hat schon immer existiert [...], als Quelle und Voraussetzung für unsere physische Wirklichkeit. Der Geist hat ein physisches Universum geschaffen, welches seinerseits das Leben hervorgebracht hat, und auf diese Weise entwickelten sich schließlich Lebewesen, die Bewusstsein tragen und schöpferisch handeln.«

GEORGE WALD
(Nobelpreisträger, Biologe, Harvard University)
(Aus: »Life and Mind in the Universe«, 1984)

Mit den bisher dargestellten Beschreibungen ist der Hauptteil der Idee, die dieses Buch vermitteln soll, aufgezeigt. Was nun noch kommt, dient der Plausibilität der These. Wenn wir die Anregungen nutzen wollen, kommen wir um die Darstellung detaillierter Wirkungs-Mechanismen nicht herum. Wir kennen diese Wirkungs-Mechanismen aber noch nicht vollständig. Wir können nur aus dem derzeitigen Wissen heraus Hinweise geben. Leider geht das nicht ohne etwas Physik, und die ist für die nicht Fachbegeisterten langweilig.

Suchen Sie sich also das für Sie Interessante heraus.

11. Die Schwingungen der Materie-Geist-Struktur

Wir haben bisher festgestellt, dass es einerseits Materie gibt und andererseits ein universelles Informationsfeld, das wir auch mit Geist-Seele-Verbund bezeichnen können. Beide wechselwirken miteinander, wobei das Informationsfeld hierarchisch ganz oben steht. Kernbereich des Informationsfeldes ist das überall vorhandene masselose Vakuum. Wir gehen davon aus, dass virtuelle Energie und Information, um für uns präsent zu sein, in unsere Realität geschaltet werden müssen. Wir wollen in diesem Kapitel jetzt untersuchen, welche Realitätsschalter infrage kommen.

Das elektrische Potenzial verbirgt ein Geheimnis

In unserem Organismus werden Informationen fast immer durch elektrische Potenziale aufgebaut. Ob Nerven-Potenzial, Muskel-Potenzial, Rezeptor-Potenzial, Neurotransmitter-Potenzial, Piezo- und Pyro-Potenzial, Enzym-Potenzial, Verletzungs-Potenzial – es wimmelt in uns von elektrischen Spannungen, erzeugt durch Anordnungen unterschiedlicher elektrischer Ladungen. Das heißt: mehr oder weniger Elektronendichten. Die viel zitierten Ströme ergeben sich erst sekundär durch lokale Potenzialgradienten.

⇨ Also halten wir fest:
Jeder Organismus hat spezifische Potenzialgrößen.
Jedes Organ hat spezifische Potenzialgrößen.
Jede Zelle hat ihre eigenen spezifischen Potenzialgrößen.

Jede Organelle hat eigene Potenziale.

Jedes Molekül hat ein Potenzial.

Jede Molekül-Untereinheiten haben eigene Potenziale.

Jedes Elektron hat ein Potenzial.

Jedes Atom hat ein Potenzial.

Jeder Vakuum-Raum zwischen den Massen hat Potenziale, oft auch virtuelle.

Ladungen erzeugen Potenziale. Potenziale sind skalare Größen, deshalb ist das Ladungsfeld des Vakuums identisch mit einem Potenzialfeld, also einem Skalarfeld.

Potenziale sind in unserem und allen anderen Leben bestimmend.

Die gesamte Organismus-Regelung geschieht durch die Steuerung der Energie und Information elektrischer Membran-Gradienten. Nicht nur bei Neuronenzellen, sondern bei jeder (Zell-)Membran entstehen:

- Depolarisation
- Repolarisation
- Hyperpolarisation

Jede Änderung des elektrischen Membran-Gradienten führt über die beschleunigten oder abgebremsten Bewegungen von Elektronen im Feld zu elektromagnetischen Energiewellen. Folgen sind typische elektromagnetische Interferenzen-Muster.

Daraus entstehen aber auch – heute immer noch unbeachtet – stehende Quantenwellen als Solitonen mit zwei Anteilen:

1. elektromagnetisch – steuern z. B. die *Replikation* und die *Transkription* des *DNA-Codes,* verantwortlich für Gestaltung der Struktur- und Form-Bauelemente von Proteinen, DNA (RNA), Rezeptoren, Ionenpumpen, Enzymen …
2. potenziell-informativ-energetisch – hier vollzieht sich die »Schöpfungsvarianz« für sekundär (nicht genetisch) entstehende organische Materieänderungen in der Raumzeit z. B. umweltbedingte Embryogenese oder auch geistige Prozesse, (z. B. »ich will jetzt den Arm heben«).

Wie können die Potenziale eine so wichtige Funktion erlangen?

Um diese Schlüsselfrage zu beantworten, muss die Arbeit eines Mannes mit Namen Whittaker aus den Jahren 1903/1904 herangezogen werden, die von dem Wissenschaftsestablishment offensichtlich bisher übersehen wurde.[141/142]

Es scheint das Verdienst von Bearden, diese theoretische Arbeit wieder in das öffentliche Bewusstsein gebracht zu haben.

Laut Whittaker 1903, dessen hochinteressante und in sich stimmige Theorie von der Physik komplett ignoriert wird, ist ein Potenzial aus mehrfach sich überlagernden spezialisierten elektromagnetischen Wellen aufgebaut, besitzt also eine Struktur und ist deshalb gleichzusetzen mit Negentropie:

1. Das Skalar-Potenzial ist ein harmonischer Aufbau aus zwei Wellenpaaren, die sich innerhalb der Raum-Zeit jeweils bidirektional in der Zeit bewegen.
2. Das heißt, während jeweils eine Welle in die Zukunft läuft, befindet sich eine genau gleiche Welle auf dem Weg in die Vergangenheit (später wurden diese Wellen als retardiert und avanciert bezeichnet, wie in der Wheeler-Feynman-Absorbertheorie; siehe »Gehirn-Magie«[132]).
3. Dieses Wellenpaar addiert sich als Replik mit einem in der Phase konjugierten identischen Wellenpaar (bei 180° Verschiebung heben sich die Wellenpaare auf).
4. Die Frequenzen der Wellenpaare sind Harmonische einer Grundwelle.
5. Die Potenzial-internen elektromagnetischen Schwingungen sind nicht transversal orientiert, wie wir es aus Messungen heraus gewohnt sind, sondern longitudinal.

⇨ Wiederholen wir noch einmal: Jedes elektrische Potenzial als eine skalare Größe besteht aus einer harmonischen Serie bidirektionaler longitudinaler elektromagnetischer Wellenpaare.

Jedes longitudinale elektromagnetische Wellenpaar innerhalb der harmonischen Serie ist ein phasenkonjugiertes Paar, das jeweils in entgegengesetzter Zeitrichtung verläuft.

Das entspricht in etwa dem Aufbau eines Rechteckimpulses, der ebenfalls die Summe der elektromagnetischen Grundwelle plus aller Oberwellen ist. Allerdings ist das Rechtecksignal zusammengesetzt aus *transversalen* elektromagnetischen Wellen, während das Potenzial (auch das des Vakuums) aus *longitudinalen,* virtuellen elektromagnetischen Wellen besteht.

In heutiger Zeit vertritt die Arbeit von Hsue[55], 1993, eine ähnliche Auffassung. Er zeigt, dass jedes statische Gleichspannungs-Potenzial behandelt werden kann wie zwei Wellen, die in entgegengesetzten Richtungen verlaufen. Die Polarisationen der Wellen gehören dabei der Zeit-Domäne an.

Bereits vor der Zeit Whittakers hatte Stoney[117], 1897, auf den Skalar-Inhalt der Wellen hingewiesen.

Wir wollen die longitudinalen Schwingungen weiter unten in diesem Kapitel noch ausführlicher diskutieren, aber zuerst soll der Gedanke der Potenzialstrukturen zu Ende geführt werden.

Whittaker hat 1904 in einer Folgearbeit seine Aussagen detailliert ergänzt. In Kurzform ergibt sich nun:

1. Jedes skalare Potenzial enthält Zeit-polarisierte Wellen.
2. Jede Zeit-polarisierte elektromagnetische Welle enthält bidirektionale longitudinale elektromagnetische Wellenpaare.
3. Jede longitudinale elektromagnetische Welle enthält Phasen-konjugierte Paare von transversalen elektromagnetischen Wellen.
4. Jede transversale elektromagnetische Welle lässt sich überführen in zwei skalare Potenzial-Funktionen.
5. Jedes skalare Potenzial ist aus einer unendlichen harmonischen Serie von Zeit-polarisierten elektromagnetischen Wellen aufgebaut.
6. Nun beginnt wieder 1.

Das bedeutet:

Alle elektromagnetischen Potenziale,
alle elektromagnetischen Felder mit Potenzialen,
alle elektromagnetischen Wellen mit Potenzialanteilen

haben eine sehr große innere Substruktur, die als Informationsgehalt dienen kann, ganz besonders die Änderung der Zeitdichte.

Wichtig: Die Höhe der jeweiligen Potenziale (entsprechen Größe der elektrischen Spannungen) gibt die Anzahl der eingefalteten Wellen an.

Es ist wie beim Klang eines Instruments: Der Klang entspricht dem Frequenzbereich, der vom Instrument übertragen wird. Klänge, die als longitudinale Schwingungen an die Luft weitergegeben werden, sind Luftmolekül-Dichtemuster, die mit dem Wind, dem Molekül-Luft-Strom verschoben werden können.

Auch das Potenzial ist ein Klang, der dem Frequenzbereich entspricht, der von der Größe, der Amplitude des Potenzials übertragen werden kann. Potenzialklänge, die aus dem Vakuum in die Materie-Welt gegeben werden, sind zeitliche Dichtemuster, die mit Materie-Feldern verschoben werden können.

Wir können leicht einsehen, dass ein Potenzial nicht so einfach isoliert existiert, sondern unsere normalen lokalen Potenziale, z. B. der Haare oder der Hand, sind Teile übergeordneter Potenziale beispielsweise des Zimmers, die sich aus Potenzialen der Einrichtung rekrutieren; und auch die Mikropotenziale in Zellen sind Teile übergeordneter Potenziale, z. B. der Membranen. Alle diese Potenziale haben ihr spezifisches eingefaltetes Frequenzmuster und stehen alle miteinander in Verbindung.

Auch das Potenzial des Vakuums ist – wie jedes andere Potenzial – strukturiert und kann durch Einwirkungen aus der Materie-Welt verändert werden. Da also das Vakuumpotenzial strukturiert und wandelbar ist, kann es wie jede gesetzmäßig wandelbare Struktur Information speichern.

Die Speichereigenschaften aller hier dargestellten Wellen-Kombinationen im Vakuum und außerhalb des Vakuums sind gewaltig, wie wir gleich sehen werden.

⇨ Wenn man die interne Struktur des Vakuumpotenzials verändern will, braucht man keine Arbeit zu leisten, weil keine Kraft einen Widerstand überwinden muss. Dies kommt einem Informationsfeld sehr entgegen.

Wir haben bereits klargestellt: Die elektromagnetischen Wellen im Vakuum sind keine Kraftfeld-Wellen, so wie es die klassische Physik beschreibt, sondern reine Potenzial-Oszillationen.

Der Nobelpreisträger Feynman stellte bereits fest, dass im Vakuum nur das Potenzial für ein Kraftfeld existiert, keineswegs das Kraftfeld selbst.

Die Kraft wirkt nur im Zusammenhang mit der geladenen Masse, und die ist aus dem Vakuum verbannt (Feld E = Kraft F/q; q ist die geladene Masse, ohne dieses massehaltige q gibt es auch kein Feld E).

Feynman beschreibt, dass man im Vakuum einen Kraftfeld-freien Gradienten im Potenzial hat bis zu dem Augenblick, in dem man eine beobachtbare (Masse-)Ladung einbringt, die an den Potenzialgradienten ankoppelt. Bei dieser lokalen Interaktion entsteht dann ein elektromagnetisches Kraftfeld.

Diese Darstellung des Nobelpreisträgers entspricht damit exakt dem, was wir bereits in den vorderen Kapiteln dieses Buches immer wieder postulieren: Erst die Determination aus dem Meer der Möglichkeiten, die Realitätsschaltung, das Messen vermitteln Kräfte.

Wir kennen das Potenzial immer nur in seiner Reaktion mit Ladungen, aber nie das unbeeinflusste Potenzial. Die Natur des unbeeinflussten Potenzials, also das Potenzial ohne Reaktion mit Ladungen, ist uns genauso unbekannt wie die Natur der unbeeinflussten Kraft, also der Kraft ohne die Reaktion mit Massen.

Mit anderen Worten: Ein Potenzial ist nicht einfach eine elektrische Spannungs-Größe mit der Maßbezeichnung Volt, wie es heute allgemein angenommen wird, sondern eingefaltet in das Potenzial sind elektromagnetische Wellen ganz bestimmter Qualität.

Das muss erklärt werden, denn es scheint ein Schlüsseleffekt für das allgemeine Leben in dieser Theorie zu liegen. Leben funktioniert mithilfe von Potenzialen. Wir wollen nun die Bedeutung dieser Erkenntnis für unseren Organismus und das Leben herausarbeiten.

Kaum beachtet – aber wichtig: longitudinale und Zeit-Dichte-Schwingungen

Die heutige Physik arbeitet fast ausschließlich mit den transversal schwingenden elektromagnetischen Wellen und Feldern. Das sind diejenigen Schwingungen, die senkrecht zur Fortpflanzungsrichtung ihre Amplituden ausbilden.

Das ist nicht ausreichend, denn die Quantenphysik kennt weitere Schwingungen.

Wellen können sehr unterschiedlich polarisiert sein:

1. in x-y-Richtung als transversale Schwingung;
2. wenn die x-y-Richtungen eingefroren sind (bei Interferenzen oder Hohlleitern), dann schwingt die Welle in z-Richtung (also in Richtung der Fortpflanzung) als longitudinale Schwingung;
3. wenn die x-y-z-Richtungen eingefroren sind (Interferenz longitudinaler Schwingungen), dann schwingt die Welle in t-Richtung (Zeit-Dichte-Richtung) als skalare Schwingung. Zeit-polarisiert heißt also: Die Dichte der Zeitenergie wechselt in Wellenform.

In dieser Reihenfolge haben wir jetzt zu unterscheiden:

1. elektromagnetische Transversal-Schwingung
2. elektromagnetische Longitudinal-Schwingung
3. Skalar-Schwingung (Zeit-Dichte-Schwingung)

Nun müssen wir uns ansehen, wann welche Schwingung auftaucht (laut Beardens Recherchen):

1. Wir wissen bereits, *transversale elektromagnetische Wellen* bilden jeweils eine Vorwärts- und Rückwärtswelle in der Zeit, die in gleicher Phase schwingen (phasenkonjugiert).

2. Wenn sich zwei Paare dieser transversalen Wellen (also insgesamt vier Wellen) mit entgegengesetzten Phasen überlagern, dann werden die x- und y-Oszillationen der transversalen Schwingungen eingefroren (nicht gelöscht, wie oft dargestellt wird). Es gibt weder einen magnetischen Vektor mehr noch einen elektrischen Vektor. Die Energie kann aber nicht einfach verschwinden, sie schwingt nun in z-Richtung, das heißt in der Richtung der Wellenfortpflanzung. Folgerichtig ergibt sich eine *longitudinale elektromagnetische Welle.*

3. Legt man wiederum ein Paar dieser longitudinalen elektromagnetischen Wellen zusammen, und zwar eine longitudinale Welle phasenkonjugiert mit einer longitudinalen Rückwelle (Folge: z-Oszillationen eingefroren), ergibt sich eine *skalare Zeit-Dichte-Welle (synonym t-polarisierte Welle),* da die Energie nun in der Zeit schwingen wird.

4. Auch Zeit-Dichte-Wellen überlagern sich *(iterative Interferometrie).* Dabei ergeben sich nun wieder lokale Transversalwellen und lokale Longitudinalwellen, womit wir bei Punkt 1. und 2. erneut beginnen können.

Leider ist die longitudinale Schwingung nicht leicht erkennbar, da sie an der Antenne – analog zu den Wellen des Nahfeldes – ein genau gleiches Empfangssignal auslöst wie die üblichen transversalen Schwingungen. Aber die Identifizierung longitudinaler Schwingungen ist unbedingt notwendig, da sie völlig andere physikalische Eigenschaften aufweisen als transversale Schwingungen:

1. Longitudinale Wellen können unendliche Energie und unendliche Geschwindigkeit annehmen oder auch wenig Energie aufweisen und langsamer als die Lichtgeschwindigkeit sein.

2. Bei der longitudinalen Schwingung sind Frequenz und Wellenlänge nicht über eine konstante Ausbreitungsgeschwindigkeit fest verknüpft, vielmehr können beide getrennt moduliert werden.

3. Longitudinale Wellen können nicht oder nur sehr schwer abgeschirmt werden. Sie haben ein sehr hohes Durchdringungsvermögen, weil sie sich zu Wirbeln aufrollen und dann durch bestimmte Materie tunneln können.

4. Diese Wellen werden mit 100 % der Sendeleistung übertragen, wenn Resonanz (180° gedrehte Phasenlage des Empfängers) zwischen Sender und Empfänger vorhanden ist.

Bild 6

Longitudinale Schwingungen

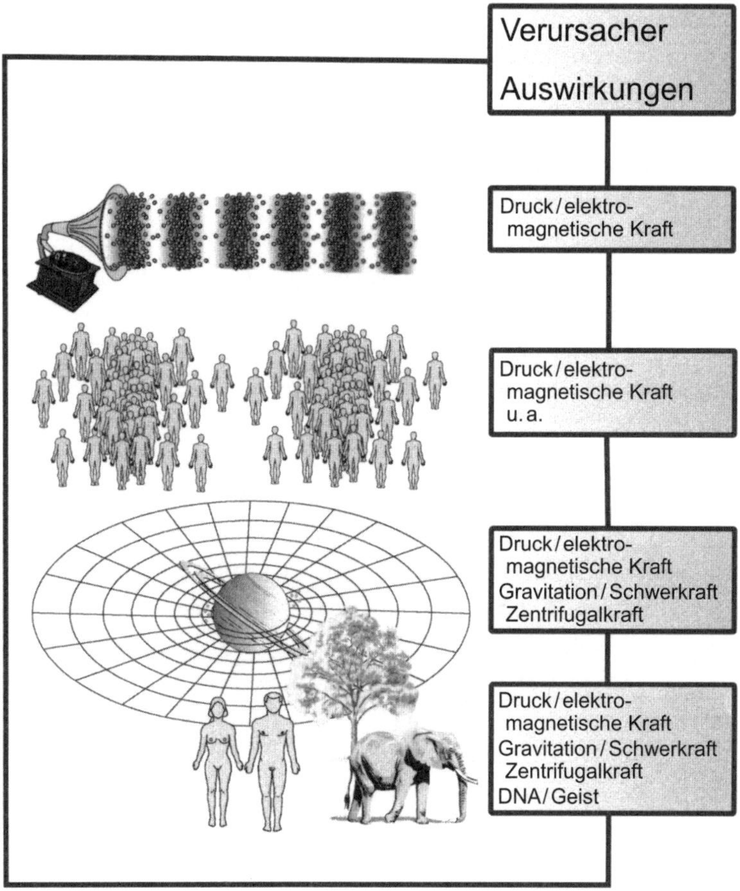

Obwohl in der Physik und folglich auch in der Technik nur die transversalen Schwingungen eine größere Rolle spielen, sind longitudinale Schwingungen keineswegs selten; es sieht sogar so aus, als ob der Organismus bevorzugt mit longitudinalen Schwingungen arbeitet. Beispiele:

Der Ionen- und Elektronenschall: Ionen und Elektronen entstehen in uns durch spontane oder gesteuerte Ladungstrennung in kleinsten Bereichen. Die dabei lokal entstehenden Schwingungen können sich als longitudinale Wellen ausbreiten. Ihre Ausbreitungsgeschwindigkeit hängt stark von der Frequenz ab (Dispersionseigenschaften). Die Frequenz der Schwingung ist im Fall der Elektronen allein von der Elektronendichte (Elektronenäther) abhängig, bei 10^8 bis 10^{14} pro cm^3 ergeben sich Eigen-Frequenzen von 10^8 bis 10^{11} Hz (100 MHz bis 100 GHz).

Longitudinale Schwingungen kommen auch in Kristallen vor. Man nennt sie dort auch elastische Gitter-Schwingungen. Das Energiequant dazu wird Phonon genannt, es hat den gewohnten Betrag hf (h = plancksches Wirkungsquantum, f = Frequenz). Bei der longitudinalen Gitterschwingung schwingen die Atome in der Ausbreitungsrichtung. Da diese Gitterschwingungen gut untersucht sind, können wir einiges auch für unsere oben beschriebenen Longitudinalschwingungen ableiten. Für die langwelligen Gitterschwingungen, die letztlich auch Schallwellen darstellen gilt die einfache Beziehung:

$f = v_s/\lambda$ und $\omega = v_s q$; f Frequenz, v Geschwindigkeit der Welle; λ Wellenlänge;

$\omega = 2\pi f$ ist die Kreisfrequenz der Welle, $q = 2\pi/\lambda$ ist der Betrag des Wellenzahlvektors, der in die Ausbreitungsrichtung der Welle zeigt.

In Festkörpern können Gitterschwingungen von 10^{10} bis $5 \cdot 10^{13}$ Hz auftreten. Die Wechselwirkung der Phononen untereinander und mit den freien Elektronen bestimmt die Wärmeleitfähigkeit der Kristalle, der Halbleiter und der Metalle und deren elektrische Widerstände.

Kleinste zufällige oder durch technische Schwingungen induzierte Störungen innerhalb der Ionen-, Elektronenplasmen können zu verheerenden Unordnungen und damit zu Instabilitäten im Organismus anwachsen – ein Fall, der innerhalb der Diskussion über den sogenannten Elektrosmog (siehe dazu auch S. 411f.) der Überprüfung bedarf.

Im Kosmos ist der überwiegende Teil der Materie im Plasmazustand, so auch die Sonne, der Strahlungsgürtel der Erde, die Polarlichter, die Ionosphäre, sodass die gestörten Verhältnisse auch im Universum auftreten.

Auch die Wärme hat longitudinale Schwingungen zu bieten.

Das Wesen der Wärme ist in Luft die Geschwindigkeit kleinster Teilchen und im Gewebe die Bewegung der Moleküle (Molekül kommt von lat. *molecula* = kleine Masse). Wird es kühler, dann werden die Moleküle der Luft langsamer. Bei 19 °C bewegen sie sich mit einer Durchschnittsgeschwindigkeit von 410 m/s und bei 33 °C mit 450 m/s.

Wir fühlen demnach nicht Wärme, sondern die Bewegung der Moleküle. Die freien Nervenfasern, die für die Aufnahme der Temperatur der Umgebung verantwortlich sind, fungieren als Messinstrumente für geringste Schwankungen der Molekül-Geschwindigkeiten.

Mit wachsender Geschwindigkeit erhöhen sich nicht nur der Aufpralldruck auf unser Körperabschlussgewebe sowie die Zahl der Stöße pro Zeiteinheit, sondern auch die Energie der longitudinalen Schwingungen von geladenen Teilchen.

Nachweisen kann man diesen Mechanismus, indem man eine Luftschicht periodisch erwärmt. Dadurch entsteht eine longitudinale Welle, die man als akustische Welle registrieren kann. Für diesen Effekt ist die Energiewinzigkeit von 4 µJ/g Körpergewebe ausreichend, wenn man einen elektromagnetischen Mikrowellen-Impuls gibt – das entspricht 3 Phononen/Puls der Mikrowelle. Das Ohr ist also für Phononen so empfindlich wie das Auge für Photonen.

Obwohl die durchschnittliche Bewegungsenergie als Produkt aus ½ Masse und dem Quadrat der Geschwindigkeit bei allen Teilchen bei einer bestimmten Temperatur konstant ist, ist die Geschwindigkeit verschiedener Teilchen sehr unterschiedlich. Steigt die Temperatur, dann steigt die durchschnittliche Bewegungsenergie der Teilchen aller Gase gleichzeitig um den gleichen Betrag. Der Geschwindigkeitszuwachs ist aber verschieden – für leichte Teilchen größer, für schwere Teilchen kleiner. Gleicht sich die Temperatur aus, dann gleicht sich die Geschwindigkeit der einzelnen Teilchen aus.

Wir haben oben bereits gezeigt, dass die Geschwindigkeit über die einfache Beziehung $v = \lambda f$ mit der Wellenlänge und der Frequenz einer longitudinalen Schwingung verbunden ist. Erhöht sich die Temperatur und damit die Geschwindigkeit, dann erhöht sich entweder die Frequenz oder die Wellenlänge. Ist die Wellenlänge mit einem vorgegebenen Raum verbunden, wie es häufig innerhalb des Organismus und rund um den Organismus der Fall ist, dann ist die Frequenz variabel.

Wenn wir uns die longitudinale Wärmeschwingung genauer ansehen, gibt es einen interessanten Aspekt. Die Geschwindigkeit einer ausgesuchten Schwingung entspricht der Geschwindigkeit der Moleküle, wie bereits berichtet: bei z. B. 33 °C beträgt sie 450 m/s. Die thermische Diffusionslänge im Gewebe ist 15 μm bis 100 μm, in Luft 1,3 mm. Berechnen wir dazu die Frequenzen, so erhalten wir einen Bereich von ca. 4,5 bis 30 MHz im Gewebe und von 350 KHz in Luft.

Die Frequenzbereiche im Gewebe spielen als Wirkung beim Menschen eine Rolle.

4 MHz liegt in Resonanz zu der Rotationsfrequenz von polaren Kopfgruppen aller Membranen im Organismus bei 37 °C.[79]

30 MHz wird medizinisch angewendet, diese Frequenz ist ein Teil des Ganzkörperresonanzbereichs des Menschen (30–400 MHz) mit hoher Leistungsaufnahme.

Auch Duftstoffe unterliegen dem Mechanismus der longitudinalen Wellen. Soll der Duftstoff von unseren Sensillen in der Nasenschleimhaut erkannt werden, dann muss – wie bei einer Antenne – die Wellenlänge mit der Geometrie des Sensillums korrespondieren ($\lambda/4$ bis λ). Überlagern sich Schwingungen der gleichen Frequenz mit unterschiedlichen Phasen, dann ergibt sich als resultierende Schwingung immer die gleiche Frequenz, aber mit höherer Amplitude und Phasenverschiebung.

⇨ Longitudinale Schwingungen sind die bevorzugten Schwingungen innerhalb bestimmter Moleküle wie z. B. Proteinen (Enzymen). Sie heißen dort Solitonen und Exzitonen.

Solitonen sind u.a. ideale Träger der Energie der Zell-ATP-Hydrolyse in Proteinen. Ein ATP-Molekül, das am Protein andockt und hydrolysiert wird, bringt die Soliton-Schwingung in Gang. Die Energie der ATP-Hydrolyse kann ohne Verlust über das ganze Alpha-Helixsystem des Proteins transportiert werden und ohne jeden Verlust als kollektive Anregung bestimmter Bindungen dienen. Solitonen können eine große Menge kinetischer Energie mit sich führen, auch bei langsamen Geschwindigkeiten. Bei störenden Schwingungseinwirkungen verwandeln sich Solitonen zu Exzitonen. Diese sind nicht mehr stabil und leben nur kurz, da sie Phononen abgeben, womit die Energie verpufft. Damit verbunden ist ein Stopp des Energie-/Informationsflusses. Für die Zelle kann das zur Katastrophe führen.[31] Das alles wird bei der Freisetzung des technisch erzeugten elektromagnetischen Mobil- und Kommunikationsfunks nicht einmal im Ansatz berücksichtigt.

Das Leben verwendet strukturierte Potenziale

Wir hatten bereits den Begriff Materie definiert als den Zusammenschluss von Massen.

Materie wird durch einwirkende Raum-Zeit-Muster beeinflusst, da Masse selbst als Raum-Zeit-Muster existiert.

Wheeler: *»Masse sagt der Raum-Zeit, wie sie sich biegen soll, und die gebogene Raum-Zeit sagt der Masse, wie sie sich bewegen soll.«*[88]

Mit anderen Worten: Bekanntlich unterliegt Masse der Gravitation und Gravitation selbst ist die Verbiegung der Raum-Zeit.

Aus diesen von Physikern aus der Erfahrung heraus aufgestellten Gesetzmäßigkeiten folgt, dass die Materie-Welt nicht nur dem Raum (3D), sondern immer auch der Zeit (tD) unterliegt (3D + tD).

Dementsprechend gibt es Raum-Dichte-Wellen und Zeit-Dichte-Wellen = Skalarwelle mit Informationsinhalt.

Bevor wir diese Wellen genauer beschreiben, müssen wir andere Zeitwellen betrachten, damit kein Begriffsdurcheinander entsteht.

Wellen in Zeitrichtung Zukunft und Vergangenheit

Zeit-Dichte-Wellen sind zu unterscheiden von Wellen in der Zeitrichtung, also Wellen, die in die Zukunft (retardierte) und die in die Vergangenheit (avancierte) laufen (engl. *time foreward* und *time reversed*).

Obwohl kaum jemand von uns mit diesen Wellen vertraut ist, beschreiben viele kompetente Physiker diese Wellen: Maxwell, Schrödinger, Whittaker, Barus, Feynman, Ignatovich, Yariv, Pepper, Fisher (Phase Conjugate Optics[94/95]).

Barus[4], 1898: Wellen-Inversion ist in der Theorie Maxwells zu finden; das heißt, Wellen können zurücklaufen.

Ziolkowski, 1985, Ziolkowski u. a.[146], 1989, 1991: Die bidirektionale Welle ist die Lösung der skalaren Wellengleichung, so, wie es vorher bereits Whittaker[141/142], 1903, 1904, und Stoney[117], 1897, postuliert haben.

Ignatovich[60], 1989: Bidirektionale Wellen-Struktur innerhalb des Potenzials ist assoziiert zu Schrödinger-Wellen.

Fisher[42], 1983, und Yariv[145], 1985, und Pepper[94/95], 1982, 1986, beschreiben den äußerst subtilen, heute technisch genutzten Effekt der Phasen-konjugierten Optik, wobei Wellen in der Zeit zurück laufen (Time-reversed EM).

Demnach kann jede elektromagnetische transversale Welle mit einer in der Zeit entgegengesetzt laufenden Welle verbunden sein.

Wird die Welle determiniert, identisch mit Kollabieren der Virtualität, dann entsteht ein Teilchenpaar, wie Photon-Antiphoton oder Elektron-Positron, wobei Antiphoton das Photon Richtung Vergangenheit ist und Positron das Elektron Richtung Vergangenheit ist.

Unsere Messgeräte messen mithilfe von elektrischen Leitern aus Metall. Diese Leitungen transportieren aufgrund ihres Elektronenaufbaus immer nur die Photon/Elektron-Komponente. Das Antiphoton wechselwirkt dabei laut Bearden immer mit dem Atomkern, der aber im Messverfahren keine Repräsentanz hat.

Zeit-Dichte-Wellen und Information

Bei den Zeit-Dichte-Wellen übertragen Photonen direkt Zeitenergiepakete. Der Empfänger erhält dabei also ein Mehr oder ein Weniger an Zeit. Zeit-Dichte-Änderungen werden von uns als Information erkannt.[5–14/37]

Wenn wir Information erkennen, dann ist unser individueller Geist aktiv. Der individuelle Geist verwendet neben den Raum- auch die Zeit-Dimension (tD), so wie in der Materie-Welt die drei Raum-Dimensionen und die Zeit (3D + tD) verwendet werden.

Wie bereits ausgeführt, entspricht der Zeit-Dimension (tD) die t-Polarisation einer elektromagnetischen Schwingung und ist eine skalare Größe.

Da also der individuelle Geist die Zeit verwendet, sind laut Bearden die dem geistigen Prozess zugrunde liegenden Gedanken t-polarisierte Skalar-Wellen.

➪ Die Zeit-Dimension (tD) ist somit die gemeinsame Schnittstelle von individueller Geistfunktion (tD) und Materie (3D + tD). Dies wäre ein zusätzliches Argument, das greift, wenn man erklären will, warum Gedanken Materie steuern können.

Kurz zusammengefasst (laut Bearden):

Masse ist raumgreifend, also L^3 (x-y-z).

Wenn Masse Zeitenergie absorbiert, entsteht zeitaufgeladene Masse, also Masse-Zeit L^3t (x-y-z-t), wie sie in unserer veränderlichen Materie vorübergehend verwirklicht ist.

Parallel dazu ist der »Geist« gleichzusetzen mit Informations-Zufuhr und der individuelle Geist eine zeitaufgeladene Information I_xt, wie in Organismen verwirklicht.

➪ Folgt man dieser Logik, dann wird klar, dass unser Gehirn weniger auf definitive Signalfrequenzen reagiert, sondern vielmehr auf lokale Raum-Zeit-Muster-Änderungen, einschließlich der Zeit-Dichte-Änderungen (tD).

Bearden[5–14] (ehemals Programmmanager des Alpha Foundation's Institute for Advanced Study AIAS, Washington, D.C.) hat nun einen zündenden Gedanken, den er in seiner typisch mitreißenden, aber nicht sonderlich wissenschaftlichen Art vorträgt. Allerdings ist der Gedanke durchaus nachvollziehbar.

Für unser Leben wichtig sind:

1. Muster, die vorhandene Raum-Zeit-Strukturen in die Vergangenheit führen (z. B. Zeit vor einer Krankheit)
2. Muster, die eine vorhandene Organisation durch Zeit-Dichte-Verschiebungen harmonisieren
3. Skalare Potenziale, die auch Vakuum-Potenziale sind, ausgehend von allen geladenen Strukturen im Universum, und die bei Absorption die internen Strukturen als Informationsgehalt auf die jeweilige »Antenne« übertragen (Puthoffs kosmologisches Feedback-Prinzip)

Alle internen Informations-Muster der Potenziale müssen – damit sie wirken können – aus Grundfrequenz und Harmonischen bestehen; Minimum ist eine Oktave.

Fassen wir zusammen, wie man sich die Speicherung der Ereignisse aus der Materie-Welt in das Vakuum-Potenzialfeld hinein vorstellt.

1. Interferenzmuster (Hologramme) zeigen auch Wirbelformationen.
2. Wirbel wirken ähnlich wie stehende Wellen zirkular polarisierter Schwingungen. Beide beeinflussen Skalarfelder, ebenso longitudinal polarisierte Schwingungen.
3. Da Potenziale zerlegbar in bestimmte elektromagnetische Schwingungen sind, können umgekehrt bestimmte elektromagnetische Schwingungen auch Potenziale beeinflussen (weiter hinten werden wir noch über den Aharonov-Bohm-Effekt sprechen, der zeigt, dass in allen elektromagnetischen Feldern ein intensiver Informationsaspekt existiert, der bei der Gefährlichkeitsdiskussion des Mobil- und Kommunikationsfunks völlig außer Acht gelassen wird).
4. Zur Erinnerung: Das Vakuum ist ein Potenzial-Feld.
5. Potenziale beeinflussen Ladungen. Ladungen beeinflussen Potenziale, also beeinflussen Ladungen auch das Skalarfeld.

6. Musterbildungen im Skalarfeld sind möglich durch alle oben genannten Beeinflussungen.

Speicherung: Die Muster werden in der Art eines Hologramms virtuell und ohne jede Kraftkomponente in das Skalarfeld eingeprägt, also spielt hier potenzielle Information die Hauptrolle.

Und die Entspeicherung und Translation in die Materie-Welt:

Reale Musterresonanz der Materie-Welt wählt aus dem Meer der Möglichkeiten des Vakuums aus und verfestigt dadurch zur Realität.

Ist das alles nur Theorie, oder gibt es Aussagen, die dieses Modell auch in der Praxis bestätigen können?

Erst einmal wird von Wheeler und Feynman[140] (Nobelpreisträger) klipp und klar beschrieben, dass keine elektromagnetischen Kraftfelder im Vakuum existieren, sondern ein Informations-speicherndes System, in dem festgelegt ist, wie Ladungen beeinflusst werden. Gleiches führt Jaynes[62] 1990 aus.

Dann haben Aharonov und Bohm[2], 1959 erstmalig gezeigt, dass nicht das Kraftfeld, sondern das Potenzial die primäre Wirkung eines elektromagnetischen Phänomens ausmacht. Dieser Effekt ist immer wieder bestätigt worden, z. B. von Schwarzschild[113] 1986.

Und schließlich sind da noch die äußerst erstaunlichen Versuchsergebnisse von Ciba-Geigy, die zum Patent geführt haben: Potenziale aktivieren bei den verschiedensten Pflanzen und Tieren Informations-Muster früherer Zeiten. Wir werden uns diesem erstaunlichen Phänomen weiter unten noch ausführlicher widmen.

Eingefaltete Energiestrukturen aktivieren den Geist

Selbst wenn die Kraftfelder ausgelöscht sind, bleibt das Potenzial bestehen und erzeugt Änderungen in geladenen Partikeln infolge skalarer Interferometrie (Aharonov-Bohm-Effekt[2/54]).

Da das Potenzial im Vakuum existiert, kann aus der Information, die im Potenzial steckt, aus dem Vakuum heraus eine Beeinflussung der Ladungen geschehen. Heute wird innerhalb des allgemeinen Wissenschaftsestablishments noch angenommen: Wenn die Kraftkomponenten eines elektromagnetischen Feldes den Wert null annehmen, dann gibt es auch keine elektromagnetischen Wirkungen.

Diese Ansicht hat sich als falsch erwiesen.

Potenziale können Effekte auf Ladungen ausüben, dies auch in Regionen, wo alle Felder und somit alle Kräfte auf Teilchen verschwunden sind. Heute ist man der Überzeugung: Die Potenziale sind die Ursache, und die Felder sind die Effekte.

Der Aharonov-Bohm-Effekt steht zwar im Gegensatz zur klassischen Physik, ist aber quantenphysikalisch nachgewiesen und deshalb ein wichtiges Ergebnis in unserer Kette zur Plausibilität des Modells:

Nerven besitzen Potenziale und Ladungen. Das Vakuum besitzt ebenfalls Potenziale und Ladungen. Damit wird deutlich, dass Potenziale (und stehende Wellen, wie unten beschrieben), wie sie von Nerven ausgehen, mit dem Skalarfeld, das heißt dem universalen Informationsfeld eventuell wechselwirken könnten. Mit welchen Mechanismen das möglich ist, erfahren wir in den beiden nächsten Kapiteln.

Wenn wir nun die Wirksamkeit der elektromagnetischen Größen untersuchen – auch die Wirkung der im Potenzial eingefalteten Größen, dann finden wir folgende Zweiteilung:

1. Wirksam im Realen (also in der Materie-Welt unserer Erfahrungen) ist immer die Kraft an der Masse.
2. Wirksam im Virtuellen (also in der Vakuumwelt, für die es keine materiellen Sensoren gibt) ist immer die Determinierung von Informations-Mustern aus dem »Meer der Möglichkeiten«. Dies führt zur Ordnung der Massen und zur adäquaten Funktion der Materie.

⇨ Nun wird deutlich: Es gibt zwei fundamentale Arten von Energie- und Informations-Wirkungen, deren Mechanismen sich im Potenzial eingefaltet haben, so wie es zwei Welten gibt (Materie-Welt und Geist-Welt):

1. *extern sich äußernde Energie* (Wirkung auf jedes Elektron als Masse-Ladung); entspricht der Beobachtung und der Messung *innerhalb der Materie-Welt*

2. *intern sich äußernde Energie,* agiert als antiparalleles Strukturenpaar-Muster (Wirkung auf geladene virtuelle Fluxe im Vakuum); entspricht den Gedanken und der Sinn- und Bedeutungsgebung *innerhalb einer Informations-Speicher-Welt und innerhalb der individuellen geistigen Welt.*

Energie selbst ist niemals messbar, sondern immer nur ihre Auswirkungen. Ein Elektron existiert aus der Sicht unserer Materie-Welt so lange nicht wirklich, sondern nur als Möglichkeit, bis es durch einen Indikator oder durch eine Messapparatur festgesetzt wird, entweder als Welle oder als Teilchen. Die Energie des Elektron-Teilchens wirkt nun als Information für eine Kraft an der Messsonde.

Unsere Instrumente als Umsetzer der Energiewirkung sehen nur Punkt 1, da Potenziale Gradienten und diese wiederum Kraftfelder erzeugen. So entstehen elektrische E-Kräfte und magnetische H-Kräfte. Sie sind immer an Materie gebunden; sie entstehen an der Masse und können von der Masse aufgenommen werden, weil alle Materie aus Elektronen und anderen Masse-Ladungen besteht – eben auch alle Detektoren und Messgeräte.

Elektronen und Masse-Ladungen gibt es aber nicht im Vakuum, und deshalb gibt es dort auch keine elektrischen und magnetischen Kraftvektoren.

Genau das ist aber auch der Grund, warum Punkt 2 nicht mit den Messinstrumenten detektiert werden kann. Die nach innen zielende Energie, die uns Information aus dem Vakuum determiniert, kann mit keinem uns heute bekannten Messgerät quantitativ festgelegt werden. Nur wir als Organismus können dies fertigbringen, da wir über unser Bewusstsein Information erkennen und »Sinn und Bedeutung« geben können.

So benötigen Bilder auf dem Fernsehschirm »Sinn und Bedeutung«, damit sie erkannt werden, und dieses Geben von »Sinn und Bedeutung« kann neben anderen Organismen bevorzugt der Mensch vollbringen, nicht aber eine materiell arbeitende Messapparatur.

Das heißt, Detektoren aus gewöhnlicher Materie ohne Geistfunktion legen immer eine eng begrenzte Auswahl von Energiewirkungen fest. Die Energiewirkungen geschehen dabei innerhalb des Detektors.

⇨ Energie, die keine direkten Kraftwirkungen in der Materie-Welt hat, ist niemals mithilfe von Messinstrumenten festzustellen und kann dennoch jeden Augenblick präsent sein. Energie, die allein der Information dient, ist mit Messinstrumenten nicht isolierbar.

Energie, die der Information dient, ist aber offensichtlich durch das Bewusstsein erkennbar und durch den Willen dirigierbar, um materielle Änderungen, wie Nervenmembran-Depolarisation innerhalb des Körpers, zu erzeugen. Das Bewusstsein verwendet die Energie des oben aufgeführten Punktes 2.

Bearden findet für das Geschehen folgende Worte:

Externe elektromagnetische Energie ist das Gesicht, das die skalaren elektromagnetischen Potenziale beim Interagieren mit der Materie (E- und H-Feld) äußern.

Interne elektromagnetische Energie ist das Gesicht, das die skalaren elektromagnetischen Potenziale beim Agieren mit dem virtuellen Flux im Vakuum äußern.

Werden die Potenziale z. B. durch Informations-Resonanz angeregt, dann werden die internen Strukturen in der Antennen-Materie auftauchen und die Masse durchdringen. Das ist gleichbedeutend mit Aktivierung der Masse durch ein Informations-Muster.

So, wie eine virtuelle Entität aus dem Vakuum in die Realität geliftet werden kann, indem Energie zugeführt wird, die letztlich eine Resonanz zu der virtuellen Energie bildet, so können auch ganze virtuelle Muster aus dem Vakuum in die Realität geführt werden, wenn Resonanz besteht. Zuführung von bestimmter Energie zum Vakuum erhöht die Realisierung aller Potenziale, die mit der zugeführten Energie angesprochen werden.

Woher kommt die Vielseitigkeit der Energie-/Informations-Übertragungen?

Die innere Struktur der Potenziale kann moduliert werden. Eine Modulation von Wellen ist identisch mit der Multiplikation der zusammengefügten Wellen. Modulation und Demodulation innerer Energien funktioniert nur in nichtlinearen Materialien. Jedes nichtlineare Material ist deshalb Modulator und Demodulator, sodass die inneren Strukturen der Potenziale eingefaltet und ausgefaltet werden können.

Nichtlineare Materialien produzieren als Reaktion zu monochromatischen Wellen die notwendigen Harmonischen zusätzlich zu der fundamentalen Frequenz.

Jedes Photon generiert harmonische Photonen in hoch nichtlinearen Materialien. Jede neue harmonische Schwingung generiert wieder Harmonische. Und jedes Photon hat sein Antiphoton zurück in der Zeit. Das ergibt unzählbar viele Variationsmöglichkeiten.

Zurück in der Zeit heißt nur, dass die separierte Vergangenheit aus der Sicht eines Photons/Antiphotons erreicht wird. Keinesfalls kann die für alles Existierende verbindliche Vergangenheit aufgesucht werden. Die allgemeine Vergangenheit kann nur erreicht werden, wenn unsere gesamte Welt mit jedem einzelnen Energiequant, jedem einzelnen Molekül in der Zeit zurückgeht, während der Betrachter in der Gegenwart bleibt. Das ist natürlich niemals der Fall.

Potenziale können den Empfang der Gene für Information schalten

Die bisherigen Berichte zeigen, dass den Potenzialen innerhalb der Natur und uns Organismen eine entscheidende Rolle zukommt. Das ist nicht verwunderlich, denn alles spricht dafür, dass die Struktur des Potenzials die entscheidende physikalische Größe für die Kommunikation mit dem Vakuum ist.

Auffällig ist auch, dass innerhalb unserer Materie nichts eine größere Rolle spielt als das Potenzial. Wir können sogar sagen, der Organismus steuert alle seine Funktionen mithilfe der Potenzial-Regulierung, wie durch die Redox-Potenziale und andere Elektronen-Aktivitäten und auch durch die Ionenpumpen an sämtlichen Membranen deutlich wird.

Während also in unserer technischen Umwelt die Stromdichte und die Leistung im Vordergrund stehen, ist der Organismus an beiden Größen nicht sonderlich interessiert, sondern hier geht es um Ladungsdichten in der Zeit, also Potenzialveränderungen.

Eine unerwartete Bestätigung dieser Aussage kommt von einem Patent (veröffentlicht März 1990), das die Ciba-Geigy AG innehat (EP 0 351 357 A1) und das aufgrund von eingehenden Versuchsdurchführungen zustande gekommen ist. Hier wurden verschiedene Organismen mit Potenzialen beaufschlagt, meistens ohne jeden Stromfluss, und als Folge davon wurden erstaunliche Ergebnisse erzielt.

Man stellte eine wesentlich höhere Schlupfrate bei behandelten Fischeiern fest mit häufig 100–300 % Steigerung gegenüber unbehandelten Eiern. Die Jungfische aus den mit dem Elektrofeld behandelten Eiern waren auch agiler und vitaler und hatten eine signifikant höhere Lebensrate innerhalb des gesamten Lebenszyklus. Sie nahmen bei gleicher Ernährung wesentlich rascher an Gewicht und Größe zu und erreichten auch deutlich früher das Erwachsenenalter. Medikamente konnten eingespart werden. Die Vitalität konnte sogar auf die Nachkommen übertragen werden.

Möglicherweise am interessantesten ist der Hinweis darauf, dass infolge der Potenzialbehandlung uralte Körperformen neu entstanden. So wandelten sich die heute bekannten Regenbogenforellen in urige kräftige Gestalten mit mehr Zähnen und sogar mit neuen Farben. Bei den männlichen Tieren wurde der Unterkiefer wie bei Wildlachsen mit einem mächtigen Haken versehen. Die Tiere benahmen sich wild und aggressiv, sprangen weit höher als die heute normalen Tiere. Das Fleisch der Fische war viel fester als bei den heutigen Fischen und schmeckte weit besser.

Die Eidgenossenschaft in Bern identifizierte die Tiere schließlich als Urform der Forellen, die seit 150 Jahren ausgestorben ist und von der nur noch Zeichnungen existieren.

➪ Das Potenzial weckte Gen-Informationen, die bereits verschüttet waren.

Dabei wurden positiv verändert: Schlupfraten, Entwicklungs- und Wachstumseffizienz, Morphogenese, Stressanfälligkeit, Resistenz gegen Krankheiten und anderes.

Die Spannung betrug zwischen 1 Volt und 10^5 Volt, bevorzugt 500–3000 Volt. Überraschenderweise ist das genau der Bereich, der im Wettergeschehen den häufigsten Wert ausmacht, wenn Wolken in nicht allzu großer Höhe vorüberziehen. Dies ist auch der Bereich, bei dem Bienen sich am wohlsten fühlen und hohe Aktivität bei geringer Stechlust zeigen.[127/129]

Steigert sich das Luftpotenzial wie bei tiefliegenden Wolken und Gewitteraufzug, dann steigert sich auch die Aktivität der Bienen, bis es zu unkontrollierter Stechlust und abnormem Verhalten im Stock kommt, wie Zukleistern des Ausfluglochs mit Kittharz.[127]

Die Versuchsergebnisse mit Potenzialen an Fischen sind kein Einzelfall bei Ciba-Geigy.

Mit gleichem Ergebnis wurden auch Pflanzen getestet. So entstand eine längst ausgestorbene Wildform von Weizen, die am Boden kriecht und nur die Ähren aufstellt. Diese sind zahlreicher, aber kleiner als bei heutigen Sorten. Ein Trieb dieses Ur-Weizens erreicht innerhalb von vier Wochen die volle Reife – statt der heute üblichen sieben Monate. Auch die Keimungsrate liegt weit höher. Das heißt, dieser Weizen könnte in Gegenden angebaut werden, die heute aufgrund eines kurzen Sommers nicht infrage kommen.

Weiterhin entstand ein Ur-Mais mit acht kleineren Kolbenständen, die sternförmig aus dem Stängel wachsen. Pestizide erübrigen sich, da heutige Schädlinge den alten Formen nichts anhaben können.

Wohlgemerkt – diese Uraltformen sind aus Körnern und Samen heutiger Züchtungspflanzen durch zeitlich begrenzte Potenzialzufuhr gewachsen – ein unglaublicher Vorgang.

Auch Urfarne ließen sich durch Potenzialeinfluss herstellen, bei denen die Vorpflanzen durch schnurgerade mikroskopisch kleine Leitungskanäle verknüpft sind, die offensichtlich der Kommunikation dienen. So etwas wurde noch nie gesehen. Ebenfalls im Einfluss des Potenzials wurde aus einem normalen Wurmfarn mit seinen gefiederten Blättern ein Hirschzungenfarn mit völlig anderen Blattformen. Die Sporen dieses Urfarns haben mit den Sporen des heutigen Hirschzungenfarns allerdings nichts gemeinsam. Damit nicht genug:

Jedes Jahr entwickelte sich die Pflanze mit einem anderen Blättertyp. Aus den geernteten Sporen dieser Pflanze entwickelten sich verschiedene Pflanzen – Wurmfarne, Buchenfarne, verschieden Arten von Hirschzungenfarnen, südafrikanische Lederfarne. Völlig überraschend waren auch die Chromosomen unterschiedlich: Der Hirschzungenfarn hatte 41, aber der Wurmfarn nur 36 Chromosomen, obwohl sie von der gleichen Mutterpflanze abstammten. Und um das Erstaunen noch zu steigern, gaben die Ciba-Geigy-Farne vereinzelt täglich abends Duftstoffe in den Raum, so etwas ist heute bei Farnen völlig unbekannt.

Das Labor bei Ciba-Geigy hat noch ein weiteres Phänomen parat. 200 Millionen Jahre alte Pilze aus einem Bohrkern konnten mithilfe eines Potenzialschauers wieder zum Leben erweckt werden. Keine andere Methode war erfolgreich. Gleiches gelang bei Bakterien, die bislang über Millionen Jahre in Salzkristallen eingeschweißt waren.

Heinz Schürich, einer der Erfinder (der andere war Guido Ebner), erklärt die seltsame Rückwanderung in der Zeit mit einer Informations-Aufprägung durch elektrostatische Potenziale. In früheren Erdzeitaltern gab es vermehrt Gewitter- und Vulkantätigkeit mit sehr hohen Potenzialbildungen. Die Häufigkeit dieser Potenziale ist weniger geworden, aber der Informations-Transfer zu Organismen funktioniert offensichtlich auch heute noch.

Skalar-Potenzial-Felder

Skalarfelder haben in unserer heutigen Zeit Konjunktur. Alles, was nicht recht erklärbar erscheint, wird besonders von Geschäftemachern den Skalarfeldern zugeschoben. Wie immer, wenn ein schlecht definiertes physikalisches Feld in alle Munde gerät, werden wundersame Dinge erzählt und das Feld für die Medizin geöffnet. Dabei gerät dann noch mehr durcheinander, als es vorher bereits der Fall war.

Wir wollen Ordnung in das Geschehen bringen.

Machen wir uns noch einmal den Unterschied einer Vektorwelle und einer Skalarwelle klar.

Eine Vektorwelle entsteht durch einen Potenzialgradienten und besitzt erstens eine Amplitude und zweitens eine definitive Richtung in jedem Raum- und Zeitpunkt.

Eine Skalarwelle ist eine gradientenfreie Welle mit purem Potenzial. Sie ist keinesfalls eine Phasen-auslöschende elektrische Welle gegensätzlicher Polarität, wie viele glauben. Gegenüber einem Referenzpotenzial haben wir an jeder Stelle des Raumes und in jedem Zeitpunkt die gleiche Potenzialdifferenz ohne jede Phasenverschiebung. Skalar heißt diese Welle, weil es keine unterschiedlichen Größenänderungen des Potenzials gibt, keine Differenz, Zero-Gradient. Dies ist analog zu einer gleichmäßig verteilten Temperatur im Raum – keine Richtung, kein Gradient, sie ist gleich in allen Richtungen zur gleichen Zeit.

Skalar Oszillation heißt: Alle Punkte zeigen zur gleichen Zeit die gleiche Änderung. Kein Wellenempfänger würde irgendetwas registrieren, weil es keine messbare Differenz des Potenzials gibt. Zwischen allen Punkten besteht eine instantane Kommunikation. Die Welle entsteht, weil instantan das Potenzial hoch- und runtergeht, wie ein moduliertes DC-Offset. Die »Wellenlänge« ist unendlich.

Der »Informationsgehalt« ist eine alle Zeit variierendes Potenzial mit keinem raumübergreifenden Gradienten. Es braucht Null-Zeit für jeden Punkt, das neue Potenzial anzunehmen.

Eine normale elektromagnetische Welle hat dagegen kurze Zeitverzögerungen zwischen den einzelnen Punkten, da die Übertragung ja der Lichtgeschwindigkeit unterliegt. Sowohl der Raum als auch die Zeit sind phasisch immer betroffen.

Um sich die Skalarwelle in etwa vorstellen zu können, kann man sich als Beispiel den Erde-Ionosphären-Wellenleiter ansehen. Bei einem Raum rund um die Erde mit *25 000 Meilen* Umfang ergibt sich als Frequenz 7,5 Hz. Im Fall der Überlagerung durch die reflektierte Welle entsteht eine stehende Welle mit einer Wellenlänge von 25 000 : 7,5 = …

Für uns Menschen als kleine Punkte auf der Erde ist ein elektromagnetisches 7,5-Hz-Feld wie ein Skalarfeld, da wir aus unserer relativen Winzigkeit heraus bei einer derart großen Wellenlänge keinen

Gradienten im Raum messen können. Die Oszillation ist nur in der Zeit, aber nicht im Raum für uns messbar.

Träger der Skalarwelle sind Ladungsträger, Quanten, Wirbel. Diese Träger gibt es sowohl im Vakuum als virtuelle Größen ohne Massen als auch außerhalb des Vakuums verknüpft mit Massen. Deshalb gibt es die Skalarwelle im Vakuum und auch im Masseraum, also innerhalb der Materie. Sie kann elektrisch oder auch magnetisch sein.

Felder mit der Bezeichnung Skalarfelder sind deshalb so berühmt geworden, weil sie mit den Wellen von Tesla in Verbindung gebracht werden, die Lord Kelvin zur Unterscheidung zu den hertzschen Wellen »Radiants« nannte. Heute heißen diese Teslawellen auch Skalar-EM, was nicht stimmt, oder Energetics.

Tesla hat mit diesen Wellen höchst spektakuläre Versuchsergebnisse erzielt.

Radiants

Man ist immer wieder erstaunt darüber, dass die heutige Physik die elektromagnetischen Longitudinalschwingungen, die Nikola Tesla (1856–1943) bereits aufgrund seiner Erfahrungen aus Versuchen heraus gut beschrieben hat, in der technischen Anwendung vollkommen ignoriert. Theoretisch sind longitudinale Wellen-Polarisationen heute längst Physikwissen, aber eben ohne jede praktische Relevanz.

Behält nun Tesla recht mit seiner Meinung, dass die transversalen Hertz-Wellen nur für einen kleineren Zeitraum Bedeutung haben werden und dass dann der Irrtum erkannt wird und die von ihm gefundenen longitudinalen Wellen, die Radiants, die Hauptrolle spielen werden?

Tesla[122]: *»[…] The Hertz wave theory of wireless transmission may be kept up for a while, but I do not hesitate to say that in a short time it will be recognized as one of the most remarkable and nexplicable aberrations of the scientific mind which has ever been recorded in history.« (aus: The true Wireless, Electrical Experimenter, May 1919, S. 87)*

Diese Aussage war damals insofern fatal, weil Europa Heinrich

Hertz mit Auszeichnungen für seine von Maxwell abgeleiteten Antennen-Sender-Anwendungen bereits überschüttet hatte. Lord Kelvin als Vertreter Europas wurde ernannt, um 1897 in die USA zu Tesla zu reisen und die von Tesla entdeckten longitudinalen Wellen zu überprüfen. Die Experimente, die Tesla vorführte, waren so überzeugend, dass Kelvin keinen Zweifel mehr hatte: Longitudinal sich ausbreitende elektromagnetische Wellen gibt es, und sie sind keine Rarität. Damit keine Verwechslung mit den elektromagnetischen Wellen von Hertz vorkommen kann, schlug Kelvin vor, die Tesla-Wellen mit »Radiants« zu bezeichnen.

Lord Kelvin war zu seiner Zeit der Spezialist für Wirbelbildung. So erklärte er die longitudinale Ausbreitung mit quantisierten Strukturen eines Äthers, die sich gegenseitig anstoßen und damit die Ausbreitung der Welle gewährleisten.

Es ist ein Kuriosum, wenn die Physik die Tesla-Wellen bis heute vollkommen ignoriert hat. Wie kann so etwas passieren. Der Grund mag darin liegen, dass Hertz seine Wellen mithilfe der Maxwell-Gleichungen berechnen konnte – also Experiment und Theorie übereinstimmten. Nicht so Tesla, denn er konnte nur die Experimente vorweisen, aber keine grundlegende Theorie. Bei dem damals wie heute vorherrschenden mathematisch geprägten Wissenschaftsestablishment hatten die Experimente keine Bedeutung, solange keine Theorie existierte. Dabei waren die reproduzierten Ergebnisse durchaus als revolutionär zu bezeichnen. Glücklicherweise hatte Tesla damals seine Experimente sehr genau beschrieben. Überliefert sind auch diverse Presseberichte; deshalb gibt es keine Probleme, die Versuche heute nachzuvollziehen.

Beispielsweise hatte Tesla eine 10-kW-Sendeanlage aufgebaut und damit in rund 42 km Entfernung 200 Leuchtstoffröhren zu je 50 Watt zum Leuchten gebracht. 200 × 50 = 10 000; damit war klar, dass die gesamte Leistung von 10 kW über diese große Entfernung übertragen wurde. Unmöglich ist diese Übertragung mit transversalen Hertz-Wellen, deren Leistung mit dem Quadrat der Entfernung abnimmt. In knapp 50 km hätte selbst ein kleines Lämpchen nicht mehr gebrannt.

Schlüsselfunktion – die Stehwelle

Neben der normalen elektromagnetischen Welle, die sich nach gut bekannten Regeln fortbewegt, gibt es die stehende Welle, die einige Rätsel aufgibt und keinesfalls in ihren einzigartigen physikalischen Besonderheiten ausreichend beachtet wurde. Lehrbücher übergehen geflissentlich die Besonderheiten dieser Welle.

Was ist eine stehende Welle?

Stehende Wellen können sich in jedem umgrenzten Medium bilden – in jedem Hohlraum, also in einem Tunnel oder der Flöte, aber auch auf der Geigen- und Gitarrensaite. Entscheidend ist immer, dass sich an der Begrenzung die Dichte bestimmter Moleküle ändert, sodass die Welle an der Medienbegrenzung vollkommen oder teilweise reflektiert werden kann. Die reflektierte Welle kann sich dann mit der ankommenden Primärwelle überlagern zu der stehenden Welle. Die Schwingungsamplitude ist bei der stehenden Welle zwar noch ortsabhängig, denn an verschiedenen Orten im Raum entstehen in regelmäßigen Abständen ein Maximum und Minimum, aber diese Amplitude ist nicht mehr zeitabhängig. Alle Bestandteile der Welle schwingen absolut synchron, es gibt keine Zeitverschiebung zwischen den einzelnen Teilchen des Mediums. Deshalb ist die Geschwindigkeit der Phase unendlich groß.

Das bedeutet, wenn an einem Ort des Mediums eine Änderung stattfindet, wirkt sich diese Änderung ohne jede Zeitverzögerung auch auf alle anderen Teilchen des Mediums aus. Damit die Stehwelle sich ausbilden kann, muss die Wellenlänge immer ein ganzzahliger Teil der Größe des Mediumraumes sein, es müssen also die Eigenschwingungen des Raumes angeregt werden können. Je geringer die Masseansammlung im Medium, desto energetisch leichter lässt sich die Resonanzschwingung auslösen, aber gleichzeitig klingt sie auch schnell wieder ab. Wichtig bei all diesen Betrachtungen ist, dass die Leistung des Senders zur Auslösung der Eigenschwingung und der Stehwelle fast keine Rolle spielt. Im Fall absolut gleicher Frequenz von Sender und Raumeigenschwingung (Resonator) wächst die Schwingungsamplitude theoretisch bis ins Unendliche, wenn immer wieder

Energie nachgespeist werden kann. Ein Raum kann so energetisch aufgeladen, aber auch in seiner Struktur zerstört werden, und das, obwohl in einer stehenden Welle nach gängiger physikalischer Meinung kein richtiger Energietransport stattfindet; die Energie pendelt lediglich hin und her.

Fassen wir die wichtigsten Eigenschaften elektromagnetischer Schwingungen punktuell zusammen und vergleichen sie mit den Besonderheiten einer stehenden Welle:

- Die Energie, die elektromagnetische Wellen abstrahlen können, ist über den Poynting-Vektor E × H gegeben. Der elektrische Feldvektor E schwingt in der Schwingungsebene der Ladung, der magnetische Vektor H senkrecht dazu. Die Schwingungsebenen sind bei elektromagnetischen Wellen nicht in der Zeit phasenverschoben, sondern nur räumlich. E und H schwingen also im gleichen Zeitabschnitt, deshalb ist das Vektorprodukt E × H pro Zeiteinheit möglich.
- Stehende Wellen können keinen Poynting-Vektor aufbauen, der die potenzielle Kraft einer elektromagnetischen Schwingung normalerweise in Richtung der Fortpflanzung treibt, weil E und H nicht gleichzeitig vorhanden sind, sondern eine Phasenverschiebung von etwa $\pi/2 = 90°$ zeigen. Stehende Wellen können deshalb nur sehr eingeschränkt Energie abstrahlen. In einer stehenden elektromagnetischen Welle ist eine Energieströmung in Abständen einer Viertelwellenlänge dauernd null. Dazwischen strömt zwar Energie, aber immer nur hin und her, vorwärts-rückwärts im Takt der Frequenz.[47]
- Bei der stehenden Welle kommt es zur Spannungsüberhöhung am Empfänger: Unglaubliche 100 % der gesendeten Energie lassen sich innerhalb desselben Mediums übertragen, ohne dass die Entfernung dabei laut Tesla eine Rolle spielt. Es gibt auch Berichte, wonach mehr als 400 % übertragen wurden. Auch im meinem Labor konnten bei resonant abgestimmten Teslaspulen im Megahertzbereich in Abständen von 10 Metern zwischen Sender und Empfänger ca. 400 % überhöhte elektrische Feldstärke (V/m) auf

Bild 9

Stehende Welle ohne Energieabstrahlung P

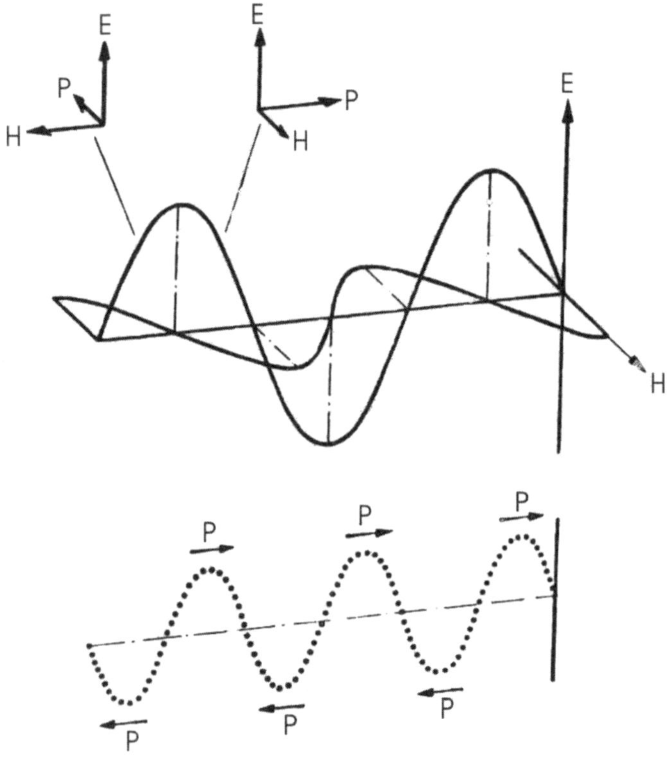

der Empfängerspule gegenüber der Sendespule gemessen werden, wenn kein hoher Verbraucher angeschlossen war (Messsonde: Em Radiation Meter EMR–200, Wandel & Goltermann; Antenne E-Field 100 KHz – 3 GHz).

- Einen derartigen Befund darf es eigentlich nach klassischen physikalischen Gesetzen nicht geben: nimmt doch die Leistung rasch mit der Entfernung vom Sender ab. Die Leistung einer Schwingung ist proportional dem Quadrat der Amplitude. Normalerweise nimmt die Leistung mit dem Abstand vom Wellenzentrum $1/r^2$ bzw. $1/r$ ab. Die Amplitude der Welle nimmt $1/r$ bzw. $\sqrt{1/r}$ ab.

Wie erklären die Physiker diese Messergebnisse?

- Eine Erklärung: An Medienbegrenzungen wird die Welle reflektiert; ankommende und reflektierte Welle überlagern sich; eine stehende Welle bildet sich, es entstehen bei derartigen stehenden Wellen besonders hohe Amplituden der Schwingungsbäuche, wenn durch mehrfache Reflexion sich mehrere hin- und herlaufende Wellen überlagern. Aber eine Begrenzung zur Reflexion war weder bei Tesla noch in den Versuchen des Autors gegeben.
- Nach Bayles[*] hat die stehende Welle die Fähigkeit, Vakuumenergie aufzunehmen und dem Empfänger zuzuführen.
- Nach Meyl[87] ist die Welle eine Skalarwellenstrahlung, die durch alles hindurchgeht und von Neutrinos getragen ist, also eigentlich eine Neutrinostrahlung ist. Zum Empfang kommt es, weil Neutrinos in der Teslaspule und Spirale abgebremst werden.

Stehende Wellen sind oft Longitudinalwellen. Warum?

- Nach Meyl[87] geben die Neutrinos Impulse weiter, die eine Stehwelle ergeben, so wie Stoßprozesse einzelner Luftmoleküle die Schallwelle aufbauen. Auch in der Plasmaphysik wird mit diesen Wellen gearbeitet. Transversalwellen und Longitudinalwellen sind immer verkoppelt und treten immer beide auf.

---

* www.tricountyi.net

- Nach Bearden[5–14] sind Träger der Longitudinalwelle Ladungen im Vakuum. Die Welle wird Ladung für Ladung (masselos, also keine Elektronen) innerhalb des Vakuums weitergegeben. Deshalb können diese Wellen auch durch Materie tunneln.
- Stehende Wellen pflanzen sich laut Tesla und anderen Physikern mit höheren Geschwindigkeiten als die Lichtgeschwindigkeit fort.
- Da die Lichtgeschwindigkeit definiert ist als $c = \sqrt{1/\varepsilon_0\mu_0}$, bei der stehenden Welle aber immer eine zeitliche Phasenverschiebung zwischen der Permittivität ε_0 und der Permeabilität μ_0 eintritt, beide also nie exakt gleichzeitig vorhanden sind, kann es auch nie ein Produkt $\varepsilon_0 \cdot \mu_0$ in der Zeiteinheit geben, das dem heute allgemein anerkannten Wert der Lichtgeschwindigkeit c entspricht.
- Beträgt der Phasenunterschied 90°, dann wäre die Geschwindigkeit unendlich hoch. Da alle Phasenunterschiede zwischen 0 und 90° vorkommen können, ist auch jede Geschwindigkeit zwischen Lichtgeschwindigkeit und unendlich hoher Geschwindigkeit möglich.
- Stehende Wellen können nicht zu vielen Teilnehmern gleichzeitig Informationen übertragen, sondern immer nur zu einem Teilnehmer oder ganz wenigen, die vollkommen in Resonanz liegen müssen mit exakt gleicher Frequenz, aber entgegengesetzter Phasenlage. Der Empfänger in Resonanz entzieht dem Sender die Leistung, das aber heißt, der Sender ist jedes Mal unterrichtet, ob ein Empfänger zugeschaltet ist oder ob seine Information nicht empfangen wird.
- Stehende Wellen können mehr Information speichern und übertragen als herkömmliche elektromagnetische Wellen. Neben der Frequenz kann auch die Phasenbeziehung ε/μ und damit die Ausbreitungsgeschwindigkeit und Wellenlänge moduliert werden, das heißt, es gibt neben den bisher bekannten Modulationen mindestens einen weiteren Kanal.

Fazit stehende Wellen:

I. Energie- und Informationsübertragung bestehen gleichzeitig.

II. Rückwirkung des Empfängers auf den Sender ist vorhanden.

III. Der Empfänger erhält die komplette Energie des Senders oder mehr.
IV. Stehende Wellen als Longitudinalwellen lassen sich kaum abschirmen.
V. Die Entfernung der Übertragung spielt keine Rolle.
VI. Die Übertragung verläuft mit Überlichtgeschwindigkeit.
VII. Stehende Wellen als Longitudinalwellen korrespondieren mit dem Vakuum.
(siehe Anhang III: Logikkasten für stehende Wellen)

Stehende Wellen können vielfältig entstehen. Wir unterscheiden:

1. Stehende Wellen als Verbindung zwischen vollständig identischem Sender und Empfänger
2. Stehende Welle als Resonanzeffekt mit der Eigenschwingung
3. Stehende Welle als Antennen-Sendefunktion und -Empfangsfunktion, Elektronenfluss und Reflexion innerhalb der Antenne
4. Stehende Welle durch Elektronendichte-Begrenzung
5. Stehende Welle als Vermittlung durch das Skalarfeld des Vakuums (Nichtlokalität bei Zwillingsteilchen?)

Zu 1.: Diesen Punkt haben wir ausführlich oben erklärt.

Zu 2.: Diesen Punkt haben wir ebenfalls oben erklärt. Ergänzend sei vermerkt: Elektromagnetische Schwingungen können, von außen kommend, nur dann durch einen Elektronen-Ionen-Raum hindurchgelangen, wenn ihre Frequenz größer ist als die Eigenfrequenz des Raums. Für Frequenzen von elektromagnetischen Schwingungen, die kleiner als die Elektronen-Raum-Eigenfrequenz sind, tritt immer Totalreflexion ein, wobei wieder stehende Wellen auftreten können. Bekannt ist dieses Phänomen auch bei der Kurzwellenreflexion an der Ionosphäre.

Zu 3.: Jede Antenne empfängt innerhalb ihrer Struktur prinzipiell nur stehende Wellen. Am Antennen-Empfänger muss die elektrische Welle am Stabende der Antenne reflektiert werden und zu einer stehenden Welle werden, sonst ist kein Empfang möglich. Stehende Wellen können auch zu Wirbeln aufgerollte Felder sein.

Zu 4.: Stehende Wellen durch Totalreflexion im Organismus können sich bilden, wenn sie durch undurchdringliche Potenzialwände begrenzt sind. Zwischen den Potenzialwänden muss ein ganzes Vielfaches n der halben Wellenlänge Platz haben: $\lambda = 2a/n$; a ist der Abstand zwischen den Begrenzungen; n ist eine ganze Zahl. Die Unschärfe der Energiewerte steigt mit n proportional an.

Zu 5.: Dieser Punkt wurde im Kapitel »Teleportation« erklärt.

⇨ Fazit dieses Kapitels:

Wir können mit unseren allgemein verbreiteten Messeinrichtungen lediglich die Mechanismen erfahren, die direkt Kräfte an Massen der Materie auslösen. Neben den Massen enthält die Materie aber auch Information. Information ist eine messtechnisch unsichtbare Größe, die immer existiert, die aber mit den Messeinrichtungen niemals detektiert werden kann. Der Grund liegt darin, dass Energie selbst nicht messbar ist, sondern immer nur ihre Auswirkungen. Wenn Energien als codierte Information aber keine Kräfte-Auswirkungen an unseren Messinstrumenten ausüben, können wir sie auch nicht entdecken.

In diesem Abschnitt haben wir gelernt, dass wir zwar das elektrische Potenzial immer wieder erfahren können, ja wir gebrauchen es andauernd für unsere Lebensprozesse, dass wir aber die innere Struktur des Potenzials nicht erkennen. Diese innere Struktur ist mit ihren longitudinalen Wellen und ihren skalaren Zeit-polarisierten Wellen, die beide sowohl die Vergangenheit als auch die Zukunft aufsuchen, für uns andauernd tätig in der Informationsbeschaffung aus dem Vakuum heraus. Potenziale stellen also laut Modell Verbindungen zu geistig-informativen Prozessen her. Die Informationsbeschaffung ist ein geistiger Prozess, der nicht mit materiellen Sonden aufgenommen werden kann und trotzdem immer präsent ist.

Wellen erzeugen Raum, Raum erzeugt Zeit und Realität

Raum ist auch Information, z. B. für die Festlegung von Wellen. Wir haben dargestellt, dass elektromagnetische Wellen Raum und Zeit zur Ausbreitung brauchen.

Wir wollen uns nun anschauen, wie der Raum Wellen aus dem Vakuum, aus dem Meer der Möglichkeiten auswählt, was nach unserer obigen Definition Information bedeutet.

Stellen Sie sich ein ganz normales Luftvolumen vor. Ein derartiges Luftvolumen ist fähig, Eigenschwingungen zu erzeugen. Das ist das Prinzip jedes Blasinstruments, Flöte, Klarinette, Oboe, Trompete, Posaune, aber auch der Orgel zur Erzeugung von Tönen und Klängen. Die Tonfrequenzen entstehen durch die Raumgeometrie, also durch die Anordnung der Begrenzungen des schwingungsfähigen Raumes.[50]

Genau das Gleiche gibt es im Bereich der elektromagnetischen Schwingungen.

Die Frequenz dieser elektromagnetischen Eigenschwingung wird zum einen durch die vorherrschende Elektronendichte des Luftraumes bestimmt und zum anderen durch seine Begrenzung, ganz analog zum Tonschwingungsraum. Eine Begrenzung ist aus Sicht der betroffenen Elektronen aber gleichzusetzen mit Barrieren, bestehend aus besonders dicht gestaffelten Elektronen. Da also innerhalb der Begrenzung die Dichte der Elektronen höher ist, besitzt diese Schicht eine höhere Eigenschwingungsfrequenz als unser Luftvolumen.

Erinnern wir uns an das, was bereits oben ausgeführt wurde, dass nämlich Potenziale selbst aus einer Vielzahl von Schwingungen bestehen; hier schließt sich der Logikkreis. Begrenzungen als höhere Elektronendichten sind Potenziale. Potenzial-Begrenzungsschichten wirken für Schwingungen als Barriere, da sie selbst aus einem höheren Schwingungsdichteset bestehen. Die Ausbreitung bestimmter elektromagnetischer Wellen ist an dieser Stelle zu Ende, es tritt Totalreflexion auf, eine Stehwelle kann entstehen mit Eigenschaften, die wir oben bereits ausführlich besprochen haben.

Damit bestimmen Potenzialbarrieren (Elektronendichten) den Raum, der Raum bestimmt die Frequenzen und die Anzahl der Wellen einer elektromagnetischen Schwingung, die zwischen die Potenzialbarrieren passen. Also erschafft jeder festgelegte Raum, dessen homogenes Medium begrenzt ist, eine Auswahl von passenden Schwingungen.

Wir nutzen dieses Prinzip bei den metallischen Wänden des Mikrowellengeräts in der Küche zum Erwärmen der Speisen. Auch metallische Wände sind Ansammlungen und Verdichtungen von Elektronen im Zeit-Raum, also eine Potenzialbarriere.[50]

In unserem Körper sind es keine metallischen Elektronen-Verdichtungen, sondern hier sind die Molekülaggregate mit ihren Elektronendichten relativ zum Zwischenraum entsprechende Potenzialbarrieren und bestimmen damit die Schwingungsfrequenz zwischen den Molekülen. Bioplasma-Emissionen liegen im Frequenzbereich von 10^{13} Hz (0,02 mm) bis 10^{8} Hz (3,2 m Wellenlänge).

Die Größe des Raumes, der vollständig von Potenzialbarrieren umgeben ist, bestimmt demnach, welche elektromagnetischen Wellen er beherbergen will.

Nur ganze Zahlen von Wellenbergen und Wellentälern sind erlaubt. Die Wellen müssen genau zwischen die gegenüberliegenden Wände passen. Interessant ist, dass die Welle des Elektrons um den Atomkern herum den gleichen Raum-Beschränkungen unterliegt. Zugelassen sind nur ganze Zahlen von Wellenbergen und -tälern. Wird die Frequenz zu hoch, also die Welle zu energiereich, wird der Raum entlastet, indem das Elektron aus dem Atom-Kugelraum herauskatapultiert wird: Das angeregte Elektron verlässt das Atom.

Die Bewegung mikroskopischer Teilchen wird umso hektischer, je kleiner die Raumregionen sind, in die man sie einsperrt oder auf die man sie bei einer Messung festlegen will. So entfaltet sich im eng begrenzten Raum eine ungeheuer intensive Aktivität, die sich umso heftiger gebärdet, je kleiner die Abstände werden, und da Raum niemals von der Zeit getrennt werden kann, je kleiner Zeitintervalle werden, aus unserer Materie-Welt heraus betrachtet.

In diesem Zusammenhang ist folgende Fragestellung interessant:

Wenn wir ein einzelnes Elektron in einer Schachtel einfangen und dann die Wände der Schachtel immer enger zusammenschieben bis zu einem winzigen Volumen um das Elektron herum, können wir dann den Ort des Elektrons bestimmen?[50]

Nein, denn das Elektron würde dann mit einer immer höheren Geschwindigkeit von den Wänden der Schachtel abprallen und eine immer höhere Schwingungsfrequenz annehmen, sich also immer hektischer verhalten, gerade so, wie ein Mensch im engen Fahrstuhl, der an Klaustrophobie leidet.

Dieses Schicksal ergreift nicht nur Elektronen, sondern jedes Teilchen. Die Bewegung mikroskopischer Teilchen wird umso hektischer, je kleiner die Raumregionen sind, in die man sie einsperrt oder auf die man sie bei einer Messung festlegen will. Energie und Impuls sind unbestimmt. Beide fluktuieren zwischen Extremen hin und her, die umso größer werden, je kleiner der Raum und die betrachtete Zeit werden. Im Fall der Gravitationsfelder, die sich als Krümmung der Raum-Zeit manifestieren, treten diese Quantenfluktuationen als immer heftigere Verzerrungen des umgebenden Raumes in Erscheinung; Wheeler nannte das treffend: Quantenschaum.

Was Massen betrifft, so geht das Einsperren also nur bis zu einem bestimmten Limit. Massen in der Materie-Welt erschaffen sich den für sich selbst adäquaten Raum, sie lassen sich niemals beliebig in die Enge treiben, sie zerbeulen immer stärker die Raum-Zeit, je enger es wird, und schaffen sich damit buchstäblich Luft.[50]

Und genau an diesem Punkt stoßen wir auf die Unvereinbarkeit von Allgemeiner Relativitätstheorie und Quantenmechanik.

Die Allgemeine Relativitätstheorie verlangt zwingend eine glatte unverbeulte räumlichen Geometrie, egal, ob wir das ganze Universum oder die winzigste Länge, die möglich ist, betrachten: die Plancklänge von 10^{-33} cm. Die heftigen Fluktuationen der Quantenwelt bei kleinen Abständen zerstören die Annahmen der sich ansonsten als gültig erweisenden Relativitätstheorie.

Hilfe bringt die String/Membran-Theorie, die genau an diesem Punkt die Quantenmechanik ergänzt. Mit der String/Membran-Theorie wird alles stimmig, die Vereinigung der Allgemeinen Relativitätstheorie und der so ergänzten Quantenmechanik ist vollkommen.

Wenn wir nun festgestellt haben, dass der Raum die Welle bestimmt, dann gilt wieder auch die Umkehrung: Wellen bestimmen den Raum. Ein Raum, der von den Wellen schnell durchschritten wird, ist kleiner als ein Raum, der langsamer durchquert wird. Wenn die Frequenz gleich bleibt, dann müssen bei größeren Räumen die Wellenlängen größer werden, die Welle muss größere Schritte machen.

Atome können so angeregt werden, dass sie bevorzugt elektromagnetische Schwingungen einer bestimmten Wellenlänge abstrahlen, um die Anregung wieder abzubauen.

Wenn sich dieses Atom in einem Hohlraum befindet, in den diese Wellenlänge nicht hineinpasst, dann kann die Energie nicht abgegeben werden, und das Atom bleibt im angeregten Zustand.

Ist der Hohlraum aber auf die Wellenlänge abgestimmt, dann gibt das Atom seine Energie sogar schneller ab als im leeren unbegrenzten Raum.

So sind Atom, Elektronendichte und Raum immer eine Einheit.

Ein begrenzter Raum, ob leer oder gefüllt, ist also genauso zur Resonanz von Energie und Information geeignet ist wie Antennen als Sender und Empfänger; diese Antennen sind ja selbst begrenzte Raumstrukturen.

Der Effekt, den wir beschrieben haben, lässt sich nachweisen; dies geschah 1958 durch M. J. Sparnaay, 10 Jahre nach der Theorie von H. B. G. Casimir, der diesen Effekt voraussagte.

Der Casimir-Effekt besagt Folgendes:

Der Nachweis, dass der begrenzte Raum Realität schaltet, gelingt, indem man zwei Metallplatten senkrecht so aufstellt, dass nur noch ein winziger Abstand zwischen ihnen bleibt. Wenn Wellen auf die Metallplatten stoßen, werden sie reflektiert, und dabei erhält die Platte einen Rückstoß. (Wenn Sie sich im Spiegel ansehen, passiert genau das Gleiche: Der Spiegel, der Licht reflektiert, erhält einen Rückstoß.)

Wir haben soeben gesehen: Innerhalb des Abstands, besser innerhalb des Hohlraumes, werden durch den zur Verfügung stehenden

Raum ganz bestimmte Wellen festgelegt; das heißt, in diesen Abstand passen nur eine ganz bestimmte Wellenlänge und ihre Oktaven, also ihre Oberwellen. Der Rückstoß ist relativ gering. Außerhalb der Platten dagegen, bei weitgehend freier Umgebung, sind viele Möglichkeiten von Wellen zusammen mit ihren Oberwellen vorhanden. Von dieser Seite her wird also mehr »reflektiert« und mehr Rückstoß wirken. Die Folge dieser beiderseitigen von außen kommenden Rückstoßkräfte ist: Die Metallplatten bewegen sich aufeinander zu. Wüsste man nicht, welcher Mechanismus dahintersteckt, würde man interpretieren: Die Platten ziehen sich gegenseitig an.

Bei zwei Metallplatten mit je 1 cm^2 Fläche, die einen Abstand von 0,005 mm haben, wirkt eine Anziehungskraft von 0,2 mg (das entspricht etwa 10 größeren Staubkörnern).

Aus dem Versuch folgt: Zur Vergrößerung des Abstands der Raumbegrenzung muss Energie aufgewendet werden. Das wiederum heißt: Je mehr sich der Abstand vergrößert, desto mehr Energie enthält der Raum, die Energie pro Volumeneinheit wird größer (Energiedichte).

Ein sehr großer Hohlraum (ohne Materie) bei der Temperatur absolut null enthält unendlich viel Strahlungsenergie, dies ist dann die viel zitierte Nullpunktstrahlung.

Zeit-Raum und Unschärfe

Beim Messen oder Beobachten einer Wellenfrequenz muss man mindestens eine Periode, besser mehrere durchlaufen lassen, ehe man über die Welle etwas aussagen kann.

Mit anderen Worten, man kann keine elektromagnetische Welle in Stücke zerlegen. Versucht man dies experimentell, dann gibt es keine Welle mehr, keine Frequenz und damit auch keine Energie und kein Photon, also keine Kraft. Selbst Raum und Zeit sind nun unbestimmt.

Deshalb ist die Aufgabe, einen Aufenthaltsort eines Photons zu bestimmen, falsch gestellt. Zu diesem Zweck müsste man einen bestimmten Zeitpunkt des vorbeifliegenden Photons eingrenzen und damit ein kurzes Stück aus seiner zugrunde liegenden Welle herausschneiden. Das würde die Energie verschmieren, und damit wären wir wieder beim heisenbergschen Unbestimmtheitsprinzip angelangt, das besagt, dass genauer Ort und genaue Energie eines Photons nicht gleichzeitig messbar sind.

Für alle Bausteine der Natur gilt: Je genauer wir die Geschwindigkeit kennen, desto ungenauer kennen wir den Ort, und das gilt auch umgekehrt.

Gleiches gilt für die Zeit: Wenn ich die Energie des Teilchens kenne, messe, absorbiere, kenne ich nicht den Zeitpunkt, in dem die Energie gemessen wird. Keiner kann sagen, dass ein Teilchen zu genau diesem Zeitpunkt genau diese oder jene Energie hat. Die Energie eines Teilchens kann innerhalb einer kurzen Zeitspanne ganz erhebliche Schwankungen aufweisen (siehe Buch »Gehirn-Magie«). Weil die Energie eines Teilchens zu bestimmten Zeiten partout nicht bekannt sein kann, kann das Teilchen sich nun innerhalb einer kurzen Zeit Energie borgen, solange es diese in einem von Heisenbergs Unschärferelation bestimmten Zeitrahmen wieder abgibt, theoretisch sogar so viel Energie, um durch eine Betonwand zu tunneln.

Das bedeutet, die Unschärferelation bewirkt auch das Quantentunneln. Die Wellenfunktionen können sich Anteile beschaffen, um durch eine Barriere hindurchzuschwappen.

12. Wie ist Materie mit dem universellen Energie-/ Informationsfeld verbunden?

»[…] entspringt der harmonische Zusammenklang aller Daseinsformen nicht aus den Anordnungen einer höheren Autorität von außen, sondern aus der Tatsache, dass sie alle Teil einer Hierarchie von Ganzheiten sind, die eine kosmische Struktur bilden und dem inneren Diktat ihrer eigenen Natur gehorchen.«

J. NEEDHAM[90]

Sender und Antennen im Organismus

Unser Körper ist aufgebaut aus unzähligen Sendern und Empfängern elektromagnetischer und elektrostatischer Energie, die mit ihren Aktivitäten maßgeblich die Massen und ihre Funktionen steuern. Die Sender- und Empfängereigenschaften innerhalb des Organismus sind fast gänzlich unerforscht. Wir hatten im Kapitel 11 dargestellt, dass Räume als Antennen wirksam sind; nun wollen wir uns Raumstrukturen, also Materiestrukturen ansehen. Blut- und Elektrolytbahnen als ganz besondere Antennenstrukturen für elektromagnetische Wellen werden im Kapitel »Wasser als Interface« behandelt.

Welche Antennenarten können wir unterscheiden?

- Zuerst einmal haben wir ganz normale Dipole als Sender- und Empfängerstrukturen, sowohl im Mikro- als auch im Makrobereich.
- Dann aber sind Helixstrukturen, also räumlich gewundene spiralförmige Ketten, sehr verbreitet, wie bei Proteinen, Nukleinsäuren, die eher dem Mikrobereich zuzuordnen sind.

- Schließlich gibt es noch eng gewickelte Spiralen im Mikro- und Makrobereich, die ein Aussehen haben wie die in der Physik bekannten Teslaspulen.
- Sämtliche Elektrolytfluida wirken besonders dann als Sender und Empfänger, wenn sie in geometrisch passende Räumen eingefüllt sind – wie Blut- und Lymphgefäße.
- Ein besonders starker Sender elektromagnetischer Schwingungen sind Membranen bei der Depolarisation bzw. Hypopolarisation (siehe »Der Mensch und die 3. Kraft«[131], »Gehirn-Magie«[132] und »Geheime Macht der Psyche«[133]). Das trifft besonders auf Nervenansammlungen wie Ganglien zu, die kohärente Mikrowellen bei Depolarisationen präsentieren können. Daraus entstehen Maser-Strahlungen, also Laser-analoge Schwingungen, die letztlich zu der Funktion von Hologrammen führen können. Wir werden im nächsten Kapitel lesen, dass die Mikrowellen der Nervenmembranen die Kommunikation mit dem Informationsfeld herstellen können.

Durch Interessengruppen innerhalb der Medizin wird häufig unqualifiziert von Energie und Schwingungen und Resonanz gesprochen. Die Geschichten, die als Erklärungen für Apparatewirkungen erzählt werden, kommen schließlich als Pseudofakten aus allen Richtungen, bis sie von der Klientel als Wahrheit angesehen werden. Die wahre Wirklichkeit besteht aber in äußerst komplizierten Mechanismen, die im Zusammenhang bisher kaum erfasst sind.

Wenn also diverse Therapiegeräte mit »Gesundheits-Schwingungen« auf dem Markt angeboten werden, dann zeigen diese oft, dass die Konstrukteure keine Ahnung von der Wirklichkeit haben. Im schlimmsten Fall können solche Geräte Unordnung und falsche, krank machende Informationen in den Körper bringen.

Hier ein kleines Kompendium der wichtigsten Antenneneigenschaften von Molekülen:

Die Frequenzschwingung v_M einer Molekülschwingung hängt ab:

- von der Masse der dabei beteiligten Atome,
- von der Stärke ihrer Bindung,
- von der gegenseitigen Anordnung der Atome.

Somit spiegeln die Schwingungsfrequenzen eines Moleküls auch dessen Struktur wider. Ändert sich die Struktur, dann ändert sich die Schwingung. Wegen der großen Zahl von Atomen in einem Makromolekül existieren sehr viele Schwingungen. Die Schwingungen stammen von Einzelbausteinen des Makromoleküls, von den Seitenketten und von dem »Molekül-Rückgrat«. Strukturänderungen eines Makromoleküls ändern Bindungslängen und Bindungswinkel. Deshalb ändern sich auch Schwingungsfrequenzen bei Änderung von Temperatur, Ionenstärke, pH.

Die Welle, die von einem Molekül wie von einer Antenne emittiert wird, tastet die weitere Umgebung des Moleküls ab, und die Wahrscheinlichkeit, dass sich elektromagnetische Schwingung zu einem bestimmten Zeitpunkt als Quant manifestiert, wird deshalb von der Umgebung mitbestimmt.

Der Energieinhalt eines Moleküls: $E = E_{tr} + E_{rot} + E_{vib} + E_{el}$ (Translations-, Rotations-, Vibrationsenergie innerhalb der Moleküle), plus Schwingungsenergie des ganzen Moleküls, plus Energie der Elektronen im Feld der Atomkerne.

Was passiert, wenn eine elektromagnetische Schwingung einfällt?

Betrachten wir zuerst ein Teilchen, dessen Absorptionsbanden weit entfernt von der einfallenden elektromagnetischen Schwingung sind ($d > \lambda$).

Die elektrische Feldstärke E steht senkrecht auf der Ausbreitungsrichtung der Welle. Diese Feldstärke der Welle führt zu einer Kraft, welche die Elektronen des Teilchens in eine Richtung und die Atomkerne in die andere Richtung bewegt: ein elektrisches Dipolmoment wird induziert, das parallel zum elektrischen Feld liegt, sofern das Teilchen isotrop ist. Die Größe des erzeugten Dipolmoments p wird durch die Polarisierbarkeit α des Teilchens bestimmt.

Bei Teilchen, deren Dimension $d < \lambda$ ist, induziert die einfallende Welle ein oszillierendes Dipolmoment. Dieser oszillierende Dipol emittiert nun seinerseits elektromagnetische Strahlung, die sich sphärisch nach allen Richtungen senkrecht zum E-Vektor ausbreitet als Streustrahlung. Die Dipolstrahlung ist proportional zu d^2pdt^2

(d: Abstand zu einfallenden Schwingung, pdt: erzeugtes Dipolmoment, das sich in der Zeit verändert). Für große Entfernungen vom Dipol steht sie senkrecht auf der Verbindungsgeraden zwischen Dipol und Beobachter und fällt mit 1/r ab. Die Größe der Feldstärke variiert mit dem Winkel zwischen Dipolachse und Streurichtung: In Richtung der Dipolachse ist die Feldstärke daher gleich null, und senkrecht zur Dipolachse ist sie maximal.

Die Frequenz bleibt exakt dieselbe wie die der einfallenden Welle.

Die Intensität einer elektromagnetischen Schwingung (wie oben definiert) ist proportional zum Quadrat des Molekulargewichts des streuenden Teilchens.

Solange die Abmessungen des Moleküls klein sind gegen die Wellenlänge der erregenden Welle, die elektrische Feldstärke über das ganze Molekül also homogen ist, strahlt das Molekül wie ein punktförmiger Dipol. Bei größeren innermolekularen Distanzen werden aber die Elektronen in den verschiedenen Teilen des Moleküls mit unterschiedlicher Phase erregt. Die kohärenten Wellenzüge der Streustrahlung interferieren und löschen sich je nach den geometrischen Verhältnissen im Molekül und in Abhängigkeit von der Streurichtung mehr oder weniger aus bzw. verstärken sich (Interferenzeffekte bei $d = \lambda/2$).

Wenn ein Molekül (optisch) anisotrop ist (also z. B. nicht kugelförmig), so moduliert seine Rotationsbewegung die gestreute Welle. Daraus resultiert eine Dopplerverbreiterung des Streulichts. Die Intensität der Welle, die über Rotationsdiffusion gestreut wird, ist etwa 100-fach kleiner als die von der Translations-Bewegung. Für Makromoleküle liegt $D_{translation}$ im Bereich von 10^{-6} und 10^{-8} cm^2/s.

Bei der inelastischen Streuung an Molekülen ist die Frequenz der gestreuten Welle um $\Delta\nu$ verschoben bezüglich der Frequenz der anregenden Welle. Die Frequenzverschiebung $\Delta\nu$ entspricht einem Energiebetrag, mit dem eine Molekülschwingung angeregt wurde ($\Delta\nu < 0$). Ist $\Delta\nu > 0$, so hat eine bereits angeregte Molekülschwingung ihre Energie abgegeben.

Bei der Einstrahlung mit elektromagnetischen Wellen treten kooperative Effekte auf: Oszillatoren schwingen im Gleichtakt mit.

Durch die gegenseitige Kopplung wird das Absorptionsmaximum etwas in den längerwelligen Bereich verschoben gegenüber der gleichen Substanz ohne Kopplungen.

Kooperative Schichtsysteme sind Beispiele für molekulare Funktionseinheiten durch Selbstorganisation. Selbst organisierte Umbauten dieses Systems ergeben völlig neue Eigenschaften von Energieübertragungseffekten.

Variable der elektromagnetischen Wechselwirkung ist der momentane Photonenfluss (Zahl der Photonen pro Fläche und Zeit), die Photonenenergie e, die Polarisationsart (transversal, longitudinal, linear, zeitpolarisiert, rechts-, links-zirkular, rechts- oder links-elliptisch, unpolarisiert).

Der Dipol als Transducer für Energie aus dem Vakuum

Trennt man Ladungen oder Ladungsmengen, erhält man einen Dipol. Ein Dipol stört das symmetrische Gleichgewicht. Zwischen den Ladungen am jeweiligen Ende eines Dipols entsteht ein Potenzial.

In diesem Zusammenhang kennt die Physik schon länger folgendes für unser Leben sehr wichtiges Phänomen (Lee[76]): Wann immer eine Symmetrie im Vakuum spontan gebrochen wird, entsteht eine nicht beobachtbare virtuelle Entität. Normalerweise ist der virtuelle Flux im Vakuum mit der Masse und Zeit in einer Balance. Eine Asymmetrie, wie die Trennung von Ladungen, ändert das. Bruch der Symmetrie ist die direkt lenkbare Translation von virtuell zu real.

Jeder Dipol mit Skalar-Potenzial kann aufgrund der bekannten Verletzung der Symmetrie bei der Dipol-Wechselwirkung mit dem Vakuum Energie aus dem Vakuum herausziehen, umwandeln und dann die seit Maxwell und Hertz bekannte elektromagnetische Energie abgeben (reale Energie, 3D-Raum-symmetrisch, transversal orientiert).

Bearden[5–14] erklärt, dass die Energie, die beispielsweise bei den elektrochemischen Prozessen einer Batterie investiert wird, dafür gebraucht wird, die Ladungstrennung aufrechtzuerhalten, also den Dipol über eine aktive Zeitspanne aufzubauen. Was dann die Batterie in einem Stromkreis leistet, ist nicht durch die elektrochemische Energie bestimmt, sondern allein durch die Energie, die der Dipol aus dem Vakuum zieht. Größe und Umfang der Ladungstrennung und die Menge der Energie aus dem Vakuum sind miteinander korreliert (vgl. Kapitel 14, Neue Medizin, Akupunktur und EAV).

Bearden[5–14] nimmt die Theorie Whittakers[141/142] als Alibi dafür, das Potenzial als eine nutzbare negentropische Reorganisation der Vakuumenergie in ein deterministisches Set eines bidirektionalen Energieflusses anzusehen.

Das Vakuumpotenzial mit der Präsenz longitudinaler Wellen und die Umwandlung in die Ebene der realen Welt lässt sich aus der Theorie Whittakers ableiten, denn die Whittaker-Wellen bestehen aus zwei Sets:

- einem zusammenlaufenden (konvergenten) Phasen-gekoppelten (konjugierten) Set in der virtuellen Ebene, mit Zeit-vorwärts- und Zeit-rückwärts-Komponente als Paar und
- einem einzeln verlaufenden (divergenten) realen Wellenset in unserem gängigen 3D-Raum.

Die vom Dipol bevorzugt aus dem Vakuum umgewandelte Energie ist sowohl nach Whittaker als auch nach Evans[39/40/41] stark zeitbehaftet, deshalb entstehen die Frequenz-Harmonischen als Zeit-Photonen. Zeit-Photonen (time-like-photons) sind für die Physik kein neuer Begriff.[110] Wir als Nichtfachkundige innerhalb unserer Gesellschaft hören nur nie etwas davon.

Wir hatten bereits dargestellt: Es gibt innerhalb der Quantenfeldtheorie vier Photon-Polarisationen, abgeleitet von den drei Raumrichtungen x, y, z, und der Zeit t. Die z-Polarisation ist ein longitudinales Photon, die t-Polarisation ist ein Skalar-Photon.[39/40/41/110]

Die x- und y-Polarisation ergibt die gewöhnliche transversale elektromagnetische Schwingung im Raum. Wenn diese räumliche x-y-Schwingung unterbunden wird, dann kann die Energie in Richtung der Fortpflanzung schwingen, also in der z-Richtung als longitudinale Schwingung. Aber die zu den Schwingungen dazugehörigen Photonen tragen neben Raum-Energie auch Zeit-Energie mit sich herum; die Zeitkomponente wird allerdings komplett ignoriert, wenn man bei der Schwingung nur von H und E spricht.

Bearden nennt deshalb die missachtete Zeit-Komponenten-Schwingung eine Et-Ht-Welle, also eine Impuls-Typ-Schwingung, die nicht nur Quantenenergie überträgt, sondern auch Zeit-Portionen.

Die Größe der Zeit-Komponente ist logisch umgekehrt proportional zu der Frequenz, also haben die niedrigsten Frequenzen die höchste Zeitkomponente und damit die höchste Zeit-Energie.

Bearden meint, dass die Zeit-Energie eine Größe von Raum-Energie geteilt durch Lichtgeschwindigkeit zum Quadrat ($E_t = E_s/c^2$) hat. Dieses Konstrukt aber wäre interessanter- und überraschenderweise identisch mit Masse, da Masse $m = E/c^2$. Demnach wäre die Krümmung der Raum-Zeit (also Masse) identisch mit Zeitenergie, die auch durch das Photon verbreitet wird.

Tatsächlich existiert eine elektromagnetische Schwingung real immer erst, nachdem sie mit einer Masse (z. B. Elektron) interagiert hat. Niemand kann die Schwingung vorher nachweisen.

Die Raum-Zeit-modulierte Struktur longitudinaler Wellen strahlt in alle Richtungen des Raumes und wird von allen Punkten des Raumes eingestrahlt, so lange, wie der Dipol intakt ist.

Leider gibt es bis heute kein technisches Messgerät, das imstande ist, longitudinale Schwingungen, die zudem auch noch in der Zeit polarisiert sind, zu detektieren. Nur der Organismus ist wohl aufgrund seiner komplexen Verwobenheit mit dem Vakuum dazu imstande.

Diese Raum-Zeit-modulierte Struktur ist weder ein Vektor, noch folgt sie der Definition eines magnetischen oder elektrischen Feldes, unterliegt aber quantenphysikalischen Regeln, ist also streng physikalisch einzuordnen.

Also haben wir hier ein neues, für uns bisher seltsames Konstrukt:

Neben der elektromagnetischen Energieabstrahlung eines Dipols, die wir gut messen können, gibt es nach der Theorie von Whittaker[141/142] und weiteren Physikern wie Heaviside[52/53], Evans[39/40/41], Ryder[110], Bearden[5–14], Hsue[55] noch einen weiteren Betrag, der aber aus unserer Sicht in seiner physikalischen Eigenart und in seiner jetzigen Repräsentation eher als Information aufgefasst werden muss. Eine Raum-Zeit codierte Energie – nicht zur dritten Kraft, der elektromagnetischen Kraft gehörend – ist wohl der beste Kandidat für das, was wir mit dem Informations-Bereich bezeichnet haben, der auf unserer Erfahrungsebene allein mithilfe des Bewusstseins wirkt.

Ein Dipol empfängt demnach kontinuierlich einen stetigen Strom von dieser soeben beschriebenen speziellen Energie, transformiert sie in reale Kraft und zusätzlich in eine weitere Informations-ähnliche Komponente und strahlt beides aus. Verstärkt werden kann die Abstrahlung durch ein senkrecht zum elektrischen Feld befindliches Magnetfeld, was natürlicherweise durch das Erdfeld regelmäßig passiert – allerdings, je nach Orientierung der Dipole, innerhalb der Zeit statistisch verteilt.

Umgekehrt kann davon ausgegangen werden, dass jeder Dipol neben der uns bekannten elektromagnetischen Strahlung eine große Menge longitudinaler Strahlung aus jedem Punkt des Universums empfangen kann.

Erklärt wird dieses Sender-Empfänger-Doppelverhalten des Dipols mit dem Spin der Dipol-Endladungen. Dieser Spin weist wie bei Elektronen statt der uns gewohnten 360° das Doppelte, also 720°, für eine Gesamtrotation auf. Dabei werden 360° in die virtuelle Ebene investiert und weitere sich spiralig anschließende 360° in die reale Ebene. Während des Rotationsbereichs im Virtuellen absorbiert die Ladung die Energie aus dem Vakuum, und während des Rotationsbereichs im Realen wird die Energie wieder abgegeben.

Wenn wir von Energie-Quellen sprechen, ist das falsch. Quellen von Energie gibt es nicht, denn Energie ist in jedem physikalischen Prozess gespeichert. Energie kann weder erzeugt noch vernichtet werden. Wenn wir von Energie-Erzeugung sprechen, meinen wir Energie-Umwandlung. Der Organismus formt sich die Energie so um, dass damit entweder Arbeit geleistet oder Information genutzt werden kann.

⇨ Dipole sind deshalb keine Energiesender oder -empfänger, sondern immer Energie-Konverter.

Diese Konverter sammeln laut Bearden ungeordnete Energie aus dem Vakuum und geben sie als geordnete Feldenergie oder als strukturiertes Potenzial wieder heraus.

Warum wurde dieses Prinzip bisher ignoriert?

Wir sind streng verhaftet in den Theorien, die Maxwell veröffentlichte. Maxwell hat seine Gleichungen aber aus der Hydrodynamik abgeleitet, aus fluiden Flusssystemen mit festen Bestandteilen. Nun zeigt sich zwar, dass vieles, was in der Hydrodynamik abläuft, auch innerhalb der Flusssysteme der Elektrodynamik funktioniert, aber vieles eben auch nicht.

Nach Maxwells Tod beschäftigten sich im etwa gleichen Zeitraum, aber unabhängig voneinander Poynting[97/98] und Heaviside[52/53] mit den Gesetzmäßigkeiten der Strahlung elektromagnetischer Schwingungen im Raum. Sie überarbeiteten Maxwells Formeln noch einmal speziell für die Elektromagnetik und stießen auf Unstimmigkeiten.

Heaviside wusste, dass der Energiebetrag, den Poynting als Abstrahlung postulierte (heute der sogenannte Poynting-Vektor $S = E \times H$) nur ein winziger Teil dessen ist, was tatsächlich von einem Dipol abgestrahlt wird. Daneben aber gibt es laut der Theorie von Heaviside einen weiteren Anteil, der riesenhaft ist. Dieser Hauptstrahlungsteil konnte damals aber nicht von den Messgeräten erfasst werden, und dies ist heute auch noch nicht möglich, da er offensichtlich nicht in den elektromagnetischen Kreislauf eingespeist wird.

Der berühmte Physiker Lorentz nahm sich des Disputs an und beseitigte das Problem elegant, aber er löste es nicht. Er deklarierte ganz einfach die Heaviside-Komponente als »physikalisch nicht signifikant«, da dieser Teil nicht im messbaren Stromkreislauf auftauchte und eine Messung dieser Komponente außerhalb des Kreislaufs auch nicht gelang. Im Verlauf der theoretischen Bearbeitung integrierte er dann diesen unmessbaren Anteil mathematisch geschickt innerhalb eines geschlossenen Kreislaufs. Ab diesem Zeitpunkt war der theoretisch vorhandene Hauptabstrahlungsteil eines jeden Dipols aus den Köpfen der Fachleute verschwunden, und so blieb es bis in die heutige Zeit, ein Teil der vorhandenen Strahlung wird einfach ignoriert. Nur der kleinere Abstrahlbereich, derjenige, den Poynting berechnete, blieb. Doch die Heaviside-Energie-Komponente ist als spezielle negentropische Organisation des Vakuums bei jedem Dipol und Stromkreislauf immer anwesend.

Erst das DOE-Programm von David Hamilton (Department of Energy der USA zusammen mit seinem Direktor Evans und zusammen mit dem AIAS-Programm von Tom Bearden) legten diese Lücken offen.

Bearden legt eine unglaubliche Kalkulation vor: Wenn man die Heaviside-Komponente einschließt, dann wird im menschlichen Körper in der kleinsten Doppelschicht ein Energiefluss von etwa 10^{15} Joule pro Sekunde fließen. Wirklich unglaublich – aber wahr? Diese Energie wird in Reaktionen laut dieser Kalkulation nur zu 10^{-13} vom Organismus genutzt, sodass auch nur 100 Watt im Durchschnitt gesammelt und dissipatiert werden.

Die nicht beachtete Heaviside-Komponente ist nach diesen Ausführungen auch verantwortlich für die bisher rätselhaften Überpotenziale (Overunity), die durch Resonanz entstehen (eventuell bis zur Resonanzkatastrophe).[78]

Bei Resonanz findet wahrscheinlich eine Art kohärente Übertragung von Informations- und Energie-Mustern statt, die nicht nur den Poynting-Vektor beinhalten, sondern nun auch die Heaviside-Komponente wirksam werden lassen. Dadurch wird auch in neueren reproduzierten Experimenten 18-mal mehr Energie empfangen, als die heute gültigen elektromagnetischen Gesetzmäßigkeiten erlauben.[20/93]

Abstrahieren wir im Sinne der neuen Sicht des Organismus:

- Ungleiche Ladungsverteilung wie bei einem Dipol bewirkt einen Bruch der Symmetrie im Austausch mit dem Vakuum. Das System ist dann offen, es nimmt Energie vom Vakuum auf.
- Das offene System mit seiner Umgebung eines aktiven Vakuums ist weit entfernt vom thermodynamischen Gleichgewicht.
- Inzwischen ist gut bekannt (siehe Bearden), dass derartige Systeme für Selbstorganisation, Eigen-Oszillation (Spin), Selbstenergieversorgung und Negentropie-Ausstoß sorgen.

- Jeder Dipol ist ein Energie-Konverter, da er Energie aus dem Vakuum zieht, sie ordnet und z. B. der Masseladung, also dem Elektron oder dem Atomkern, zuführt.
- Masse ist an der Krümmung der Raum-Zeit beteiligt.
- Also sind das Elektron und der Atomkern (über ihre Massenkomponenten) an der Zeit und am Raum beteiligt.
- Elektromagnetische Wellen im Raum erscheinen nur, wenn Raum-Zeit-Krümmung, das heißt Massen vorhanden sind. Elektromagnetische Kräfte entstehen erst am Ort der Massen, also an der Raumkrümmung.
- Feldeffekte, Potenziale haben Einfluss auf das Elektron (über die Ladungskomponente eines Dipols und über die Ladungskomponente des Elektrons), und deshalb hat das Potenzial mithilfe des Elektrons auch Einfluss auf die Raum-Zeit.
- Felder und Potenziale ihrerseits sind aber die Folge von Raum-Zeit-Krümmungen, da sie über Elektron-Ladungsseparierung (Dipolbildung) entstehen.
- Zeit-Portionsänderung innerhalb der Krümmung der Raum-Zeit, entsprechend innerhalb der Elektron-Aktivität ändert auch den Raum und rückwirkend die 3D-Wellen-Struktur des Elektrons (Masseladung).
- Umgekehrt ist jede Raumveränderung durch elektromagnetische Energie immer gleichzeitig mit einer Veränderung der Zeit verbunden. Die Auswirkungen dieses Phänomens sind bisher nicht messtechnisch registriert worden.

Selbstheilung durch Zeit-polarisierte Wellen?

Nehmen wir einmal an – und es ist ja auch ziemlich plausibel –, Bearden hat mit seiner These recht, wonach jeder Dipol Energie aus dem Vakuum extrahieren kann. Unser Körper besteht aus unzähligen Dipolen; jede Membran, jede Barriere, die meisten Molekülaggregate sind polarisiert durch unterschiedliche Ladungsansammlungen und sogar durch aktive gepumpte Ladungstrennung, z. B. an Neuronmembranen. Alle derartigen Dipolgebilde sammeln laut These Energie und Information aus dem unerschöpflichen Reservoir des allgegenwärtigen Vakuums.

Unser Leben wäre demnach weniger von Energie-Ressourcen als vielmehr von Energie-Transducern und -Translatoren bestimmt, die auch die Zeit modulieren (manipulieren) können.

Wenn Dipole mithilfe der uns aufbauenden Massen, also beispielsweise mithilfe der Organellen einer Zelle, Wellen empfangen können, die Zeit-moduliert sind, dann ist nicht nur mit dem Einfluss von Information, wie sie unser Bewusstsein gewöhnlich wahrnimmt, zu rechnen, sondern mit Modulationen des aktuellen Zustands von Bausteinen der Organellen in der Zeit, etwa Richtung Vergangenheit und Richtung Zukunft.

Neu ist dieser Gedanke nicht. Im Buch »Gehirn-Magie« habe ich bereits ausführlicher dargestellt, dass bei jeder Elektron-Aktion sowohl die Vergangenheit als auch die Zukunft bedient wird.

Wiederholen wir hier noch einmal:

Ein Elektron (allgemein ein Sender oder Emitter) emittiert eine elektromagnetische Strahlung. Diese Strahlung ist gekennzeichnet von einem Feld, das eine zeitsymmetrische Mischung aus einer retardierten (also in die Zukunft laufenden) Welle und einer avancierten (also in die Vergangenheit reisenden) Welle besteht. Betrachten wir erst einmal nur die retardierte Welle. Ein weiteres irgendwo in der Umgebung befindliches Elektron erhält von dieser Strahlung einen Impuls und verändert dadurch seine Schwingung. Es gibt nun nach dieser Anregung selbst Strahlung, also eine neue retardierte elektromagnetische Welle ab, die aber so geartet ist, dass sie die erste retardierte Welle exakt auslöscht.

Gleichzeitig wird neben der retardierten Welle aber auch eine avancierte Welle mit negativer Feldenergie zeitlich rückwärts zum ursprünglichen Senderelektron laufen. Ganz analog wird der Impuls dieser Welle vom Senderelektron empfangen, seine Schwingung entsprechend geändert und eine avancierte Welle in die Vergangenheit geschickt. Auch diese neue avancierte Welle löscht die ursprünglich avancierte Welle, die wir in unserer Betrachtung zurückgestellt hatten, exakt aus.

Erst jetzt, wo dem kontaktsuchenden Elektron bestätigt wurde, dass jemand seine Nachricht erhalten hat, dass ihm sozusagen jemand zuhören kann, findet eine Kraftübertragung statt. Von außen betrachtet ist für diese Kommunikation keinerlei Zeit vergangen, denn die Welle Richtung Zukunft und gleichzeitig die Welle Richtung Vergangenheit in exakt gleichen Größen nivellieren jede Zeit.

Daraus folgt:

- Jede elektromagnetische Wahrscheinlichkeitswelle »weiß« bereits, welches Ziel sie hat und welche Resonanzstruktur (Absorber) sie erwartet. Grund: Mit der Absendung der Welle (»Angebotswelle«) ist bereits das Echo von der Resonanzstruktur (»Bestätigungswelle«) eingetroffen.
- Jedes emittierte Photon »weiß« bereits, wo es absorbiert werden wird. Demnach wird der »Steckbrief« des Photons aufgrund der elektrophysikalischen Eigenschaften des Absorbers ausgerichtet sein.
- Da nun jeder Quantenenergie-Empfänger unausweichlich immer wieder selbst ein Sender von Quantenenergie wird, da also jeder jedem etwas sendet und empfängt und wieder sendet, deshalb ist alles immer miteinander komplett vernetzt.

Das heißt, die Elektronen tasten mithilfe ihrer Schwingungen die komplette Umgebung ab und geben erst dann die Kraftübertragung frei, wenn alles dafür stimmt.

Prigogine: »*Erstaunlich ist, dass jedes Molekül weiß, was die anderen Moleküle zur selben Zeit und über makroskopische Entfernungen hinweg tun werden. Unsere Experimente zeigen, wie die Moleküle miteinander kommunizieren.*«

Allen Ernstes behauptet deshalb Bearden[5–14], dass eine kranke Zelle mithilfe gezielt eingesetzter Zeit-polarisierter longitudinaler Schwingungen zu einem Zeitpunkt vor ihrer pathologischen Entartung zurückgeführt werden kann. Setzt man sich intensiv mit der Theorie dazu auseinander, so erscheint dieser revolutionäre Zug nicht einmal abwegig.

Mit unserem Bewusstsein können wir beliebig entlang der Zeitachse rangieren – ich weiß genau, was gestern im Einzelnen passiert ist, ich weiß weitgehend auch noch, was in meiner Kindheit passiert ist. Warum sollte nicht auch die Information einer Zelle oder jedenfalls Information von Teilen der Zelle zu einem Zeitpunkt in der Vergangenheit zurückgeführt werden können?

Ist ein derartiger Mechanismus die ungeklärte Ursache des Persönlichkeitswandels oder der Selbstheilungskräfte eines Organismus oder einer Spontanheilung, einer fast schlagartigen Gewebeänderung vom Krankheitsstatus zurück zum gesunden Status? Diese zweifelsfrei registrierten Geschehnisse sind durch die relativ langsamen Aktivitäten der vielen notwendigerweise ablaufenden Enzym- und Hormonkaskaden nicht erklärbar, wohl aber durch Informations-Zeiteffekte, die keine Latenzzeit kennen.

Ist dieser Mechanismus eines Informationsaustauschs zwischen Vergangenheit, Gegenwart und Zukunft das Geheimnis des ungeheuer komplexen Selbstkontrollmechanismus des Gesamtorganismus?

Ein Dipol schleust laut Theorie umso mehr Energie und Information aus dem Vakuum, je größer das Potenzial ist, das er aufbaut. An Membranen von Zellen werden infolge der aktiv vom Organismus gepumpten Ladungspolarisationen stabile Dipole erzeugt, die allerdings bei der Nervenerregung abgebaut werden. Das aber bedeutet, je weniger Nerven durch Reize und Erregungsabläufe depolarisiert sind, je mehr wir uns also ruhig verhalten, je mehr wir entspannt sind, je mehr wir meditieren, desto mehr Energie und Information tanken wir aus dem Vakuum heraus.

- Ist das der Mechanismus zum Auffüllen des Energiepools während des Tiefschlafs? Ist das der Mechanismus der kohärenten Nervenimpulse im Gehirn während des Tiefschlafs? (siehe »Öffnung des 3. Auges«.) Müssen wir innerhalb unserer Schlafarchitektur in fünf bis sechs wiederkehrenden Zyklen den Tiefschlaf pflegen, um die optimale Dipolstruktur der Nervenzellen ausnutzen zu können zur Energieauffrischung? Das würde durchaus den Erfahrungen entsprechen.
- Ist das auch das Geheimnis der Meditation, die vorschreibt, alle

Gedanken abzustellen, also alle Neurone des Gehirns, die für Gedanken verantwortlich sind, ruhigzustellen? Ist dieser Dipol-Zustand der Neurone dann die offene Pforte zu dem universellen Vakuum-Informations-Muster?

- Kannten die alten Weisen diesen Weg und konnten auf diese Weise an die Informationen herankommen, die wir uns heute mühsam erarbeiten müssen?

Alles spannende Fragen, aber wir wissen bisher nichts Sicheres als Antwort. Allerdings, wenn alle diese hypothetischen Überlegungen einen kleinen Teil Wahres beinhalten, dann werden wir ein schwer lösbares Problem mit den heute überall technisch freigesetzten Kommunikationsfrequenzen bekommen. Denn was wir nutzen, ist die kleine Poynting-Vektor-Komponente, daneben wird aber bei jeder Strahlungsfreisetzung auch noch die gewaltige Menge der Heaviside-Komponente freigesetzt. Wo bleibt sie? Was passiert mit ihr? Wie wechselwirkt sie mit uns Organismen? Alles wichtige, aber gänzlich ungelöste Fragen, die in den Verantwortung tragenden Gremien zum Schutz der Bevölkerung auch als Hypothese bisher nicht einmal andiskutiert werden.

Die Besonderheiten des Antennen-Nahfeldes

Betrachten wir etwa ein Protein, das einen Antennendipol darstellt. Wenn das Protein eine elektromagnetische Schwingung sendet, dann nimmt das elektrische Feld mit wachsender Entfernung r von dem Antennendipol zunächst mit $1/r^3$ ab, dann aber nur noch mit $1/r$. Neben dem elektrischen Feld (E-Feld) gibt es auch ein Magnetfeld (H- oder B-Feld). Das magnetische Feld nimmt entsprechend bei kleinem Abstand etwas weniger stark ab, mit $1/r^2$ und danach mit $1/r$. Man spricht hier von einem Nahfeld.

Die besonderen Eigenschaften des Nahfeldes sind in der Physik zwar gut bekannt, die Auswirkungen dieser Besonderheiten werden jedoch nicht beachtet, sind für unser Modell aber sehr wichtig.

Im Nahfeld sind E-Feld und B-Feld mit einer zeitlichen Phasenverschiebung von $\pi/2$ (90°) getrennt. Diese zeitliche Phasenverschiebung klingt auf null im Fernfeld ab.

Im Nahfeld hat die Phasenverschiebung gravierende Auswirkungen auf den Verbleib eines Teils der Welle in diesem Raum. Bevor wir näher darauf eingehen, schauen wir uns den Sendeverlauf des Dipols im Detail an:

Wie kann ein Dipol überhaupt Wellen senden?

Mit zunehmender Zeit kommt es zur Anhäufung von positiven (negativen) Ladungen am oberen (unteren) Ende des Dipols, nachdem die Ladungen Q getrennt werden. Damit beginnt der Aufbau des elektrischen Feldes. Von +Q (Elektronenmangel) gehen Feldlinien aus, die bei –Q (Elektronenüberschuss) enden. Die Feldlinien sind an den Dipol gebunden; sie weisen hier eine tropfenförmige Gestalt auf. Nach einer bestimmten Zeit ($\tau = \pi/2$) ist der Aufbau beendet und wird danach wieder abgebaut ($1{,}5708 < \tau < 2{,}3562$).

Nun passiert etwas sehr Verwunderliches:

Die inneren Feldlinien am Sendedipol ziehen sich zusammen, während sich die äußeren Feldlinien erweitern. Das aber bedeutet, ein Teil des Feldes besitzt einen kritischen Umkehrpunkt. An diesem Punkt innerhalb des Feldes gibt es keine räumliche Polarisation mehr, eventuell geschieht hier eine Umwandlung in eine zeitliche Polarisation.

Am kritischen Punkt zwischen gegensätzlichen physikalischen Vorgängen kommt es im weiteren Zeitverlauf zu einer Einbuchtung der Feldlinien und schließlich zur Abschnürung eines weiteren Wellenpakets.

Am Antennen-Sender entstehen also zwei Wellenpakete, und gleichzeitig passiert wieder etwas Merkwürdiges im Nahfeldbereich:

Im Nahfeld sind die elektrischen Feldlinien keineswegs geschlossen. Das passiert erst im Fernfeld. Das aber heißt, das Nahfeld reicht quasi bis ins Unendliche.

Der innere Teil der Feldlinien schrumpft schließlich in Richtung zum Dipol zusammen, und die Feldlinien laufen dann gänzlich in den Dipol hinein. Die Feldstärke verschwindet.

Warum diese Dynamik der Kraftfeld-Konstruktion am Dipol passiert, ist unbekannt.

Für das Nahfeld des Sendedipols ergeben sich nun Fragen:

1. Wohin läuft das Feld, wenn die Feldlinien offen sind?
2. Wie verhält sich die Energie am kritischen Umkehrpunkt?
3. Wo bleibt die Energie, wenn die Feldlinien verschwunden sind?
4. Ist die Fortpflanzung der Welle noch durch Lichtgeschwindigkeit limitiert, obwohl de facto keine Lichtgeschwindigkeit c auftreten kann? Da c als reziproker Wert von der Wurzel des Produkts der Permittivität und der Permeabilität definiert ist, dieses Produkt im Nahfeld aber aufgrund der Phasenverschiebung vom elektrischen Feld E und magnetischen Feld H innerhalb einer bestimmten Zeitspanne nicht existieren kann, muss man sich fragen, was aus c wird.

Die Fragen sind bisher nicht befriedigend beantwortet. Wenn es im kritischen Umschlagpunkt zu einer zeitlichen Polarisation kommt, hätten wir mit der Ausbildung einer Skalarwelle zu rechnen, die mit dem Vakuum Information und Energie austauschen kann. Dementsprechend wäre jeder aktive Sendedipol tatsächlich ein Vakuum-Energie-Transducer.

Tatsache ist, dass sich als nächster Schritt das Magnetfeld H im Aufbau befindet, da ein elektrischer Strom durch Zerfall des Dipols stattfindet (Ursache der 90°-Phasenverschiebung von E und H). Das zweite Wellenpaket wird dann durch abgelöste Feldlinien gebildet. Unter Verbiegung wandert es in den freien Raum hinaus. Zusammen mit dem zugehörigen Wellenpaket des Magnetfeldes, das sich zeitlich gleichzeitig ablöst, bestimmt es die Strahlungsenergie des Fernfeldes. Beide Felder wechseln phasengleich ihre räumliche Richtung, wobei der sogenannte Poynting Vektor, das ist der ausstrahlende Kraftvektor, immer in Richtung der Wellenausbreitung zeigt.

Wirbel sind Translatoren

Durch Wirbel werden die Wirkungen der Interaktion mit dem Vakuum für den makroskopischen Bereich unterstützt, da Wirbel viele Einzelteilchen zu gleichen Aktivitäten aufrufen wie ein Fischschwarm, der im Kreis schwimmt, wie ein Wasserwirbel, in dem viele Wassermoleküle die gleichen Raum-Zeit-Bewegungen durchführen.

Ein Wirbel ist eine Rotation um einen Punkt oder eine Achse herum. Wird der Raum für den Wirbel verändert, dann verändern sich auch der Frequenzinhalt der Umdrehung und die Energiedichte.

Wirbel, die uns hier interessieren, sind elektromagnetisch bedingte Stromwirbel und Potenzialwirbel. Für unseren Körper, der an strategisch wichtigen Stellen (Membranen) nicht besonders hohe Leitfähigkeiten aufweist, stehen die Potenzialwirbel im Vordergrund.

Jede Geschwindigkeitsänderung eines Systems in der 4D-Raum-Zeit kann zu einer Rotation relativistisch gegenüber der Umgebung führen. Jede derartige Rotation kann schwerpunktmäßig in der Zeitdomäne oder in der Raumdomäne liegen. Ist die Zeitdomäne im Vordergrund, wird immer eine winzige Komponente auch in den 3D-Raum projiziert, und umgekehrt projiziert jede derartige Rotation in der Raumdomäne eine winzige Komponente in die Zeitdomäne. Sind von diesen Prozessen viele Struktureinheiten in gleicher Weise, also kohärent, betroffen, dann besteht die Chance, dass sich messbare und beobachtbare Erscheinungen ergeben.

Bearden schließt daraus: Wenn unsere Gedanken eine kohärente Serie von t-polarisierten elektromagnetischen Wellen erzeugen – und davon ist er überzeugt –, dann ist die Materie über die 3D-Raumprojektion immer betroffen, wenn wir uns Gedanken machen. Gedanken und Materie haben also in der Zeit-Polarisation nicht nur eine gleiche Schnittmenge, sondern beeinflussen sich gegenseitig über Projektionen. So können Gedanken Raum-Zeit-Muster, also Materie, beeinflussen und Befehle wie z. B. zum Armheben geben.

Wirbel sind mit stehenden Wellen (siehe vorheriges Kapitel), wie sie auch bei Dipolantennen auftauchen, nahe verwandt. Ein entscheidender Unterschied ist, das Stehwellen eine einzige Frequenz aufweisen, während Wirbel im Inneren schneller drehen und deshalb eine kleinere Wellenlänge haben als außen. Das heißt, Wirbel haben ein multifrequentes Spektrum, das sich auch noch beim Zusammenziehen oder Ausdehnen des Wirbels verändert. Wirbel sind also Frequenzerzeuger und Frequenzwandler.

Werden die Frequenzen unseres sichtbaren Lichts verwirbelt, entsteht weißes Licht; im technischen Bereich gibt es ein Analogon, man spricht bei Mischung der Frequenzen vom weißen Rauschen.

Die Lebensdauer eines Wirbels wird von der elektrischen Leitfähigkeit seines Mediums bestimmt; im Vakuum tendiert sie wegen der praktisch Null-Leitfähigkeit zu unendlich. Die Potenzialwirbel des Vakuums haben deshalb beste Voraussetzungen als Träger für Energie und Information.

Die Ausbreitung der Potenzialwirbel erfolgt wie eine Schallwelle als longitudinale Schwingung, also vollkommen anders als die elektromagnetischen Hertz'schen Wellen, die ihre Amplituden transversal präsentieren.

Protein-Helixstrukturen als Wirbelfeldgeneratoren

Potenzialwirbel entstehen auch, wenn Proteine ihre Sendertätigkeit aufnehmen (siehe Kapitel 11).

⇨ Wenn die Theorie der Kontaktaufnahme zum Vakuum durch Dipole, Longitudinal-Schwingungen und Wirbel stimmt, bedeutet dies, dass jedes Protein mit Alpha-Helixstruktur ein potenzieller Energie- und Informations-Transducer ist. Das Gleiche muss dann auch für Nukleinsäuren mit Helixstruktur gelten.

Mehrfach versuchte ich in diesem Buch zu deutlichen, dass unsere Gene nicht das Wesen des Lebens ausmachen. Auch wenn uns Interessengruppen aktuell etwas anderes erzählen, wird das Leben nicht durch Gene, sondern durch Proteine bestimmt. Gene sind der Bauplan der Proteine, aber Proteine als fertiges Produkt sind die funktionellen Aktivisten des Lebens. Mit Recht wurden sie nach dem griechischen Wort *proteros,* das Erste, benannt.

Analog zu dem Begriff Genom, der die Gesamtheit der Gene bezeichnet, spricht man bei der Gesamtheit der Proteine innerhalb einer Zelle von einem Proteom. Das Proteom ist das, was die Zelle arbeiten lässt; es ist äußerst flexibel und kann sich auf jede normale Umgebungssituation sofort einstellen, indem es seine Zusammensetzung ständig ändert und seine Einzelkonfigurationen jeweils in die strategisch richtige Stellung bringt. So reagiert das System auf wechselnde Nährstoffangebote, auf wechselnde Energielevel, auf Stress, Temperaturunterschiede und mechanische Druckeinwirkungen. Deshalb sind Krankheitsprozesse direkt in der Veränderung des Proteoms ablesbar.

Aus einem Gen entstehen beim Menschen bis zu 20 verschiedene Proteine, aber die Vielfältigkeit der Proteine geschieht erst, nachdem sie von den Genen getrennt sind.

Woher kommt die Information für die Funktion der Proteine?

Proteine sind Antennen, also Sender und Empfänger für elektromagnetische Schwingungen. Mithilfe dieser Schwingungen können sich Proteine untereinander abstimmen und gleichzeitig ihre Kraft einbringen, wie bei Enzymen deutlich wird. Proteine haben diverse Möglichkeiten, ihre Spektren der Eigenschwingungen zu verändern. Dies geschieht durch Anhängen einer zusätzlichen Molekülkette, eines Phosphatrestes, einer Kohlenstoffkette, einer Zuckergruppe.

Auch die für die Kommunikation entscheidende 3D-Spirale (Helix) und die zugrunde liegende Faltung spielen für Aufnahme und Abgabe von spezifischen Schwingungen eine entscheidende Rolle. Alle diese Modifikationen kommen nicht durch den Einfluss der Gene zustande.

Grundlage aller Proteinaktivitäten ist die bei jedem Protein individuelle Raumstruktur. Die möglichen Varianten sind unglaublich zahlreich: Ein relativ kleines Protein, das aus 90 Aminosäuren aufgebaut ist, kann 10^{80} Varianten einnehmen. Das ist auch der Natur zu viel, deshalb wird von dieser unvorstellbar großen möglichen Zahl nur ein kleinerer Teil verwirklicht. In das Molekül eingelagerte Wasserstoffbrücken zwischen Sauerstoff-, Stickstoff- und Schwefelatomen und Schwefel-Schwefel-Verbindungen wirken wie Gelenke, an diesen Stellen werden Teile der Strukturen verformt. Jede verformte Struktur bildet einen neuen Sender mit neuem Schwingungsfrequenzbereich.

In den unzähligen Möglichkeiten von Verformungsvarianten liegt jedoch auch eine große Gefahr. Alle Varianten liegen – was Bindungskräfte betrifft – energetisch im Bereich unserer gewohnten Welt. Die Mehrzahl dieser Varianten wird nur deshalb nicht verwirklicht, weil die resonanten Steuerenergien der Natur sich seit Jahrmillionen begrenzt halten. Das ist in unserer unnatürlich aufgebauten Zivilisation jetzt anders.

⇨ Falsch gefaltete Proteine sind Abfall – wie bei Prionen ersichtlich – und stellen eine sehr große Gefahr für den Organismus dar. Die Funktion der Zelle kann mit falsch gefalteten Proteinen nicht aufrechterhalten werden. Falsch gefaltete Proteine müssen sofort abgebaut oder einer Korrektur unterzogen werden. Ansonsten ist nach kurzer Zeit die Funktion des Organismus gestört; er wird krank, genauso wie durch die Prion-Eiweiße, die aktuell für die neue Variante der Creutzfeldt-Jacobsen-Krankheit verantwortlich gemacht werden.

Es gibt in der wissenschaftlichen Literatur ein reichhaltiges Angebot von Themen, die das resonante Verhalten von Proteinen im Einfluss exogener Felder beschreiben.

Hier ist oftmals nicht lediglich eine Frequenz entscheidend für die Wirkung, sondern die Verbindung von Magnetfeld, elektrischem Feld und einem Bereich elektromagnetischer Schwingungen.

Das letzte Kapitel dieses Buches greift das Thema erneut auf.

Bild 10

Spiralen in:

Blutzelle

Ritzbild auf Mammutzahn, Mal'ta Sibirien
um 24 000 v. Chr.

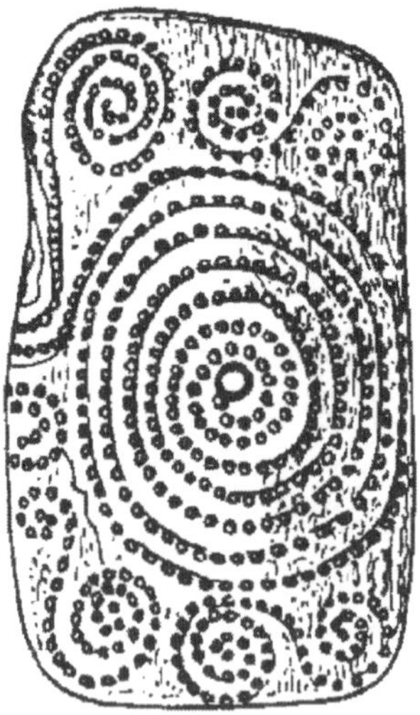

Das Besondere der Spirale (Teslaspule) als Antenne

Im Organismus gibt es sowohl explizit die Teslaspule als auch sehr häufig eine ganz ähnliche Struktur: die Spirale. Die Sendeeigenschaften dieser Strukturen zeigen Auffälligkeiten; es lohnt, einen Blick darauf zu werfen.

Wir haben uns oben das Nahfeld eines elektromagnetischen Sendedipols genauer angesehen, um die Besonderheiten herauszuarbeiten: Elektrisches Feld und magnetisches Feld sind hier nie gleichzeitig vorhanden, zwischen beiden existiert eine zeitliche Phasenverschiebung. Dementsprechend kann kein Poynting-Vektor in einer bestimmten Zeiteinheit existieren, und dementsprechend kann keine Leistung abgestrahlt werden. Ebenso stimmt etwas nicht mit der Lichtgeschwindigkeit im Nahfeld.

Diese Besonderheit ist bei der spiralförmigen Teslaspule als Sender noch ausgeprägter vorhanden, da hier weder das Nahfeld noch das Fernfeld eine zeitliche Übereinstimmung von E und H haben.

Außerhalb der Zeit-Phase (gleichzeitig innerhalb der Raum-Phase) bedeutet, dass keine reale Leistung im herkömmlichen Sinn von der Teslaspule abgestrahlt wird. Die Welle wird dennoch übertragen; eine zweite Teslaspule als Empfänger in größerer Entfernung – das zeigen die Tests – nimmt die übertragene Welle auf.

Was passiert hier?

Die Teslaspule hat ein vertikales elektrisches Feld und auch ein vertikales magnetisches Feld, aber die Felder sind – wie gesagt – um 90° in der Zeit-Phase verschoben: Also sendet und empfängt die Spiral-Teslaspule immer mit einem vertikal polarisierten E-Feld, gefolgt von einem vertikal polarisierten H-Feld.

Das H-Feld ist parallel zu dem E-Feld. Die Felder formen eine Stehwelle mit Zyklen aus alternativem +E, –H, –E, +H, wobei sie keine Leistung pro Zeiteinheit in den Raum tragen, so wie es der Poynting-Vektor veranlasst.

Dennoch kann auch hier Energie zu einer anderen, genau gleichen korrespondierenden Spirale übertragen werden. Wie das funktioniert, darüber sind sich die Physiker noch nicht einig. Die Wissenschaftler Tesla, Bayles, Bearden – alle gehen davon aus, dass Vakuumenergie angezapft wird; Meyl vermutet ein Anzapfen und Abbremsen der Neutrinoschauer.

Ist die Spirale also eine ganz besonders geeignete Struktur, um an die Vakuumenergie und Vakuum-Informations-Muster des Universums heranzukommen? Die alten Weisen behaupten das (siehe Kapitel »Die Spirale und der Wirbel in der Mythologie«).

Unser Körper enthält Spiralen sowohl im Mikroskopischen als auch im Makroskopischen.

Kerne von weißen Blutzellen zeigen bei 90 000-facher Vergrößerung eine exakte Spirale. Nukleinsäuren sind spiralig, genauso wie die Proteine. Die Ohrschnecke ist eine Spirale. Unser Fingerabdruck zeigt eine Spirale. Die Muskelfasern der kleinen Blutgefäße sind spiralig. Die Sensoren der Muskelspannung sind Spiralen.

Die Spirale ist ganz sicher keine Zufallsform der Natur, sondern ist neben den bereits bekannten Eigenschaften zusätzlich mit bisher unerforschten Aktivitäten verbunden, wie die elektromagnetischen Eigenschaften vermuten lassen.

Chakren sind Wirbel, wahrhaftig

Das Wort *chakra* stammt aus dem Sanskrit und heißt »Rad«, gemeint ist damit ein Kraftwirbel. Das Sanskrit beschreibt ein weiteres Energiesystem – die *Nadis,* die mit den Chakren direkt verbunden sind. *Nadi* bedeutet Röhre, Gefäß und lässt sich durchaus auch mit Ader bezeichnen. *Nadis* befördern *Prana.*

Prana kann mit absoluter Energie übersetzt werden. Diese absolute Energie *Prana* scheint identisch mit der im chinesischen und japanischen Raum benannten *Ch'i*-Energie, einer Fein-Energie, die zu einer universellen Lebenskraft führt.

Ch'i ist laut Traditionen die Urquelle aller Energieformen und wird in verschiedenen Daseinsbereichen durch verschiedene Frequenzen moduliert.

Die Region des Sonnengeflechts ist laut östlicher Tradition das Gebiet des *unteren Dan Tien;* es heißt Qihai oder Meer des *Ch'i* und ist der größte *Ch'i*-Speicher im Körper. Gleichzeitig ist er mit den beiden Sondermeridianen, dem Diener- *(Ren Mo)* und dem Lenkergefäß *(Tou Mo)*, verbunden.

Alte indische und tibetische Texte sprechen von 88 000 Chakren und von 72 000 bis 350 000 Nadis im menschlichen Körper. Demnach wäre der Körper übersät mit Antennen für Fein-Energie, die aufnehmen und umwandeln können.

In chinesischen und japanischen Schriften ist ein ähnliches System beschrieben, was in Europa den Namen Meridiane erhalten hat und im heutigen Akupunkturverfahren als Alibi dient.

Innerhalb des im Buch beschriebenen Modells ist wichtig, dass die Funktion der Chakren im Energiesystem des Menschen als Empfangsstationen und Transformatoren der Pranafrequenzen dienen und die Nadis als Verteiler dieser aufgenommenen Fein-Energie.

Ch'i/Prana ist in der Bedeutung ziemlich exakt gleichzusetzen mit dem Stringband der neuen Physik.

Die alten Weisheiten sagen weiter, dass die Bewusstseinsebene des jeweiligen Organismus von den Pranafrequenzen abhängt, die umgesetzt werden können. Das entspricht unserem Modell, in dem deutlich gemacht wurde, dass die Frequenzen des Strings verschiedene Stufen des Informationsfeldes ausmachen, auf das ein individuelles Bewusstsein zugreifen kann.

Die alten Texte beschreiben Vorgänge, die ziemlich genau auch in unserem Modell wiederkehren. Da wird beschrieben, wie der Mensch sogenannte Fein-Energie aus dem Kosmos, aus seiner Umgebung und aus den Quellen, die an der Grundlage jeglicher Manifestation liegen, aufnimmt.

Weiterhin heißt es, dass die aufgenommenen Fein-Energien transformiert werden in Frequenzen, die der Körper zur Erhaltung und Entwicklung braucht.

Auffällig ist, dass die postulierten sieben Hauptchakren mit bestimmten Nervenplexi übereinstimmen (vgl. nächstes Kapitel):

Wurzel/Steiss-Chakra *(Muladhara):*	Becken/Steissbein-Plexi
Kreuzbein-Chakra *(Swadhistana):*	Sakralplexus
Nabel-Chakra *(Manipura):*	Solarplexus/»little brain«
(Milz-Chakra, in Indien nicht benannt	Milzplexus/Zwerchfell)
Herz-Chakra *(Anahata):*	Herz/Lungen-Plexi
Hals/Kehlkopf-Chakra *(Vishuddha):*	Kehlkopfplexus/Zervikal
Stirn/Frontal-Chakra *(Ajna):*	Diencephalon/Hypophyse
Scheitel/Corontal-Chakra *(Sahasrara):*	Großhirn/Epiphyse

Die Spirale und der Wirbel in der Mythologie

Diese kleine Übersicht lohnt sich anzusehen, wenn man die Funktion von Spirale und Wirbel im Organismus berücksichtigt.

Die Spirale diente bereits seit frühester Zeit der Menschheit als ein Werkzeug, mit spezifischen Energien Verbindung aufzunehmen. War das Werkzeug nicht zur Hand, half die Spirale auch als Symbol. (Das Wort Symbol ist abgeleitet aus zwei griechischen Wörtern *sun* = zusammen und *ballein* = werfen, dies findet sich im Wort Ball wieder.)

Das Wort Druiden – so wurden die alten Weisen der Kelten genannt – ist wahrscheinlich verwandt mit dem Sanskritbegriff »Druh«, was wiederum dem norwegischen »Drou« entspricht. Beides ist verbunden mit dem »Drehungsgeist«, der »Dranga« hieß und übersetzt werden kann mit dem heutigen Wort Drachenauge, früher auch »Draugh« genannt, allerdings mit der Bedeutung »Drehen« und »Einkreisen«. Auch das Wort Trug leitet sich daraus ab.

Urwörter in diesem Zusammenhang sind »Dra«, »Thru«, woraus das altarische »Drajan« und das keltische »Trojan« wurden, die übersetzt Drehen und Wenden bedeuten und wohl auch dem Begriff »Troja« zugrunde liegen.

Deshalb heißen die Labyrinth-ähnlichen Spiralen »Trojas« oder später auch »Trojaburgen«. Diese Strukturen zogen sich in der Megalithenzeit fast identisch von Finnland und Schweden über Deutschland bis in den Mittelmeerraum und galten als Symbol für die Wiedergeburt.

Bild 12

Spiralen als unbekannte Werkzeuge der Azteken

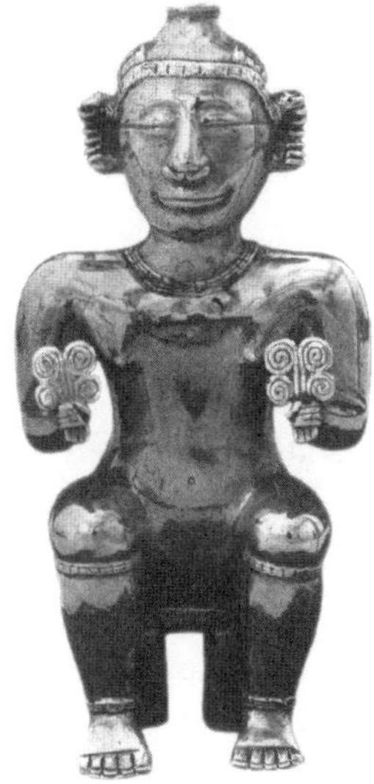

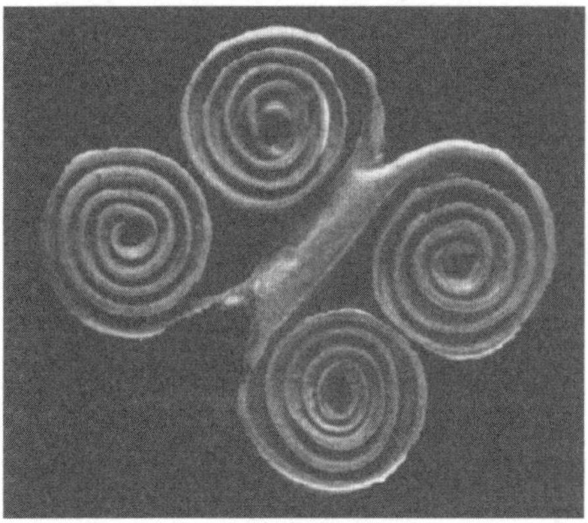

Die Labyrinth-ähnlichen Spiralen wurden auch sehr häufig mithilfe von Felsbrocken in die Landschaft gebaut. Die Begehung dieser Architektur galt als Einweihung in die Geheimnisse der Natur für das ewige Leben.

Auf vielen alten Talismanen findet sich in der oberen Himmelshälfte ein Wirbel oder eine Spirale. Dies ist im ostasiatischen Raum ein Symbol für die kosmische Energie Ch'i.

Die Indianer ebenso wie die Maori bezeugen ihre Einheit mit dem Universum durch Spiralmuster.

Dementsprechend sind in Schnitzereien, Steinen, Zeichnungen und Gemälden der Maori die Spiralen Hauptmotiv. Hauttätowierungen mit Spiralen sollte die dauerhafte Verbindung mit der kosmischen Energie herstellen.

Auf den Felswänden der ältesten Wohnstätten der Oraibi- und Shipaluovi-Indianer Nordamerikas, in den Casa-Grande-Ruinen in Arizona und ebenso bei den Hopi-Indianern finden sich Spiralmuster, die laut Überlieferung eine Verbindung von Materie und ursächlicher Energie darstellen. Da aus der Kosmosenergie alles geboren wird, hat sich statt der Bezeichnung Energie der Begriff Mutter durchgesetzt, sodass es sowohl bei den Hopi-Indianern und auch bei den alten Griechen (Kreta) exakt gleiche spezielle Spiralanordnungen als Mutter-Erde-Symbol bezeichnet werden, die wiederum identisch mit den Labyrinth-Spiralen »Troja« sind (3000 Jahre alte Münze, Knossos).

Trojaburgen verschiedener Kulturen

A/B Hopi-Indianer
C Knossos, Kreta
D Schweden
E Norwegen
F China

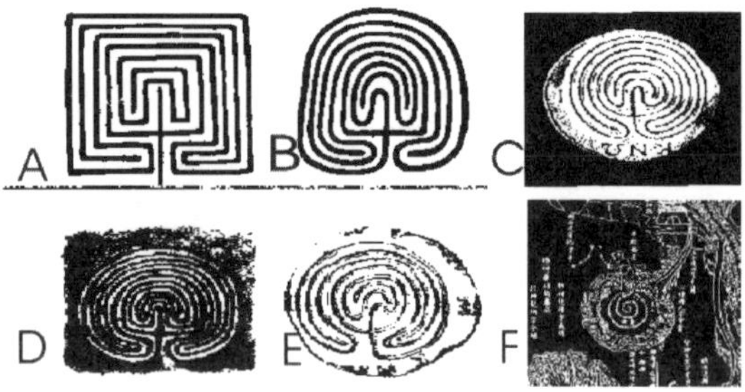

In Irland sind die berühmten Hügelgräber von New Grange zu finden, die mit diversen in Felswände eingeprägten Spiralen übersät sind. Fast identische Spiralkombinationen findet man bei Steinkugeln aus prähistorischen Gräbern in Glas Towie, Schottland.

Der Heilstab, der Caduceus, als Spirale zweier Schlangen war der Zauberstab von Hermes (griechisch) oder Merkur (römisch) und ist heute noch das Berufsemblem der Heiler.

13. Nerven als Energie-/ Informations-Konverter

Bewusstsein und Nerven

Wie alle Berichte, die mit Bewusstsein und Geist zu tun haben, ist auch diese Abfassung sehr spekulativ. Sie sollte unter dem Aspekt gesehen werden, dass Modelle vorgestellt und Plausibilitäten für das Verständnis der Modelle angeführt werden. Dazu werden in aller Kürze ein paar Schlaglichter zur Funktion des Gehirns aufgeführt.

Bewusstsein wird heute definiert als die Summe aller bewussten Wahrnehmungsprozesse, was mit dem individuellen Geist gleichgesetzt wird: Wahrnehmungen sind Hören, Sehen, Fühlen, Schmecken, Riechen, dazu das Gedächtnis und Raum- und Zeitgefühl, Fähigkeiten des Assoziierens, Bewertens und Erinnerns, des schlüssigen Denkens und Handelns, Gefühle, Erinnerungen – insgesamt ein gewaltiger Ozean implizierter Information.

Das Gehirn ist keinesfalls ein lineares stationäres System, das als Reiz-Reaktions-Maschine funktioniert.

Mithilfe unseres Bewusstseins können wir Wissen aus der Perspektive des eigenen Körpers zusammentragen, auswählen und überblicken und haben den großen Vorteil gegenüber anderen Lebewesen, uns vorzustellen: »Was wäre, wenn …«. Und wir können in die Zukunft hinein planen.

Wenn die heutigen Wissenschaftler von Bewusstsein sprechen, dann meint die überwiegende Mehrheit die Wirkweise der Materie des Gehirns. Ein Gehirn besitzt die unvorstellbar große Anzahl von 100 Milliarden Neurone, die zusammen ca. 3½ Pfund Gewicht bringen. Eine Vorstellung ergibt folgende Umrechnung: Alle Neurone hintereinander ergeben eine halbe Million Kilometer lange Nervenbahnstrecke. Jede Nervenzelle erregt oder hemmt 10 000 andere. Die dabei frei werdenden und informationsübertragenden Transmittermoleküle sind mengenmäßig so ungeheuer viel, dass sie nicht mehr zählbar sind.

Neurone arbeiten mit Code, Sprache, Grammatik, Syntax. Alles ist in charakteristischen elektrischen Mustern eingeprägt, aber Bewusstseinszustände sind nicht eindeutigen Regionen im Gehirn zugeordnet.

Selbstverständlich kann man auch mithilfe von diversen »Memory-Funktionen« eine künstliche Intelligenz erschaffen. Dies wäre aber nicht identisch mit dem Geist des Menschen, der ein individuelles Bewusstsein nutzt mit Intuitionen und Gefühlen. Die Hauptgefühle in uns sind angeboren, aber nicht in den Genen abgespeichert. Die Nutzung der angeborenen Gefühle ist gleichbedeutend mit einem Zugriff auf eine Art Feld mit den Millionen Jahre langen Erfahrungen unserer Vorfahren.

Keiner zweifelt daran, dass die Großhirnrinde (Cortex cerebri, 1,5 bis 4 mm dick) Sitz der Intelligenz und Kreativität ist. Ist sie aber auch Sitz des Bewusstseins, ohne das Intelligenz und Kreativität unmöglich sind? Versuche haben ergeben, dass intellektuelle Fähigkeiten nicht gelitten haben, wenn die Hälfte des Gehirns herausoperiert wurde; nur einige Erinnerungen waren weg.

Dennoch lassen sich Wissenssysteme aufteilen:

- Die linke Gehirnhälfte bearbeitet semantisches, wissenschaftliches Wissen, die Abstraktion.
- Die rechte Gehirnhälfte erzeugt bildliches, topologisches, ortsverbundenes Wissen und die persönliche Lebensgeschichte.

Darüber hinaus gibt es eine dritte Form des Wissens: Es ist das implizierte Handlungswissen, die Intuition, das Prozedurale – aber wo ist es lokalisiert?

Wenn das Stirnhirn als der Teil lokalisiert wird, der Konsequenzen für das Handeln hat, für die Positiv-Negativ-Bewertung, der beim Denken immer aktiv ist und die Kontrolle von Bewusstseinsinhalten übernimmt, dann heißt das nicht, dass alle diese Aktionen ihren ursächlichen Beginn im Stirnhirn haben, sondern das heißt lediglich, dass die Neurone des Stirnhirns beteiligt sind.

Wir werden mit sehr viel mehr synaptischen Verbindungen zwischen Nervenzellen geboren, als wir im späteren Leben benötigen. Bis zur Pubertät wird festgelegt, was zukünftig als Verfügungsmasse übrig bleiben soll. Verfestigt werden die Verbindungen durch elektrische Aktivitäten der Nervenzellen. Dabei entsteht eine entscheidende kritische Prägung: Was bis dahin nicht verfestigt ist, wird abgeschaltet – für immer. Haben wir also bis zur Pubertät mangels Erlebnissen, Erfahrungen, Gefühlen und Wahrnehmungen nicht genügend Matrixaufbau, wird das spätere Leben ärmer, da das umfangreiche materielle Substrat fehlt, mit dem geschöpft werden kann. Die Persönlichkeit des Individuums erhält mit dieser Neuron-Verbindungs-Matrix eine materielle Grundlage.

Damit ist das alltägliche Bewusstsein zweifellos an unsere Nervenaktivität gebunden. Werden Nerven im Gehirn durch Betäubung stumm gemacht oder fehlt die Durchblutung und somit Energie, dann schwindet unser Tagesbewusstsein.

➪ Das heißt aber keinesfalls, dass Bewusstsein mit Nervenaktivität gleichzusetzen ist. Man kann durchaus postulieren, dass Bewusstsein die Nerven lediglich benutzt, um am Tage tätig sein zu können. In diesem Fall brauchen wir zum Verständnis des Mechanismus den Schalter, der Bewusstsein mit Nerven, also mit Materie verbindet. Keiner kann heute erklären, wie ein bewusster Gedanke entsteht.

Wir müssen wohl zum besseren Verständnis differenzieren:

- Individueller Geist ist nicht identisch mit dem, was wir im Buch universellen Geist nennen, sondern ist ein Teil davon.
- Tagesbewusstsein ist in der Funktion und der Auswirkung nicht identisch mit Traumbewusstsein und mit Nahtodbewusstsein.

Wenn wir gestorben sind, hat das Bewusstsein keine Verbindung mehr zur Materie der Neurone, da die Neurone wegen Energiemangel ihre Funktion nicht aufrechterhalten können. Damit steht aber laut These nicht fest, dass das Bewusstsein aufgehört hat zu existieren, da der Geist nicht mit Materie gleichgesetzt werden kann. Beim Tod wird nur die Materie unseres Körpers ihre Funktion aufgeben; das universelle Informationsfeld, das wir mit Geist gleichgesetzt haben, bleibt davon unberührt. Lediglich das Tagesbewusstsein trennt sich von der Kopplung mit der Materie.

Verschiedene Gehirnbezirke arbeiten mit elektrischen 40-Hz-Schwingungen, die irgendeine Bedeutung bei der Entstehung der Sinnesmuster und beim Bindungsprinzip des Gedächtnisses haben. Gehirnforscher entwickeln gerade ein Gehirnmodell als ein hochsynchron schwingendes Ensemble mit Selbstorganisation aufgrund des gehirneigenen Vorwissens, das im System gespeichert ist. Aber welcher physiologische Prozess ist dabei der Kern des Ich-Gefühls? Woher kommt die Erfahrung der Individualität und der Freiheit?

Wir wissen heute, dass Epilepsie keine Besessenheit ist, wie man früher glaubte, sondern eine Entgleisung des Hirnstoffwechsels. Natürlich kann man entgegnen, dass die Entgleisung des Hirnstoffwechsels auch die Folge von irgendeiner nebulösen Informationsübertragung von außerhalb her sein könnte. So kann man die Fragestellung erweitern, ob abnormes Verhalten nur eine Störung der Hardware im Gehirn ist oder eine Störung des Informations-Transfers.

Hirnblutungs- oder Schlaganfall-kranke Gehirne können Objekten keine Bedeutung mehr zumessen. Die Verbindungen zu den Gedächtnisinhalten sind gestört (Agnosie). Bei anderen ist die Kopplung von Worten und angemessenen Bewertungen verschwunden. Das Tagesbewusstsein ist nicht mehr intakt, weil der Zugriff auf Information unterbrochen ist.

Gleiches gilt für die Alzheimerkrankheit, einen geistigen Verfall, schleichend bis hin zum Persönlichkeitsverfall. Allein in Deutschland sind jährlich 135 000 Menschen betroffen, man erwartet für die nächsten Jahre eine rasante Zunahme um 60 %.

Wenn das Gehirn krank oder zerstört ist, dann ist dem Geist die Ausdrucksmöglichkeit innerhalb der materiellen Welt eingeschränkt oder vollständig genommen worden, das beweist aber nicht eine weitere Nichtexistenz des Geistes.

Es gibt nachweisbar das Phänomen der »terminalen Geisteskarheit«. Oft kurz vor dem Tod oder trotz Zerstörung des Gehirns durch Alzheimerkrankheit können Patienten vollkommen klar denken und sprechen. Sie erzählen strukturiert über ihr Leben und geben Anleitungen für die Zeit nach ihrem Tod an ihre Verwandten.

⇨ Das Bewusstsein dient dem Geist, wie die Photonen den Elektronen dienen. Die Materie wird von beiden gebraucht, um den Erfahrungsschatz zu erweitern, aber für den Fortbestand des bisher Erfahrenen brauchen beide die Materie nicht.

Tagesbewusstsein ergibt einen notwendigen Kontext, es erzeugt einen Sinn der menschlichen Aktivitäten im täglichen Leben auf der materiellen Ebene. Ohne diesen Sinn gibt es kein adäquates Leben in der Materie-Welt, keine erlebbare Realität, keine brauchbare Information, keine Erfahrung.

⇨ Das Tagesbewusstsein ist das Interface von Materie-Welt und Geist-Welt.

Welche Kanäle stehen ihm zur Verfügung?

Wenn wir Information im Tagesbewusstsein erkennen, dann ist unser individueller Geist aktiv und ordnet die Information in die Zeit ein.

Die Zeit-Dimension (tD) ist somit die gemeinsame Schnittstelle von individueller Geistfunktion (tD) und Materie (3D + tD). Dies wäre ein zusätzliches Argument, das greift, wenn man erklären will, warum Gedanken Materie steuern können.

Ohne Nerven kein Tagesbewusstsein. Alle unsere Diskussionen zur Rolle des Bewusstseins müssen die Mechanismen der Nervenfunktionen mit berücksichtigen. Wie also sind Informationsfeld im Vakuum, Nerven und Bewusstsein grundlegend funktionell verbunden?

⇨ Wir hatten bereits herausgearbeitet, dass es mehrere Möglichkeiten gibt, mit dem Vakuum Kontakt aufzunehmen.

Das geschieht über:

1. Potenziale mit ihren inneren Strukturen, wie speziell polarisierte longitudinale Schwingungen
2. Wirbelformationen und Stehwellen

3. Dipole als Bruch der Symmetrie, die ebenfalls mit longitudinalen Schwingungen und Stehwellen bzw. Wirbelformationen arbeiten
4. Zeit-polarisierte Wellen

⇨ Keine Dipol-Antenne kann transversale elektromagnetische Schwingungen direkt senden oder direkt absorbieren, wie immer wieder dargestellt wird, sondern zwischengeschaltet ist immer eine Wirbelstruktur oder eine longitudinale kurzfristig stehende Welle.

Nerven als Informations-Translatoren

Membranen von Nerven sind mechanistisch etwas Einmaliges. Sie werden aktiv durch Ionenpumpen polarisiert, um dann zur internen Informationsverarbeitung depolarisiert werden zu können.

Die jeweiligen Mechanismen sind vom Wissenschaftsestablishment noch nicht richtig verstanden worden. Die heute gültige Theorie zur Nervenleitung ist unvollständig und erklärt nur einen kleineren Teilaspekt. Viele Phänomene am Neuron sind mit der Strom-Theorie nicht erklärbar.

Es soll ein Modell vorgestellt werden, das drei Funktionen der Neurone gleichzeitig erfüllt. Diese Mehrfunktion entspräche ganz typisch den Intentionen einer biologischen Konstruktion. Ein konstruiertes biologisches Funktionsteil erfüllt erfahrungsgemäß nie nur eine Funktion, sondern immer gleichzeitig mehrere.

Wenn das Neuron so funktioniert, wie gleich vorgestellt, dann erzeugt es

- eine Verbindung zur Vakuumphase, um aus Virtualität Realität zu schalten,
- ein Speicher-Hologramm zusammen mit anderen aktiven Neuronen,
- eine elektromagnetische Signalverstärkung.

Zwei Zustände der Neuron-Vakuum-Schaltung können wir unterscheiden:

1. Neuronmembran-Aktivität:
   Sie ermöglicht einen spezifischen Informations-Muster-Transfer hin zum Vakuum und vom Vakuum zurück (Laszlo[75], Pribram[99], Bohm[18/19], Puthoff[103/104/105/106]).
   Dazu gehören: Tagesbewusstsein, REM-Träume, Gedanken, Erinnerungen, Geben von Sinn und Bedeutung …

2. Neuronmembran-Ruhe-/Hyper-Polarisation:
   Sie ergibt Anzapfung von Vakuumenergie bzw. Vakuuminformation (Bearden, Heaviside).
   Dazu gehören: Tiefschlaf einschließlich Tiefschlafträume, Meditation (wach, aber ohne Gedanken), Bewusstseins-Transformation zur Erlangung wahren Wissens (laut Upanishaden).

Schauen wir uns das Modell dazu an.[130/131/132/135]

Neurone erzeugen Mikrowellen

Nerven wurde bereits in früheren Veröffentlichungen innerhalb wissenschaftlicher Zirkel eine eigentümliche Strahlung zugesprochen.[116] Auch in neuerer Zeit beschäftigen sich einige Forschergruppen mit Hochfrequenzstrahlung aus Nerven.[44/127] Es sieht so aus, als ob dieses Strahlungs-Phänomen eine Basis hat.

In den Membranen von Neuronen gibt es unzählige Elektronen. Sie sind so lange in einem sehr starken elektrischen Feld gefangen, wie das Ruhepotenzial an der Membran anliegt. Die Feldstärke lässt sich leicht kalkulieren. Die Spannung ist 70 mV auf einer Membrandicke von etwa 10^{-8} m oder dünner: Die Feldstärke kann bis zu 7 Millionen Volt/Meter erreichen. Dies ist eine außergewöhnlich hohe Feldstärke, die so nur an den lipidreichen Membranen entstehen kann. In der Luft hätten wir einen Durchschlag wie bei der Blitzentladung. Die potenzielle Energie der Elektronen beträgt entsprechend 70 meV.

In diesem Ruhepotenzial-Feld werden alle Dipole von Molekülen weitgehend ausgerichtet entsprechend ihrer Ladungsverteilung Richtung Plus- und Minuspol der Membran-Polarisation. Die wirksamen coulombschen Kräfte wirken wie eine Fessel. Dadurch werden die Dipol-Schwingungen in ihren Freiheitsgraden stark eingeschränkt.

⇨ Bei Depolarisation werden die Fessel abgestreift und die potenzielle Energie der Elektronen als elektromagnetische Schwingung freigesetzt, wodurch alle Dipole gleichzeitig anfangen zu schwingen; das entspricht einer kohärenten Radiation, die geeignet ist, Hologramme aufzubauen.

Das Funktionsmodell in einzelnen Punkten (weitgehend nach Elbe[38], 1964, vgl. »Der Mensch und die 3. Kraft«[131]):

1. Die Neuron-Membran (Axolemm) ist ein Halbleiter mit pnp-Verteilung, was seit Langem bekannt ist.
2. Die 70-mV-Ruhespannung der Membran lässt sich als Diffusionsspannung beschreiben. Die Wärmeenergie <310 K wird bedingt durch unregelmäßig schwingende Atome und Ionen, die langsam über unbesetzte Gitterplätze, also Störstellen im Kristallgitter, diffundieren. Den Hauptanteil daran hat Kalium, aber auch Ca^{++}, Mg^{++}, Cl^{-}, Na^{+} spielen eine Rolle. Auf diese Weise entsteht die Betriebsspannung des Halbleitersystems. Die Schwingbewegung der Atome im Kristallgitter liefert die Energie von ca. 0,1 eV für die Ionisierung der Störatome. Außerdem diffundieren – viel schneller als Ionen – Elektronen und Defektelektronen und ergeben eine Temperaturspannung von 26,7 mV.
3. Die Ruhespannung der Membran von 70 mV erzeugt die enorm hohe Feldstärke in der Membran von bis zu 10^7 V/cm. Derart starke coulombsche Kräfte ziehen alle freien Ladungsträger aus dem Halbleiter heraus. (Der Ladungsträgerstrom bestimmt den Ruhewiderstand von 1000 Ω/cm.) Gleichzeitig sind die Schwingungen von allen unsymmetrisch gebauten Molekülen (CNOH) durch die Feldkräfte stark abgebremst.
4. Die Membran liegt somit im Auslösebereich, wobei die Elektronen und Defektelektronen eine potenzielle Energie von 70 meV entwickeln.
5. Schießt nun ein Elektron in die Membran ein mit einer Energie, die

gerade ausreicht, um in die p-n-Zone zu gelangen (ca. 70 meV; z. B. ein Rezeptor-Energiequant), so können Defektelektronen rekombinieren. Dies ist mit der Photonenemission von $E = h\nu = 70$ meV verbunden, die geeignet ist, weitere Defektelektronen zu rekombinieren. Eine Lawine wird damit losgetreten und der Zusammenbruch des Ruhepotenzials eingeleitet, wobei die vorher abgebremsten Dipol-Schwingungen der Moleküle freigesetzt werden.

6. Das Neuron emittiert nun fast ausschließlich kohärente elektromagnetische Schwingungen in folgenden Bereichen:
   - Photonen mit der Energie 70 meV, entsprechend einer Wellenlänge in Luft von 17,6 µm und einer Frequenz von $1{,}7 \times 10^{13}$ Hz. Berücksichtigen wir das Dielektrikum ε, dann erniedrigt sich die Wellenlänge bei gleicher Frequenz im Verhältnis $1/\sqrt{\varepsilon}$. Diese Photonenemission ist messbar.
   - Diverse kohärente Schwingungen im höherenergetischen Bereich bis in den sichtbaren Lichtbereich, vor allem auch in den Durchlassfenstern des wässrigen Milieus bei 2,5 µm, 3,5–5,5 µm und 6,5–10,5 µm sowie 13 µm.

Der Nerv als Hohlraum-Resonator

Ganz analog zu den mechanischen Eigenschaften materiegefüllter Räume besitzt ein von elektrisch leitenden Wänden (Potenzialbarrieren) umgebener Hohlraum elektromagnetische Eigenschwingungen. Während sich in einem unendlich langen Hohlleiter Wellen aller Frequenzen (oberhalb einer bestimmten Grenze) ausbreiten können, kommt es in einem allseitig abgeschlossenen Hohlraum-Resonator nur bei ganz bestimmten Frequenzen zur Weiterleitung und Verstärkung, die dem Bereich der Eigenfrequenzen entsprechen müssen.

Hier nun passiert etwas ganz Erstaunliches:

Die Phasengeschwindigkeit der Hohlraumwellen ist immer größer als die Lichtgeschwindigkeit. Sie steigt mit fallender Frequenz und wird unendlich groß bei einer für die Schwingungsform charakteristischen Frequenz. Unterhalb dieser kritischen Frequenz ist keine Ausbreitung mehr möglich.[47]

Wo liegt die kritische Frequenz für Neurone, die eine unendliche Ausbreitungsgeschwindigkeit der Phase der Welle ermöglicht?

Die kritische Grenzfrequenz ist:

$f_g = 0{,}96 \cdot 10^{10} \cdot 1/D$ Hz (D = Durchmesser des Hohlraums in cm)

Beispiel für Neurone: D = 1 bis 13 μm;

Für D = 1 μm: $f_g = 0{,}96 \cdot 10^{10} \cdot 1/1 \cdot 10^{-4}$ Hz $= 9{,}6 \cdot 10^{13}$ Hz

Für D = 13 μm: $f_g = 0{,}96 \cdot 10^{10} \cdot 1/1{,}3 \cdot 10^{-3}$ Hz $= 7{,}4 \cdot 10^{12}$ Hz

Diese Grenzfrequenzen zwischen $7{,}4 \cdot 10^{12}$ Hz und $9{,}6 \cdot 10^{13}$ Hz entsprechen erstaunlich genau der Hauptfrequenz der kohärenten Strahlung bei Depolarisation in unserem Modell.

Die kohärente Strahlung beträgt im Mittel $1{,}7 \cdot 10^{13}$ Hz (17000 GHz, entsprechend der mittleren Energie der Elektronen von 70 meV, die im Bereich 60 meV bis 90 meV schwankt).

Wir halten also fest: Bei Nervenaktionen werden Mikrowellen wirksam, die sicher oberhalb der begrenzenden kritischen Grundfrequenz ist. Die Phasengeschwindigkeit der Welle ist größer als die Lichtgeschwindigkeit und kann unendlich schnell werden, wie bei einer stehenden Welle.

Kanäle der Informations-Codierungen

Wir können also davon ausgehen. dass diese Nerven-Mikrowelle mit Überlichtgeschwindigkeit ihre Wellenphase verbreitet.

Was heißt Wellenphase?

Eine Welle hat als Amplitude periodisch ein Maximum und ein Minimum. Die Wiederholung der jeweiligen Amplitude ist die Phase. Ein Maximum ist durch ein Minimum unterbrochen; das erinnert stark an die Informationseinheit 0 und 1 oder ja und nein.

Mit anderen Worten: Hier steht nicht die Übertragung von Energie im Vordergrund, sondern Information der Wellenfunktion.

Nun wird deutlich: Für das Neuron gibt es mehrere Möglichkeiten der Codierung, und es werden verschiedene Informationskanäle verwendet.

Phasen gibt es bei unseren Nerven-Wellen nicht nur in der Zeit, sondern auch im Raum. Die Phasenwiederholung im Raum kann bei gleicher Frequenz auch noch in ihrer Wellenlänge moduliert werden. Und weil das als Modulation der Informationsübertragung immer noch nicht reichen könnte, ist die Phase auch noch mit dem Pfeil »Zukunft oder Vergangenheit« und mit der Zeit-Dichte modulierbar.

In unserer heutigen Technik arbeiten wir im Prinzip nur mit mageren zwei Kanälen, mit den Phasen in Raum und Zeit. Die Natur verwendet zusätzlich weitere Kanäle, die Wellenlängenmodulation, die Zeitrichtungs-Antipoden, die Zeit-Dichte und die Überlicht-Geschwindigkeits-Modulation.

Wir haben mindestens vier große Wirbelfeldgeneratoren

Nerven-Mikrowellen bilden beim Auftreffen auf Potenzialbarrieren und beim Überlagern Wirbelstrukturen.

Alle derart generierten Wirbelfelder können Funktionen ausüben, die den Stehwellen-Wirkungen in etwa gleich sind. Die Stehwellen hatten wir bereits aufgrund ihrer mangelnden Energieabstrahlung und aufgrund ihrer Longitudinalwellen-Charakteristik als Kandidat für die Kommunikation mit dem skalaren Vakuumfeld angesehen, das wir als universales Informationsfeld postuliert haben. Gleiches hatten wir den Wirbelfeldern unterstellt.

In unserem Körper gibt es makroskopisch ausgedehnte elektromagnetische Wirbelfelder, die von speziellen Nerven-Konglomeraten ausgehen. Dazu gehören:

- Kopfbereiche, ausgehend von depolarisierten Nerven im Gehirn, unterteilbar durch die Projektion der polarisierten Strahlung, auf den Frontal-Stirn-Bereich und Kopf-Scheitel-Bereich

- Herznerven und Herzmuskulatur
- Atmungsmuskulatur (Zwerchfell-Thorax-Bereich)
- Bauchnervengeflecht (little brain)

Sie merken unschwer, worauf ich hinauswill: Diese Wirbelfelder zeigen die Analogie zu den Chakren der Traditionen der alten Weisen (siehe Kapitel 12, Chakren sind Wirbel, wahrhaftig).

Die Wirbelbildung des Kopfes ist die Folge der aktiven Gehirnneurone. Die Wirbelbildung des Herzorgans beruht auf einem Schleifenverlauf des elektrischen Kraftvektors bei den zeitlich gestaffelten Depolarisationen der Nervenzentren und des Muskels. Die Atmungsmuskulatur wird kaum beachtet, ist aber dominant im mittleren Körperbereich.

Das Bauchgehirn ist noch weitgehend unbekannt und soll deshalb kurz genauer besprochen werden.

Das Bauchhirn »little brain« – ein zweites Gehirn

Allein der Verdauungstrakt hat ca. 100 Millionen Neurone (das Rückenmark enthält »nur« ca. 12 Millionen Nervenzellen).

Hier werden die gleichen Transmitter erzeugt wie im Gehirn: Serotonin, Dopamin, Opiate und Endovalium. Wir glaubten bisher, dass die Blut-Hirn-Schranke viele Neurotransmitter ausfiltert, die aus der Peripherie kommen. Aber Neurotransmitter, die bereits im Darm ins Blut gelangen, werden auch in die Gehirnwindungen verfrachtet und können deshalb psychogen wirksam werden.

Offensichtlich hat auch das Bauchhirn die Fähigkeit zu denken, denn es organisiert höchst intelligent eine Reihe von Mammutaufgaben, zum Teil in Absprache mit dem Kopfgehirn.

Der Magen-Darm-Trakt:

- ist der größte Energieumschlagplatz im Körper (Energieeinsatz- und Energiegewinnungssystem als »Verdauung« der Nahrung),

- ist das größte endokrine Organ,
- ist das größte Immunorgan mit mehr als 70 % aller Abwehrzellen,
- ist das größte Reservoir für Bakterien, rund 500 Spezies,
- sekretiert einzigartig Säure in großen Mengen,
- erzeugt und koordiniert mehr als 40 verschiedene Hormone bzw. Neurotransmitter. So werden 95 % des Serotonins im Darm synthetisiert und bis zur Wirkungsfreigabe gelagert.

Das Bauchhirn ist dauernd aktiv, wir nehmen seine Botschaften zwar nicht bewusst, aber ständig unterbewusst wahr. Wohligkeit, Angst, Müdigkeit, Heiterkeit, Vitalität sind Gefühle, die maßgeblich vom Bauchhirn gesteuert sind und per Vagusnerv kopfwärts geleitet werden. Auch Stimmungen wie gute und schlechte Laune, Melancholie und Depressionen sind vermutlich bauchgemacht geschaltet. Für Erinnerungsvermittlung werden die gleichen Moleküle verwendet wie im Kopfgehirn. Sogar Allergien werden mithilfe des Bauchhirns gestartet.

Die stärksten Energiewandler im Abdomen sind Plexi-Strukturen. Jede Neuronaktivität ist mit der Sendertätigkeit eines elektromagnetischen Mikrowellenspektrums verbunden, das in Resonanz mit dem Eigenschwingungsspektrum der Enzyme liegt. Der Wirkungsmechanismus dazu wurde in den Büchern aus der Reihe »Akupunktur und Universität« bereits von mir erklärt:

Die vegetativen Nerven im Abdomen verlaufen zusammen mit den Gefäßen, um die sie Geflechte bilden. Zahlreiche kleinere Ganglien schließen sich zu großen Ganglien zusammen. Das größte ist das Ganglion coeliacum. Zusammen mit dem umgebenden Gefäß-Nerven-Geflecht wird es als Plexus solaris (Sonnengeflecht) bezeichnet.

Die Plexi fassen eine Fülle von Neuronen zusammen, wodurch bei Aktivierung der Plexi eine sehr hohe Quantenausbeute entsteht. Die unmittelbare Nähe der Plexi zu Arterien, Arteriolen, Venolen, die Vaskularisierung der Nervengeflechte, lässt einerseits auf eine relativ gute Sauerstoffversorgung schließen, und andererseits werden die vom Nervengeflecht abgestrahlten Energien in die Blutphase aufgenommen und im Körper verteilt (vgl. Kapitel 14 und 15). Besonders interessant, aber bisher völlig unerklärt sind Tausende von neurokapillaren Komplexen (multidendritische uniaxonale Neurone in direkter Verbindung mit Kapillaren).

Unerklärlich ist auch die sehr große Unverletzbarkeit der Neurone im Abdomen gegen Sauerstoffmangel. Versuche haben gezeigt, dass sogar eine etwa dreistündige Unterbrechung der Durchblutung und eine 48-stündige Lagerung von Darmstücken bei 4–6 °C ohne Oxygenierung in Tyrodelösung keine physiologischen und morphologischen Defekte erkennen lassen. Hier muss ein spezifischer Mechanismus der Energieversorgung existieren, wie er im Gehirn nicht vorhanden ist.

Es gibt weitere elektromagnetische Membrangeneratoren.

Das Darmwandnervensystem DWNS (Systema nervosum entericum intramural) ist an der Regulation aller Funktionen des Magen-Darm-Kanals beteiligt. Endokrine, parakrine und humorale Regulationsmechanismen sind integriert, und der Istzustand wird ständig rückgekoppelt.

Da das DWNS in der Neurotransmitter- und Neuromodulatorausstattung, also funktionell, Gemeinsamkeiten mit dem Gehirn aufweist, wird es als Darmwandhirn (little brain) bezeichnet.

Das DWNS ist in drei bis vier Etagen untergebracht und bringt darin etwa 100 Millionen Neurone unter. Die Neurone zeigen Projektionen, also Verlaufsrichtungen. In gleiche Richtungen verlaufende Axone bilden Bahnen aus, vergleichbar den Verhältnissen im ZNS.

So projizieren 85 % der Typ-I-Neurone oralwärts, 15 % aboralwärts. Typ-III-Neurone verhalten sich genau umgekehrt: 85 % aboralwärts, 15 % oralwärts. Es gibt Hinweise dafür, dass Neurone des DWNS sogar ins Gehirn projizieren.

14. Wasser als Interface?

»Die Natur, wie sie die Quantenmechanik beschreibt, erscheint dem gesunden Menschenverstand absurd. Dennoch decken sich Theorie und Experiment. Und so hoffe ich, dass Sie die Natur akzeptieren können, wie sie ist – absurd.«

FEYNMAN
(in: QED. Die seltsame Theorie des Lichts und der Materie)

Wasser ist etwas unvergleichbar Besonderes

Wie alle Kapitel dieses Buches ist auch dieses Wasserkapitel inzwischen mehr als 22 Jahre alt, aber die Aussagen sind noch voll gültig. Inzwischen wurde von uns das Buch »Bionisches Wasser – Supermolekül des Lebens« veröffentlicht, das eine ganze Reihe von Ergänzungen bereithält.

Wasser besteht ja bekanntlich aus zwei Gasmolekülen: Wasserstoff und Sauerstoff, die sich über die labilen Van-der-Waals-Kräfte verbinden. Wasser ist flüssig, obwohl es die für Festkörper typischen Wasserstoffbrücken zwischen den einzelnen Molekülen enthält. Aber beim Wasser werden die Verbindungen immer wieder unterbrochen, um sich mit neuen Partnern wieder zu schließen. Trotz vollkommener Vernetzung rauschen die einzelnen Moleküle unentwegt durch die Kopplungen und bilden immerfort neue Muster. Allein dieses Phänomen ist einmalig.

Wasser besitzt sogenannte Anomalien. Eine davon ist, dass Wasser sich im Gegensatz zu anderen Flüssigkeiten bei starker Abkühlung ausdehnt. Die ehemals herumrasenden Moleküle werden während der Abkühlung immer langsamer, und das Chaos wechselt zu einer Ordnung. Im Endzustand (< 0 °C) finden sich die Moleküle zu einem regelmäßigen Kristallgitter zusammen.

Weitere Anomalien sind, dass sich Wasser im Gegensatz zu anderen Flüssigkeiten mit steigendem Druck weniger ordnet und dass es im festen Zustand, also als Eis, weniger Dichte aufweist als in der flüssigen Phase. Eisberge schwimmen deshalb an der Oberfläche der Meere.

Das häufigste Molekül in unseren Körpern ist das Wassermolekül. Und da die Organismen und unser Körper zu 70 % und mehr aus Wasser bestehen, wollen wir einen kurzen Überblick über die elektromagnetischen Funktionen des Wassers geben.

Und schließlich gehört auch zu den Anomalien die ungewöhnlich hohe Mobilität von Protonen.[86] Es ist immer noch nicht geklärt, woher die Geschwindigkeit der Protonen bei der Durchquerung des Flüssigkeitsnetzes herrührt. Als Modelle wurden genannt: Thermal-Hopping, Proton-Tunneln, Solvation-Effekt, $H_9O_4^+$ oder $H_5O_4^+$-Komplexe, in denen H_3O^+ eigenständig wandert.

Blut- und andere Elektrolytbahnen als Antenne und Sender

Wir haben in Kapitel 11 und 12 festgestellt, dass die Moleküle des Körpers Sender von elektromagnetischen Energiefeldern sind. Die von Molekülstrukturen und besonders von Nervenstrukturen gesendete Energie kann nur dann sinnvoll eingesetzt werden, wenn sie fokussiert und kanalisiert wird. Bestens geeignete Antennen-Strukturen sind die Blut- und Lymphgefäße. Dadurch, dass alle Nervenplexi in engstem Kontakt mit Blutgefäßen stehen, ist der Verlust an gesendeter Energie minimiert; das Blut absorbiert sie fast vollständig. Die Wände der Blutgefäße sind durch ihre Sandwich-Struktur (Endothel, Media, Adventitia) dielektrische Fokussierungseinrichtungen (vgl. »Gehirn-Magie«[132]), also Verstärkerstrukturen für die Bündelung der elektromagnetischen Wellen. Außerdem erfüllen Gefäße in vielen Fällen die Funktion von elektromagnetischen Hohlraumleitern.

Analog zum Wärmeverhalten des Blutes wird die eingekoppelte

Energie dort wieder ausgesendet, wo sie benötigt wird, z. B. zur Aktivierung diverser Enzyme.

Warum sind Blut und Lymphe so hervorragende Energiesammler?

Wasser besitzt mit 4,186 J (1 cal/Grad/Gramm) nach Ammoniak die höchste spezifische Wärme. Wärme ist identisch mit einem breiten Spektrum elektromagnetischer Schwingungs-Energie. Aufgrund dieser hohen Kapazität für ein breites Spektrum elektromagnetischer Frequenzen (identisch mit breitem Spektrum von Quantenenergien) kann dem Wasser eine relativ große unterschiedliche Quantenenergie und Quantenanzahl (z. B. Wärmemenge) zugeführt oder entzogen werden, ohne dass sich seine Temperatur wesentlich ändert (siehe Gewässer-Temperatur-Konstanz).

Nicht nur im Stoffwechsel wird ständig Energie erzeugt (u. a. Wärme), sondern auch durch Neuronenaktivität. Alle diese Energien können im Wasser gesammelt werden.

Das hängt vor allem mit der hohen Dielektrizitätskonstante (DK) von Wasser zusammen.

Die Anziehungs- oder Abstoßungskraft zwischen zwei Ladungen werden durch eine DK mehr oder weniger geschwächt.

Konkret: Wenn wir sagen, die DK von Wasser ist 81, dann bedeutet dies, dass die Kraft, die notwendig ist, um zwei gegensätzlich geladene Teilchen zu separieren, 1/81 von der Kraft beträgt, die die gleiche Trennung etwa in der Luft vollbringen kann.

Das heißt, Bindungsenergien werden im Wasser sehr leicht freigesetzt. Alkohol, der oft für die Herstellung von Homöopathika verwendet wird, schwächt die Kraft immerhin noch auf 1/26.

Wasser erhöht das Fassungsvermögen für Ladungen wie bei einem Kondensator auf das 81-Fache. Allerdings ist Wasser kein guter Isolator, sodass die Ladungen bei unterschiedlicher Potenzialverteilung mit Strömen belastet werden.

Die ungewöhnlich hohe Dielektrizitätskonstante des Wassers, die eine hohe Ausrichtungstendenz der Dipole signalisiert, erlaubt kohärente Bereiche und recht starke elektrische Feldstrukturen innerhalb einer Organismuszelle.

Vorteil der hohen Polarität von Wasser: Geladene Teilchen können sich durch Bildung einer Hydrathülle im Elektrolyt unabhängig voneinander bewegen. Nachteil: Reaktionen, bei denen elektrostatische Wechselwirkungen eine Rolle spielen, sind im Wasser gestört.

Blutplasma hat neben dem Glaskörper des Auges (99 %) und der Lymphe (96 %) den höchsten Wassergehalt des Körpers (91–92 %). Da Blut und Lymphe also sehr viel Wasser enthalten, sind diese Elektrolyte hervorragende Energiesammler. Gleichzeitig kann die Energie leicht wieder abgegeben werden, wie man an der Wärmestrahlung der Blutgefäße z. B. der Hand thermografisch schön sehen kann.

Proteine und Nukleinsäuren reagieren empfindlich auf diese Energieabstrahlung. Die dreidimensionale Struktur dieser Makromoleküle ändert sich, und damit ihre Funktion.

Wenn wir in früheren Kapiteln von Proteinen als elektromagnetischen Antennen gesprochen haben, was sie ohne Zweifel auch sind, dann dürfen wir aber nicht übersehen, dass jedes Protein von Tausenden von Wassermolekülen umgeben ist, die sich als sogenanntes Clathrat-Wasser zu einer gewissen kohärenten und kristallinen Ummantelung zusammenfinden.

Wasser innerhalb lebender Zellen fluktuiert mithilfe des Clathrat-Wassers zwischen den Phasen einer ungeordneten Flüssigkeit »Sol« und einer geordneten Struktur »Gel«, gesteuert durch das Aktin-Cytoskelett. Diese Sol-Gel-Phasenwandlung wiederum wird durch den Ca^{++}-Haushalt gesteuert, der durch Proteine überwacht wird. Wasser kann deshalb kohärente Quantenphänomene aufweisen und wird somit zu einer aktiven Komponente, ist also keinesfalls nur Verdünnungsmittel.[36] Der Übergang von Sol zu Gel und zurück wird von speziellen Proteinen (z. B. Gelsolin) getriggert und gelingt in sehr schnellen Zyklen.[51] Damit werden auch Neurotransmitter und diverse Nervenfunktionen beeinflusst.

Proteine mit ihrem kristallinen Wassermantel verändern in einem elektromagnetischen Feld kohärent ihre Konformation. Falls diese Proteine Enzyme sind, verändert sich nun die Reaktionsfähigkeit. Fröhlich[45] fand, dass die Frequenzen dafür im Bereich von 10^9 bis 10^{11} Hz liegen und – wichtig innerhalb der These dieses Buches – akustischer Natur sind, also longitudinale Schwingungen darstellen;

er nannte sie akustische Konformations-Übergänge oder kohärente Phononen.[36]

Derartige Kohärenzen werden innerhalb der Quantenphysik als Bose-Einstein-Kondensate bezeichnet und stehen wahrscheinlich mit dem Bewusstsein in Verbindung.[85]

Auch andere Wissenschaftler sehen eine Verbindung von Wasseraktivitäten im Quantenbereich mit der Gehirntätigkeit. So kann ein elektromagnetisches Feld mit dem Rotationsfeld der Wassermoleküldipole innerhalb der neuralen Dendriten und Gliazellen interagieren. Niedrigste Energielevel (Ground- oder Vacuum-level) der Wasserdipole sind Erinnerungsmomente innerhalb der Gehirndynamik. Höhere Energielevel entsprechen Bewusstseinsmomenten, die der Bildung besonderer Partikel gleichen, den »Corticons«.[63]

Mit anderen Worten: Wasser kann Information speichern. Was gibt es konkret zu dieser Aussage an weiteren Untersuchungen?

Wasser als Informationsspeicher

Die Frage, ob Wasser Information speichern kann, wurde bisher sehr strittig diskutiert. Wie immer, wenn erste Hinweise revolutionär Neues zeigen, brechen die Autoritäten in kräftiges Abwiegeln aus.

Dieses regelmäßige Verhalten des Wissenschaftsestablishments zeigte sich deutlich auch bei Jacques Benveniste, als er 1988 Nachweise für ein Gedächtnis des Wassers in dem Wissenschaftsmagazin *Nature* zusammen mit Davenas, Poitevin und zehn weiteren Wissenschaftlern publizierte. Er wurde als Esoteriker beschimpft, verlor Labor und Geldmittel, und schließlich wurde er von einer Kommission, die im Auftrag des Magazins *Nature* die Resultate überprüfte, des Wissenschaftsbetrugs bezichtigt.

Aber es kam damals Unterstützung von einer europäischen Forschergruppe unter maßgeblicher Zuarbeitung der Naturwissenschaftlerin (Biochemikerin) Madeleine Ennis, Professorin der Queen's University, Belfast, die eigentlich die Wirkung der Homöopathie widerlegen wollte.

In den Versuchen wurden Substanzen so lange mit Wasser verdünnt, bis kein Molekül der Substanz mehr vorhanden war. Die spezifische biologische Wirkung der Substanz war damit aber nicht verschwunden, sie ging nun vom reinen Wasser aus. Diese spezifische Wirkung war vorher aber nicht im reinen Wasser vorhanden.

Alle möglichen Fehlerquellen wurden beseitigt und die Versuche im Doppelblindverfahren in insgesamt vier weiteren Labors in Frankreich und Italien unter der koordinierenden Leitung von Roberfroid, Professor der Universität Louvain, Brüssel, wiederholt – mit gleichem Ergebnis. Nun staunte das Wissenschaftsestablishment, denn wieder einmal kam es zu Ergebnissen, die »überhaupt nicht sein können«.

Wenn die Aussage »Das ist überhaupt nicht möglich« von Wissenschaftlern gefällt wird, steckt ein hoher Gehalt Hypertrophie in diesem Urteil. Zu leicht verfallen wir dem Glauben, bereits alles zu wissen. Aber im Grunde heißt das erst einmal, dass diese Wissenschaftler aus ihren beschränkten Kenntnissen heraus keinen Mechanismus parat haben; es heißt aber nicht, dass es keinen Mechanismus gibt.

Mit vollkommen anderen Methoden, die von der Fluid Dynamic Research Group unter Führung von Osman Basaran, Professor an der Purdue University, Indiana, berichtet werden, wird das Gedächtnis des Wassers bestätigt. Die Wissenschaftler können feststellen, dass die Tropfenbildung des Wassers von vergangenen Ereignissen abhängt und das Wasser diese Ereignisse, die definiert im Labor geändert werden können, im Gedächtnis behält und seine Tropfenbildung danach ausrichtet. Also selbst wenn die Ursache für eine veränderte Tropfenbildung längst vergangen ist, behält das Wasser sein Verhalten für längere Zeit bei.

In weiteren Experimenten, die teilweise in der Arbeitsgruppe Benveniste durch Elisabeth Davenas, teilweise im Umkreis von Michel Schiff, Mitglied der staatlichen Forschungsorganisation Frankreichs CNRS, durchgeführt wurden, ergab sich:

➪ Erhöhte Wärme (70 °C) beseitigt die Memory-Effekte hochverdünnter Lösungen.

➪ Niederfrequente magnetische Wechselfelder löschen im Blindversuch das Gedächtnis der Verdünnungen. Sollte dieses Ergebnis von Bestand sein, bedeutet es, dass der sogenannte Elektrosmog und die sogenannte Magnetfeldtherapie die Information von Homöopathika löschen oder auch überschreiben können.

Der Wirksamkeitsfaktor kann von einer das Glasgefäß umschließenden Spule aufgenommen werden, über einen Verstärker für elektromagnetische Schwingungen (unbekannt ist das Übertragungsspektrum, aber es wird von einem Niederfrequenz-Verstärker mit sehr hohem Verstärkungsfaktor gesprochen) zu einer identischen Spule geleitet werden und dort eine vorher unwirksame Verdünnung mit der Information beaufschlagt werden, sodass die Verdünnung nun wirksam wird.

Benveniste ist deshalb davon überzeugt, dass das Wassergedächtnis mit elektromagnetischen Größen zu tun hat. Bestätigung erlangte diese Hypothese dadurch, dass die Übertragung der Information unterbrochen wurde, wenn die Glasbehälter mit einer Legierung ummantelt wurden, die magnetische Felder abschirmt.

Allerdings sind diese Behälter so auffällig, dass die mentale Komponente ins Spiel kommt und Blindversuche unmöglich werden.

Die Fragen, die sich nun das Wissenschaftsestablishment stellt, sind vielfältig. Das Hauptproblem scheint zu sein, wie ein Muster innerhalb der Wassermoleküle für lange Zeit entstehen kann, ohne dass die Wärmeenergie des Raumes, also die thermische Bewegung unterhalb 70 °C dieses Muster zerstört. Weiter besteht die Frage, wie ein Molekülmuster durch Spulen perzipiert und dann durch galvanischen Kontakt übertragen werden kann, um schließlich wieder mithilfe einer Spule ein identisches Wassermolekülmuster zu erzeugen.

Auf die Idee, dass bei allen diesen Prozessen die wandelbaren Strukturen des Vakuums Überträgermedium sein könnten, ist offensichtlich noch niemand gekommen. Das aber liegt sehr nahe, wenn man die These dieses Buches zugrunde legt.

Nach Fertigstellung dieses Buches im Jahr 2000 fiel mir noch eine weitere wissenschaftliche Publikation der University of Sydney in die Hände, die nicht mehr im Literaturverzeichnis referiert werden konnte.

Es geht darum, dass einige chemische Reaktionen, insbesondere das Wachstum von Kristallen in wässriger Umgebung, durch Signale von anderen chemischen Reaktionen, die in Entfernungen bis zu 30 m ablaufen, beeinflusst werden können. Das funktioniert auch durch das Mauerwerk und die Türen hindurch. Gleiche Wirkung hat ein Massekörper von 12 kg Gewicht in 10 m Entfernung. Erklärt wird dieser Effekt durch eine Memory-Funktion von Wasser und Atmosphäre. (Reid, B. L., 1986: Propagation of properties of chemical reaction over long-distance in the atmosphere as seen by crystal growth pattern changes. Australian Journal od Medical Laboratory Science, Vol. 7, S. 30–35.

Teil IV: KONSEQUENZEN FÜR MEDIZIN UND TECHNISCHE UMWELT

»Das, was die Funktionen der Teile bestimmt, ist nicht materiell, nicht erklärbar durch Atome und Partikel. Sie sehen das bei Heilungsprozessen, wo die Ganzheit wiedererschaffen wird, obwohl die Funktion der Teile zerstört war.«

ROGER SPERRY
(Nobelpreis)

15. Neue Medizin

Von der mechanistischen Lebensanschauung zur Informations-Geist-gesteuerten

Seit den Tagen von Galilei, Descartes und Newton, also seit etwa 300 Jahren wird unsere medizinisch-wissenschaftliche Gesellschaft von der Anschauung beherrscht, eine gesunde Person gleiche einer gut funktionierenden Uhr, ein Kranker dagegen einem Räderwerk, dessen mechanische Teile defekt sind. Krankheit gilt als Fehlfunktion der biologischen Mechanismen, die aus der Sicht etwa der Zell-, Neuro- und Molekularbiologie untersucht werden. Die Rolle des Arztes besteht darin, physikalisch und chemisch einzugreifen, um zu reparieren.

Logischerweise sind dann rationales Wissen, Objektivität und Quantifizierung wichtigste Kriterien in der medizinischen Behandlung des Menschen. Dagegen finden Intuition, subjektive Erfahrung und Wissen um die Persönlichkeit des Patienten – die seit jeher den früheren Hausarzt ausgezeichnet haben – in der Fachliteratur keine Anerkennung.

Bei der Aktualisierung dieses Buches (Sommer 2023) musste ich feststellen, dass sich im Medizinbereich nichts geändert hat. Im Gegenteil, die Medizin degradiert immer mehr im Einfluss von Interessen ökonomisch agierender Funktionäre.

Wer entscheidet, was Gesundheit ist? Kann Gesundheit nach objektiven Kriterien wissenschaftlich definiert sein?

Gesundheit ist nicht nur die Abwesenheit von Krankheit (WHO), sondern eine subjektive Erfahrung, die man niemals erschöpfend objektiv beschreiben und quantifizieren kann.

Die meisten Krankheiten ergeben sich aus einer Störung der Funktion des gesamten Menschen, wobei nicht nur der Körper des Patienten betroffen ist, sondern auch sein individueller Geist, sein Selbstbewusstsein, seine Abhängigkeit von der natürlichen und gesellschaftlichen Umwelt, wie auch – laut theoretischer moderner Physik – seine Beziehungen zum Kosmos, zum universellen Geist.

Aber die moderne Medizin im 19. Jahrhundert verfestigte einen anderen Trend. Demnach lässt sich jede Krankheit jeweils auf eine hauptsächliche Ursache zurückführen;

- entsprechend Rudolf Virchow: Jede Krankheit findet ihren Ausdruck in der strukturellen Änderungen der Zellen und
- entsprechend Louis Pasteur: Mikroorganismen sind die Ursache der Krankheit.

Dies ist die reduktionistische Sicht vom Wesen der Krankheit, und diese hat weitere Folgen:

Krankheitsbilder werden heute in bestimmten Klassifikationssystemen erfasst; daraus resultiert die Spezialisierung auf bestimmte Fachdisziplinen.

Fast alle Krankheiten werden inzwischen auf molekulare Erscheinungen reduziert mit dem Ziel, einen zentralen Mechanismus zu finden, den man mit einem Medikament beeinflussen kann. Selbst Psychiater konzentrieren sich inzwischen darauf, ähnlich wie ihre Kollegen aus der Neurologie, organische Dysfunktionen für psychische Defekte zu finden: Infektionen, Ernährungsmängel, Gehirnzellschädigungen. Das alles gibt es selbstverständlich, aber es gibt auch die andere Seite. Diese wird bereits durch die Fachbezeichnung definiert: Psychiatrie heißt den Geist (psyche) heilen *(iatreia)*.

Die Sichtweise »Alle Krankheiten sind molekularen Ursprungs« ist zu engstirnig und stellt eine ernst zu nehmende Schwäche der modernen Medizin dar, die heutzutage immer auffälliger wird.

Selbstverständlich sind physiologisch-pathologische Aspekte notwendig und nützlich, aber sie reichen offensichtlich nicht aus zur Förderung und Erhaltung von Gesundheit. Es fehlt die Behandlung einer tieferen Ebene, aus der heraus sich alles entwickelt. Keinesfalls ist diese Behandlung identisch mit Psychoanalyse.

Eine neue medizinische Wissenschaft muss ihren Horizont erweitern und innerhalb der Erforschung der biologischen Aspekte der Krankheit die Mechanismen der psychischen Kondition des menschlichen Organismus ergänzen, die Mechanismen des Einflusses seiner Persönlichkeit und die seines sozialen Umfelds einbeziehen.

Es ist ein Dogma, wenn immer wieder behauptet wird, molekulare Mechanismen wären die ausschließlichen Krankheits*verursacher.*

Der Hauptirrtum liegt offensichtlich in der Verwechslung von *Krankheitsprozessen* mit *Krankheitsursachen.*

Statt zu fragen, warum eine Krankheit auftritt, und dann die ursächlichen Bedingungen zu beseitigen, bemüht sich die medizinische Forschung, die biologischen *Mechanismen* zu verstehen, *nach welchen eine Krankheit abläuft,* um dann entsprechend eingreifen zu können.

Dementsprechend werden auch psychische Krankheiten primär mit Medikamenten behandelt in der Überzeugung, psychische Probleme seien Krankheiten des Körpers. Die meisten Medikamente beeinflussen aber in erster Linie Symptome und beheben selten die *Ursache der Störung.*

Auch die Krankenhausmedizin wird – konform mit der mechanistisch-reduktionistischen Weltanschauung und konform mit der daraus abgeleiteten medizinischen Wissenschaft – immer mehr zur technischen Manipulation an vermeintlichen mechanischen Pannen im Organismus; ein ökonomisch gewaltiger Weltmarkt hat sich dafür etabliert.

Die Politik stößt sich an den immensen Kosten der Krankenhausmedizin. Dabei wird nicht in Erwägung gezogen, dass viele Menschen gar nicht erst ins Krankenhaus gekommen wären, wenn man die Mechanismen der psychologischen Aspekte des Patientenguts bei präventiven Maßnahmen nicht vernachlässigt hätte. Von der gezielten Förderung der jedem Organismus innewohnenden Heilkräfte und der entsprechenden Tendenz, gesund zu bleiben, hört man in der medizinischen Wissenschaft wenig.

Medizinische Wissenschaftler werden erkennen müssen, dass die reduktionistische Analyse der Körper-Maschine ihnen kein vollständiges Verständnis der Gesundheit und der Krankheit liefern kann. Die menschlichen Erkrankungen müssen als Ergebnis des Zusammenwirkens von Geist-Seele, Körper und Umfeld gesehen, untersucht und behandelt werden.

Krankheitsbehandlung durch Roboter und Computer

Das Informationszeitalter wirft seine Fangarme auch in den Gesundheitsbereich. US-Firmen errichten erstmalig das voll computerisierte Krankenhaus, das »automated digital hospital« in Albama. Der Softwarekonzern Oracle und der Krankenhauskonzern Healthsouth versprechen sich davon Senkung der Kosten und mehr Profit. Bettenlager, Medikamentation und Patientenversorgung sind nahezu voll automatisiert. Die Krankenbilder können jederzeit ins Internet gesetzt werden, um weltweit Ärzte teilhaben zu lassen. Weitere Online-Krankenhäuser sind in zehn weiteren Städten geplant.

Die moderne Medizin als vermeintlich wissenschaftliche Disziplin, so wie sie heute praktiziert wird, vermeidet, philosophische und existenzielle Fragen zur Kenntnis zu nehmen. Die geistige und seelische Sphäre wird vom Geltungsbereich der Medizin ausgeschlossen. Es ist ein utopisches Ziel der Medizin, alle Krankheiten mithilfe der heute gängigen materiellen Methoden besiegen und ausmerzen zu können.

Einstein: *»Eines habe ich in meinem langen Leben gelernt, nämlich dass unsere ganze Wissenschaft, an den Dingen gemessen, von kindlicher Primitivität ist – und doch ist es das Köstlichste, was wir haben.«* (Brief an Hans Mühsam, 9. Juli 1951; Einstein-Archiv 36-610)

Die Falscheinschätzung liegt in einer zu engen Sicht der wissenschaftlichen Fragestellungen. Auch subtile psychologische und spirituelle Aspekte der Krankheit gehören zum naturwissenschaftlich definierbaren Leben des Menschen, dies wird bisher nicht begriffen.

Die Kunst des Heilens sollte eigentlich ein wesentlicher Aspekt auch der heutigen Medizin sein. Heilkundige aller Zeiten beschränkten sich nie auf rein körperliche Symptome. Sie versuchten, auf die Psyche des Patienten einzuwirken, um ihn von Ängsten zu befreien, und konnten damit oftmals die natürlichen Heilkräfte wecken, die in jedem Organismus vorhanden sind.

Eine Untersuchung in der Schweiz konnte einwandfrei aufzeigen: Die psychische Einstellung des Patienten auf den Arzt ist der wichtigste Teil einer Therapie. Vertrauen und seelische Ruhe ergeben Heilatmosphäre, nicht die verabreichten Medikamente sind entscheidend für jeden Erfolg.

➪ Gesundheit, Vitalität, Krankwerden und Heilung sind integrative Prozesse der Selbstorganisation des Organismus. Diese Selbstorganisation wird maßgeblich vom Geist gesteuert.

Aber das Phänomen des Heilens ist aus der zu eng gefassten heutigen medizinischen Wissenschaft weitgehend ausgeschlossen, weil das Phänomen sich nicht reduktionistisch erfassen lässt und weil die verantwortlichen Forscher sich aus Sorge um die Reputation in einen gegebenen Rahmen einzwängen lassen, der es ihnen nicht erlaubt, sich intensiv mit dem Zusammenwirken von Körper, Geist-Seele und Umfeld zu befassen.

Dabei sind die Heilungsaspekte unter Berücksichtigung des neuen Paradigmas und der Neuen Physik keineswegs weniger wissenschaftlich – im Gegenteil: Wenn die Wissenschaft ihre begriffliche Grundlage erweitert, wird sie sich in Übereinstimmung mit den jüngsten Entwicklungen der modernen Naturwissenschaft befinden.

Einstein: »*Eine Verbesserung der Bedingungen auf der Welt ist im Wesentlichen nicht von der wissenschaftlichen Kenntnis, sondern vielmehr von der Erfüllung humaner Traditionen und Ideale abhängig.*« (1952; zitiert in French, Einstein, S. 298)

Ärzte bekommen heute sehr wenig Information aus nichtkommerziellen Quellen. Nach und nach sind sie in die Abhängigkeit der Industrie geraten.

Damit ist die Rolle des Arztes nicht mehr dem ursprünglichen Sinn des Wortes Therapie konform. Griech. *therapeuin* heißt eigentlich »beistehen«, im Sinne von Gehilfe in einem natürlichen Heilungsprozess.

Grundlegendes Ziel jeder Therapie muss es sein, das innere Gleichgewicht des Patienten wiederherzustellen. Meditation und Medizin stammen nicht von ungefähr aus der gleichen Wurzel: *mederi.* Dies hatte ursprünglich die Bedeutung von »messen«, im Sinne von: das innere Maß, das Gleichgewicht, die Homöostase. Daraus ergab sich dann die heutige Übersetzung des Wortes mederi, nämlich heilen.

Demnach ist die Aufgabe des Therapeuten (»Doktor« von *docere* = »lehren«) neben den heute üblichen Verfahren auch

- Milieu zur Heilung schaffen und so zur autonomen Heilung ermuntern
- Behandlungen auf mehreren Ebenen vornehmen, somatisch, geistig und – wenn passend – spirituell
- Angst und psychischen Stress verringern und mehr Selbstvertrauen erzeugen

Einstein: »*Das Schönste, was wir erleben können, ist das Geheimnisvolle (Mystische). Es ist das Grundgefühl, das an der Wiege von wahrer Kunst und Wissenschaft steht. Wer es nicht kennt und sich nicht mehr wundern, nicht mehr staunen kann, der ist sozusagen tot und sein Auge erloschen.*«

Um die Gedanken zur neuen Medizin richtig zu verstehen, müssen wir in ganz kurzer Form noch einmal die Thesen des Buches Revue passieren lassen.

Reale Energie/Information muss determiniert sein

Wir und unser Leben einschließlich unserer Körperfunktion sind zweifach repräsentiert:

1. in der Massewelt, die die Materie aufbaut,
2. in der Welt zwischen den Massen, dem Vakuum, das einen Energie- und Informationsspeicher darstellt und das von den Aktivitä-

ten der Materie-Welt über die elektromagnetische Schiene laufend instruiert wird.

Die Materie/Massewelt ist in ihren physikalischen Gesetzmäßigkeiten gut bekannt. Sie beruht auf vier grundlegenden Energien und Kräften, davon zwei Fernwirkungskräften: Elektromagnetismus und Gravitation.

Vollkommen anderen physikalischen Gesetzmäßigkeiten unterliegt die Welt zwischen den Massen, das Vakuum. Wichtig: Hier gibt es keine Kräfte und keine Limitierung durch Lichtgeschwindigkeit.

Die Materie- und die Geist-Welt sind mithilfe der Quantentheorie und der String/Membrantheorie plausibel beschreibbar.

Quantentheorie und die String/Membrantheorie sind heute anerkannte Theorien und das Beste, was die Physik je hervorgebracht hat. Kein Experiment schlug fehl, die Aussagen der Theorien zu beweisen.

Projiziert auf die Sichtweise der string- und quantendynamischen Ebene ist der Mensch durch ein ungeheuer subtiles Muster von Schwingungen in vielen Dimensionen charakterisiert, das für jedes Individuum zu jedem Zeitpunkt einzigartig ist. Äußere und innere Reize wirken auf dieses Schwingungsmuster ein und verändern damit physische und gefühlsmäßige, also psychische Symptome, materiell durch diverse Beziehungen zwischen Molekülkombinationen repräsentiert.

Das Vakuum ist ein »Meer aller Möglichkeiten« in Bezug auf Energie und Information und kann aus seinem virtuellen Zustand mithilfe der determinierten Materie-Welt und mithilfe von Geiststrukturen in den – aus unserer Sicht – realen Zustand geschaltet werden, um schließlich in der Materie/Massewelt wirken zu können.

Aus Vakuum entsteht Materie durch Festlegung von virtueller Energie (»embodied energy«).

Aus Vakuum entsteht Information durch Festlegung von virtuellen Informations-Mustern und Festlegung von Randbedingungen der Energie.

Wie sieht die Kopplung der beiden Welten, also der Materie/Massewelt und der Welt zwischen den Massen, der Vakuumwelt, aus?

Kräfte entstehen ausschließlich an Massen.

Das Vakuum kennt keine Kräfte, keine Vektoren, sondern nur Potenziale (Feynman) und virtuelle Energie- und Informations-Muster teilweise als skalare Wellen.

Was wir mit unseren fünf materiellen Sinnen wahrnehmen, ist Realität.

Eine Realität aus Sicht der Materie-Welt.

Was wir mit unserem geistigen Sinn wahrnehmen, ist auch Realität.

Eine Realität aus Sicht der geistigen Welt.

Wie geschieht Wahr-Nehmung?

Gesundheit und Heilung

Durch Information:

- DNA bildet die richtigen Proteine (Resonanzkörper).
- Die richtigen Proteine (Enzyme) werden an die richtige Stelle in der Körpermatrix dirigiert.
- Zwischen den Molekülen wirken die richtigen Wechselwirkungskräfte, also die richtigen Quantenenergien bzw. die richtigen elektromagnetischen Schwingungen.

Durch Energie:

- Ausreichende Energie steht an der richtigen Stelle zur Verfügung.
- Energien als Wirbel, die Massen darstellen.
- Energien als Quantenenergien (Schwingungsfrequenz).
- Virtuelle Energien des Vakuums, die zur richtigen Zeit in die Realität geschaltet werden.
- Potenziale als Steuerwerkzeuge.

Fragen:

- Woher kommt die Information?
- Wie realisiert sich Energie?

Ausgang allen Geschehens

Der Raum zwischen den Massen (Vakuum: 99,999999999 % des Materieraumes) gilt als »Meer aller Möglichkeiten« – gefüllt mit Energie und potenzieller Information.

1. Problem: Wie können bestimmte Energie- und Informations-Größen selektiert und vom virtuellen Status in die Realität geführt werden?

2. Problem: Wie können selektierte Energie- und Informations-Größen zum Aufbau eines sinnvollen Systems (innerhalb der Materie-Welt) verwendet werden?

1. Notwendigkeit: Vorhandensein eines Speichers für Informations-Muster, der alle Konstruktionen, alle Erfahrungen enthält und auf den beliebig zugegriffen werden kann.

2. Notwendigkeit: Ein Transformatorsystem, das die Energie- und Informationsgrößen realisiert, also in die Materie-Welt transportiert.

Zielstruktur für die beiden Notwendigkeiten: Spirale (Wirbel) und Dipol

Es gibt zwei prinzipiell unterschiedliche Energie-Welten

Reale Energie	Virtuelle Energie
Materie-Welt:	Vakuumwelt:
Teilchenbildung mit Kraftübertragung	»Meer aller Möglichkeiten« mit Realisierungspotenz
Interferenzmuster	virtuelles Muster aller Überlagerungen
Hologramm-ähnlicher Zustand mit definierten Energien	Hologramm-ähnlicher Zustand mit potenziellen Energien

Neben unseren körperlich-materiellen Sinnen haben wir auch den geistigen Sinn, das Denken, Erinnern, Bewusstsein. Auch mit diesem geistigen Sinn wird Realität erschaffen.

Die Prinzipien sind bei beiden Realitätsschaltern gleich:

1. Auswahl einer Energie oder eines Energiemusters, etwa durch Resonanz,
2. Auswahl einer Information oder eines Informations-Musters, ebenfalls durch Resonanz, aber nicht ausschließlich.

Unser Tagesbewusstsein versucht, beide Realitäten, die materielle und die geistige, kompatibel zu gestalten.

Das ist im Traumbewusstsein nicht der Fall.

Im Traumbewusstsein determinieren die körperlich-materiellen Sinne nicht die Materie-Welt, hier wirkt kein Tagesbewusstsein mehr. Es hat somit eine Transformation der Nutzung des Bewusstseins stattgefunden.

Wie kann so etwas ablaufen? Irgendwie spielen Materie/Massen dabei eine Rolle. Massen sind Energiewirbel, die der Gravitation unterliegen, also der Raum-Zeit-Krümmung entsprechen.

Determinierung (Festlegung einer Möglichkeit) durch:

- Resonanz (Gleiches erkennt Gleiches)
- Raum-/Zeitvorgabe
- Glaube
- Sinn- und Bedeutungsgebung in Kommunikation

Determinierungs-Mechanismen legen aus dem »Meer der Möglichkeiten« eine Möglichkeit fest.
Aus virtuellen Schwingungen innerhalb 11 Dimensionen werden durch Auswahl einer Möglichkeit konkrete Wirbelstrukturen – Teilchen entstehen.
Wirbelbildung (Spin) ist Teilchenbildung.

Materie besteht aus vielen Energiewirbeln (Massen), die durch Kraftwirkungen Zusammengehörigkeit äußern.

Kräfte entstehen grundsätzlich erst an den Massen und organisieren den Aufbau der Materie.

Die Funktion unserer Materie ist energetisch gut organisiert

Wichtige Eigenschaft des Lebens ist die physikalische Ordnung. Jedes Lebewesen ist ein hoch organisierter Zustand, eben ein Organismus. Ordnung ist laut Thermodynamik der Zustand geringer Wahrscheinlichkeit, umgekehrt ist Unordnung eine Rückkehr in den Zustand vieler wahrscheinlicher Möglichkeiten.

Der Zufluss freier Energie muss qualitativ und quantitativ den energetischen Größenordnungen des Lebens adäquat sein.

Wir als Menschen brauchen nicht einfach Energie, sondern wir brauchen durch Information die richtige Energiegröße an der richtigen Stelle im richtigen Zeittakt, um Kräfte und weitere Information über Raumdistanzen zu realisieren. Kräfte und Information als codierte Energie sind immer identisch mit spezifischen Quantenenergien und ihren Polarisationen. Schwächere Quantenenergien können über größere Abstände Kraftbrücken aufbauen, hohe Quantenenergien nur über geringe Abstände.

Eine hoch geordnete Konstruktion ist allein mit der elektromagnetischen Wechselwirkung möglich, da hier Anziehungskräfte und Abstoßungskräfte gemeinsam wirken können. Dafür müssen die Träger des Lebens Ladungen enthalten – sie müssen elektrisch geladen sein.

Um an der Evolution teilhaben zu können, brauchen die Träger des Lebens gleichzeitig lange Halbwertszeiten. Tatsächlich entsprechen die Halbwertszeiten der elementaren Lebensbausteine dem Alter des Universums, 10^{17} Sekunden (15 Milliarden Jahre). Das trifft zu auf Nukleonen, bestehend aus Protonen und Neutronen, sowie Elektronen, die mithilfe der dienstbaren Boten-Quanten (Photonen) die Verbindungskräfte aufbauen.

Aus unserem Vakuum heraus wird als Realität auch die Gesundheit erzeugt, so, wie sie in der Evolution einerseits durch unsere informationsübermittelnden Gene zwecks Proteinaufbau und andererseits durch die archaisch vorhandenen Außenenergien und Informationen an der Erdoberfläche festgelegt wurde.

Die DNA hat dabei die Funktion, Resonanzkörper wie Proteine immer wieder neu zu erzeugen, und einer Intelligenz gelingt es, diese Proteine und andere Funktionseinheiten an die richtige Stelle innerhalb einer Körpervolumen-Matrix zur richtigen Zeit zu platzieren, damit die richtigen Kraftbrücken – was identisch ist mit Quantentransfer – unsere Form aufbauen und erhalten und uns optimal funktionieren lassen. Sämtliche »Bioregulatoren«, wie beispielsweise die Kommunikationsstrukturen Antigen-Antikörper, Enzym-Substrat oder Hormone-, Mediatoren-, Neurotransmitter- Rezeptoren, funktionieren in diesem quantenphysikalischen Raum.

Ursprünglich sind alle Energiebeträge, die von Beginn an auf der Erdoberfläche über lange Zeit vorhanden waren, für die Realisierung der Materie des Organismus mitverantwortlich.

Insbesondere die Sonnenstrahlung und die durch die Sonnenstrahlung erzeugte Erdstrahlung sowie die damit zusammenhängende atmosphärische Gegenstrahlung liegen energetisch prinzipiell in Resonanz mit organischen Strukturen (Mikrowellenbereich). Das heißt, dass die organismuseigenen Strukturen sich in energetischer Wechselwirkung mit den Energien außerhalb des Organismus befinden, soweit das Wasser des Körpers die Außenenergie nicht bereits absorbiert hat.

Fast vollständig unbekannt ist, dass auch der Mensch phototroph Energie der Sonne anzapft. Wir haben herausgefunden, dass das Enzym Flavinmononukleotid innerhalb der Atemkette im halb reduzierten, halb oxidierten Zustand in Resonanz mit den IR-A-Wellenlängen der Sonne liegt und durch Anregung mit diesem Licht stark forciert den ATP-Aufbau bewerkstelligt.[131]

Insbesondere Enzyme, ohne die ein Organismus nicht funktionieren kann, profitieren von der energetischen Resonanz; dies wird bei den phototrophen Organismen, den Pflanzen, besonders deutlich.

Elektromagnetische Energien haben aufgrund der starken Wechselwirkung mit Wassermolekülen eine begrenzte Eindringtiefe in organisches Gewebe.

Das Sonnenlicht erreicht deshalb nicht die zentral gelegenen Strukturen des Abdomens, sondern kann lediglich über Hautstrukturen die Energie beschränkt in das Blutsystem einkoppeln. Das Spektrum der Mikrowellen der Sonne erzeugt allerdings auch Schwebungseffekte, die größere Gewebetiefen erreichen können. Es muss allerdings bezweifelt werden, dass Bauchorgane erreicht werden, wo durch eine extrem hohe Neuronendichte und Enzymaktivität besonders viel Energie verbraucht wird. Wir müssen also nach weiteren Energiespendern suchen.

Als sehr potente Energiequelle gilt natürlich die molekulare Bindungsenergie der Nahrung. Der Mensch als ein Heterotroph versorgt sich mit freier Energie durch Verspeisen von anderen Lebewesen, phototropher und heterotropher. In diesem Fall ist der Zufluss freier Energie identisch mit dem Fluss frischer Materie. Diese Bindungsenergien der Nahrungsmaterie haben den Organismus im Rahmen der Evolution in großem Maße mit konstruiert.

Das Aufbrechen molekularer Bindungen wird als Quelle freier Energien genutzt – der Weg zur Homöopathie

Die chemischen Wechselwirkungen mit ihren kovalenten, Ionen-, Wasserstoff-, Van der Waalschen-Bindungen sind spezielle Fälle der elementaren elektromagnetischen Wechselwirkung. Bindungen zwischen den Molekülen entsprechen der Energie, die aufgewendet werden muss, um eine Bindung wieder zu den einzelnen beteiligten Atomkonglomeraten zu spalten. Diese Energiequantität muss von bestimmten Enzymen regelmäßig immer wieder neu aufgebracht werden. Im Fall der Homöopathie-Verdünnung bricht Alkohol diese Verbindungen auf.

Beispiele:

- Die Quantenenergie einer Peptidbindung zwischen zwei Aminosäuren beträgt 0,130 eV/Einheit; dies entspricht einer elektromagnetischen Schwingung von $3{,}15 \times 10^{13}$ Hz.
- Die Quantenenergie einer Phosphodiesterbindung zwischen zwei Nukleotidmonophosphaten beträgt 0,152 eV/Einheit, entsprechend $3{,}67 \times 10^{13}$ Hz.
- Die Veränderung von ATP zu ADP+Phosphat setzt eine elektromagnetische Hauptschwingung von ca. $8{,}4 \times 10^{13}$ Hz frei.
- Zur Spaltung einer Wasserstoffbrückenbindung bei Proteinen und Nukleinsäuren sind 0,2–0,4 eV/Einheit (21–42 kJ/mol) notwendig, entsprechend eine elektromagnetische Schwingung von ca. 5×10^{13} bis 10^{14} Hz.
- Eine kovalente Einfachbindung benötigt 2,18–4,35 eV/Einheit (210–420 kJ/mol), entsprechend eine Schwingung von ca. 5×10^{14} bis 10^{15} Hz.

⇨ Fazit: Für Proteine und gebundene elastische Gruppen gelten Resonanz-Energien, entsprechend 10^{11}–10^{14} Hz.

Die Basisvibration des Proteins ist die C = O-Bindung mit der Energie 0,21 eV, entsprechend $5{,}079 \times 10^{13}$ Hz. Die Resonanzenergie der α-Helix eines Proteins ist 0,001 eV, entsprechend $2{,}418 \times 10^{11}$ Hz (242 GHz).

Kommt es zu einer Kollektiv-Anregung der Polypeptidketten (Peptidgruppen mit Hydrogen-Bindungen) entstehen Exzitonen und Solitonen. Solitonen sind dadurch charakterisiert, dass es neben einer Intrapeptid-Schwingung zu zusätzlichen lokalen Deformationen der Kette kommt. Solitonen sind ein idealer Träger der ATP-Hydrolyse in Proteinen und eignen sich zur Informationsweitergabe. Die Lebenszeit der Solitonen wird durch eine gleichzeitig erzeugte akustische Welle stabilisiert, die jeweils am Ende der Polypeptidkette reflektiert wird.

Eine Kollektivanregung mit geringerer Energie der C = O-Peptidbindung führt zu Excitonen. Unter dem Einfluss von externer elektromagnetischer Strahlung können Solitonen zu Exzitonen transformieren, wobei diese nur sehr kurz existieren und Energie in die Umgebung abgeben. Dieser Vorgang stört die Energieweitergabe und den Informationstransfer.

Das hat Auswirkungen auf das für die Funktion der Zelle außerordentlich wichtige Cytoskelett, bestehend aus Mikrofilamenten und Mikrotubuli, und Auswirkungen auf die damit verbundenen transmembranen Glykoproteine. Dieses Cytoskelett ist verantwortlich für das Management einer Zelle, es passt die Form der Zelle den jeweiligen Erfordernissen an und transportiert Material.

Solitonen sind Stehwellen. Die wichtigen Eigenschaften der Stehwellen für unsere Funktion wurden bereits besprochen.

Ansteuerung energetisch-informativer Quantensysteme

Homöopathie

Massen-Energie erschafft Raum-Zeit-Muster über Kräfte-Konstellationen (Bindungsenergien) zwischen Atomen und Molekülen. So entstehen ein Stein, ein Blatt einer Pflanze, ein Organ eines Organismus, eine Zelle, ein Enzym.

Bindungsenergien sind nichts anderes als elektromagnetische Schwingungen (siehe oben). Alle Schwingungen zusammen prägen ein Raum-Zeit-Muster als Interferenzbild. Das Raum-Zeit-Muster als elektromagnetisches Ereignis prägt seinerseits bleibend das universelle Skalarfeld (Fourier-Transformation). Es entsteht eine Hologramm-ähnliche Überlagerung innerhalb des Skalarfeldes.

Eine Auflösung (Zerstörung) dieser Raum-Zeit-Muster setzt elektromagnetische Energie frei, die ohne jede Resonanz/»Beobachtung«/Bindung ab sofort als virtuelle Energie (Energiemeer: alle Möglichkeiten) potenziell zur freien Verfügung steht.

Nun wissen wir aus den früheren Kapiteln: Hologramme können 3D-Muster erzeugen mithilfe des Energiestrahls, der auch zur Entstehung des Hologramms benötigt wurde.

Genau dieser Energiestrahl entsteht jetzt, da – wie gerade darge-

Bild 13

Homöopathie-Wirk-Modell

Entstehung des »Hologramms« im Skalarfeld

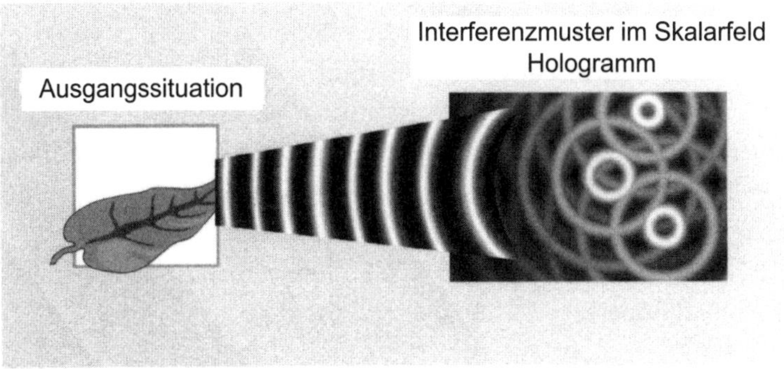

Homöopathie

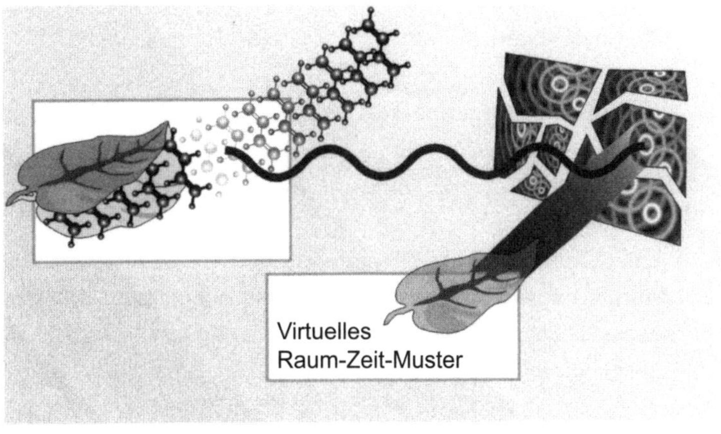

stellt – Bindungen im Raum-Zeit-Muster (Blatt) zerstört werden. Die ehemalige Bindungsenergie wird nun als elektromagnetischer Energiestrahl (Frequenz der Bindung entspricht der Quantenenergie) frei. Dieser nun freie Energiestrahl (und es ist ja nicht nur einer bei Zerstörung der Molekülbindungen, sondern es sind unzählige) kann das früher eingeprägte Muster im Skalarfeld abrufen, weil »Resonanz« existiert (reverse Fourier-Transformation).

Das aus dem Skalarfeld-Hologramm hervorgerufene virtuelle 3D-Muster koppelt sich im Organismus dort, wo die entsprechende Energie/Information ins angeborene Muster passt. Molekülbindungen in Pflanzen besitzen ähnliche Muster wie die Bindungen in Menschen und Tieren und sind deshalb kompatibel.

Das Homöopathie-Modell in der Übersicht:

1. Ausgang: Urtinktur aus Pflanzenkonglomerat

2. Molekülbindungen werden aufgeschlossen, z. B. durch Alkohol

3. Dafür auch schütteln

4. Molekülbindungsenergie wird freigesetzt

5. Laufend stärkere Verdünnung ansetzen

6. Wenn kein Molekül der Pflanze mehr in der Verdünnung auftritt, kann die freigesetzte Energie auch keine Absorption (Resonanz) mehr erfahren und deshalb nicht mehr innerhalb der Verdünnung gebunden werden

7. Die freigesetzte Energie steht als freier »Strahl« zur Verfügung

8. *Präambel:* Die Pflanze und ihre Teile sind elektromagnetische Raum-Zeit-Muster und haben über Fourier-Transformation die

zugehörige Information im Skalarfeld holografisch bleibend eingeprägt

Ein Wiederabrufen und Nutzbarmachen des kompletten Musters (makroskopisch, mikroskopisch, Quanten- und Subquanten-Architektur) gelingt analog zu einer Holografie durch den »Energiestrahl«, der im Prozess oben freigesetzt wird, da dieser dieselben Eigenschaften aufweist (Elektronenkräfte) wie die zur Hologrammerstellung notwendigen Energien im Skalarfeld.

Heilung durch Akupunktur

Das traditionelle Verfahren der Akupunktur spricht von Energieregulation; dieses Prinzip wird in der westlichen Imitation übernommen, entbehrt aber der Wissenskapazität der alten Traditionen.

Wollen wir das Lebewesen Mensch ergründen, dann sind wir auf die beiden physikalisch-philosophischen Theorien Quantenphysik und String/M-Theorie angewiesen.

Wollen wir die Wirkungsweise der energetischen Medizin, auch die der Akupunktur verstehen lernen, dann müssen wir diese beiden Theorien anwenden. Anderenfalls wird die Therapie in der rein wissenschaftlich orientierten westlichen Gesellschaft von Kontrollinstitutionen nicht anerkannt werden.

Wir wollen in kurzen Übersichten die wichtigsten Stationen für ein Akupunkturgeschehen unter Berücksichtigung der Thesen des Buches darstellen. In welchem Umfang diese Darstellung für das Akupunkturgeschehen Relevanz hat, kann noch nicht abschließend gesagt werden, aber bisher spricht nichts gegen die Modelle.

Beim Vorgang der Akupunktur haben wir mehrere Einzelvorgänge zu untergliedern:

Wie der Akupunkturpunkt entsteht

Akupunkturpunkte weisen unterhalb ihrer Hautrepräsentanz häufig eine Gemeinsamkeit auf. Dort befindet sich:

1. Blutgefäßbündel
2. Neuronkonglomerat

Zu 1. Blutgefäßbündel: Im Kapitel 14 ist dargestellt, wie Blutvolumina eine Aufnahme und Weiterführung von Energie vollbringen (Radiation durch Helixformationen und Konvektion durch Vehikelproteine). Analoges kennen wir von der Wärmeaufnahme und Wärmeleitung durch Blut.

Ein Beispiel: Wie Wind, der über meinen Körper streicht, ein Gefühl der Kühle erzeugt, weil die schnell nacheinander über meinen Körper gleitenden Luftmoleküle Wärmequanten von meiner Körperoberfläche aufnehmen und fortführen, so kann Blut kühlen, weil seine molekularen Bestandteile elektromagnetische Energie der umgebenden Gewebe aufnehmen und fortführen.

Zu 2. Neuronkonglomerat; hier haben wir eine Multifunktion:

1. Generator von kohärenter Energie
2. Dipol mit Nahfeld Sender-Eigenschaft
3. Transformator von Energie und Information ins Vakuumfeld
4. Reverser Transformator von Energie und Information aus dem Vakuumfeld heraus in die Materie-Welt hinein
5. Quanten-Energie in Resonanz mit Enzymen
6. Festlegung von Mustern aus dem Informationsfeld des universalen Vakuums

Spezifische Funktionen des Akupunkturpunktes: Aufnahme von Teilen des äußeren Energiespektrums.

Feuchte verwischt selektive Energieaufnahme und Energieleitung durch allgemein erhöhten Hautleitwert.

Wir wollen die weiteren physikalischen Geschehnisse im Akupunkturverfahren kurz andiskutieren.

Was bewirkt ein Nadelstich?

Wird eine Nadel in die Haut gestochen, so passieren diverse lokal beschränkte physikalische Vorgänge.

Zwischen Metall und Elektrolyt der Gewebeflüssigkeit entsteht ein galvanisches Element, das heißt, Ladungen werden getrennt, und neue Dipolstrukturen entstehen.

Ab sofort muss unterschieden werden zwischen Ionenströmen im Elektrolyten und Elektronenströmen im Metall; beide Ströme sind durch ein Interface strikt getrennt. Genauer wird dieser Vorgang im nächsten Kapitel dargestellt, wo Erklärungen zur Elektrodiagnostik EAV behandelt werden.

Bearden[5-14] weist nun mit Recht auf das Masse-zu-Ladungs-Verhältnis m/q der beiden Ströme hin. Im Elektrolyten ist das m/q-Verhältnis einige hunderttausend Mal größer als das m/q-Verhältnis der Elektronen im Metall. Ionen haben nun einmal mehr Masse aufzubieten als Elektronen, und deshalb sind Ionen weit träger in ihrer Bewegung als die flinken Elektronen. Also gibt es eine Zeitverzögerung, eine Hysterese in der Antwort des Ionen-Massen-Stroms auf den Elektronen-Strom.

⇨ Genau diese Zeitverzögerung kann genutzt werden, um durch das zusätzliche Potenzial aus dem Ionenstrom im Verhältnis zum Elektronenstrom dem Gewebe Energie aus dem Vakuum zuzuführen.

⇨ Ein Teil dieser Energie mit geordneter Struktur ist in der Zeit moduliert und codiert und bewirkt deshalb Information, die ebenfalls zur Verfügung steht.

Da die vom Dipol aus dem Vakuum gezogene Energie nicht als virtuelle Energie zurückfließt, sondern durch die Dipolladungen eine selbst geordnete reale Struktur hat, spricht man von einem Symmetriebruch. Die aus dem Vakuum gezogene virtuelle Energie wird teilweise messbar und beobachtbar und damit nutzbar – es entsteht Negentropie.

Kann Energie einfach so aus dem Nichts gewonnen werden?

Bild 14

Akupunkturpunkt

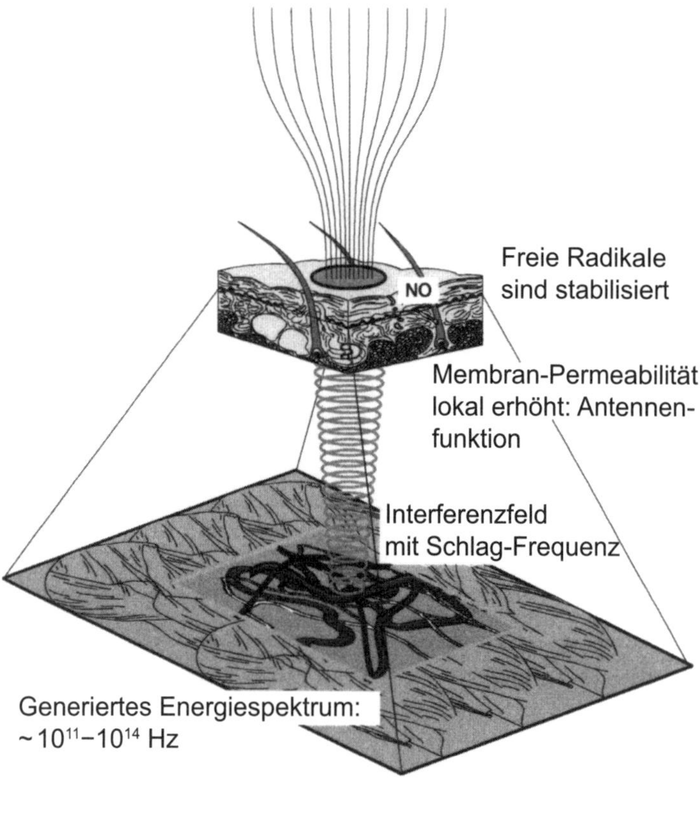

Widerspricht das nicht physikalischen Gesetzmäßigkeiten wie dem 2. Gesetz der Thermodynamik?

Das 2. Gesetz der klassischen Thermodynamik gilt nur für Systeme im Gleichgewicht. Der Dipol ist ein offenes System und steht nicht im Gleichgewicht mit seiner aktiven Umgebung, wie hier mit seinem aktiven Vakuum. Das System befindet sich quasi im angeregten Zustand und gibt Energie ab, um ein Gleichgewicht zu finden. Deshalb ist der beschriebene Vorgang der Energieextraktion aus dem Vakuum durch Dipole erlaubt, ohne physikalische Gesetze zu verletzen.

Energie für Enzymarbeit durch Akupunktur

Biologische Vorgänge bestehen aus einer großen Anzahl von Reaktionen mit spezifischen Energien der Anregung. Jedes Atom innerhalb eines Moleküls wird mehr oder weniger von jedem anderen Atom beeinflusst und durch Außenkräfte moduliert. Alle atomaren und molekularen Kräfte beruhen auf elektrostatischen oder elektrodynamischen Phänomenen.

Innerhalb der Akupunktur sind besonders diejenigen Phänomene von Interesse, die auf Resonanz beruhen.

Für Resonanz-Phänomene sind einerseits ein Sender und andererseits ein Empfänger notwendig.

Jeder Baustein, jedes Molekül, jedes Organ unseres Organismus kann zeitweise Sender und dann wieder Empfänger sein. Immer wird dabei Energie zu Kräften verwandelt.

Gelangen zum Beispiel Moleküle, die im Mikrowellenbereich absorbieren, in die Nähe eines Rezeptors, der im Mikrowellenbereich schwingt, dann holen sich die Moleküle Energie vom Rezeptor oder umgekehrt. Dieser Vorgang bedeutet die initiale Zündung für die Aktion der Übermittlung von Information.

Bindungen innerhalb der Proteine stellen bevorzugt zur Resonanz fähige Strukturen dar. Besonders wichtig erscheint dieser Prozess für Enzyme, denn Enzyme beschleunigen eine Reaktion bis um das

10^{16}-Fache. Die molekulare Erklärung dieser Leistungsfähigkeit ist bis heute ein Geheimnis der Enzyme.

Enzyme bestehen aus 100 und mehr Aminosäuren. Nur 2 bis 3 sind an der Katalyse beteiligt und noch 2 weitere an der Bindung zum Substrat. Der Rest dient der Konformation und damit dem An- und Abschalten der Sende- und Empfangseigenschaften.

Übersicht über einige Bindungsenergien innerhalb von Enzymen:

- van der Waals: 0,04–0,08 eV = 10^{13} – 2 × 10^{13} Hz
- C=O-Basisvibration: 0,21 eV = 5,08 × 10^{13} Hz
- Hydrogen: 0,13–0,30 eV = 3,14–7,26 × 10^{13} Hz
- Ionen: z. B. 0,2 eV = 4,83 × 10^{13} Hz

Woher bekommen die Enzyme die für die Konformationsänderung notwendige Energie? Dies müssen resonante Energien im Bereich 10^{13} Hz sein.

Die Wahrscheinlichkeit, dass eine Molekülschwingung in der typischen Frequenz der Vibration von 3 × 10^{13} Hz thermisch angeregt wird, ist laut Anregungswahrscheinlichkeit (exp (-hν/kT, T = 300 k) nur 0,008. Die thermische Anregung ist somit weitgehend ausgeschlossen.

Teilweise ist eine Anregung durch ATP möglich:

- Phonone in Mitochondrien (= Energie der Phosphorylierung von ADP): ca. 0,39 eV = 9,43 × 10^{13} Hz

Der wichtigste Mikrowellen-Sender für die benötigte Energie ist aber die Nervenaktivität, wie im Kapitel 13 eingehend dargestellt. Durch Akupunktur ist kohärente Mikrowellen-Strahlung der Nervenmembranen auslösbar als Verletzungsdepolarisation im Bereich 10^{13} Hz.

Die resonante Anregung des Enzyms im Bereich der Mikrowelle um 10^{13} Hz, 17 μm Wellenlänge in Luft, hat Konsequenzen: Solange die Abmessungen des Moleküls klein sind gegen die Wellenlänge der erregenden Mikrowelle, also die Feldstärke homogen über das ganze Molekül verteilt ist, werden alle Bindungen innerhalb des Moleküls mit gleicher Phase erregt, und das Molekül strahlt wie ein punktförmiger Dipol. Die kohärenten Wellenzüge, ausgehend von den einzelnen Bindungen innerhalb des Moleküls, interferieren nicht und löschen sich nicht gegenseitig aus. Dadurch entsteht ein Abdruck des ganzen Moleküls als Einheit im oben beschriebenen Hologramm.

Antennen-Sender-Effekte einzelner Organe

Geordnet nach Dielektizitätskonstante bei Messwellenlängen 1,16 bis 6 m:

Milz......................(DK 115)
Gehirn................(DK 95)
Pankreas.........(DK 90)
Leber...(DK 83–90)
Niere (DK 89)

⇨ Mittelposition: Gute Antennen-Sender-Eigenschaft: Blut (DK 87)

Galle (DK 83)
Harnblase (DK 83)
Muskulatur (DK 76,6)
Lunge...........(DK 27–50)
Fettgewebe............(DK 11)
Serum......................(DK 8,2)
Knochenmark.......(DK 6,3–7,9)

Auch bei dieser Aufstellung wird deutlich, dass Blut (Elektrolyt) eine gute Aufnahme elektromagnetischer Energie bei gleichzeitiger guter Abgabe besitzt. Blut kann also Energie aufnehmen, wo sie zur Verfügung gestellt wird, und diese Energie wieder abgeben, wo sie gebraucht wird.

Bild 15

Mikrowellen-Resonanz-Stationen ausgelöst durch Verletzungs-Potenziale und Neuronenaktivität

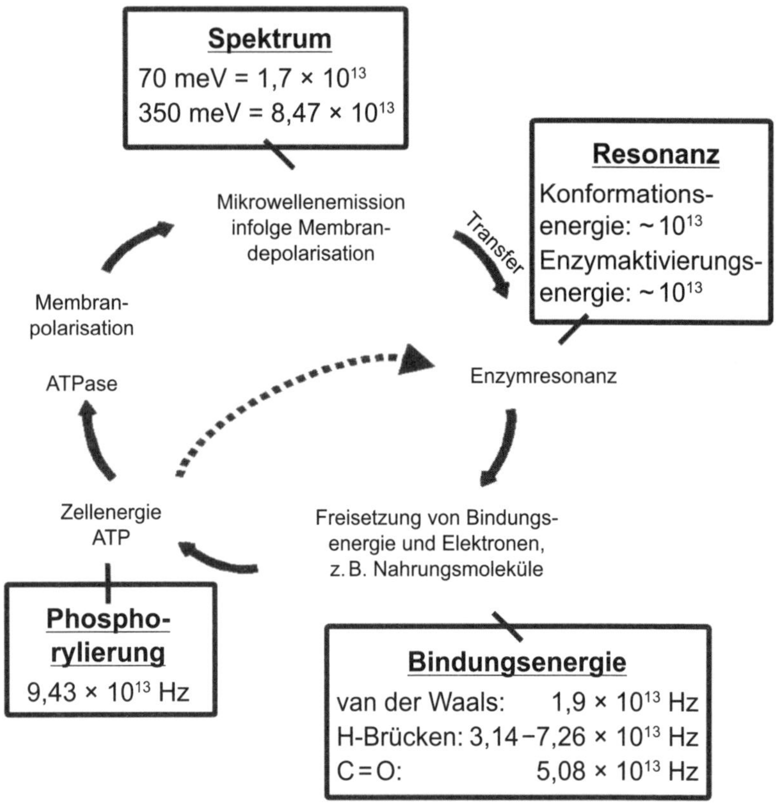

Nadelstiche ergeben:

- Verschiebung vorhandener Interferenzmuster durch Generierung von neuen elektromagnetischen Schwingungen (u. a. Mikrowellen-Bereich).
- Potenzial-Dipolbildung durch Elektronentransfer; galvanisches Element an Metall-Elektrolyt-Interface (Batterie-Effekt).
  (Nadelstich allgemein in Elektrolyten: Kontaktpolarisation.
  Nadelstich im Zellinneren: auch Ionenpolarisation wirksam)

Dadurch: gebrochene Symmetrie des virtuellen Photonfluxes im Vakuum. Folge: Energie wird aus dem Vakuum gezogen.

Laut Whittaker: Potenziale sind Überlagerungen longitudinaler Schwingungen; Beispiel EEG

Rolle der Potenziale

- Sie schalten Information und realisieren Organismen-Konstrukte früherer Zeiten (Ciba-Geigy-Experimente und R. O. Becker)
- Potenziale sind empfänglich für longitudinale und Zeit-polarisierte Skalarwellen, da Potenziale selbst zusammengesetzt sind aus diesen Skalarwellen (Whittaker)

Frage: Warum sollten während der Akupunktur aufgebaute Dipole und gleichzeitige Depolarisation mit Mikrowellen-Generierung mehr Therapie-Potenz haben, als der Organismus natürlicherweise hat?

Antwort (Modell): Durch Nadelung wird physikalisch aufgebaut – Dipol mit hohem Potenzial

- saugt Energie/Info aus dem Vakuum,
- Interferenzwirbel als Gemisch von Außen- und Innen-Energie, Aussendung von kohärenten Mikrowellen (Hologramm-Energie-Strahl) – transformiert Information ins Vakuumfeld und rekrutiert Information aus dem Vakuumfeld heraus.

Bild 16

Nadelung bei der Akupunktur I

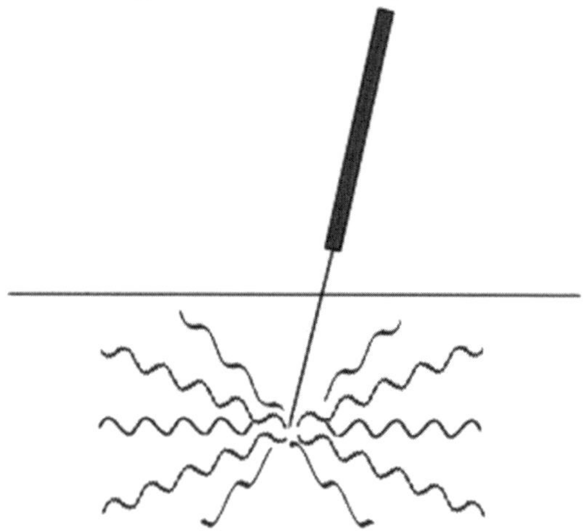

Erzeugung von Mikrowellwn an Membranen

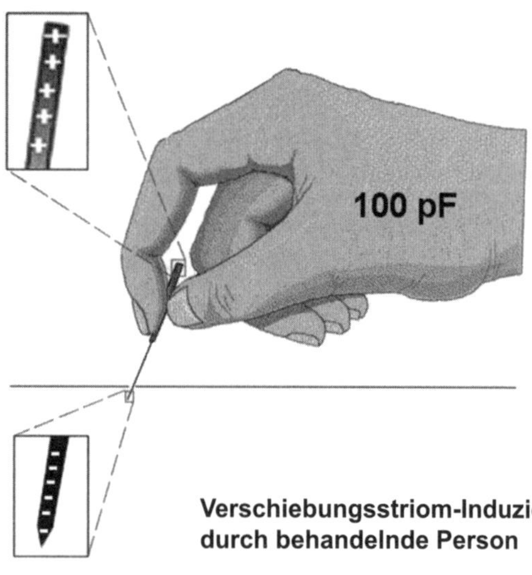

Verschiebungsstriom-Induzierung durch behandelnde Person

Elektromagnetische Empfangseigenschaften bei der Nadelung

- Aufnahme von Energie aus dem Luftraum: Hochfrequenz-Energie elektromagnetischer Schwingungen in Abhängigkeit der Nadellänge ($\lambda/4$) und der anhängenden Kapazität des menschlichen Körpers, Einfangen von Luft-Kleinionen und Verschiebungsstrom.
- Influenz niederfrequenter Felder technischen Ursprungs und extrem niederfrequenter Felder natürlichen meteorologischen Ursprungs.
- Einschleusen von Energie in den Körper.
- Transformation von Energie/Information ins Vakuum (»Meer aller Möglichkeiten«).
- Transformation von Energie/Information aus dem Vakuum-Hologramm heraus.

Nah-Sender-Eigenschaften bei Nadelung

- Wirkung der Heaviside-Komponente,
- kein Poynting-Vektor, also keine Leistungsübertragung, aber Informationsübertragung,
- masseloser Ladungsflux aus Vakuum wird transformiert in die Materie-Welt.

Bild 17

Nadelung bei der Akupunktur II

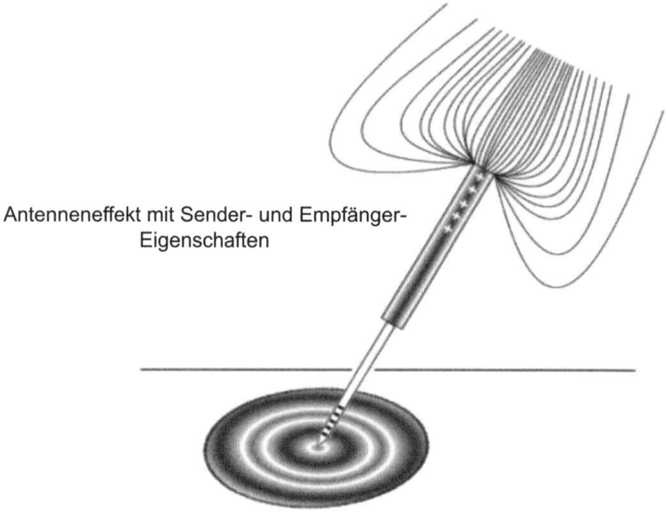

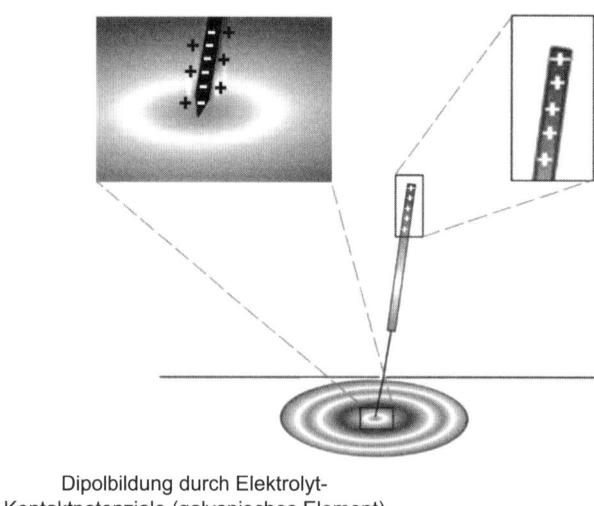

Lokale Interferenz- und Hologramm-Bildung

Fakt ist:

K^+/Na^+-ATPase-Pumpe ist aktiv an Neuronmembran.

Es entsteht durch die Ionenpumpe ein sehr starkes Feld an der Membran im Ruhezustand, ca. 10^7 V/m.

Elektronen der Membran haben potenzielle Energie von im Mittel ca. 70 meV.

Die Dipole in der Membran werden im Feld ausgerichtet; die Freiheitsgrade der Schwingungen werden stark eingeschränkt (gefesselt).

Bei Depolarisation (auch bei Verletzung durch Nadelung): Wegnahme des Feldes.

1. Alle Elektronen setzen ihre potenzielle Energie nun als Quantenenergie frei (analoge elektromagnetische Schwingung – Mikrowelle im THz-Bereich: mittel: $1{,}7 \times 10^{13}$ Hz).
2. Alle räumlich ausgerichteten Dipole fangen gleichzeitig an zu schwingen. Insgesamt ergibt sich ein spezifisches Spektrum kohärenter Schwingung (Multimoden-Maser).
3. Der kohärente Energiestrahl wird am umgebenden Gewebe reflektiert, absorbiert; die Feldstärke wird an einzelnen Stellen aufsummiert, an anderen ausgelöscht. Zellstrukturen und Moleküle werden überstrichen mit Wellenlängen im µm-Bereich.

⇨ Insgesamt entsteht ein typisches dynamisches Interferenz- und Hologramm-Muster.

Ursache der Meridiane und Akupunkturbereiche

Nervenbahnen (Hochfrequenz) und Blutgefäße (Hochfrequenz plus pulsierende elektrostatische Komponente) bilden durch Überlagerung ihrer spezifischen elektrischen und elektromagnetischen Größen:

- Interferenzmuster (Feldstärken-Überlagerungs-Muster) und bei kohärenter Neuron-Strahlung:
- »Lokale Hologramme«.

Bei den anatomisch-morphologisch langgezogenen Strukturen ergeben sich geometrisch auffällige Bahnen anlog Meridianen mit Energietransport (Qi-Xue).

Die Spezifität der Interferenzmuster und »lokalen Hologramme« wird durch die Energieinhalte der beteiligten Nervenbahnen und die Energieinhalte der Blutgefäße bestimmt.

Die Energieinhalte der beteiligten Neurone sind in erster Linie bestimmt durch den Energiegehalt (ATP-Gehalt), der die Aktivität der Membranpumpen (ATPasen) bestimmt und damit die Höhe des Ruhepotenzials. Bei Depolarisation wird innerhalb eines Spektrums aus Molekül-Dipol-Schwingungen eine kohärente Mikrowelle freigesetzt, deren Frequenz direkt von der Energie der Elektronen im Ruhepotenzial (60 meV bis 90 meV) abhängt.

Der Energiegehalt des beteiligten Blutvolumens ist abhängig von diversen Einflussgrößen der Gewebeumgebung, der Nahrungsabsorption, der aktuellen Blutgase und Mineralzusammensetzung, insbesondere aber vom pH-Wert, der Blutflussgeschwindigkeit und der elektromagnetischen Hochfrequenzinhalte, wie Temperatur.
Messbare Hinweise zu Energieanteilen gibt das Zetapotenzial (ein Kontaktpotenzial, das durch intravasale Scherkräfte beeinflusst wird).

Die physikalische Musterbildung enthält eine Doppelfunktion:

1. Quantenenergietransport und z. B. Enzym-Energetisierung
2. Hologramm-Information mit nichtlokaler Fernwirkung

Funktion lokaler Interferenzen und Hologramme

Quantenenergien des Interferenzmusters werden im Blut absorbiert. Blutplasma ist ein ausgezeichneter Absorber im THz-Bereich. Die Energie wird radiativ und konvektiv im Kreislauf verteilt. Sie kann von Enzymen zwecks Energetisierung (Aktivitätsschalter) aufgenommen werden.

Diese Energie im Blut (Xue-qi) bestimmt aber auch rückwirkend das Interferenz- und Hologrammmuster.

Laut Theorie von Bohm/Laszlo/Puthoff/Pribram:
Die dynamischen elektromagnetischen Feldstärke-Muster voller Wirbel und Dipolmomenten werden in Form einer Fourier-Transformation *lokal* ins universelle Skalarfeld (masseloses Ladungsfeld) des Vakuums eingeprägt und bleibend abgespeichert und können *nichtlokal* im Fall einer Musterresonanz wieder herausgelesen werden.

Spekulation: So, wie bestimmte motorische Neuronenfeld-Muster der Großhirnrinde durch den Geist angesteuert und aktiviert werden müssen, wenn das Individuum z.B. den Arm heben will, so kann der Geist auch Hologramm-Muster in der Peripherie dirigieren, um Zielorgane zu beeinflussen; dies – laut Experimenten – auch außerhalb des eigenen Körpers.

Bild 18

Entstehung der Meridiane

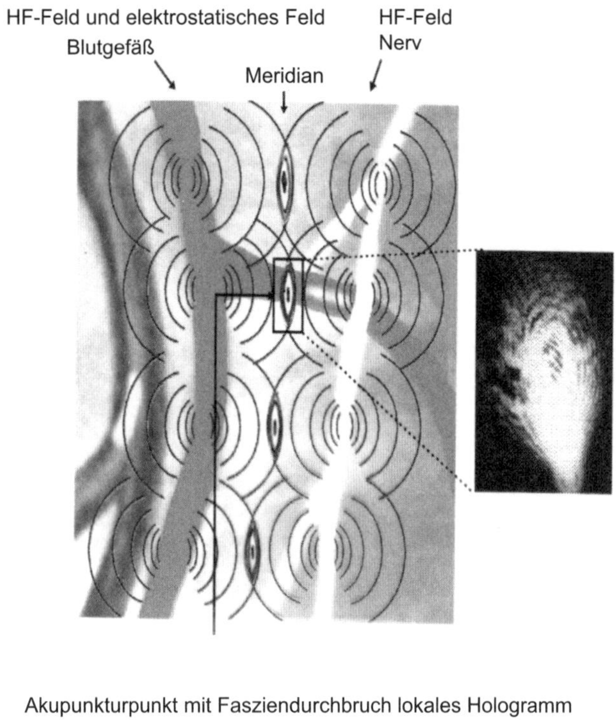

Meridiane und Akupunkturbereiche als Überlagerung der elektrischen Feldstärken, ausgehend von Blutgefäßen und Neuronen

Nichtlokale Informationsübertragung, ausgelöst am Akupunkturpunkt (Modell)

(Physikalische Theorien von: Pribram, Puthoff, Bohm, Bearden)

1. Aus Neuron-Blut-Sender entsteht ein elektromagnetisches Interferenzmuster (= Feldstärken-Überlagerungen); dies ergibt *lokales* »Hologramm« und Meridiansystem. Energetisch resonante Außenenergien können im Hologramm vorhandene Information virtuell-3D *lokal* hervorrufen. Das Muster besteht solange, wie die Sender arbeiten.
2. Hologramm-Informationsinhalt: alle anatomischen Zustände von Zellstrukturen, Gewebeaufbauten, Endothelien, die im *lokalen* Einflussbereich des kohärenten Neuron-Energiestrahls liegen.
3. Alle elektromagnetischen Aktivitäten als Interferenzmuster (als Kraftwirbelmuster) werden Fourier-transformiert und eingraviert als analoges virtuelles Muster im Vakuum. Speichermedium ist das skalare Ladungsfeld in *universaler Verbreitung*. (Im Vakuum gibt es keine Limitierung durch Lichtgeschwindigkeit.)
4. Exakt resonante Interferenz-Struktur – aus Materie-Welt – kann dieses virtuelle Muster *nichtlokal* wieder auslesen und als Information verwerten (z. B. aktiviertes Muster 1 im Fingerbereich aktiviert identisches Muster 2 in einem Organbereich).
5. Werkzeuge des Ein- und Auslesens von Vakuum-Energie und -Information sind Nahfelder von Spirale und Dipol (Nadel). (Zerstörung der Symmetrie laut Bearden.)

System: Chakren-Wirbel und Nadis
System: Akupunktur-Wirbel und Meridiane
sind Systeme gleichen Prinzips, aber unterschiedlicher
Energie-/Informations-Bereiche.

Elektrodiagnostik am Beispiel EAV

Die Elektrodiagnostik nach dem Verfahren der EAV erscheint auf den ersten Blick vollkommen dubios. Tatsächlich stecken diverse Fehlermöglichkeiten innerhalb des Diagnoseverfahrens, die eine Messreproduktion fast ausschließen. Nur wer in dieser Methode sehr erfahren ist, kann das Problem verhindern. Aber selbst wenn die Methode einwandfrei durchgeführt wird, ist die Testung mithilfe von Nosoden und Computerprogrammen vom Mechanismus her bisher unverständlich. Hier wird viel von Energie und Schwingung geredet, fragt man aber genauer nach, kommt oft physikalischer Nonsens. Es sind mehr oder weniger die teilweise unsinnigen Sprachinhalte der Verkäufer, die wiedergegeben werden.

Es wäre vom Standpunkt des Wissenschaftlers falsch, alle Erfahrungen der Heilkundigen auf diesem Gebiet als Unsinn abzutun. Ein unbeirrter Wissenschaftler zeichnet sich dadurch aus, die Erfahrungen zuerst einmal ernst zu nehmen und aus seinem Wissen heraus ein Modell als Arbeitshypothese aufzubauen. Ich versuche also in diesem Sinne, ein unbeirrter Wissenschaftler zu sein und ein Modell zu offerieren.

Die Behandlung mithilfe der klassischen Akupunktur verlangt das Einstechen der Nadeln in das Körpergewebe. Bei der sogenannten elektrischen Akupunktur, die von Voll geprägt wurde (EAV), werden Elektroden an die Hautgewebe gelegt.

Beide Verfahren zeichnen sich dadurch aus, dass eine Metalllegierung einen Elektrolyten berührt. Bei dieser Berührung wird die Elektronenleitung des Metalls umgewandelt in eine Ionenleitung. Was passiert hier?

Was geschieht beim Elektrodenkontakt mit Hautgewebe?

Bei Gold, Silber und Kupfer werden die freien Elektronen des Metalls in das Gewebewasser diffundieren und dieses negativ aufladen, während das Metall nun wegen des Elektronenmangels mit positiver Überschussladung zurückbleibt. Am Übergang von Metall zu Gewebe ist eine Spannung entstanden, die Polarisationsspannung. Gleichzeitig entsteht eine Elektroden-Übergangsimpedanz, die sich aus einem ohmschen Widerstand und parallel dazu aus einer Kapazität zusammensetzt.

Jetzt läuft ein Gegenprozess an. Es lagern sich Wasserdipole an das Metall (Hydratation). Die dabei frei werdende Energie wird zur Abtrennung von Metallionen aus dem Metall verwendet. Das Bestreben der Metallionen, in Lösung zu gehen, ist von Element zu Element verschieden – je edler, desto weniger Lösungsdruck. Je mehr Metall in Lösung geht, desto höher die Potenzialdifferenz.

Es ergibt sich hier im Gegensatz zum ersten Mechanismus ein negativer Pol, weil die in Lösung gegangenen Metallionen positiv elektrisch geladen sind und das Metall negativer geladen zurückbleibt.

Stark elektropositive Metalle sind Fe, Zn, Mg; hier überwiegt das Lösungsbestreben, die Metallelektroden laden sich dann negativ gegen die Lösung auf.

Bei weniger elektropositiven Metallen wie Cu, Ag, Au überwiegt die Elektronendiffusion; die Metallelektroden laden sich positiv auf.

Der Auflösungsvorgang des Metalls wird gestoppt, sobald das durch die Trennung von Ionen und Elektronen an der Grenze zwischen Metall und Flüssigkeit hervorgerufene elektrische Feld so stark geworden ist, dass die geladenen Ionen die Energie zur Durchquerung des Feldes nicht mehr aufbringen können.

Bei zwei unterschiedlichen Kontaktstellen am Körper, unterschiedlich entweder in der Berührungsfläche, Einstichtiefe oder Metallart, entstehen unterschiedliche Spannungen.

Die Spannung, die ein zwischen den Elektroden eingeschaltetes Voltmeter misst, ist die Differenz aus den Spannungen der einzelnen Elektroden gegen den Elektrolyten. Bei offenem Element, wie bei der Akupunktur mit Nadeln, wo die Elektroden (Nadeln) nicht durch Leiter verbunden sind, ist das Potenzial im Elektrolyten weitgehend konstant.

Bei Unsymmetrie (verschieden tief gesteckte Nadeln oder Einschaltung des Messgerätes bei EAV) fließt durch den Elektrolyten ein Ausgleichs-Strom.

Jetzt kommt neben der Spannungserzeugung noch ein Leitfähigkeits-Parameter in den Messablauf.

Durch den Strom (Bewegung von Ladungen) kommt es zu Anlagerungen von Anionen (negativ geladene Ionen) innerhalb des Elektrolyten an der positiven Elektrode (Anode) und von Kationen (positiv geladene Ionen) an der weniger positiven Elektrode, also relativ negativen (Kathode). Folge dieser Ionenwanderung: Die Spannungen der Metalle werden verstärkt maskiert, innerhalb des Elektrolyten baut sich ein entgegengesetzt zur Elektrodenspannung polarisiertes Feld auf. Die Spannungsanzeige fällt ab. Die Metalle werden unsymmetrisch in ihrem Verhalten und kompensieren sich nicht mehr gegenseitig.

Säure spielt eine entscheidende Rolle bei der Ionisierung der Metalle. Der Grund dafür ist, dass für den Stromfluss im Elektrolyten die Beweglichkeit der Ionen verantwortlich ist. Hier sind zwei Ionenarten aufgrund hoher Beweglichkeit im Vordergrund:

- H^+ mit der Beweglichkeit $u = 36 \cdot 10^{-8}\ V^{-1}m^2s^{-1}$ und
- OH^- mit der Beweglichkeit $u = 20 \cdot 10^{-8}\ V^{-1}m^2s^{-1}$

Diese Beweglichkeiten sind etwa 10^5-mal kleiner als die Beweglichkeiten der Elektronen in Metallen. Dadurch entstehen eine Hysterese und wichtige Effekte, wie auf den vorherigen Seiten beschrieben.

Der Polarisierungseffekt ist umso größer, je mehr Verschiebungs-Strom rund um die Elektrode fließen kann und je kleiner die Elektroden-Übergangsflächen sind (hohe Stromdichten).

Gleichzeitig ist der Maskierungseffekt umso größer, je mehr Strom zwischen den Elektroden fließen kann, da mehr Ionen aus einem größeren Reservoir transportiert werden können.

Die Höhe sowohl des Verschiebungs-Stromes als auch des Leitungs-Stromes bei aufgesetzten Elektroden ist abhängig von der Schweißbildung auf der Hautoberfläche, die den Messpunkt durchfeuchtet. Die Schweißbildung und die Zusammensetzung des Schweißes am Ausgang einer Schweißdrüse sind selbst bereits verantwortlich für die Größe der Spannung am Metall.

Neben einer verstärken Durchfeuchtung der Haut durch Schweiß ist der Effekt weiterhin von einem mehr Sol- oder mehr Gelzustand der Bindegewebe abhängig.

Die Größe der Spannung treibt nun wieder das weitere Schicksal vieler ablaufender elektrischer Vorgänge an, wie den anfänglichen Verschiebungs-Strom, die Austrittsarbeit der Elektronen und Ionen aus dem Metall, die Verteilung der freien Elektronen im Elektrolyten, den Aufbau des Gegenfeldes, das für die Maskierung der Spannung des Metalls sorgt. Letztlich entsteht ein undefinierbares Rauschen im Feedback, teilweise hemmend, teilweise forcierend. Genau dieses undefinierte Rauschen dient der EAV dann als Grundlage einer Frühdiagnose.

Ich habe mich bereits vor vielen Jahren mit den hier dargestellten Problemen eingehend beschäftigt und bin damals zu der Überzeugung gelangt, dass die in der Medizin verwendeten Verfahren schon allein wegen der vielen Fehlermöglichkeiten auf keinen Fall eine Reproduzierbarkeit der Messungen ermöglichen. Somit ist auch eine diagnostische Aussage umstritten.

Das fängt bereits damit an, dass die Messpunkte, die geläufigerweise als Akupunkturpunkte bezeichnet werden, allgemein mithilfe von Leitfähigkeitsmessungen ermittelt werden. Wir konnten mit einem sehr empfindlichen Bildgebungsverfahren feststellen, dass derartige Messmethoden vor allem die Schweißdrüsen orten. Aber nicht jede Schweißdrüsenansammlung ist mit Akupunkturpunkten gleichzusetzen. Aus Schweißdrüsenaktivitäten auf einen Energiefluss eines Meridians zu schließen – wie heute einige Verfahren postulieren – heißt letztlich, den psychogalvanischen Reflex, dem die Messwerte von Schweißdrüsen ja immer unterliegen (Prinzip Lügendetektor), als Diagnose zu verwenden. Eine Interpretation dieser Messwerte als Meridian-Tonus-Verschiebungen ist dann allerdings erkennbarer Unfug, auch wenn Computer zur Berechnung eingesetzt werden.

Die Anzeige des Messwerts bei der EAV ist ein Gemisch aus Polarisationsspannung und den unterschiedlichsten Ausgleichs-Strömen. Hier werden also die Höhe des Elektronen-Diffusionsstromes und des Metall-Ionen-Lösungsdrucks zweier unterschiedlicher Elektroden (Polarisations-Spannung) und die daraus entstehende elektromotorische Kraft angezeigt, die dann die Ionenbewegung (Ausgleichsstrom) in Gang setzt. Es ergibt sich ein Anfangsausschlag, der dem galvanischen Element (Metallfläche 1 plus Elektrolyt und Metallfläche 2 plus Elektrolyt) entspricht. Normalerweise muss der Anfangsausschlag dann zurückgehen, da die Spannungen nun durch den verstärkt in Gang gekommenen Ausgleichsstrom maskiert werden, der den Aufbau des Gegenfeldes im Elektrolyten bewirkt.

Dieses in einem Elektrolyten normale Verhalten wird in der EAV bereits als ein ungünstiges Verhalten, eventuell als pathologisches Indiz angesehen. Bereits hier wundert sich der mit der Physik vertraute Fachmann. Bleiben wir deshalb für eine kurze Diskussion an diesem Punkt.

Tatsächlich muss der Zeigerausschlag in reinen Elektrolyten zurückgehen, nicht aber in Geweben. Ich habe dazu einen sehr einfachen Test parat.

Das Verfahren der EAV verwendet ja eine große Handelektrode, die sinnvollerweise mit einem feuchten Tuch umwickelt wird, um Andruckschwankungen beim Umfassen der Elektrode und Metall-Lösungs-Schwankungen, wie sie bei relativ trockenen Handflächen massiv auftreten, zu verhindern. Setzt man nun die Messelektrode im feuchten Mund auf die Senke zwischen zwei Zähnen, dann macht sich der Maskierungseffekt schön bemerkbar, der Anfangsausschlag geht anständig zurück. Setzt man in einem zweiten Anlauf dann die Messelektrode im gleichen feuchten Milieu an den Zahnfleischansatz der Zähne oder an die Innenseite der Lippen, dann geht der Anfangsausschlag meistens nicht zurück, sondern er kann sogar zunehmen.

Die Erklärung dieses Phänomens ist nicht einfach.

Die Polarisierungsspannung entsteht auch in diesem Fall, aber es sieht so aus, als ob der Maskierungseffekt nicht stattfindet. Das allerdings kann nicht sein, denn die elektromotorische Kraft ist vorhanden, und diese wird Ionen immer in Bewegung setzen. Also wird am Gewebe ein Vorgang stimuliert, der dem Maskierungseffekt entgegenarbeitet.

Es ist bekannt, das eine Metall-Halbleiter-Grenzschicht immer wie ein Gleichrichter wirkt, möglicherweise wird also bei Berührung des Schleimhautgewebes dieser Effekt ausgelöst.

Es gibt noch eine andere Erklärung, die sich dem Thema dieses Buches anschließt, die aber, da unbewiesen, mit großem Fragezeichen versehen ist. Mit der Elektronen- und Ionendiffusion aus dem Metall heraus in das Gewebe hinein werden unweigerlich Dipole aufgebaut.

Es wurde in den Kapiteln 11 und 12 bereits ausführlich dargestellt, dass Dipole wahrscheinlich die Eigenschaft besitzen, aus dem Vakuum Energie zu pumpen, und wohl nicht nur Energie, sondern auch Information.

Könnte dieser Effekt eine Rolle spielen? Zur Beantwortung wollen wir die Erfahrungen der Ärzte wiedergeben.

Die EAV hat wahrlich wundersame Mechanismen zu bieten. Der ursprünglich zurückgehende Zeigerausschlag kann auf ein bestimmtes Niveau stabilisiert werden, wenn das für den Organismus richtige homöopathische Mittel in Verbindung mit dem Patienten tritt. Die Verbindung wird vielfach mit einfachen Drähten hergestellt. Man muss sich das vorstellen, eine Nosode (kleine Glasampulle mit Flüssigkeit oder Stoff), die irgendeine Verdünnung enthält, kommt in eine Metallwabe. Diese Wabe ist mittels eines Kupferdrahts mit der Messelektrode verbunden und, wenn nun das homöopathische Mittel für den Organismus »passt«, dann – wie ein Zauber – wird der vorher unstabile Messwert (Zeigerrückgang) einen neuen stabilen Wert einnehmen.

Allein schon diese Darstellung ruft beim Wissenschaftler alle Alarmglocken hervor. Zu viel Schamanismus und Glaubenselixier scheinen hier involviert. Sind denn alle Ärzte, die diese Diagnose anwenden, so unkritisch, den faulen Zauber nicht zu bemerken?

So einfach liegen die Verhältnisse nicht. Ich habe mich mithilfe zweier Ärzte, die mein Vertrauen in kritischem Denken und sorgfältiger Methode genießen, zusammengesetzt und mir die Prozedur des kompletten Mechanismus vorführen lassen. Getreu dem Glauben, dass ein Wissenschaftler nur dann ein unbeirrter Wissenschaftler ist, wenn er auch völlig unglaubliche Berichte durchdenkt und alle Eventualitäten und Einflussgrößen nach dem Stand des Wissens aufzeichnet und eingliedert, habe ich eine vage Ahnung, dass hier wohl etwas abläuft, um das man sich kümmern sollte.

Auch die klassische Akupunktur hatte bisher keinen einzigen überzeugenden Ansatz zum Mechanismus zu bieten und kann dennoch anerkannte Wirkungen international vorweisen.

Benennen wir zuerst die unbekannten Größen im Geschehen und versuchen dann eine Erklärung:

- Homöopathie
- Nosode mit Drahtverbindung
- Potenzialeffekt bei Messung

In Bezug zur Homöopathie wurde im Kapitel 14 »Wasser als Interface« bereits dargestellt, dass wir zukünftig damit rechnen müssen, eine wissenschaftliche Akzeptanz der Informationsspeicherung im Wasser einzubeziehen.

Aber zum zweiten Punkt: Kann ein einfacher Kupferdraht Information in den Organismus leiten?

Ein Draht besteht aus dichtest gepackten freien Elektronen und eingestreuten Atomrümpfen. Unsere Vorstellung ist, dass hier zwar Ladungstransport durch Elektronenbewegung stattfindet, sonst aber wohl nichts, was dem Organismus dienen kann.

Die Vorstellung trügt:

Es fällt auf, dass innerhalb des Drahts niemals ein Elektron ein anderes berührt, und wenn man sich die tatsächliche Raumverteilung innerhalb des Drahts vergegenwärtigt, kommt man ins Grübeln:

Die Zahl der freien Elektronen im Metall liegt bei einigen 10^{18} pro mm^3. Umgerechnet bedeutet dies, dass jedem Elektron im Durchschnitt ein Würfelraum mit einigen zehnmillionstel Millimeter (10^{-7} mm) Kantenlänge zur Verfügung steht. Da man dem Elektron als Teilchen einen Durchmesser von 10^{-12} mm zugesteht, ist die Länge, die ein Elektron einnimmt, also hunderttausendmal kleiner als die dazugehörige Raumlänge.

Das aber heißt: Der Raum, den ein freies Elektron in einem Metall ausfüllt, entspricht einer Kleinstfliege (oder einem Staubkorn) von einem Millimeter Länge innerhalb einer Riesen-Halle von 100 Metern Länge, 100 Metern Breite und 100 Metern Höhe.

1 mm innerhalb 100 m^3 ist aus unserer Alltagserfahrung eigentlich überhaupt nichts, und genau dieses Verhältnis kennzeichnet die Raumfüllung in einem Kupferdraht. Mit anderen Worten, der Draht besteht hauptsächlich aus masseleerem Raum (wie alles andere auch) und hat deshalb unglaublich viel »Vakuum-Platz«, um Schwingungen zu leiten, die Information transportieren.

Wir hatten oben bereits dargestellt, dass Information im Vakuum bevorzugt longitudinale Skalar-Feld-Schwingungen verwendet. Im Vakuum sind die Träger dieser Schwingungen virtuelle Ladungen. Weiterhin hatten wir dargestellt, dass longitudinale Schwingungen ihren Energie- und Informationsinhalt zu mindestens 100 % übertragen können, wenn absolute Resonanzverhältnisse der Schwingungsmuster mit dem Empfänger existieren. Voraussetzung für den Empfang der longitudinalen Vakuumschwingungen war wiederum die Ankopplung an das Vakuum mithilfe von Dipolen, Wirbeln, Interferenzen.

Nun kann man sich vorstellen, dass der Polarisierungseffekt durch den Elektroden-Haut-Kontakt die notwendigen Dipole aufbaut, dass zusammen mit bestimmten Gewebeparametern die resonanten Empfangsbedingungen für die Vakuumenergie und Information gegeben sind, dass die Drähte die longitudinalen Schwingungen der Nosoden-Information bevorzugt leiten, dass diese Information den Energie- und Informationstransfer am Messpunkt beeinflusst, wenn Resonanz besteht, und dass deshalb die Diagnose funktionieren könnte. Das wäre also die Arbeitshypothese.

Was heißt hier Resonanz? Die geometrische und elektrische Größenordnung des Dipols ist eine Funktion des entstehenden sogenannten Zetapotenzials. Das sich einstellende Zetapotenzial ist eine Folge des Berührungspotenzials von Metall und Gewebeelektrolyt. Das Berührungspotenzial ist u. a. von der Beweglichkeit und Quantität der Ladungen im Gewebe abhängig. Diese wiederum ist eine Abhängigkeit von lokaler Temperatur und pH, von Redoxeigenschaften der Gewebe und von Kanalstrukturen und Aktivitäten im Gewebe,

Gel- oder Solzustand und letztlich auch von Fließblockaden durch Noxen innerhalb des Gewebes, der Sauerstoffversorgung, der Siebeigenschaften und Durchlässigkeit von Basalmembranen und vieles mehr.

Jede Situation hat immer ihr eigenes Dipolverhalten. Eine verzwickte Resonanz-Korrelation, hervorgerufen durch physio-pathologische Zustände, ist also durchaus denkbar. Ist somit eine Kopplung an Teile des Informations-Musters der homöopathischen Lösung möglich, kann infolge des Informationsgehalts eine Neuregulation stattfinden.

Zugegeben, in diese Arbeitshypothese wird einige Fantasie investiert – aber selbst wenn nicht alle Schritte richtig sind, so sind sie nicht unmöglich, was ein Anfang für eine plausible Erklärung der Phänomene bedeuten könnte. Selbst dann, wenn keiner der Schritte das beobachtete Geschehen richtig beschreibt, wird doch deutlich, dass Erklärungen existieren, die mit einiger Mühe auch geprüft werden können.

Die beschriebene Informationsstrahlung homöopathischer Verdünnungen und ihre Weiterleitung über Kupferdrähte sind bereits früher aus der Universität München heraus beschrieben und in neuerer Zeit in Frankreich mehrfach reproduziert worden. Wir wollen uns die Ergebnisse genauer ansehen.

Gibt es eine Strahlung von homöopathisch verdünnten Stoffen?

Es existiert eine interessante Arbeit von zwei Physikern, Joseph Wüst und Joseph Wimmer[144], veröffentlicht 1934 aus der Abteilung für experimentelle Biologie der Universität München heraus mit dem Titel: »Über neuartige Schwingungen der Wellenlänge 1–70 cm in der Umgebung anorganischer und organischer Substanzen sowie biologischer Objekte. Physikalische, chemische und biologische Untersuchungen mit einem Rutengänger als Indikator«.

Die Veröffentlichung über fast 100 Seiten erschien in der damals hoch anerkannten Schriftenreihe: Wilhelm Roux' Archiv für Entwicklungsmechanik der Organismen, Organ für die gesamte kausale Morphologie des Julius Springer Verlags.[144]

Die damalige wissenschaftliche Kompetenz der Physiker macht – wenn man heute die Abhandlung liest – einen durchaus vertrauenswürdigen Eindruck. Sie versuchen sehr gewissenhaft – entsprechend den Gepflogenheiten der damaligen Zeit –, wissenschaftliche Kriterien einzuhalten. Heute allerdings wäre man weit kritischer. Einige Versuchsergebnisse sind wohl doch der Eigensuggestion zuzuschreiben. Dennoch: Der Teil der Versuche, die als Blindversuche liefen, zeigte reproduzierte Ergebnisse.

Die beiden Experimentatoren fanden heraus, dass die von ihnen registrierte Strahlung stehende Wellen aufweist mit Wellenlängen von 1 bis 70 cm (Genauigkeit der Bäuche und Knoten wird auf plus, minus 2–4 mm eingeengt) und eine Fortpflanzungsgeschwindigkeit der Welle von 41,8 bis 45,2, im Mittel 43,9 m/s vorhanden war. Mit dieser Einschätzung der Werte wird deutlich, dass transversale elektromagnetische Schwingungen hier keine Rolle spielten. Die Wellenlänge einiger Elemente war von der Temperatur abhängig, was zu den bereits diskutierten Erwägungen longitudinaler Schwingungen als ursächliche Wärmeschwingung passt.

Für verschiedene Personen konnten Wellenlängen von 6,9 bis 7,1 cm festgelegt werden. Eigenartigerweise war exakt diese Wellenlänge auch beim Ferromagnetismus zu messen. Das passt eventuell zu den Berichten über ein Magnetometer von Fobtin aus damaliger Zeit, das sowohl auf die Strahlung von Menschen wie auch auf Störungen des Erdmagnetismus ansprach.

Die Strahlung passierte Metalle, nicht aber einige Dielektrika, wie Zelluloid, Galalith, Bebrit oder Seide und Kunstseide. Diese Materialien sind als Blenden geeignet, wobei Öffnungen kleiner $\lambda/4$ keine Strahlung mehr durchlassen. Interferenzen, wie sie von transversalen elektromagnetischen Wellen her bekannt sind, spielen keine Rolle, dagegen lässt sich die Strahlung tarnen, wenn bei verschiedenen Strahlern die Wellenlängen in bestimmten einfachen Zahlenverhältnissen stehen.

Die Experimentatoren kamen aufgrund zahlreicher Versuche zu dem Schluss, dass es sich zwar um elektromagnetische Strahlung handelt, dass diese Strahlung aber keinesfalls identisch ist mit der uns geläufigen Strahlung.

Nun liegt es durchaus nahe, dass es sich um longitudinale elektromagnetische Strahlung handelt. Setzt man nämlich die gemessenen Werte in die Beziehung zwischen Frequenz, Wellenlänge und Geschwindigkeit ein, so kommt man zu der Frequenz der longitudinalen Schwingung, die von den verschiedenen Substanzen abgestrahlt und detektiert wurde, im Bereich von etwa 63 Hz bis 4,4 KHz.

Diese Werte sind deshalb interessant, weil sich die Oberschwingungen des Bereichs in das Spektrum der longitudinalen Wellen der Nerventätigkeiten von ca. 5 bis 35 KHz ziemlich gut einpassen (Internodien: 1 bis 2 mm, Fortpflanzungsgeschwindigkeit der Neuron-Aktion: 10 bis 70 m/s), also eventuell eine Resonanz der longitudinalen Schwingungen samt Oberwellen auftritt zwischen der Strahlung diverser organischer Substanzen und den Neuronen des Körpers.

Der Mensch kann laut Wüst und Wimmer seine eigene Strahlung über Drähte von mehr als 60 m Länge weiterleiten durch stehende Wellen von etwa 619,7 bis 639,7 Hz. Blut lag im Bereich zwischen 20 und etwa 25 cm Wellenlänge, was einer Frequenz um 200 Hz entspricht. Auch dieser Wert ist nicht ganz uninteressant, weil wir innerhalb meines Labors in eigenen früheren Versuchen für Blutgefäße einen Resonanzeffekt um 200 Hz gefunden haben.[131]

⇨ Wichtig erscheint hier, dass mehrere Einzelergebnisse, die Wüst und Wimmer in den Dreißigerjahren erzielten, weitgehend identisch sind mit Ergebnissen, die Benveniste in Frankreich in den Achtzigerjahren erzielte. Es gibt keine Hinweise dafür, dass Benveniste die Versuche der Münchner Gruppe kannte. Benveniste erhielt aus hochverdünnten Lösungen Information, die durch Verstärkeranlagen und durch Drähte übertragen werden konnte (vgl. Kapitel 14, »Wasser als Interface«).

In den Benveniste-Versuchen kann der Wirksamkeitsfaktor von einer das Glasgefäß umschließenden Spule aufgenommen, über einen Verstärker für elektromagnetische Schwingungen zu einer identischen Spule geleitet und dort eine vorher unwirksame Verdünnung mit der Information beaufschlagt werden, sodass die Verdünnung nun wirksam wird. Benveniste ist deshalb davon überzeugt, dass das Wassergedächtnis mit elektromagnetischen Größen zu tun hat.

Wüst und Wimmer berichten von reproduzierbaren Reaktionen ihres Rutenindikators innerhalb der Potenzen bis D23. Alle Potenzen von D3 bis D18 verhielten sich ausnahmslos wie D19, alle höher verdünnten Lösungen von D25 bis D30 wie D24. Ab D20 oder D21 wurden die Ausschläge träger, bei D22 nur unvollständig, bei D23 war einmal ein Ausschlag vorhanden, bei D24 ergab sich niemals mehr ein Ausschlag. Wohlgemerkt, der Rutler wusste nicht, bei welcher Verdünnung er jeweils geprüft wurde. Die Autoren versichern: Die Reproduzierbarkeit der Ausschläge war immer gegeben.

Das bedeutet, dass Verdünnungen von 10^{-20} bis 10^{-21} molaren Lösungen noch für den Rutler verwertbare Information enthielten. In 5 cm^3 einer 10- bis 20-molaren Lösung (D20) sind unter der Voraussetzung völlig gleichmäßiger Verdünnung und Fehlens aller Verluste noch 30 Moleküle der gelösten Substanz vorhanden, in D21 dann nur noch 3 Moleküle und bei D22 kein vollständiges Molekül mehr. Interessant ist, dass genau hier die Grenze der Nachweisbarkeit durch den Rutler reproduzierbar stattfindet, ohne dass dieser weiß, welche Verdünnung er vorliegen hat. Die Verdünnungsreihen wurden teilweise in einer Chem.-Pharm. Fabrik Iso-Werk AG, Regensburg, unter Aufsicht des damaligen wissenschaftlichen Leiters hergestellt. Als Verdünnungsmittel diente auch Milchzucker.

Als weiteres Ergebnis der Versuche ist wichtig, dass die Information über Kupferdraht an relativ weit entfernte Orte geleitet werden konnte: bis zu 50 Meter weit. Voraussetzung für eine Reproduzierbarkeit war, dass die Drähte einigermaßen gespannt sein mussten und nicht herabhängen durften und dass keine störende Strahlung auf der Strecke existierte.

Eingeschaltete Widerstände als elektrisches Bauteil waren ohne Wirkung, Hochfrequenzdrosseln vermochten teilweise die Strahlung aufzuhalten, Kondensatoren, Kristalldetektoren Radioröhren waren ebenfalls ohne Wirkung. Wie bei den Benveniste-Versuchen konnte die Wirkung der Strahlung ganze Verstärkereinrichtungen ohne Verluste passieren.

Die Versuche (Blindversuche), die in Frankreich durch die Gruppe um Benveniste zu der Speicherfähigkeit von Information durch Wasser durchgeführt wurden, haben ergeben: Niederfrequente magnetische Wechselfelder löschen das Gedächtnis der Verdünnungen im Wasser.

Auch Wüst und Wimmer berichten von der Abschirmung ihrer Strahlung durch magnetische Felder, durch zwei Stabmagnete in bestimmter Feldanordnung, aber auch durch Kompassnadeln.

Die unsichtbare Strahlung der Lebewesen

Die Kapitelüberschrift ist der Titel eines Buches von Walter Stempell[116], Professor der Zoologie, vergleichenden Anatomie und vergleichenden Physiologie der Westfälischen Wilhelms-Universität Münster.

Ich habe in der Zoologie ein abgeschlossenes Studium (Staatsexamen und Promotion) und kann deshalb sagen, dass Stempell in unserer Universitätsausbildung als ein gestandener hochangesehener Wissenschaftler in seiner Zunft galt.

Ich zitiere im Folgenden aus dem Vorwort des Buches von Stempell. Hier begegnen wir einer bitteren Kritik am Wissenschaftsestablishment. Zitat gekürzt: *Vorwort und Einleitung.*

Unsichtbare Organismenstrahlung !? Es gibt immer noch eine große Zahl von Menschen, ja zukünftigen Naturwissenschaftlern, die nicht daran »glauben«! Der Laie hat ja nun gewiß das gute Recht, zu glauben oder nicht zu glauben, was ihm beliebt; der zukünftige Wissenschaftler sollte wenigstens in Sachen seiner Wissenschaft dieses bequeme Recht möglichst wenig in Anspruch nehmen. Denn entweder hat er sich mit dem entsprechenden Spezialgebiet beschäftigt: dann soll er ein begründetes, zustimmendes, indifferentes oder ablehnendes Urteil, aber keinen Glauben haben; oder er hat sich mit der Materie nicht beschäftigt: dann soll er überhaupt kein Urteil darüber abgeben!! Man wird mir hier einwerfen: es gäbe doch auch bei einem Naturwissenschaftler, der sich nicht mit einer Sache befaßt habe, ein gewisses »allgemeines Gefühl« für die Richtigkeit oder Unrichtigkeit einer Sache. Gewiß gibt es das; aber es funktioniert in der Regel nur, wenn die in Frage stehende Sache irgendeine nicht allzu wesentliche Verbesserung unserer Kenntnisse darstellt; während es bei großen, umwälzenden Forschungsergebnissen sehr häufig, bei der Mehrzahl der Fachleute sogar regelmäßig, versagt und irreführt. Wie wäre es sonst möglich, daß neue umwälzende Entdeckungen bei den Zunftgenossen so oft, ja, fast immer zuerst schroffe Ablehnung oder sogar Spott hervorgerufen haben! Man denke nur an die Mendelsche Regel! Ist es nicht leider so oft gerade die professionelle und professorale, aus dem Anfänger-Lehrbetrieb so leicht sich ergebende, überkritische Überheblichkeit gewesen, die sich großen Fortschritten lange beharrlich entgegengestemmt hat? Man kann daher mit Recht sagen: Wenn etwas Neues sehr starke Ablehnung findet, so ist es entweder barer Unsinn oder etwas ganz Großes!

Nun, die Erforschungsgeschichte der Organismenstrahlung ist vielleicht reicher als irgendeine andere Entdeckung der neueren Zeit an solcher Ablehnung, ja, an solchem Spott; aber sie weist andererseits auch eine begeisterte – ja leider oft zu sensationell begeisterte – Folgeschaft auf. Und die Gegensätze reichen bis in die Gegenwart hinein. So ist z. B. noch Ende 1931 geschehen, dass die Redaktion einer wissenschaftlichen Zeitschrift allen Ernstes diese Zeitschrift für alle in das Gebiet der Organismenstrahlen fallenden Arbeiten sperren wollte! Alles dies ist für jeden, der sich auch nur etwas eingehender mit der großen, über dieses Gebiet erschienenen Literatur beschäftigt hat, ganz unverständlich, und vollends für 99 % der Forscher, die selbst hier produktiv tätig sind, kann gar kein Zweifel mehr darüber bestehen, daß die ganze Frage aus den Kinderkrankheiten des Glaubens oder Unglaubens längst heraus ist. Ist es doch bisher noch keinem der Zweifler möglich gewesen, die beobachteten Erscheinungen anders als durch Annahme einer Strahlung befriedigend zu erklären! Und die leider – besonders in Lehrbüchern – oft befolgte Methode, die Existenz dieser Strahlung, mit der man noch nichts Rechtes anzufangen weiß. Einfach totzuschweigen, dürfte auf die Dauer auch nicht gut anwendbar sein. Gegen Ansichten kann man wohl kämpfen; ein Kampf gegen Tatsachen wird immer ein Nonsens bleiben!

... Möge das Buch an seinem bescheidenen Teil dazu beitragen, bei »Philistern und Studenten« die letzten Vorurteile gegen die wirklich exakt begründete Lehre von den für den Lebensprozess so wichtigen Organismenstrahlen zu zerstreuen!

Münster i.W., im April 1932. W. Stempell.[116]

Seinen Ausführungen ist kaum etwas hinzuzufügen.

Stempell sagt (siehe S. 5): *»Denn zweifellos gibt es sehr viele Erscheinungen, denen wir zur Zeit mit unserer berühmten Kausalanalyse nicht beikommen können.«*

Er stellte bereits damals fest, dass viele unleugbare Tatsachen bekannt sind, aus denen hervorgeht, dass sichtbare und unsichtbare Strahlungen überhaupt im Lebensgetriebe eine sehr wichtige Rolle spielen.[43/69/70/71]

Er verallgemeinerte aufgrund seiner eigenen Versuche die Aussage dahin, dass *»alle lebenden Objekte und viele ihrer Produkte Strahlen aussenden«*.

Wir können dann, wenn wir das Buch von Stempell lesen, feststellen, dass es sich hier nicht um die uns geläufige Strahlung der elektromagnetischen transversalen Schwingungen handelt, denn Versuche mit der gängigen transversalen Strahlung brachten andere Ergebnisse, sondern dass es um eine besondere Strahlung geht, die der Organismus verwendet.

Diese eigentümliche Strahlung wurde von einer weiteren Koryphäe der damaligen Zeit, von Rajewsky, Professor und Direktor des Kaiser-Wilhelm-Instituts für Biophysik in Frankfurt, mithilfe einer höchstempfindlichen Hochspannungs-Ionisierungs-Messapparatur nachgewiesen.

Er stellte eine Strahlung fest, die aus Zwiebelwurzeln, Zwiebelsohlenbrei, Mäusekarzinomgewebe und Eiweißkörpern nach Auflösung des Molekulverbands abgegeben wurde. Abgeschnittene Zwiebelwurzeln lieferten keine Strahlung. Die Leistung der Strahlungsquellen betrug etwa 10–100 Quanten/cm^3/s.

Aus heutiger Sicht wird deutlich, dass diese Apparatur geeignet ist, longitudinale Strahlung zu messen. Ich habe bereits vor Kenntnis dieser Apparatur eine fast identische Messeinrichtung verwendet und konnte longitudinale Strahlung damit nachweisen.

⇨ Stempell erkannte ganz richtig: »*Der Detektor muss als ein spezifischer Resonator für die Strahlen aufgefasst werden; nicht die Intensität dieser, sondern der Eignungszustand des Detektors ist wesentlich für den Erfolg.*«

Mit einer modifizierten Anordnung gelang es einem weiteren Wissenschaftler, die Strahlung lebender Tiere nachzuweisen (zitiert in Stempell[116]).

Muskulatur strahlte mit 600–2000 Quanten/cm^3/s, das schlagende Herz mit 400 Quanten. Schwer ermüdete Muskeln und stillstehende Herzen gaben keinen Effekt.

Die Fortpflanzung der Strahlung verlief längs des Muskels und wird von Stempell – auch für völlig andere Präparate – übereinstimmend mit etwa 15–20 m/s angegeben.

Gehen wir davon aus, dass wir es bei der Lebewesen-Strahlung tatsächlich mit longitudinalen Stahlen zu tun haben, dann ergibt sich bei dem immer wieder genannten Wellenbereich um 200 nm eine Frequenz im longitudinalen Bereich um 100 MHz, eine Frequenz, die im transversalen Bereich zur Ganzkörper-Resonanz des Menschen gehört.

In neuerer Zeit hat Budagovsky[22], 1999 die Fragestellung wieder aufgenommen. Er spricht von einem biologischen Feld als einem Informationsfeld, das alle Zellbelange reguliert, wobei 109 bytes/s im elektromagnetischen Bereich übertragen werden. Er spricht von einem kohärenten Feld, das eine holografische Funktion in der Morphogenese erfüllt.

Die Fortpflanzungsgeschwindigkeit der Strahlen innerhalb der Nervenfaser hat laut Stempell manche Analogien mit der Nervenerregung selbst. Stempell spricht von dem verlockenden Gedanken, »*dass die eventuell mit der Nervenerregung identische Nervenstrahlung auf bestimmte Muskeln spezifisch abgestimmt sei und so eine Resonanz stattfinde*«.

Bereits 1903 hatte ein Professor Blondlot der Pariser Akademie von einer Strahlung berichtet, die von Muskeln und Nerven und vielen anderen organischen Stoffen ausgeht und undurchsichtige Gegenstände durchdringen kann (N-Strahlung). Diese Strahlung wurde von dem berühmten Physiker Becquerel bestätigt, aber von dem Wissenschaftsestablishment später als Suggestion abgetan.

Bekannt ist auch der Physiologe aus Russland, A. Gurwitsch, der erstmals 1923 eine Fernwirkung lebender Gewebe erkannte und diesen Effekt einer Strahlung zuwies. Er konnte nachweisen (und nach ihm viele andere), dass diese Strahlung zwar Bergkristall (Quarz) passierte, nicht aber Glas.

Für die These des Buches wichtig ist das Spektrum der Nervenstrahlung nach Kalendaroff und Gurwitsch, 1932, abgebildet im Stempell-Buch, mit diversen Strahlungslinien im UV-Bereich. Wurden allerdings diese Spektren künstlich appliziert, war die Wirkung nicht gleich zu der Organismen-Strahlung. Mit anderen Worten: Die Natur der Strahlung der Organismen ist anders als die uns geläufige Strahlung.

Da bis auf Rajewsky keiner der Wissenschaftler apparative Messgeräte einsetzte, sondern die Reaktionen von verschiedenen Geweben als Indikator dienten, wurde die Strahlung mangels Objektivierbarkeit nicht allgemein anerkannt.

Heute wissen wir: Organische Gewebe sind adäquate Aufnehmer wirksamer longitudinaler Strahlung.

Sollen wir wirklich alle positiven Versuche zu dem Thema weiterhin negieren? Das wäre wohl eine typisch hypertrophe Haltung, wie sie in unseren Tagen häufig zu finden ist. Endgültige Aussagen sind möglich, wenn wir heute mit besseren Arbeitshypothesen durch erweitertes Basiswissen und angepassten Methoden die Versuche wiederholt haben.

Mit der eigenartigen Strahlung von Nerven und Muskel rückt eine weitere Diagnose ins Blickfeld, die bisher keine wissenschaftlich überzeugende Basis, aber dennoch viele Anhänger hat.

»Applied Kinesiology«

Mir ist das Verfahren der Applied Kinesiology fremd.

Zugrunde liegt die Beobachtung, dass sich die Muskelkraft durch verschiedene angebliche Reize in Sekundenschnelle ändert, dies in beide Richtungen, also von starker Kraft zu schwächerer und von schwächerer Kraft zu starker.

Als Testobjekt kann z. B. der ausgestreckte Arm dienen, der je nachdem, was dem Patienten gerade als Medikament (und nicht nur das) angeboten wird, vom Heilkundigen leicht heruntergedrückt werden kann oder der mit hohem Muskeltonus dem Druck widersteht.

Bei der Demonstration an meinem Arm fielen mir diverse Möglichkeiten von Artefakten und nicht reproduzierbaren Parametern bei der Behandlung auf. Höhe des aufgewandten Drucks, Geschwindigkeit des applizierten Druckanstiegs, Ablenkung vom Fokus auf die Kraft und natürlich die ganzen Parameter der Alpha-Motoneurone und der Muskelspindeln, die über die Medulla oblongata mit allen Zentren des Gehirns, wie Thalamus, limbisches System, Hypothalamus, Formatio reticularis verbunden sind. Das heißt, sämtliche Hormonwirkungen, sämtliche Emotionen, sämtliche Reize der Peripherie und der Schlaf-wach-Rhythmus haben hier Wirkung.

Mit anderen Worten, so einfach lässt sich die Effektivität nicht festzurren.

Dennoch schwören einige mir bekannte Ärzte darauf, dass sich das Verfahren bewährt. Sicherlich ist es nun leicht, wenn man einfach ablehnt, sich über Mechanismen Gedanken zu machen, die neben den bekannten Effekten dem postulierten Phänomen zugrunde liegen könnten. Andererseits möchte man aber auch wissen, ob der Organismus mit bisher versteckten Mechanismen arbeitet, die später innerhalb einer praktizierten Bionik optimiert werden könnten.

Das Buch von Gerz[48] bringt detailliert und offen die Fehlermöglichkeiten, die sich in das Verfahren leicht einschleichen. Fehler, die man erkannt hat, sind in Folge vermeidbar.

Ich gehe für eine Arbeitshypothese auch hier davon aus, dass sich tatsächlich ein Effekt hinter dem Verfahren verbirgt, weil es biologisch sinnvoll ist. Deshalb sollte man in einer Art Brainstorming einen eventuellen Mechanismus zumindest nach Stand des Wissens diskutieren. Die bisherigen Erklärungsversuche gehen von der neuronalen Seite her an das Problem heran, ebenso vom Einfluss des Zentralnervensystems. Hier soll eine andere Seite aufgedeckt werden, die sich eng an den Muskel und an die Solitonen-Darstellung in Kapitel 11 anlehnt.

Betrachten wir als Einstieg kurz den Aufbau der funktionellen Elemente eines Muskels. Die funktionellen Einheiten eines Skelettmuskels sind die Myofibrillen. Sie sind parallel angeordnet, und jede Myofibrille besteht aus sich wiederholenden Segmenten (Sarkomere), abgeteilt durch transversale Membranen. Die Myofibrillen bestehen aus Filamenten, und zwar dicken (Myosin-Proteine) und dünnen (Aktin-Proteine). Alle Filamente baden im Sarkoplasma zusammen mit ATP (ATP ist die Hauptform der Zellenergie) und auch z. B. Mg^{2+}. Das Mg^{2+} wird unter anderem zur ATP-Bildung benötigt.

Was den Kontraktionsmechanismus betrifft, so ist man sich einig, dass durch das ankommende Nerven-Aktionspotenzial Ca^{2+} aus Speichern freigesetzt wird und die ATP-Hydrolyse stimuliert. Dadurch kommen die dicken Myosin- und dünnen Aktin-Filamente in Kontakt. Die dicken und dünnen Filamente überlappen einander daraufhin; die Länge der Filamente ändert sich nicht, es findet keine Kontraktion der Filamente statt.

Die Muskelkontraktion besteht also prinzipiell in einer Wandlung von Energie aus der ATP-Hydrolyse in eine mechanische Bewegung.

Die Hauptfragen sind: Wodurch schieben sich die Filamente übereinander? Welche Kräfte sind involviert? Wie kann die Energie der ATP-Hydrolyse in eine mechanische Gleitkraft transformiert werden?

In den bisherigen Hypothesen wurden Myosinköpfchen als Brückenbildner zum Aktin-Filament verantwortlich gemacht. (Myosinköpfchen bilden den Abschluss des Myosin-Filaments aus 1700 Aminosäuren, die eine typische Alpha-Helix-Domäne aufbauen.)

Allerdings zeigt sich, dass die bisherigen postulierten Mechanismen der Brückenbildung nicht haltbar sind; hier weist die am meisten zitierte Hypothese von Huxley[58/59], die in fast allen Lehrbüchern zu finden ist, einen falschen Weg, wie die neueste Forschung deutlich macht.

Als neue Hypothese hat Davydov[31] 1994 eine überzeugende Idee geliefert, die auch weitere Beobachtungen im Muskelverhalten erklären kann.

Durch die ATP-Hydrolyse wird eine Soliton-Schwingung ausgelöst, die das ganze Myosin-Filament erfasst. Derartige Longitudinal-Schwingungen fand Davydov auch bei vielen anderen Proteinen (Davydov-Soliton). Das Myosin-Protein schwingt als stabilisierte stehende Welle vom Kopf bis zum Ende des Aminosäurenschwanzes im Sarkomer-Zentrum. Die Schwingung ist verbunden mit lokalen Schwellungen und Verdünnungen der Molekülgruppen, wie bei einem akustischem Schall. Diese Schwellungen bewirken nun die Verschiebung der Myosinköpfchen auf den dünneren Filamenten in der Richtung der Bewegung der Welle, also Richtung Sarkomer. Das bedeutet, die kinetische Energie der Solitonen ist in eine Gleitenergie konvertiert.

Für unser Problem der Applied Kinesiology ist wichtig, dass der Muskel laut Hypothese Davydovs mit longitudinalen Wellen arbeitet.

Wir wollen nun eine Kaskade konstruieren, die keinerlei Beweiskraft enthält, aber als Idee überprüfbar ist.

Wir hatten bereits im Kapitel 11 deutlich gemacht, dass longitudinale Schwingungen und stehende Wellen mit der Energie und Information des Vakuums korrespondieren können.

Weiterhin haben die Versuche von Rajewsky, Kalendaroff und Gurwitsch, Blondlot, Stempell, Benveniste, Wüst und Wimmer – und damit sind noch nicht alle genannt – gezeigt, dass diverse Stoffe eine biologisch effektvolle Strahlung bzw. verwertbare Informationen aufweisen, die nach allen bisher bekannten Kriterien durchaus einer longitudinalen Strahlung ähneln. Auch diese Strahlung wird ebenso wie die Strahlung des Muskels ihre Korrespondenz im Vakuum finden.

Nun ist der Schluss nicht allzu schwierig, dass longitudinale Schwingungen, die untereinander in einem der Parameter, wie Frequenz oder Wellenlänge oder Fortpflanzungsgeschwindigkeit, übereinstimmen, auch räsonieren werden. Dabei ist es nicht notwendig, dass die Schwingungen real zusammenkommen, sondern der Informationsinhalt kann sich über das alles vereinigende Vakuum virtuell in alle Richtungen ausbreiten. Die so festgesetzte Information kann dann zur Beeinflussung der Moleküle dienen, die in die Schwingung einbezogen sind.

Wenn also eine Information als longitudinale Strahlung in den masseleeren Raum des menschlichen Körpers eingebracht wird, dann kann diese Information, soweit sie ankoppelt, auch die longitudinale Schwingung der Muskelfilamente verändern und damit direkt in die Kontraktionskraft eingreifen.

Die Frage ist dann, warum einige Stoffe in Resonanz liegen und andere nicht und warum einige Stoffe hier und jetzt Wirkung zeigen und am nächsten Tag an einem anderen Ort nicht.

In den vorherigen Kapiteln war bereits die Rede davon, dass die drei Parameter der longitudinalen Schwingung vom Organismus geändert werden können. Besonders die Fortpflanzungsgeschwindigkeit der longitudinalen Schwingung ist eine Größe, die von Gewebeeigenschaften, von Stoffwechselprozessen, von Größen der Regelkreise beeinflusst ist. Also werden verschiedene Resonanzen zu verschiedenen Zeiten möglich sein, die mit physio-pathologischen Größen korrelieren.

Ob nun dieses Modell tatsächlich verifizierbar ist, ist noch unbekannt.

16. Gefährdung durch technisch freigesetzte elektromagnetische Felder

Nach allem, was wir in diesem Buch gelesen haben, tut sich nun ein großes Problem auf. Die natürlichen magnetischen und elektrischen bzw. elektromagnetischen Feldgrößen und Frequenzen werden durch technisch erzeugten Mobil- und Kommunikationsfunk überdeckt. Ich habe dieses Problemthema als Wissenschaftler seit etwa 1970 aus Interesse intensiv beobachtet und durch viele Publikationen begleitet.

Am 5.8.1932 erschien in der *Deutschen Medizinischen Wochenschrift* ein Bericht des Arztes Erwin Schliephake über die Symptome des Radiowellensyndroms:

- Unruhiger Nachtschlaf,
- Starke Tagesmüdigkeit,
- Kopfschmerzen,
- Neigung zu Nervosität und depressiver Stimmung,
- Abwehrkräfte gegen Erkrankungen sind deutlich herabgesetzt.

Im Dezember 1971 wurde ein USA-Regierungsreport mit dem Titel »Ein Programm zur Kontrolle der elektromagnetischen Umweltverseuchung« von Experten (auf die dieser Begriff noch zutraf) des Präsidialbüros für Funk- und Fernmeldewesen veröffentlicht.

Zitat daraus: »*Wenn nicht in naher Zukunft angemessene Vorkehrungen und Kontrollen eingeführt werden, die auf einem grundsätzlichen Verständnis der biologischen Wirkungen elektromagnetischer Strahlungen basieren, wird die Menscheit in den kommenden Jahrzehnten in ein Zeitalter der Umweltverschmutzung durch Energie eintreten, welche mit der chemischen Umweltverschmutzung von heute vergleichbar ist. (...) Die Folgen einer Unterschätzung oder Missachtung der biologischen Schädigungen, die infolge dauernder Strahlungsexposition auch bei geringer ständiger Strahlungswirkung auftreten könnten, können für die Volksgesundheit einmal verheerend sein.«*

Wir alle befinden uns permanent innerhalb von elektrischen, magnetischen und elektromagnetischen Feldern; dies ist Fakt sowohl unter freiem Himmel als auch in jedem umbauten Raum. Die Felder ermöglichen, dass wir fast an jeder Stelle über Rundfunk- und Fernsehempfang oder Handy, Radar und Satelliten kommunizieren und neuerdings sogar mithilfe von »Leitstrahlen« im Straßenverkehr navigieren können.

Neben diesen hochfrequenten Feldern sind wir gleichzeitig permanent von niederfrequenten Kraftfeldern umgeben, ausgehend z. B. von Hochspannungsleitungen, Bahnstrom oder Haushaltsgeräten und -leitungen. Alle Feldkräfte überlagern sich. An einigen Stellen addieren sie sich, an anderen löschen sie sich aus.

Wir haben keinen physiologisch adäquaten Sinn, der uns die Anwesenheit der Felder ins Bewusstsein bringen könnte, sodass wir auch nicht wissen können, welchen Feldern wir ausgesetzt sind, wann wir den Feldern stark ausgesetzt sind oder wann sich schwache Felder um uns herum ausgebreitet haben.

Die entscheidenden Fragen sind: Beeinflussen diese Felder unsere Gesundheit, und wenn ja, welche Felder und ab welchen Leistungsdichten? Wie sehen die Grenzwerte aus? Wie groß ist unser Risiko? Wie verhält sich die Politik?

Der Begriff »Elektrosmog« entstand in unserem Labor, als wir 1975 Versuche mit Bienen in einem imitierten Hochspannungswechselfeld durchführten, wie es von Überlandleitungen ausgeht. Das Verhalten der Tiere war dramatisch verändert; die Brut wurde aus den Waben gerissen, das Flugloch mit Kittharz verklebt, und schließlich trieb es die Bienen durch Dauerfächeln und Überhitzung quasi zum Selbstmord. Wir schlossen aus den Versuchen, dass elektrische Wechselfelder negative Wirkungen auf Organismen ausübten, und sprachen im internen Laborslang fortan nur noch von Elektrosmog.[127]

Die Versuche machten auch bei Journalisten Eindruck, unsere Filme dazu wurden im Fernsehen gezeigt, und viele Zeitschriften machten das Thema auf mit Überschriften wie »Königinnenmord unter Hochspannungsleitungen«. Die Journalisten sorgten dann auch für Verbreitung unseres Wortes Elektrosmog. Dass sich dieser Trivialname schließlich in ganz Europa verbreiten würde und auch in den USA Fuß fasste, konnten wir damals nicht ahnen.

Der aktuelle Stand der Diskussion

Wo stehen wir heute? Im Folgenden gebe ich den Wortlaut wieder, wie ich ihn vor 22 Jahren formuliert habe. Kaum etwas hat sich verbessert. Nur die Warnungen vor Gesundheitsschäden sind weit zahlreicher geworden.

Was im Jahr 1932 Radiowellensyndrom genannt wurde, heißt heute »Mikrowellensyndrom«. Die häufigste Ursache für die Symptome des Mikrowellensyndroms ist die Exposition gegenüber nichtionisierender Strahlung durch Mobiltelefone, Basisstationen für drahtlose Kommunikation, WLAN und intelligente Stromzähler (smart meters).

Schwedische Forscher veröffentlichten in der Fachzeitschrift *Medicinsk Access,* dass auch die neuerlich 5G-Strahlung dieses Syndrom hervorruft: Müdigkeit, Schlafprobleme, Schwindel, emotionale Auswirkungen wie Reizbarkeit und Depressionen, Nasenbluten, Tinnitus, Herzbeschwerden, Gedächtnisprobleme und Hautprobleme (https://alschner-klartext.de/2022/03/11/studie-5g-strahlung-verursacht-symptome-desmikrowellensyndroms/).

Die Beschwerden sind von Person zu Person unterschiedlich, da die Empfindlichkeit gegenüber Strahlungsparametern individuell ist. Sage und Kerst (27. März 2020) führen eine Liste von mehr als 20 Studien an, die eine »gestörte Immunfunktion durch Exposition mit nicht-ionisierender Strahlung niedriger Intensität« dokumentieren. Dies bedeutet eine größere Anfälligkeit für Infektionen durch Bakterien und Viren, auch durch Pilze und Parasiten. Vermehrt auftretende chronische Erkrankungen erschweren eine Heilung des Körpers.

Bei der Behandlung des Problems wollen wir unterteilen in Wirkungen von grundlegend Niederfrequenzfeldern und Wirkungen von Hochfrequenzfeldern. Die Wirkungsmechanismen beider Felder sind sehr verschieden. Vorrangig zwei Methoden stehen zur Verfügung, um Antworten auf die Fragen zu erhalten.

1. Über Material aus epidemiologischen Metastudien werden Tendenzen zur Belastung vergleichbarer Bevölkerungskollektive formuliert.
2. Standardisierte Versuche an Menschen und anderen Organismen sowie Laborversuche in vivo und in vitro zeigen bestimmte Wirkungsmechanismen auf.

Erst wenn beide Methoden eine Einheit in ihrer Ergebnisinterpretation ergeben, wenn also der Wirkungsmechanismus die Ergebnisse der epidemiologischen Untersuchungen unterstützt, wird in der heutigen Wissenschaft von echten Wirkungen gesprochen.

Wir brauchen neuerdings nicht mehr über die Ergebnisse aus Tausenden Untersuchungen im Einzelnen zu referieren und zu diskutieren, die als Veröffentlichungen die Facetten pro Gefahr und kontra Gefahr darstellen, da erstmals offizielle und sogar öffentliche Institutionen Warnungen vor elektrischen, magnetischen und elektromagnetischen Feldern aussprechen. Das ist ein absolutes Novum.

Ich beschäftige mich seit 1970 mit diesem Problem und verfolgte lange Zeit regelmäßig alle Kongresse und wissenschaftlichen Veröffentlichungen zu diesem Thema. Als Ergebnis der Recherchen und aufgrund diverser eigener Versuche wurde vielen verantwortungsbewussten Wissenschaftlern schnell deutlich, dass eine gewisse Bedrohung in diesen Feldern steckt, aber auch bei dosierter Anwendung ein Heilpotenzial. In vielen Fernsehsendungen und Veröffentlichungen (ausführlich in: Der Mensch und die 3. Kraft. Elektromagnetische Wechselwirkungen zwischen Streß und Therapie[131]) habe ich die beiden Facetten dargestellt, Warnung auf der einen Seite und Optimismus auf der anderen Seite.

Es ist nachprüfbar, dass ich noch nie eine öffentlich gemachte Aussage zurücknehmen musste. Dagegen waren die Erzeuger und Verbreiter der technischen Felder, die bis heute fast alles abstreiten, was negative Tendenzen für den Organismus angeht, gezwungen, laufend niedrigere obligatorische Grenzwerte in Kauf zu nehmen. Niedrigere Grenzwerte waren immer dann erforderlich, wenn die Beweise für negative Tendenzen nicht mehr ignoriert werden konnten. So wurde der Grenzwert für 50-Hz-Magnetfelder von 5000 µT auf 400 µT, dann auf 100 µT heruntergesetzt, und nun sind die Werte von 0,2–0,4 µT erstmals auch vom Internationalen Krebsforschungsinstitut in Lyon als Grenzwert für möglichen Tumor bei Kindern in die Diskussion gebracht worden.

Ob Schädigung oder ob Gesundheitsförderung ist von vielen Parametern abhängig, die allgemein noch nicht richtig verstanden werden.

An erster Stelle steht natürlich die Tatsache, dass technisch erzeugte elektrische, magnetische und elektromagnetische Schwingungen den ganzen Tag und – was gravierender ist – die ganze Nacht einwirken. Die Dosis entscheidet bei anderen Noxen, ob Schaden oder Nutzen entsteht. Warum sollte es bei den Strahlen anders sein? Dosis heißt Stärke (Leistungsdichte) mal Zeitdauer der Applikation.

In den Zeiten unserer Evolution waren wir zeitweise starken statischen und niederfrequenten elektrischen Feldern (Wolkenelektrizität bis 10 000 V, Vulkanelektrizität bis 20 000 V, Blitz 500 000 V, Spherics 10 V) und immer statischen und niederfrequenten Magnetfeldern (Erdfeld, kosmisches Feld, Blitz) ausgesetzt. Nie hatten wir aber so lange andauernde vielfältige Interferenzen verschiedener Quellen mit verschiedenen Frequenzen wie durch technisch erzeugte Felder, und vor allem hatten wir nie leistungsstarke elektromagnetische Hochfrequenz-Schwingungen.

Die natürliche HF-Strahlung der Sonne im Frequenzbereich 3–300 GHz liegt bei einer Leistungsdichte von $< 10\ \mu W/m^2$ (oder in Zehnerpotenzen pro $cm^2 < 10^{-9}\ W/cm^2$).

Der Bereich 1–5 GHz strahlt innerhalb des menschlichen Körpers mit 0,1 nW/m^2 (10–14 W/cm^2), also mit weit niedrigeren Leistungsdichten als die Sonne.

Natürliche Leistungsdichten innerhalb des Organismus über den ganzen HF-Bereich liegen bei 10 000 µW/m² (10^{-6} W/cm² = 1 µW/cm²).

Allein die Leistungsdichte in unserem Wärmebereich (10 µm Wärmestrahlungs-Wellenlänge) ist mit 100 W/m² (10^{-2} W/cm²) ziemlich hoch.

Hochfrequenz

Das alleinige Kriterium zur Festsetzung der Grenzwerte bei Hochfrequenz ist der Temperaturfaktor. Wir wissen, Felder mit bestimmten Frequenzen können, analog zum Mikrowellengerät in der Küche, Wasser und andere Moleküle in eine erhöhte Wärmephase führen. Bei zu hohen Temperaturen wird der Organismus geschädigt, also bestimmt man für jeden infrage kommenden Frequenzbereich die Wärmeinduzierung und legt diejenige Feldstärke mit einem Sicherheitsfaktor fest, die unterhalb 1 Grad Temperatursteigerung bleibt.

Die weltweit in neutralen Forschungsinstituten erlangten Ergebnisse aus Untersuchungen zum Thema »nichtionisierende Strahlung« machen deutlich, dass das Kriterium »Wärme« als Schutz der Bevölkerung vor Hochfrequenzstrahlung nicht ausreicht.

Der von IRPA (International Radiation Protection Agency) festgelegte Grenzwert für technisch freigesetzte Schwingungen im Bereich 300 MHz bis 300 GHz beträgt: 10 W/m² (10^{-3} W/cm² = 1000 µW/cm²; Russland früher: 5 µW/cm²).

Die aus dem Grenzwert abgeleiteten Belastungsbestimmungen für den Menschen SAR sehen dann folgendermaßen aus:

Aufgrund des »Wärmekriteriums« sind folgende Werte verbindlich:

- Ganzkörperbelastung der allgemeinen Bevölkerung: 0,08 W/kg
- Kopf, Nacken, Hals: 1,60 W/kg durchschnittlich über jedes 1 g Gewebe
- Extremitäten: 4 W/kg durchschnittlich über jede 10 g der Gewebe

Mobil- und Kommunikationsfunk

Mobil- und Kommunikationsfunk ist eine Schlüsselindustrie geworden und ein Milliardengeschäft. Keiner möchte heute auf sein Smartphone verzichten. Selbst Kinder verwenden bereits regelmäßig Smartphones. Um mit noch schnellerem Informationsaustausch und mit noch mehr Kapazitäten kommunizieren zu können, wurde die 5. Generation (5G) der Mobilfunktechnik bereitgestellt, die weltweit ohne ausreichendes Wissen in der Bevölkerung immer mehr flächendeckend eingesetzt wird.

Die rund um die Uhr aktiven Basisstationen und Satelliten vervielfältigen sich rasant und kontinuierlich. Die 5G-Technik verwendet zahlreiche »Small Cell«-Antennen auf Laternenmasten, Bushaltestellen, Ampeln, Hauseingängen und Stromleitungen in unmittelbarer Nähe der Menschen, auch getarnt als Nadelbäume. Im Auto wird zukünftig ebenfalls 5G eine Rolle spielen.

Betroffene im Bereich von Antennen haben das Gefühl, einer Technologie ausgeliefert zu sein, deren Wirkungen auf die Gesundheit verschwiegen wird. Fehlende Information zu dem Problem und ein ignoranter Umgang mit Sorgen der Bevölkerung steigern die allgemeinen Befürchtungen. Furcht und Angst machen auch ohne jede Beeinflussung durch die Sender bereits krank.

Parameter, die das Individuum beeinflussen

- Leistung per Kanal, Frequenz, Taktung der Signale, Anzahl der Emitter, Typ der Antenne, Geometrie der Sendekeule und Polarisation
- Abstand (Nahzone oder Fernzone) und geometrische Beziehungen
- Andere Strukturen in der Umgebung sowie Geländebewuchs, Häuser im Bereich u. a., die Reflexionen erzeugen
- Zeit, die im Feld verbracht wird

Zur Bewertung von Gesundheitsstörungen im Einfluss von Mobilfunk-Basisstationen liegt der systematische Review von Balmori (2022) in der Zeitschrift *Environmental Research* vor mit dem Ergebnis, dass die Mehrzahl der Studien gesundheitsschädigende Wirkungen bei Menschen nachweist, die in der Nähe von Mobilfunk-Basisstationen leben: von der Mikrowellenkrankheit bis zu Krebs.[156]

5G verwendet besonders steil ansteigende und absteigende Wellenformen, was besonders viele Oberwellen bedeutet. Alle verwendeten Frequenzen, wie 700 MHz, niedriger GHz-Bereich (1,8 und 2,1 und 3,6 GHz), höherer GHz-Bereich 23 und > 30 und 60 GHz) wurden explizit noch nicht auf mögliche Gesundheitsgefahren getestet. 60 GHz wird wegen der Beeinflussung unseres essenziellen Sauerstoffs für Krankheit verantwortlich gemacht – das aber erscheint falsch.

Kann elektromagnetische Energie von 60 GHz die Sauerstoffversorgung des Menschen beeinflussen?

Ausgangssituation: Das 60-GHz-Frequenzband ist international für Mobil- und Kommunikationsfunk freigegeben und wird nicht von staatlichen Stellen versteigert. Dadurch wird es vielfältig technisch genutzt.

Sauerstoff der Atmosphäre absorbiert elektromagnetische Energie im Bereich 45–96 GHz, Maximum 59,4 GHz bei reinem Sauerstoffgas. Die Absorption verschiebt sich je nach Dichte und Kollisionen der Sauerstoffmoleküle. Wichtig bei der Absorptionshöhe sind auch der Wassergehalt des Gases und die Temperatur.

Frage: Kann der durch 60 GHz beeinflusste Sauerstoff dem menschlichen Organismus schaden?

Fakt ist: Im Sauerstoffmolekül der Atmosphäre gibt es eine Serie von magnetischen Dipolübergängen beim elektronischen Grundzustand. Aufgrund der Elektronenspins sind die möglichen Rotationslevel des Sauerstoffmoleküls aufgesplittet in drei jeweils mögliche

Quantenzustände (Feinstruktur), deshalb heißt dieser Sauerstoff Triplettsauerstoff. Diese Form von Sauerstoff ist dadurch gekennzeichnet, dass bei beiden Molekülen die Rotationsspins in die gleiche Richtung zeigen. Dieser Sauerstoff ist deshalb paramagnetisch.

Der Übergang zwischen den verschiedenen Feinstrukturen entspricht mit 0,246 meV, entsprechend 59,4 GHz, energetisch dem oben genannten Absorptionsbereich. Das heißt, durch die Absorption von z. B. 60 GHz elektromagnetischer Energie verschieben sich die Rotationsmomente und die Feinstruktur als Quantenzustand des Moleküls.

Triplettsauerstoff kann aber in unserem Körper kaum chemische Reaktionen einleiten – ein Schutz der Alveolenmembran beim Atmen, was in der Evolution als Anpassung zu sehen ist.

Für alle Sauerstoffreaktionen – auch für Redoxreaktionen – wird die physikalisch aktive Form des Sauerstoffs – der Singulettsauerstoff – benötigt. Singulettsauerstoff enthält 94 kJ/mol mehr Energie als der Triplettgrundzustand. Beim Singulettsauerstoff zeigen die Spins nicht in die gleiche Richtung, sondern jeweils entgegengesetzt. Es ist also ein Spin-Flip beim Triplettsauerstoff erforderlich, um Singulettsauerstoff zu erhalten.

Die Rolle des Mobil- und Kommunikationsfunks bei diesem Effekt des Spin-Flips erkläre ich ausführlicher an anderer Stelle.[157] Aber Singulettsauerstoff ist durch 60 GHz ohne ein gleichzeitig vorhandenes Magnetfeld nicht beeinflussbar. Es fehlen hier die Absorptionslinien für die 60-GHz-Frequenz.

Die entscheidende Frage lautet: Bindet an das Eisen Fe^{2+} im Hämoglobin der Erythrozyten die Triplettform oder die Singulettform des Sauerstoffs? Würde die Triplettform binden (oxigenieren, nicht oxidieren), könnte man spekulieren, dass die Bindungsparameter durch die Energetisierung infolge 60 GHz gestört wären.

Es gibt Hinweise darauf, dass Sauerstoff nur in seiner diamagnetischen Form, also in Form von Singulettsauerstoff, an Hämoglobin binden kann. Diese Meinung vertritt z. B. Pauling.

Dafür ist wiederum notwendig zu wissen, ob nach dem Alveolenmembranübergang ins Blut aus dem eingeatmeten Triplettsauerstoff ein Singulettsauerstoff wird.

Die wesentlichen selektiven und stabilen physiologischen Produzenten von Singulettsauerstoff im Blut sind Chloramine. Chloramine werden zusammen mit dem Oxidans HOCl von aktivierten polymorphkernigen Leukozyten produziert.

Auch Phagozyten bilden Singulettsauerstoff in menschlichen Organismus. Als besonders effektive physiologische Singulettsauerstoff-Produzenten erwiesen sich L-Phosphatidylcholin und Flavine. Singulettsauerstoff kann auch in Neutrophilen unter physiologischen Bedingungen unter Beteiligung des Myeloperoxidase(MPO)-H_2O_2-Cl(-)-Systems gebildet werden.

Die Lebensdauer von Singulettsauerstoff in lebenden kultivierten Zellen lag im Bereich von 5 µs. Die Lebensdauer im Blut ist mir nicht bekannt.

Daraus folgt, dass nicht der eventuell durch 60 GHz veränderte Triplettsauerstoff an die roten Blutkörperchen bindet, sondern der durch 60 GHz unbeeinflusste Singulettsauerstoff. Dieser wird in das Zentrum des Häm-Komplexes aufgenommen. Das Atom des zentralen Eisenions (Fe^{2+}) geht durch die Sauerstoffanlagerung in einen »Low-Spin-Zustand« über. Dabei rutscht es in die Ebene des Porphyrinrings. Gleichzeitig wird das gebundene Sauerstoffmolekül über eine Wasserstoffbrücke stabilisiert, die an der Seitenkette des Globinproteins als Histidinrest andockt.

Fazit: So, wie in verschiedenen Medien eine 60-GHz-Störung der Sauerstoffversorgung des Menschen beschrieben wird mit der Folge einer Hypoxie, liegt eine Falschinformation vor. Denn nicht das quantenmechanisch veränderbare Triplettmolekül von Sauerstoff dockt an das Hämoglobin zwecks Transport, sondern das nicht derart beeinflussbare Singulettmolekül.

Diskussion: Experimentell ist allerdings noch ungeklärt, inwieweit der Triplettsauerstoff durch die 60-GHz-Energieaufnahme eine Stabilisierung erfährt, wodurch die Singulettsauerstoffbildung im Blut durch die oben beschriebenen Effekte erschwert ist. Dies würde allerdings einen vollkommen anderen Mechanismus für eine kausal postuliert Hypoxie erfordern und ist eher unwahrscheinlich.

Wechselwirkung mit technischen Regelkreisen

Handys waren früher im Krankenhaus strikt verboten, zu tödlichen Unfällen ist es bereits gekommen; Defibrillatorgeräte ließen sich nicht mehr starten.

Handygebrauch in Flugzeugen ist bei vielen Gesellschaften zu bestimmten Zeiten ebenfalls strafrechtlich verboten. Moderne Handys sind mit Flugmodus ausgestattet.

Handygebrauch im Auto ohne Außenantenne bringt ebenfalls Gefahren, z. B. werden Airbags und ABS-Systeme ausgelöst und die Insassen durch sich bildende stehende Wellen enorm belastet.

Warnungen durch das Bundesamt für Strahlenschutz

Seit vielen Jahrzehnten stehe ich in Diskussion mit den Ansichten des Bundesamts für Strahlenschutz (BfS). Immer wurden Störungen, Gefährdungen oder sogar Schädigungen durch elektrische, magnetische und elektromagnetische Größen der zugelassenen technischen Strahler bei Einhaltung der Grenzwerte seitens des BfS verneint.

Allerdings hatte der ehemalige Präsident des Bundesamts für Strahlenschutz (König) am 1. August 2001 Handybenutzer in großer Deutlichkeit vor möglichen Risiken durch Mobiltelefone gewarnt. Spätere Regresse werden dieses Datum berücksichtigen müssen.

»Eltern sollten ihre Kinder möglichst von dieser Technologie fernhalten. In Zukunft müsse bei der Errichtung von Mobilfunkmasten mehr Transparenz für die Menschen herrschen. Standortentscheidungen dürfen sich künftig nicht mehr allein an den ökonomischen Interessen der Industrie ausrichten. Bestimmte Standorte für Sendeanlagen sollten tabu sein.« Er hält es für notwendig, *»Standorte zu vermeiden, die bei Kindergärten, Schulen und Krankenhäusern (Altenheimen?) zu erhöhten Strahlungsfeldern führten. Vor allem bei Kindern bestehe eine besondere Verpflichtung zur Vorsorge.«*

»Die Hinweise dafür, dass Handys zu Augen-, Hirn-, Lymphdrüsen- oder Blutkrebs führen, müssten dringend überprüft werden.«

Das Bundesamt für Strahlenschutz gibt in einer Pressemitteilung dann direkt Empfehlungen:

1. In Situationen, in denen genauso gut mit einem Festnetztelefon wie mit einem Handy telefoniert werden kann, sollte das Festnetztelefon genutzt werden.
2. Telefonate per Handy sollten zur Verringerung des gesundheitlichen Risikos kurz gehalten werden.
3. Möglichst nicht bei schlechtem Empfang telefonieren, da die Leistung des Handys in diesem Fall hochgefahren wird.
4. Handys verwenden, bei denen der Kopf möglichst geringen Feldern ausgesetzt ist (SAR-Werte beachten).
5. Benutzung von Headsets, damit der Kopf beim Telefonieren geringeren Feldern ausgesetzt ist.
6. SMS-Möglichkeiten nutzen, damit das Handy nicht zum Kopf geführt werden muss.

Die Empfehlung, Headsets zu verwenden, ist nur eingeschränkt richtig, denn die Benutzung einer Freisprechanlage mit Kopfhörern verstärkt die elektrische Feldstärke im Kopf des Benutzers oftmals um ein Vielfaches. Ursache dafür ist die Fähigkeit der Kopfhörerkabel, Mikrowellen aufzunehmen und zu konzentrieren.

Abhilfe schafft ein Ferritring, der unmittelbar unterhalb des Ohrstücks eingeflochten werden kann und dann die Strahlung blockt.

Die 2005 formulierten »Leitlinien Strahlenschutz« des Bundesamts für Strahlenschutz, die das Risikopotenzial der Strahlung formulierten und staatliche Regulierung einforderten, scheinen heute keine Rolle mehr zu spielen.[158]

Weltweite Warnungen

Im Mai 2000 hatten im Auftrag der britischen Regierung zwölf unabhängige Wissenschaftler eine Empfehlung für die Bevölkerung erarbeitet. Daraufhin wurde eine Warnung für die Benutzung durch Kinder herausgegeben:

Gründe für das Risiko einer Gefährdung von Kindern:

- Dünnere Schädeldecke. Die Dicke der Schädelknochen und die endgültige Größe des Gehirns sind erst mit 14–15 Jahren ausgebildet.
- Kleinerer Schädeldeckenradius und dadurch Fokussierung der Strahlung.
- Entwicklung des ZNS: Die Dichte der Synapsen wie bei Erwachsenen wird erst zur Zeit der Pubertät (12–16 Jahre) erreicht.
- Hohe Dosis: Weil Kinder in jüngsten Jahren bereits mit dem Handy telefonieren beginnen, ist die totale Lebenszeit der Akkumulation von Effekten länger.

Der britische Bildungsminister hat veranlasst, dass alle Schulen in Großbritannien über die potenziellen Gesundheitsrisiken für Kinder durch Mobiltelefon informieren.

Weitere Forderungen:

- Die Öffentlichkeit muss besser über mögliche Risiken aufgeklärt werden.
- Die Handelsgesellschaften sollen die Vermarktung an Kinder stoppen.
- Die Regeln zur Aufstellung von Sendern müssen strenger gehandhabt werden.

Oxford-University-Professor Colin Blakemore, ein Experte für Gehirnentwicklung: »*Wenn von dieser Technologie eine Gefahr ausgeht, dann sind die Kinder mehr verletzbar. Und ich denke, wenn die Industrie wirklich verantwortungsbewusst wäre, würden sie die Kinder von einem unsinnigen Gebrauch abhalten. Wie fühlt sich die Industrie in zehn Jahren, ein Zeitraum, der die Risiken offenlegt.*«

Forderung in den USA und in England: Geräte sollen zukünftig genaue Angaben zur Strahlung und absorbierten Leistung SAR per Aufkleber im Batteriekasten deklarieren.

Die Europäische Umweltagentur warnte 2004 und danach noch

mal 2013 vor den Folgen des Mobilfunks mit der Schrift: »Späte Lehren aus frühen Warnungen«.[159]

Im ehemaligen Ostblock beruhte die Gesetzgebung und Festlegung von Schutzmaßnahmen auf nicht-thermischen Wirkungen und entsprechend niedrigen Grenzwerten.

Die Schweizer Regierung berücksichtigt inzwischen ebenfalls die Existenz nicht-thermischer Wirkungen: »Verschiedene Studien weisen auf biologische Effekte hin, die durch Strahlung mit einer Intensität deutlich unterhalb der internationalen Grenzwerte ausgelöst werden. Derartige Effekte werden auch als nicht-thermische Wirkungen bezeichnet.«

Die Internationale Agentur für Krebsforschung stufte Mobiltelefone im Jahr 2011 als »möglicherweise krebserregend« der Gruppe 2B ein. Seitdem haben sich die Beweise für eine Schädigung verstärkt. Zwei Studien, veröffentlicht im Jahr 2018, bringen Handystrahlung mit DNA-Schäden und Krebs in Verbindung. Dies ist allerdings schon lange bekannt durch die Arbeiten von Henry Lai, Washington, der im Einfluss von Mobilfunkstrahlung DNA-Strangbrüche als eine Vorstufe von Krebs fand.

Eine Studie des National Toxicology Program (NTP) fand »klare Beweise« für Herztumoren bei männlichen Ratten. Diese Tumoren begannen sich um die 70. Woche herum zu entwickeln und ähneln den menschlichen Akustikusneurinomen, die bereits mit der Nutzung von Handys in Verbindung gebracht wurden. Im NTP fanden sich auch »einige Hinweise« auf Hirntumoren und Nebennierentumoren bei männlichen Ratten sowie »zweideutige« oder unklare Hinweise auf Tumoren bei weiblichen Ratten und Mäusen beider Geschlechter.

Bei einem viel niedrigeren Leistungspegel als dem vom NTP verwendeten und unterhalb der von der Federal Communications Commission festgelegten US-Sicherheitsgrenzen wurden vom Ramazzini-Institut Beweise zu einem eindeutigen Zusammenhang zwischen Handystrahlung und Schwann-Zelltumoren veröffentlicht.

Von europäischen Gremien, wie dem Technikfolgenausschuss des EU-Parlaments (STOA) und dem Europäischen Wirtschafts- und Sozialausschuss (EWSA), wird inzwischen die Anerkennung der Risiken und eine Korrektur der bisherigen Strahlenschutzpolitik gefordert.

Im Juli 2021 wird vom »Europäischen Parlament Research Service (EPRS) im Rahmen des »Panel for Future of Science and Technology« eine »Scientific Foresight Unit« mit dem Abkürzungsnamen STOA veröffentlicht (PE 690.012). Der Titel: »Health Impact of 5G«. Es geht also um die 5. Generation (5G) des Mobil- und Kommunikationsfunks. Hier wird nach Auswertung von 270 Studien angesprochen, dass Krebs, Schädigungen der Fruchtbarkeit und der Kindesentwicklung im Einfluss technisch erzeugter elektromagnetischer Felder seit vielen Jahren plausibel bewiesen sind, was aber politisch und medizinisch partout ignoriert wird.[160]

Im März 2022 veröffentlichte der Wirtschafts- und Sozialausschuss der Europäischen Union (EWSA) im Amtsblatt der EU eine Stellungnahme mit Forderungen nach Schutz vor elektromagnetischer Verschmutzung, vor allem vor 5G, und Anerkennung der Ergebnisse der unabhängigen Forschung. Der EWSA fordert neue Grenzwerte.[161]

Die Grenzwertkommission ICBE-EMF (International Commission on the Biological Effects of EMF) weist in ihrer aktuellen Grenzwertkritik nach, dass die geltenden ICNIRP-Grenzwerte wissenschaftlich unhaltbar und ohne Schutzfunktion für Mensch und Umwelt sind, da sie nur die Wärmewirkung als schädlich anerkennen.[162]

Aktuell ist eine Bundestagsdrucksache vom Büro für Technikfolgenabschätzung (TAB) aus dem Jahr 2023, wo aufgezeigt wird, dass Forschungsergebnisse ein Umdenken erfordern.

Gewarnt wird auch in einer Metaanalyse durch ein Forscherteam an der Pusan National University (Südkorea) vor der seit Jahrzehnten bekannten Schädigung der reproduktiven Organe im Einfluss elektromagnetischer Strahlung. In der Presseerklärung dazu heißt es: »Die Ergebnisse deuten darauf hin, dass die Nutzung von Mobiltelefonen zu einer verminderten Beweglichkeit, Lebensfähigkeit und Konzentration von Spermien führt.«[163]

Ein internationales Netzwerk von Experten, die sogenannte Bio-

Initiative-Gruppe, hat sich die Mühe gemacht, fast alle relevanten Risiken anhand von international vorliegenden Forschungsergebnissen aufzuzeigen.[164]

Wirkmechanismus der Schädigungen

Alle Belastungen addieren sich zum nitrosativen/oxidativen Stress (RNS, ROS). Folgen: diverse Entzündungen, Mitochondriopathie, gestörte Immuntoleranz und Augenkatarakte.[165]

Der Prozess beginnt, wenn niederfrequente Mikrowellenstrahlung die spannungsgesteuerten Kalziumkanäle (VGCCs) in der äußeren Membran der Zellen aktiviert.

Wir hatten schon in den Jahren um 1990 veröffentlicht, dass magnetische und elektromagnetische Felder einen derartigen Stress auslösen können.[131] Inzwischen wurden diese Ergebnisse im bisher größten Review nach der Auswertung von 223 Arbeiten von Schürmann/Mevissen (2021) bestätigt: »*Zusammenfassend lässt sich sagen, dass in der Mehrzahl der Tierstudien und in mehr als der Hälfte der Zellstudien Hinweise auf erhöhten oxidativen Stress durch RF-EMF und ELF-MF gefunden wurden.*«[166]

Die Studie von Xian et al., »Auswirkungen des Hochfrequenzfeldes von 5G-Kommunikation auf das räumliche Gedächtnis und die Emotionalität bei Mäusen«, wurde am 22. November 2022 im *International Journal of Environmental Health Research* veröffentlicht. Die Forscher fanden, dass die Exposition zu 5G zu Pyroptose führen könnte, einem entzündlichen Zelltod. Die Anzahl der Neuronen in der Amygdala war signifikant reduziert, was zu einer »4,9-GHz-HF-induzierten emotionalen Verhaltensänderung« führte.

Schon früher gab es dazu Hinweise zu Gehirnschäden, z. B. in der Studie von Narayanan et al. 2018, in der Ratten einer 900-MHz-Strahlung ausgesetzt wurden – für 28 Tage. Narayanan et al. fanden eine Abnahme der Neuronen in der Amygdala.

Urteile von Gerichten

Auch die Gerichte ziehen immer öfter am gleichen Strang:

Obwohl die Strahlung der Handys 1000- bis10 000-fach stärker ist als die der Basisstationen, wird vermehrt gegen Basisstationen vorgegangen.

Das Amtsgericht München (Az: 432 C 7381/95) billigt einem Mieter, über dessen Wohnung eine Antenne errichtet wurde, eine Mietminderung um 20 % zu. Begründung: Schon die Furcht vor möglichen Folgen des Mobilfunks stelle eine echte Beeinträchtigung dar. Revision wurde nicht zugelassen.

Das Amtsgericht Freiburg (Az: 4 C 717/00) erließ eine Einstweilige Verfügung gegen den Betrieb einer Sendeeinrichtung auf dem Haus eines Mieters, der krank war.

Das Landgericht Frankfurt/Main (Az: 2/4 O 278/99) erließ eine Einstweilige Verfügung gegen den Betrieb der Sendeeinrichtung Oberursel-Bommersheim aufgrund erheblicher gesundheitlicher Beeinträchtigung der Anwohner. Die Anlage musste abgeschaltet werden (Az: 2/4O 274/00) Das Oberlandesgericht hob diese Verfügung wieder auf.

Das Verwaltungsgerichtshof (VGH) Baden-Württemberg (Az: 8 S 1848/98) verfügte, dass Betreiber, die eine Antennenanlage auf Wohnhäusern und Kirchen und öffentlichen Einrichtungen aufstellen, eine Baugenehmigung brauchen. Die Mobilfunkstation stelle eine Nutzungsänderung des Gebäudes dar. Zu einer reinen Wohnnutzung käme eine gewerbliche Nutzung hinzu.

Der Verwaltungsgerichtshof Hessen (Az: 4 TG 3629/00) hält ebenfalls einen Bauantrag für erforderlich.

Im Technikfolgenbericht des Bundestags (TAB) heißt es: »*Auch gerichtlich hat die Evidenzlage Folgewirkungen: 2020 bestätigte die Berufungsinstanz in Turin die Entscheidung eines Gerichts, welches einen Zusammenhang zwischen dem Akustikusneurinom des Klägers und seiner beruflichen frequenten Nutzung eines Mobiltelefons 2017 erkannte.*« Die Gerichte in Italien ließen die Kronzeugen für die Unbedenklichkeit, die Gutachter der ICNIRP, als industriebefangen nicht zu.

Niederfrequenz

Bei der Analyse der außerordentlich zahlreichen wissenschaftlichen Literatur zur Wirkung von magnetischen Feldern im Frequenzbereich von 50 und 60 Hz brauchen wir nicht ins Detail zu gehen. Die bisher bekannten Wirkungen von Niederfrequenzfeldern sind von wissenschaftlich arbeitenden Kommissionen im Auftrag öffentlicher Institutionen sehr genau und verantwortungsbewusst zusammengetragen und zusammenfassend dargestellt worden:

1. Nach 18-monatiger Arbeit einer international besetzten Kommission von Experten im Auftrag des Nationalen Instituts für Umweltgesundheitswissenschaften der USA (National Institute of Environmental Health Sciences NIEHS) kommt die Kommission im Juni 1998 mit der überwiegenden Mehrheit der Stimmen zu folgendem Schluss:
   »Elektromagnetische Felder (Emfs) sind mögliche Karzinogene für den Menschen.« Grundlage für das Bewertungsverfahren waren die Richtlinien der Internationalen Agentur für Krebsforschung (International Agency for Research on Cancer IARC). Mit dieser Einstufung rangiert das elektromagnetische Feld in der gleichen Kategorie wie Chloroform, DDT, Blei, PBBs, Tetrachlorkohlenstoff.
2. Nach 9-jähriger Arbeit des vom US-Kongress beauftragten Sicherheitsrats (National Council on Radiation Protection and Measurements NCRP), in deren Verlauf sämtliche wissenschaftlich relevanten Untersuchungen zum Thema kritisch bewertet wurden, empfiehlt 1995 der Ausschuss (bestehend aus Epidemiologen, Gesundheitsexperten, Molekular- und Zellbiologen und Ingenieuren von Stromversorgungsunternehmen) *einen Grenzwert bei niederfrequenten Magnetfeldern von 0,2 Mikrotesla* (derzeitiger Grenzwert laut Verordnung 100 Mikrotesla, frühere Empfehlung 400 bzw. 5000 Mikrotesla). Der NCRP tritt dafür ein, diesen niedrigen Grenzwert ab sofort beim Bau von Kindertagesstätten, Schulen und Kinderspielplätzen ebenso wie bei der Errichtung neuer Stromversorgungsleitungen zu beachten.
   Zitat eines Mitglieds des Ausschusses, Dr. David Carpenter

(School of Public Health, State University of New York in Albany): *»Bei jeder anderen Form von (Umwelt-)Exposition, bei der die Anhaltspunkte so stark wären wie der Zusammenhang zwischen elektromagnetischen Feldern und Krebs, gäbe es umfassende gesetzliche Regelungen. Der Hauptgrund, warum viele Mitglieder des Rates nicht bereit waren, striktere Standards festzulegen, lag darin, dass dies horrend teuer werden würde und eine Durchsetzung unrealistisch wäre.«*

3. Bereits 1990 gelangte vor der Freigabe die Schlussfolgerung einer Studie der amerikanischen Umweltbehörde (Environmental Protection Agency EPA) zu diesem Thema an die Öffentlichkeit: *»Niederfrequente Magnetfelder wirken beim Menschen wahrscheinlich karzinogen.«* Die vollständige Studie wurde nie für die Öffentlichkeit freigegeben.
4. Ende Juli 2001 hat erstmals die International Agency for Research on Cancer (IARC) in Lyon, Frankreich, als Teil der World Health Organization (WHO) einen Monograf zur Evaluation des karzinogenen Risikos von elektrischen und magnetischen Feldern herausgegeben. Eine Arbeitsgruppe innerhalb der IARC von 21 wissenschaftlichen Experten aus zehn verschiedenen Ländern kommt zu dem Schluss: *ELF- (Extremely low frequency) Magnetfelder sind ein mögliches Karzinogen (Gruppe 2B).* Hervorgehoben wird das Risiko für Kinder ab 0,4 µT Feldstärke für Leukämie.

Aufgepfropfte Störschwingungen

Alle Punkte zusammengenommen ergeben, dass wir uns davor hüten sollten, unseren Tag und die Nacht in zu hohen magnetischen, elektrischen und elektromagnetischen Feldern zu verbringen. Um die wenig belasteten Plätze herauszufinden, bedarf es der handlichen Messgeräte, die wir konstruiert haben. Die Warnung für den magnetischen Niederfrequenzbereich aufgrund dieser Messgeräte sollte bei den als Grenzwert empfohlenen 0,2 Mikrotesla beginnen. Die Geräte müssen preisgünstig sein, sie müssen eine Genauigkeit von mindestens 8 %

bei 50-Hz-Feldern garantieren, sollten aber auch hochfrequente Störschwingungen in den Messvorgang aufnehmen, kommutierende Einbrüche, Phasenanschnitte, Transienten und Bursts.

Vor allem Transienten sind Impulse, die sich durch diverse Schaltvorgänge auf die grundlegenden Sinusschwingungen aufpfropfen. Es gibt heute keine saubere Sinus-Schwingung mehr im Verbundnetz, sondern zu jeder Zeit sind Störaufschläge messbar. Damit entsteht ein Problem.

Der derzeitig festgesetzte Grenzwert für die Induktion der Magnetfelder im Niederfrequenzbereich – 100 µT – basiert auf der Verhinderung von induzierten Stromdichten in unseren Körper größer als die körpereigenen Stromdichten. Um also nicht mehr Stromdichte als maximal 2 mA/m^2 (0,2 µA/cm^2) aufkommen zu lassen, müssen die Felder mit 50 Hz Frequenz bei 100 µT Stärke limitiert werden. Diese 50-Hz-Grenzinduktion ist nur in allernächster Nähe von Geräten und Leitungen vorhanden und ist in unserer normalen Umgebung relativ selten.

Die Induktion von Wirbelströmen in unseren Organismus ist aber nicht allein von der Stärke des Magnetfeldes abhängig, sondern auch von der Geschwindigkeit der Änderung des Magnetfeldes. Wenn das Feld statt der 50 Hz schnellere 100 Hz enthält, entsteht die maximal erlaubte Stromdichte im Körper bereits bei 50 µT, bei einem Frequenzinhalt von 1000 Hz bei 5 µT usw. Die Transienten sind immer sehr schnelle Änderungen im µs-Bereich, sodass sie bei den normal zu messenden Amplituden vergleichsweise sehr hohe Induktionsspitzen in unserem Körper erzeugen; unter Umständen höher, als die derzeit gültige Verordnung vorsieht. Dies auch bereits bei wenigen 50 nT – Werte, die in unseren Wohn- und Arbeitsräumen gewöhnlich zu messen sind. Diese Transienten sind bisher in keiner Verordnung erfasst oder geregelt. Man diskutiert in Amerika, ob diese Transienten nicht die krebspromovierende Wirkung entfalten.

Wir haben deshalb Geräte für den Markt neu konstruiert, die diese Transienten erfassen. Man sieht sehr schön bei den Messungen mit unseren Geräten, dass vor allem Maschinen mit rotierenden Achsen, dann sogenannte Neonröhren und Monitore von PCs die stärkste Transienten-Emission haben.

Diskussion zu grundlegenden Effekten – was bisher übersehen wurde

Da der Mensch ohne Zweifel für seinen eigenen Aufbau und seine Funktion die gleiche Qualität von elektromagnetischen Kräften verwendet wie die außerhalb des Menschen natürlichen und technisch etablierten elektromagnetischen Kräfte, ist eine Beeinflussung des Organismus unumgänglich.

Hochfrequenzen können absorbiert werden, oder sie koppeln über andere Mechanismen, wie über spezielle Zeitkonstanten. Mit Zeitkonstante ist z. B. die Lebensdauer von freien Radikalen gemeint. Wenn die Zeit der Lebensdauer mit der Zeitdauer der Halbwelle einer elektromagnetischen Schwingung übereinstimmt, dann können Elektronen eine Spinumkehr erfahren, wodurch das freie Radikal nicht mehr so einfach neutralisiert werden kann und länger am Leben bleibt und seine zerstörerische Wirkung entfaltet.

Absorber der Energien innerhalb des Organismus sind neben Wasser vor allem Proteine, insbesondere Enzyme. Funktionell wichtig sind die Proteine in Membranen, die als Pumpen, Kanalelemente und Antennenelemente arbeiten und die die Permeabilität des Materietransports in das Cytosol hinein regeln. Der Störung der Proteinstruktur durch elektromagnetische Strahlung ist noch ein Extrakapitel gewidmet.

Wichtig in dem Geschehen ist Folgendes: Im Organismus kommt es bei der Kommunikation der Reaktionspartner nicht auf die Leistungsdichte der Quantenstrahlung an (Leistungsdichte W/cm^2 ist ein Ausdruck für die Anzahl der Quanten pro Fläche). Beispielsweise reichen 5 Quanten (Photonen) aus, um der Retina Information zukommen zu lassen. Auch Hormon-Rezeptor-Partner arbeiten, ebenso wie die Partner Enzym-Substrat und Antigen-Antikörper, mit wenigen Quanten. Verstärkt wird die Funktion erst als Folge dieser Kraftbindungen in entsprechend aktivierten Kaskaden.

Wir halten also fest: Enzyme setzen für ihre Tätigkeiten spezifische Quantenenergien ein und lassen sich durch resonante Energien anregen, auch durch von außen eingekoppelte Mikrowellen.

Einen weiteren Quantenenergie-Resonanzbereich finden wir bei Enzymen im sogenannten Temperaturoptimum, entsprechend 33 bis 37 °C. Dieser Bereich ist bereits gut beschrieben.

Grob gilt die Regel: Je höher die Frequenz der einwirkenden elektromagnetischen Schwingung, desto geringer die Eindringtiefe. Dies gilt aber nur für transversale elektromagnetische Schwingungen, nicht dagegen für longitudinal polarisierte oder Zeit-polarisierte.

Eine transversale elektromagnetische Schwingung von 24 GHz hat bei den verwendeten Träger-Frequenzen eine Eindringtiefe bei einer Abschwächung von 1/e (1/2,7) von nur noch 0,07 cm. Der Grund dafür liegt in der hohen Absorption dieses Energiebereichs durch Wasser. Vorteile bringt dies für den Energietransport durch Konduktion (z. B. auch für die Wärmeleitfähigkeit). Wird eine trockene, verhornte Oberhaut durchfeuchtet, so steigt der Energietransfer um mehrere hundert Prozent.

Ist die Hornhaut nicht durchfeuchtet, kann die Energie über spezielle Empfangsareale eingekoppelt werden. Dieses Prinzip der speziellen Einkopplung macht eine selektive Verwendung der Energie möglich. Das einstrahlende elektromagnetische Feld wird an Flächen erhöhter Leitfähigkeit zum inneren Körperelektrolyten (als größere Kapazität) fokussiert. Dieses Prinzip erinnert an die Seitenlinienorgane von bestimmten Fischen.

Die gegenwärtigen Richtlinien und Vorschriften berücksichtigen keinerlei Quantenmomente im Körper. Dass etwa die technisch erzeugten Hochfrequenzen mehr als mechanische Wärme erzeugen und mit ihren Quanten direkt in das körpereigene Funktions- und Kommunikationsgeschehen adäquat eingreifen, wird einfach ausgeblendet und übersehen.

Zu dem Thema Wirkungen von Hochfrequenz auf biologische Systeme gibt es eine zusammenfassende Veröffentlichung der Royal Society of Canada vom März 1999, »A Review of the Potential Health Risks of Radiofrequency Fields from Wireless Telecommunication Devices«. Diese ausführliche Quelle wurde bei der folgenden kurzen Übersicht mit berücksichtigt.

Das wichtigste Ergebnis: Erstmalig war mit der Studie erwiesen: Hochfrequenz-Felder mit Intensitäten weit unterhalb von Wärmeeffekten und Grenzwerten können Wirkungen im Organismus, also biologische Effekte auslösen.

Ob diese Wirkungen Krankheitswirkungen haben, ist bisher nicht klar zu beantworten, weil es noch unerklärliche Widersprüche gibt.

Was ist im Einfluss der Hochfrequenzstrahlung bekannt? Eine sehr kurze Übersicht:

- *Zellproliferation*
  Anstieg der Zellteilung, Anstieg des Zellwachstums. Nach 30 Minuten Exposition: Wachstumserniedrigung.
- *Stoffwechsel*
  Anstieg der Oxidation der funktionellen Enzyme und damit teilweise Inaktivierung.
- *Herz-Kreislauf*
  Veränderung des Blutflusses – auch im Gehirn (teilweise vermindert, aber auch erhöht). Veränderung des Tonus der Blutgefäße. Einfluss auf die NO-Synthese. Die Regulation des Kreislaufs ist verändert, und Herzrhythmusstörungen sind forciert.
- *Kalziumefflux*
  Modulation der RF im niedrigfrequenten Modus verändert den Ca^{2+}-Efflux und die Kalzium-Regulation.
- *Enzymaktivität*
  Anstieg des Enzyms Ornithindecarboxylase bei Amplitudenmodulation der Hochfrequenzstrahlung im niederfrequenten Modus, auch bei digitalen Telefonfeldern. Je stärker die Felder, desto stärker die Enzymstimulierung. Eine Tumor-Promotion durch dieses Enzym ist nicht sicher, aber alle Arten von Brustkrebs sind mit erhöhter Enzymaktivität gekoppelt.

  ⇨ Setzt man ein spezielles Enzym eines hitzeresistenten Bakteriums einerseits einer Wärmequelle und andererseits einer Mikrowelle (10,4 GHz) aus, die beide 70 Grad Temperatur ergeben, dann führt die Mikrowellenbestrahlung zu einer Zerstörung des Enzyms, während die Wärmequelle bei gleicher Dauer keinen Schaden zufügt. Das bedeutet, dass nicht die Temperatur der Wirkungsmechanismus einer Zerstörung ist, sondern die Strahlungswechselwirkung mit der Mikrowelle.

- *Hormoneinflüsse*
  Hypothalamus-Hypophysen-Nebennierenrinden-System mit den Hormonen ACTH und Cortisol ist gestört. Dadurch Störung des Immunsystems und Ausbreitung von Mikroorganismen (Bakterien, Pilze, Hefen).
- *Melatonin*
  Bisher zu wenig Versuche mit Hochfrequenz, einige Untersuchungen finden Erniedrigung.
- *Immunreaktion*
  Anfangs der Bestrahlung ist oft eine Steigerung der Immunsystem-Aktivität festzustellen, nach einigen Wochen aber immer eine Suppression im Bereich 50 $\mu W/cm^2$.
- *Spurenelemente im Blut*
  Beeinflussung bei 10 $\mu W/cm^2$, 2,375 MHz, 8 Stunden täglich über 3 Monate.
- *Zellmembranen*
  Transport von Ionen, wie beispielsweise Na^+ und K^+, ist gestört. Na^+ sammelt sich in der Zelle an und zieht Wasser nach sich. Membrankanäle werden beeinflusst, die Proteine werden umgebaut, ebenso die Membranfette. Die Membranordnung ist gestört. Freie Radikale werden forciert tätig und schädigen Membranen.
- *Blut-Hirn-Schranke*
  Permeabilität der Blut-Hirn-Schranke ist erhöht, aber nicht alle Versuche zeigen dieses Ergebnis.
- *Verhalten*
  Das Opioid-System wird ungünstig beeinflusst, also z. B. das Erleben von Freude.
  Panikattacken, Neurosen, Psychosen sind betroffen. Bei Ratten und Affen wurden die Einflussnahme von Mikrowellen auf Lernen, Gedächtnis, Zeitwahrnehmung, Aufmerksamkeit gefunden bei sehr geringen spezifischen Absorptionsraten.
- *Karzinogenese*
  Schwannome sind Tumoren, die an den Schwannzellen entstehen.

Betroffen ist der Hörnerv (Vestibularnerv) auf der Seite des Kopfes, an der das Handy gehalten wird. Glia-Tumoren und Schwann-Zell-Hyperplasie (prämaligne Auffälligkeit) treten bereits bei jungen Menschen auf.

Falschbildung von Proteinen (Prionen) durch elektromagnetische Störungen?

Für die Bewertung der Wirkungen elektromagnetischer Felder wird prinzipiell nach wissenschaftlich erbrachten Hinweisen auf kausale Korrelationen von definierten Krankheitsbildern (Tumor, Alzheimer ...) und Feldbelastung gefahndet.

Das reicht nicht.

Die Bevölkerung leidet mehrheitlich nicht an definierten Krankheiten, sondern an Funktionsstörungen, die die täglich zu erbringende Leistung stark einschränken und schließlich zu Krankheiten disponieren können.

Spätere Regressforderungen Betroffener werden sich am Stand des jetzigen Wissens bei der Verursacherfrage orientieren. Es gibt Wissen zu Kausalbeziehungen von Funktionsstörungen und elektromagnetischen Größen, das von Verantwortlichen ignoriert wird, wie z. B. das Verhalten der freien Radikale. Aber es gibt auch Nichtwissen über Mechanismen der Gefahrenpotenziale, eine Tatsache, die in die Abwägung potenzieller Gefahren mit einfließen sollte.

Beispiel: die Beeinflussung der Konformation von Proteinen (Enzymen) durch elektromagnetische Felder und ihre Auswirkungen.

Bekannt ist: Funktionsstörungen machen sich erst dann bemerkbar, wenn Störgrößen im Regelkreisgeschehen nicht ausbalanciert werden können. Die Möglichkeiten zur Ausbalancierung (Homöostase) sind interindividuell und von Tag zu Tag sehr unterschiedlich und abhängig von

- momentanen endogenen Parametern (neurovegetativem Tonus und Stoffwechselstatus u. a.),
- diversen aktuellen Umweltparametern.

Alle Funktionen sind immer und ausschließlich durch Enzyme getriggert. Enzyme sind Proteine und leisten ihre Arbeit durch die adäquate Konformation und ihre Änderung im Enzym-Substrat-Geschehen.

Die adäquate Konformation ist u. a. abhängig von der richtigen Chiralität (Händigkeit) der zugrunde liegenden Aminosäuren.[107]

Werden Konformation und Chiralität durch elektromagnetische Felder verändert, dann leidet die Funktion der Enzyme, und damit sind alle betroffenen Funktionen und Regelmechanismen des Organismus labilisiert.

Falsch gefaltete Proteine durch technisch freigesetzte elektromagnetische Strahlung? Ich warne vor diesem Mechanismus bereits seit vielen Jahren – ohne Erfolg für die Durchführung einer gediegenen Untersuchung dieses brennenden Problems.

Sporadisch vorhandene wissenschaftliche Literatur lässt befürchten: Elektromagnetische Umwelteinflüsse, wie die technisch freigesetzten Kommunikations-Frequenzen, die den Antennen-Proteinen fremd sind, erzeugen Varianten und Fehler bei der Faltung.

Bekannt ist, dass alle funktionellen Proteine der Natur einschließlich Tier und Mensch aus linkshändigen Aminosäuren aufgebaut sind. Nur mithilfe der natürlicherweise vorhandenen linkshändigen Aminosäuren ist die Helix-Formation der Proteine konstruierbar. (Ausführlich ist diese Besonderheit in meinem Buch »Der Mensch und die 3. Kraft beschrieben[131].) Eine linkshändige Aminosäure wandelt sich normalerweise in eine rechtshändige in Halbwertszeiten von Jahrtausenden um. Dies wird zur Datierung von Fossilien verwendet.

Es gibt ältere wissenschaftliche Untersuchungen, die darstellen, dass durch Einwirkung von Magnet-Gleichfeldern zusammen mit spezifischen elektromagnetischen Schwingungen die Linkshändigkeit innerhalb kurzer Zeiträume umgewandelt werden kann in Rechtshändigkeit. Möglicherweise sind die Frequenzen der technisch freigesetzten Kommunikationsfelder hier wirksam (Basisstationen, Handy, Satelliten, Fernseh- und Rundfunksender, Zivil- und Militärsender, Überland-Hochspannungsleitungen).

Im Jahr 1994 hat ein Doktorand (G. Zadel) an der Rheinischen

Friedrich-Wilhelms-Universität in Bonn derartige Versuche mit positivem Ergebnis durchgeführt. Die Ergebnisse waren nicht beliebig reproduzierbar, deshalb wurden dem Doktoranden öffentlich Fälschung und Betrug vorgeworfen.

Durch künstlich erzeugte elektromagnetische und magnetische Felder entstehende rechtshändige Aminosäuren könnten bei Exposition zu entsprechenden Kraftfeldern auch direkt im Organismus entstehen.

Diese dann »falschen« Aminosäuren sind für den Organismus nicht nur wertlos, sondern sogar als Noxen anzusehen, da sich aus ihnen kein reguläres Protein mehr aufbauen lässt. Es entsteht »Proteinabfall«. Eine Zerlegung und Ausscheidung von diesem »Proteinabfall« ist deshalb nicht möglich, weil alle Enzyme selbst Proteine sind, die aufgrund ihres Aufbaus aus linkshändigen Aminosäuren keine Rechtshändigkeit und die damit verbundene Falscharchitektur bearbeiten können. Wenn die Enzyme selbst von der Falschfaltung betroffen sind, dann können sie auch nicht helfend eingreifen; ein Teufelskreis entsteht.

Allein im Gehirn ist ein Enzym vage geeignet, die Rechtshändigkeit anzugreifen. Ohne Zerstörung lagert sich der Proteinmüll dorthin ab, wo starke Blutperfusion ihn hingespült hat (ebenfalls Gehirn) und benimmt sich im Übrigen so, wie von Prionen bekannt.

Ein Inkorporieren des Proteinmülls in andere Organismen (Fleischnahrung) schafft für den Aufnehmer die gleichen Probleme, da eine Ausscheidung unmöglich ist. Erste Untersuchungen des bisher verwendeten Tiermehls zeigen an einer einzelnen Aminosäure eine hohe Falsch-Chiralität. Falsch-Chiralitäten und Razemierungen können auch durch Antibiotikazufuhr entstehen.[107]

Die Funktion des Organismus ist gestört; er wird krank, wie jedem deutlich geworden ist durch die Berichte über Prionen-Eiweiße, die aktuell für die neue Variante der Creutzfeldt-Jakob-Krankheit verantwortlich gemacht werden.

Sinkt der optische Reinheitsgrad, dann leidet die Effizienz der dauernd ablaufenden biochemischen Synthesen. Alter und Tod sind kausal korreliert (W. Kuhn).

Es gibt auch in der neueren wissenschaftlichen Literatur Hinweise, dass elektromagnetische Felder, teilweise in Kombination von Hochfrequenz und Niederfrequenz, die Konformation der Proteine beeinflussen mit diversen Funktionsstörungen der Homöostase.

Beispiel: Anstieg des Enzyms Ornithindecarboxylase bei Amplituden-Modulation der Hochfrequenzstrahlung im niederfrequenten Modus, auch bei digitalen Telefonfeldern. Je stärker die Felder, desto stärker die Enzymstimulierung.

Müssen wir noch mit anderen Strahlen und Einflussfaktoren rechnen?

Die in diesem Buch mehrfach geschilderten Verhältnisse des Antennen-Nahfeldes und die Verhältnisse der Stehwellen und Longitudinalwellen treffen auf alle Sender- und Antennenanlagen zu, egal, ob sie sich als Mikrostrukturen in unserem Organismus befinden, ob sie in unserer Umwelt als technische Kommunikationsfrequenzen freigesetzt werden oder ob sie vom Kosmos auf die Erde gelangen.

Sollten sich meine oben gemachten Ausführungen bewahrheiten, dann sind wir möglicherweise der falschen Größe nachgelaufen. Eine Reihe von Versuchsergebnissen deutet darauf hin, dass nicht die Leistung einer Schwingung das entscheidende Kriterium der Einwirkung auf den Organismus ist, vor dem wir geschützt werden müssen, sondern die mit der Welle verbundene Polarisierung und Information, auch diejenige, die durch Ankopplung an das Vakuum aktiviert werden kann. Die Information ist aber bei keinem einzigen gesetzlichen Regelungsversuch berücksichtigt.

Einen Ansatz für zukünftige Forschung ergibt auch das Phänomen der Überlagerung (Interferenz): Wir hatten dargestellt, dass immer dann, wenn transversale elektromagnetische Energien so interferieren, dass ihre elektrischen und magnetischen Felder sich auslöschen, ein grundlegendes skalares Feld und teilweise eine longitudinale Welle zur Wirkung kommt. Diese Wellen können mit unserer Körpermaterie, die nichtlineare Eigenschaften aufweist, komplex wechselwirken, ohne jede Abschwächung.

Ein weiteres Versäumnis im Verständnis elektromagnetischer Felder: Wir betrachten fast ausschließlich die physikalisch definierte energetische Kraftwirkung. Wir missachten aber die ebenfalls vorhandene physikalisch definierte informatorische Wirkung.

Dieser informatorische Aspekt des elektromagnetischen Feldes ist seit 1938 bekannt, wurde wieder vergessen und 1959 mit dem sogenannten Aharonov-Bohm-Effekt erneut veröffentlicht und danach mehrfach experimentell nachgewiesen.

Ein analoger informativer Effekt wird für elektrische Felder beobachtet (Aharonov-Casher-Effekt).[167]

Beide Effekte werden seit Jahrzehnten vollkommen missachtet. Der Aharonov-Bohm-Effekt wurde vom Magazin *New Scientist* als eines der »Sieben Wunder in der Quantenwelt« ausgewählt.

Es geht hier um Beweise für informative Aspekte von elektromagnetischen Null-Feldern (Magnetfeld B und elektrisches Feld E sind zero) – und dennoch Phasenverschiebung innerhalb der Wellen-Interferenzen von Elektronen. Das bedeutet, die Elektronenenergie und die Zeit-Richtung werden durch das verbleibende elektromagnetische Potenzial verändert (Zeit als Information).

Da die *zeitliche* Elektronen-Energie letztlich für den Aufbau und die Funktion aller Materie, auch unseres Körpers, verantwortlich ist, wird eine kräftefreie Modulation der Phase der Elektronenwelle immer auch eine Modulation der Körperfunktion nach sich ziehen. Auf diese Weise können Informationen über Kräftefeld-freie Wellen übertragen werden (es »schwingt« dabei reine Information).

Diese feldfreien Wellen, als »Zero Field Frequencies« (ZFF, Nullfeld-Frequenzen) bezeichnet, können kräftefrei mit Zellstrukturen und biologischen Organismen in Resonanz gehen und diverse Beziehungs-Interferenzen bilden – phasengekoppelt, kohärent – Algorithmen zur Autokonstruktion.

Haben wir mit dem Problem »Elektrosmog« also den falschen Weg verfolgt? Die Zukunft wird hier eine Entscheidung bringen.

Untersuchungen am Menschen erfordern mehr Wissenschaftlichkeit

1. Nach geltenden wissenschaftlichen Kriterien muss das Ergebnis eines Versuchs beliebig reproduzierbar sein, um anerkannt zu werden.
   Aber im Bereich der Effekte elektromagnetischer Felder sind die Ergebnisse bei Menschen in vivo meistens sehr unterschiedlich, zeigen oft nur einen geringen Durchschnittswert und sind nicht beliebig reproduzierbar. Diese Ergebnisse werden deshalb als »nicht gravierend« bewertet.
   Das ist wissenschaftlich angreifbar.
   Man weiß heute:
   Intakte Organismen versuchen, Störgrößen über diverse Aktivitäten von Regelkreisen auszuregulieren. Die Regelkreise selbst sind vernetzt und wieder von diversen Parametern abhängig, die im Versuch weder alle bekannt sind noch konstant gehalten werden können.
   Eine mangelnde Reproduzierbarkeit liegt also auch am Nichtkennen der momentanen streng individuellen Netz-Regelkreis-Aktivität zur Ausregulierung von Störgrößen.
   Deshalb müssen Ergebnisse, die nach bisherigen Kriterien »durch das Raster gefallen sind«, mitberücksichtigt werden, wenn die absolute Spannweite der Einzelergebnisse groß ist.
   Beispiel: Eine Risikobewertung braucht in der Betrachtung eines durchschnittlichen Kollektivergebnisses einen nicht besonders beunruhigenden Wert zu ergeben, ist aber im Einzelfall alarmauslösend.

2. Bei der Bewertung der Effekte am Menschen werden In-vitro-Versuche, die unerwartete Mechanismen aufweisen, wenig Bedeutung zugemessen.
   Das ist wissenschaftlich angreifbar. Heute ist bekannt:
   Die wissenschaftliche Literatur bietet eine überwältigende Fülle von Hinweisen zu elektromagnetischen Einflüssen auf Einzel-

systeme, die nicht immer unter den typischen Keywords abgespeichert sind.
Diese Einflüsse müssen katalogisiert und in Kausalbeziehung zu Funktionsstörungen gesetzt werden, um ein mögliches Gefährdungspotenzial abzuschätzen. Zur Erkennung von Wirkungsmechanismen elektromagnetischer Energien müssen vermehrt auch In-vitro-Versuche Beachtung finden.

3. Die Bewertung der Effekte geschieht fast ausschließlich auf der Grundlage der klassischen Physik.
Das ist wissenschaftlich angreifbar.
Heute ist bekannt:
Effekte elektromagnetischer Größen geschehen auf Mikroebene. Hier gilt aber nicht mehr die klassische Physik, sondern ausschließlich die Quantenphysik. Dies wird meistens ignoriert – obwohl die Quantenphysik die beste Physik ist, die je erdacht und erfahren wurde. Kein Experiment, dass zwecks Beweis der theoretischen Postulate fehlschlug.
Auf der Betrachtungsebene der Quantenphysik ergeben sich weit plausiblere Hinweise auf Funktionsstörungen des Organismus als bei klassischer Betrachtungsweise.
Ursache dafür (beispielsweise): engste nichtlokale Vernetzung energetischer Größen, virtuelle Grundlagenenergie und Realitäts-Schaltung, Einstein-Podolsky-Rosen-Effekt, Aharonov-Bohm-Effekt, Einbeziehung von Information (Sinn und Bedeutung).

4. Bei den Untersuchungen am Menschen insgesamt wird die natürliche Verflechtung von Psyche und Soma unbeachtet gelassen. Das vom Menschen eingebrachte Gebiet »Sinn und Bedeutung« wird rigoros ausgeschlossen.
Das ist wissenschaftlich angreifbar.
Heute ist bekannt:
Der Mensch ist keinesfalls vergleichbar mit der Funktion einer Maschine. Auch diese faktische Aussage ist Inhalt der modernen Quantenphysik.

Quintessenz: Der menschliche Körper und die Natur arbeiten mit den gleichen Qualitäten von elektromagnetischen Schwingungen wie die technisch erzeugten Schwingungen zur Kommunikation. Unweigerlich gibt es deshalb eine Wechselwirkung. Allerdings haben wir mit den künstlich aufgebauten Frequenzen, die bis maximal 100 GHz (10^{11} Hz) reichen, noch nicht das funktionelle Hauptband in unserem Körper erreicht, das im Bereich von 10^{12}–10^{13} Hz liegt. Diese sehr hochfrequenten Schwingungen dringen zwar nicht tief ins Gewebe, sind aber deutlich leistungsstärker als die natürlich vorhandenen Schwingungen. Es gibt Hinweise, dass neben transversalen Schwingungen weitere Größen an strategisch wichtigen Stellen eine Quanten-Störinformation aufpfropfen, die zu Funktionsstörungen und schließlich zu Krankheit führen.

Fazit des IV. Teils: Das in diesem Buch dargestellte Modell eines universellen Informationsfeldes im massefreien Vakuum, auf das der Mensch in jedem Augenblick seiner Existenz zurückgreifen kann, hat weitreichende Folgen in die Medizin hinein und in das tägliche Leben innerhalb einer technisierten Umwelt.

Die Kopplungsmechanismen mit dem Vakuum in uns und um uns herum sind plausibel durch elektromagnetische Phänomene erklärbar, aber in der Physik fast völlig unbeachtet geblieben.

Der Aufbau und die Funktionen des Organismus basieren nicht nur auf transversalen elektromagnetischen Schwingungen, sondern vielmehr auch auf Schwingungen mit vollkommen anderen Eigenschaften, die heute kaum gemessen werden.

Longitudinale und Zeit-polarisierte Schwingungen, Potenzial-Wirbel und stehende Wellen – für alle diese physikalischen Größen ist der Mensch empfänglich, wenn sie in der Außenwelt auftauchen, da er selbst mithilfe dieser Wellen funktioniert. Wir transformieren die Information dieser Wellen zum Vakuum und aus dem Vakuum heraus und steuern damit unsere Funktion.

Wie viel dieser Wellen uns über Tag und in der Nacht in welchem Ausmaß attackieren, ist bisher nicht untersucht worden und deshalb unbekannt.

Zukünftig haben wir mit einer neuen Wissenschaftsrichtung zu rechnen, die den Geist, das Bewusstsein, den Informationstransfer, die Kommunikation des Menschen mithilfe dieser Wellen mit einbezieht.

Anhang

I. Entstehung des Seins

Virtuelles Energiemeer »aller Möglichkeiten« im Vakuum	alle potenziellen Urkräfte
Masselose Ladung	Schwingung in bestimmter Dimension im virtuellen Energiemeer (String- und M-Theorie)
Massehaltige Ladung	Elektron als Kombination virtueller elektromagnetischer Schwingung und Ladung als Schwingung bestimmter Dimensionen.
Raum-Zeit	entsteht aus dem virtuellen Energiemeer heraus: Festlegung von Distanzen für Wellenlängen und Zeitdauer für Energieexistenz.
Realisierung	Quantenbildung aus virtuellem Energiemeer »Aller Möglichkeiten« = Kraftvermittlung durch informationstransfer von Botenteilchen (z. B. Gluon, Photon).
Masse	Festlegung von Wellenlänge und Frequenz im Raum-Zeit-Gefüge, also Energie ($E = mc^2$) codiert in Spin (Vortex) – lokal fixiert, aber transportierbar im makroskopischen Bereich
Materie	kombinierte Massen mithilfe von Quantenbrücken (Realisierungen) = »Muster in Raum-Zeit«

II. Elektronen erzeugen Elektromagnetismus

Ein Elektron, an dem ein elektrisches Feld mit der elektrischen Feldstärke E angreift, erfährt eine Beschleunigung b. Von jeder beschleunigten Ladung e breitet sich sowohl ein elektrisches Feld E als auch ein magnetisches Feld H, also Energie aus.
Die Theorie der Elektrodynamik zeigt, dass sowohl E wie H proportional zu e und zu b sind.
Der Energievektor $S = E \times H$ ist proportional e^2b^2.

Für das Elektron gilt:

$b = eE/M$	e = Einheitsladung
	E = 7 000 000 V/m
	M = Masse des Elektrons

Seine elektromagnetische Ausstrahlung ist damit

$S = \text{Konstante } e^4E^2/M^2$

III. Logikkasten: stehende Wellen

c ist abhängig von ε_0 und μ_0.

ε_0 und μ_0 sind abhängig von Verschiebungsstrom $D = \varepsilon_0\, E$ und Induktion $B = \mu_0\, H$.

Ist kein D und keine B vorhanden, gibt es auch kein ε_0 bzw. μ_0

Ist ε_0 und μ_0 nicht gleichzeitig vorhanden, wird die Ausbreitungsgeschwindigkeit größer als c (bis ∞).

Die Brechungszahl n ist abhängig von c` und c.

c ist abhängig von ε_0 und μ_0; c` von ε und μ (siehe oben).

n wird 0, wenn jeweils c und c` ∞ wird.

Bei $n < 1$ wird c größer als Lichtgeschwindigkeit.

IV. Wo bleibt die Lichtgeschwindigkeit c?

Maxwell hat deutlich gemacht: Überall, wo im Raum ein elektrisches Feld sich zeitlich ändert – sei er leer oder mit Materie gefüllt – fließt ein Verschiebungsstrom. In Materie entsteht gleichzeitig ein Leitungsstrom.

$D = \varepsilon_0 E + P$

Diesem Verschiebungsstrom ist, ebenso wie dem Leitungsstrom, ein Magnetfeld zuzuschreiben.

Dabei wird eine Energieströmung vom Sender weg entstehen.

$S = E \times H = E^2 \sqrt{\varepsilon\varepsilon_0/\mu\mu_0}$

Die elektromagnetische Welle hat die Geschwindigkeit:

$v = c/\sqrt{\varepsilon\mu}$

Für die meisten Dielektrika ist μ sehr nahe gleich 1:

$v = c/\sqrt{\varepsilon}$

Das Verhältnis der Geschwindigkeit elektromagnetischer Schwingungen im Vakuum zur Geschwindigkeit in Medien heißt Brechungsindex n des betrachteten Mediums:

$n = c/v = \sqrt{\varepsilon}$ (maxwellsche Relation)

Die Lichtgeschwindigkeit ist:

$c = 1/\sqrt{\varepsilon\varepsilon_0\mu\mu_0}$

Im Vakuum ist $\varepsilon = \mu = 1$, deshalb $c = 1/\sqrt{\varepsilon_0\mu_0}$
In Materie ist $\varepsilon \neq 1$; $\mu = 1$, deshalb $c = 1/\sqrt{\varepsilon\varepsilon_0\mu_0}$

Frage: Wo bleibt die Lichtgeschwindigkeit c, wenn das Produkt $\varepsilon_0\mu_0$ nicht aufgebaut werden kann?

V. Die Wellen der Materie – schneller als das Licht

Materielle Teilchen werden in ihrer Bewegung von einem Wellenvorgang (Materiewelle) gesteuert. Die Bestätigung dieser Aussage ist seit 1927 durch Davisson und Germer bekannt.

Die Teilchen mit Masse m und Geschwindigkeit v haben einen Impuls:

$I = mv$

Ihre Wellenlänge ist

$\lambda = h/I = h/mv = h/\sqrt{2mW_{kin}} = \sqrt{2m\,(W_0 - W_{pot})}$

Die Wellengeschwindigkeit (Phasengeschwindigkeit) ist der Quotient aus Energie und Impuls:

$c_m = W_m/I = mc^2/mv = c^2/v$

Nach der Relativitätstheorie ist v immer kleiner c:

$v < c$

Seltsames Fazit: Damit ist die Wellengeschwindigkeit der Materiewelle immer größer als die Lichtgeschwindigkeit:

$c_m > c$

Was besagt das?
Laut klassischer Physik: Nur die Übertragung der Wellenfunktion ist schneller als das Licht, nicht aber die Energieübertragung, weil die Gruppengeschwindigkeit der Materiemasse mit v identisch ist. **Die Wellenfunktion enthält die Information über die Welle, also wird die Information schneller als Licht übertragen.**

VI. Angeregte Schwingungen – schneller als das Licht

Beispiel:
Ein vom Sonnenlicht getroffenes Staubteilchen sieht aus wie eine Lichtquelle.

Ursache:
Jedes Teilchen eines von einer Welle überstrichenen Mediums macht eine gegenüber der Schwingung des Wellenzentrums phasenverschobene erzwungene Schwingung und ist daher der Ursprung einer neuen von ihm ausgehenden elektromagnetischen Elementarwelle.

Energiegehalt einer Frequenz: $E = h\nu = hc/\lambda$

Masse des Photons: $m_{photon} = E/c^2 = h\nu/c^2 = h/c\lambda$
Impuls des Photons: $I_{photon} = m_{photon}c = E/c = h\nu/c = h/\lambda$
Photonengeschwindigkeit: $c = \lambda\nu = E/I_{photon}$
in Materie: $c` = c/n$ ($n = c/c`$ = Brechzahl)
für $n > 1$ Photonengeschwindigkeit kleiner als c
für $n < 1$ Photonengeschwindigkeit größer als c

Fazit: Die Wellenfunktion, die die Informationen (Eigenschaften) der Photonen trägt, breitet sich im Fall eines Brechungsindex $n < 1$ innerhalb der Materie schneller als das Licht aus. Die Energie jedoch breitet sich mit der Gruppengeschwindigkeit der Photonen aus, und die ist kleiner als die Lichtgeschwindigkeit:
$v_{Gruppe} = c` - \lambda\, dc`/d\lambda = c`(1 + \lambda/n \cdot dn/d\lambda)$

Literatur

1. Achterberg, J. (1987): Die heilende Kraft der Imagination, Scherz Verlag, Bern, München, Wien
2. Aharonov, Y., Bohm, D. (1959): Significance of electromagnetic potentials in the quantum theory, Physical Review, Second Series 115 (3), 1959, S. 485–491
3. Anderson, D. Z. (1986): Coherent optical eigenstate memory, Optics Letters 11/1986, 1, S. 56–58
4. Barus, Carl: A curious inversion in the wave mechanism of the electromagnetic theory of light, American Journal of Science, Vol. 5, Fourth Series, May 1898, S. 343–348
5. Bearden, T. E.: Toward a new electromagnetics, 1. Aufl. (1983); http://www.newphys.se/electro-magnum/physics/Bearden
6. Bearden, T. E.: Vacuum engine and Prior's methodology, The true science of energy-medicine, Part I Explore!, 6 (1), 1995, S. 66–76; Part II Explore!, 6 (2), 1995, S. 50–62
7. Bearden, T. E.: On rotary permanent magnet motors and free energy, Raum & Zeit 1 (3), Aug–Sep. 1989, S. 43–53
8. Bearden, T. E. (1993): Cancer and the unresolved health in biological effects of EM fields and radiation, Tesla Book Company, Chula Vista, CA 91912
9. Bearden, T. E. (2000): Giant negentropy from the common dipols. www.cheniere.org/techpapers/index.html
10. Bearden, T. E. (2000): On extracting electromagnetic energy from the vacuum, Alpha Foundation's Institute for Advanced Study; www.cheniere.org/techpapers
11. Bearden, T.E. (2000): Bedini's method for forming negative resistors in batteries; www.cheniere.org/techpapers oder www.ott.doe.gov/electromagnetic/papersbooks.html

12. Bearden, T. E. (2000): Mechanisms for deep penetration of environmental dense weak EM noise interference into the body, and long-term deleterious effects thereof; www.cheniere.org/techpapers
13. Bearden, T. E. (2000): EM energy from the vacuum: Ten questions with extended answers; www.cheniere.org/techpapers
14. Bearden, T. E. (2000): Vision 2000: The new science now emerging for the new millennium, Vision Paper for the INE Conference 2000 (Sept. 2000, Salt Lake City, Utah)
15. Bell, J. S. (1987): Speakable and unspeakable in quantum mechanics: collected papers on quantum philosophy, Cambridge University Press, New York & Cambridge
16. Bennett, C. H., Brassard, G., Crepeau, C., Jozsa, R., Peres, A., Wootters, W. (1993): Teleporting an unknown quantum state via dual classical and EPR channels, Phys. Rev. Lett. 70, 1895–1899
17. Bender, H., Mischo, J. (1960–1962) Präkognition in Traumserien. Dokumentation und Strukturanalyse sinnvoller Koinzidenzen im Fall Gotenhofen, Zeitschrift für Parapsychologie und Grenzgebiete der Psychologie 4, S. 114–198, und 5, S. 10–47
18. Bohm, D. J. (1986): A new theory of the relationship of mind and matter. Journal of the American Society for Physical Research 80, 2, S. 128
19. Bohm, D. (1987): Die implizierte Ordnung. Grundlagen eines dynamischen Holismus, Dianus-Trikont Buchverlag, München
20. Bohren, C. F.: How can a particle absorb more than the light incident on it?, Am. Journal of Physics 51 (4), April 1983, S. 323–327
21. Breuer, Reinhard (1981): Das anthropische Prinzip. Der Mensch im Fadenkreuz der Naturgesetze, Meyster Verlag, Wien–München
22. Budagovsky, A. V. (1999): The role of the coherent electromagnetic fields in biosystems functioning, Conference on Biophotons Abstract, International Institute of Biophysics
23. Byron, T. (1976): The Dhammapada: The sayings of Buddha. Vintage Books, New York
24. Capra, F. (1983): Wendezeit, Scherz Verlag Bern, München, Wien
25. Cang, Chung-yuan: Tao, Zen, schöpferische Kraft, München, S. 186
26. Chandler, K.: Modern science and vedic science, 1, 1987, S. 5
27. Chargaff, E. (1989): Abscheu vor der Weltgeschichte; Fragmente vom Menschen, Klett-Cotta, Stuttgart
28. Chiao, R. Y., Kozhekin, A., Kuriziki, G.: Tachyonlike excitations in inverted two-level media, Physical Review Letters 77 (7), Aug. 1996, S. 1254–1255
29. Chiao, R. Y., Mitchell, M. W.: Causality and negative group delays in a simple bandpass amplifier, Am. Journal of Physics 66 (1), Jan. 1998, S. 14–19

30. Damman, E. (1990): Erkenntnisse jenseits von Zeit und Raum. Die Wende im naturwissenschaftlichen Denken, S. 379, Droemer Verlagsanstalt, München
31. Davydov, A. S. (1994): Energy and electron transport in biological systems. In: Ho, M. W., Popp, F. A., Warnke, U. (ed.): Bioelectrodynamics and Biocommunication, World Scientific Pub., Singapore, London.
32. Davies, Paul (2000): Das fünfte Wunder. Auf der Suche nach dem Ursprung des Lebens. Scherz Verlag, Bern, München, Wien, S. 279
33. Davies, P. (1990): Die Urkraft. Auf der Suche nach einer einheitlichen Theorie der Natur, Deutscher Taschenbuch Verlag, München
34. Davies, P., Gribbin, J. (1992): Auf dem Weg zur Weltformel. Byblos Verlag, Berlin
35. Davies, P. (1995): Die Unsterblichkeit der Zeit. Die neue Physik zwischen Rationalität und Gott. Scherz Verlag, Bern, München, Wien
36. del Giudice, E., Preparata, G., Vitiello, G. (1988): Water as a free electric dipole laser. Phys. Rev. Lett. 61, S. 1085–1088
37. Devyatkov, N. D., Golant, M. B. (1986): Prospects for the use of milimeter-range electromagnetic radiation as a highly informative instrument for studying specific processes in living organisms, Soviet Technical Physics Letters, 12, 3, 118
38. Elbe, M. G. (1964): Über eine physikalische Deutung der Nervenerregungsleitung. Abh. u. Verh. des Naturwissenschaftl. V., Hamburg, 8, S. 47–72
39. Evans, M. W. (1999): On Whittaker's F and G fluxes, Part III: The existence of physical longitudinal and time-like photons, J. New Energy 4 (3), S. 68–71, AIAS group paper
40. Evans, M. W. (1999): On Whittaker's analysis of the electromagnetic entity, Part IV: Longitutinal magnetic flux and time-like potential without vector potential and without electric and magnetic fields, wie oben, S. 72–75
41. Evans, M. W. (1999): Representation of the vacuum electromagnetic field in terms of longitudinal and time-like potentials: Canonical quantization, wie oben, S. 82–88
42. Fisher, Robert A. Ed. (1983): Optical phase conjugation, Academic Press, New York
43. Frank, G., Rodionow, S. (1931): Über den physikalischen Nachweis der mitogenetischen Strahlung und die Intensität der Muskelstrahlung, Naturwissenschaften 19, S. 31
44. Fraser, A., Frey, A. H. (1968): Electromagnetic emission at micron wavelengths from active nerves. Biophysical Journal 8, S. 731–734
45. Fröhlich, H. (1970): Long range coherence and the action of enzymes, Nature 228, 1093

46. Fung, Yu-lan (1958): A short history of Chinese philosophy, Macmillan, New York
47. Gerthsen, Chr., Kneser, H. O. (1969): Physik, 10. Aufl., Springer Verlag, Berlin
48. Gerz, W. (1996): Lehrbuch der Applied Kinesiology (AK) in der naturheilkundlichen Praxis, Akse Verlag, München
49. Goertzel, B. (1997): From complexity to creativity. Computational models of evolutionary, autopoietic and cognitve dynamics, Plenum Press
50. Greene, B. (2000): Das elegante Universum, Superstrings, verborgene Dimensionen und die Suche nach der Weltformel, Siedler, S. 317
51. Hameroff, S. (1999): Cytoplasmic gel states and ordered water: Possible roles in biological quantum coherence; srh@ccit.arizona.edu; www.u.arizona.edu/~hameroff
52. Heaviside, O. (1885, 1886, 1887): Electromagnetic induction and its propagation, The Electrian
53. Heaviside, O. (1893–1912, 2. Auflage 1925): Electromagnetic theory, 3 Vols., Benn, London
54. Henneberger, W. C. (1980): Some aspects of the Aharonov-Bohm effect, Physical Review A. General Physics, 22, 4, S. 1383–1388
55. Hsue, C. W. (1993): A DC voltage is equivalent to two travelling waves on a lossless, nonuniform transmission line; IEEE Microwave and Guided Wave Letters 3, 3, S. 82–84
56. Hurley, T. J. (1985): Placebo effects: Unmapped territory of mind/body-interactions, Investigations 2, 1
57. Hurley, T. J. (1985): Placebo learning: The placebo effect as a conditioned response. Investigations 2, 1
58. Huxley, H. E. (1969): The mechanism of muscular contraction, Science 164, S. 1356–1366
59. Huxley, H. E (1973): Structural changes in the actin- and myosin-containing filaments during contraction, Cold Spring Harb. Symp. Quant. Biol. 37, S. 361–376
60. Ignatovich, V. K.: The remarkable capabilities of recursive relations, American Journal of Physics, 57 (10), Oct. 1989, S. 873–878
61. Jahn, R. G., Dunne, B. J. (1999): An den Rändern des Realen. Über die Rolle des Bewußtseins in der physikalischen Welt, Zweitausendeins
62. Jaynes, E. T.: Probability in quantum theory, in: Complexity, entropy, and the physics of information, Ed. W. H. Zurek, Addison-Wesley, Redwood City, CA, 1990, S. 33–55
63. Jibu, M., Yasue, K. (1995): Quantum brain dynamics: An indroduction, John Benjamins Pub., Amsterdam

64. Kaku, Michio (2000): Strings, conformal fields, and M-theory, Springer Verlag New York, Berlin, Heidelberg
65. Kaku, M. (1995): Hyperspace. Einsteins Rache, Byblos Verlag, Berlin
66. Kaku, M. (1998): Zukunftsvisionen. Wie Wissenschaft und Technik des 21. Jahrhunderts unser Leben revolutionieren, Lichtenberg, München
67. Kauffmann, S. A. (1995): At home in the universe: The search for the laws of self-organization and complexity, Oxford University Press
68. Kauffmann, S. A. (1993): The origins of order: Self organization and selection in evolution, Oxford University Press
69. Kaznacheyev, Vare P.: Electromagnetic bioinformation in intercellular interactions, PSI Research 1(1), Mar. 1982, S. 47–76
70. Kaznacheyev, Vare P.: Distant intercellular interactions in a system of two tissue cultures, Psychoenergetic Systems 1(3), Mar. 1976, S. 141–142
71. Kaznacheyev, Vare P.: Apparent information transfer between two groups of cells, Psychoenergetic Systems 1(1), Dec. 1974, S. 37
72. Kidd, Richard et al.: Evolution of the modern photon, American Journal of Physics, 57 (1), Jan 1989, S. 27–35
73. Koestler, A. (1972): Die Wurzeln des Zufalls, Scherz Verlag, Bern, München, Wien
74. Küng, H. (1999): Spurensuche. Die Weltreligionen auf dem Weg, SWR, Piper
75. Laszlo, E. (1995): Kosmische Kreativität. Neue Grundlagen einer einheitlichen Wissenschaft von Materie, Geist und Leben, Insel, Frankfurt/Main
76. Lee, T. D. (1981): Particle physics and introduction to field theory. Chapter 25, Outlook: Possibility of vacuum engineering, Harwood, New York
77. Legez: Ko Hung (1975): Tao magic. Tao, Zen, schöpferische Kraft, München, Prabhavananda, S. The Upanishads, Vedanta Press, California
78. Letokhov, V. S. (1995): Laser Maxwell's demon, Contemporary Physics 36 (4), S. 235–243
79. Lidburdy, in: Ho, M. W., Popp, F. A., Warnke, U. (ed.) Bioelectrodynamics and biocommunication, World Scientific Pub., Singapore, London
80. Lingwood, D. (1985): Das Buddha-Wort. Das Schatzhaus der »heiligen Schriften«. Eine Einführung in die kanonische Literatur, Magnus Verlag, Essen
81. Locke, S., Colligan, D. (1986): The healer within, New American Library, New York
82. Lucadou, W. von (1995): Psyche und Chaos, Theorien der Parapsychologie, Insel Verlag, Frankfurt/Main
83. Mandel, R. in: Neuser, W., Neuser-von Oetingen, K. (Hrsg., 1997): Quantenphilosophie, Spektrum, Akademischer Verlag

84. Mansfield, V. (1998): Tao des Zufalls – Philosophie, Physik und Synchronizität, Eugen Diederichs Verlag, München
85. Marshall, I. N. (1989): Consciousness and Bose-Einstein condensates, New Ideas in Psychology 7, 73, 83
86. Marx, D., Tuckerman, M. E., Hutter, J., Parrinello, M. (1999): The nature of the hydrated excess proton in water, Nature, 397, S. 601–604
87. Meyl, K. (1996): Elektromagnetische Umweltverträglichkeit, Indel, Villingen-Schwenningen, Bd. 1, 2
88. Misner, W., Thorne, K. S. and Wheeler, J. A. (1973): Gravitation, W. H. Freeman and Co., San Francisco, 1973, S. 408
89. Moss, F., Wiesenfeld, K. (1995): Signalverstärkung durch Rauschen, Spektrum der Wissenschaft, Okt. 92–96
90. Needham, J. (1956): Science and civilisation in China, Band IV, Cambridge University Press, London
91. Olariu S., Popescu, I. I. (1985): The quantum effects of electromagnetic fluxes, Reviews of Modern Physics 57, 2, S. 339–436
92. Paramahamsa Yoganand, May's eternal quest, Los Angeles: Self-Realization Fellowship, 1982, S. 238
93. Paul, H., Fischer, R. (1983): Comment on »How can a particle absorb more than the light incident on it?«, American Journal of Physics, 51, 4, S. 327
94. Pepper, David M.: Applications of optical phase conjugation, Scientific American Vol. 254, No. 1, Jan. 1986, S. 74–83
95. Pepper, David M.: Nonlinear optical phase conjugation, Optical Engineering, 21 (2), March/April 1982, S. 156–183
96. Popp, F. A:, Li, K. H., Gu, Q. (ed., 1992): Recent advances in: Biophoton research and its application, World Scientific, Singapore, New Jersey, London, Hongkong
97. Poynting, J. H. (1884): On the transfer of energy in the electromagnetic field, Phil. Trans. Roy. Soc. London A, Vol. 175, S. 343–361
98. Poynting, J. H. (1984/1985): On the connexion between electric current and the electric and magnetic inductions in the surrounding field, Vol. 38, S. 168
99. Pribram, K. (1991): Brain and perception holonomy and structure in figural processing, Hillsdale, NJ
100. Priggs, J. P., F. D. Peat (1984): Looking glass universe, Simon & Schuster, New York, S. 87
101. Prigogine, I., Y. Elskens (1987): Irreversibility, stochasticity and non-locality in classical dynamics in: B. J. Hiley, F. D. Peat (Hrsg.): Quantum implications, Routledge & Kegan Paul, London

102. Prigogine, I. (1985): The rediscovery of time, in S. Nash (Hrsg.): Science and complexity, Science Reviews, Northwood, Middlesex, S. 11
103. Puthoff, H. E.: Source of vacuum electromagnetic zero-point energy, Physical Review A, 40 (9), Nov. 1, 1989, S. 4857–4862
104. Puthoff, H. E.: The energetic vacuum: implications for energy research, Speculations in Science and Technology, 13 (4), 1990, S. 247–257
105. Puthoff, H. E.: Gravity as a zero-point fluctuation force, Physical Review A, Vol. 39, 1989, S. 2333
106. Puthoff, H. E.: Quantum vacuum fluctuations: A new rosetta stone of physics? www.Idophin.org./zpe.html
107. Rein, D. (1993): Die wunderbare Händigkeit der Moleküle. Vom Ursprung des Lebens aus der Asymmetrie der Natur. Birkhäuser, Basel
108. Reyna, R (1971): Metaphysics of time in indian philosophy and its relevance to particle science, in: J. Zeman (Hrsg.): Time in science and philosophy, Academia, Prag, S. 238
109. Rorvick, D. M.: Do the French have a cure of cancer, Esquire Magazine, July 1975, S. 110–111, 142–149
110. Ryder, L. Q.: Quantum field theory, 2nd edition, S. 147f.
111. Sakharov, A. D.: Vacuum quantum fluctuations in curved space and the theory of gravitation, Soviet Physics Doklady, Vol. 12, 1968, S. 1040
112. Scheiber, M. (2000): Glaubensheilung und -erkrankung im Spiegel der wissenschaftlichen Literatur. Diplomarbeit in der Fachrichtung Psychologie der Universität des Saarlandes, Betreuung U. Warnke
113. Schwarzschild, B.: Currents in normal metal rings exhibit Aharonov-Bohm effects, Physics Today, 39 (1), Jan. 1986, S. 17–20
114. Sperry, R. W. (1969): A modified concept of consciousness, Psychological Review, 76, S. 532–536
115. Stelter, A. (1973): PSI-Heilung, Knaur, München
116. Stempell, W. (1932): Die unsichtbare Strahlung der Lebewesen. Gustav Fischer Verlag
117. Stoney, G. J. (1897): On a upposed proof of a theorem in wave-motion. To the editors of the Philosophical Magazine XLVIII. The London, Edinburgh, and Dublin Philosophical Magazine and Journal of Science, London, 368–370
118. Sudbury, T.: Instant teleportation, Nature 362, 1993, S. 586–587
119. Suzuki, D. T. (1968): The essence of Buddism. Hozokan, Tokyo
120. Talbot, M. (1992): Das holographische Universum. Die Welt in neuer Dimension, Knaur, München
121. Targ, R., Puthoff, H. (1977): Mind-Reach, Delacorte Press, New York

122. Tesla, N.: The true wireless, Electrical Experimenter, May 1919, S. 87
123. Thomson, D. E.: Aomalons, get more and more anomalous, Sience News 125, 25. Feb. 1984
124. Tourenne, C.: A model of the electric field of the brain at EEG and microwave frequencies, Journal of Theoretical Biology, 116, 1985, S. 495–507
125. Wallace, B. G.: The great speed of light in space coverup, Scientific Ethics 1 (1), Feb. 1985, S. 2–3
126. Wallace, B. G.: The unified quantum electrodynamic ether, Foundations of Physics, Vol. 3, 1973, S. 381
127. Warnke, U.: Information transmission by means of electrical biofields, in: Electromagnetic Bio-Information, F. A. Popp, U. Warnke, H. König, W. Peschka (eds.), 2nd edition, Urban & Schwarzenberg, München, Wien Baltimore, S. 74–101 (1989)
128. Warnke, U.: Some primal mechanisms concerning the effects of pulsating magnetic fields (PEMF) in the extremely low frequency (ELF)-range on human beings, in: Electromagnetic Bio-Information, F. A. Popp, U. Warnke, H. König, W. Peschka (eds.), 2nd edition. Urban & Schwarzenberg, München, Wien Baltimore, S. 238–252 (1989)
129. Warnke, U.: Electromagnetic sensitivity of animals and humans: biological and clinical implications, in: Bioelectrodynamics and Biocommunication, M. W. Ho, F. A. Popp, U. Warnke (eds.), World Scientific, Singapore, New Jersey, London, Hongkong, S. 365–386 (1995)
130. Warnke, U. (1998): Der archaische Zivilisationsmensch I: Risiko Wohlstandsleiden – Syndrom X, Erschöpfungssyndrom, pathologisches Energiedefizit, 4. Auflage, Popular Academic Verlag, Saarbrücken
131. Warnke, U. (1997): Der archaische Zivilisationsmensch II: Der Mensch und die 3. Kraft. Elektromagnetische Wechselwirkung. Zwischen Stress und Therapie, 2. Auflage, Popular Academic Verlag, Saarbrücken
132. Warnke, U. (1998): Der archaische Zivilisationsmensch III: Gehirnmagie. Der Zauber unserer Gefühlswelt, 2. Auflage, Popular Academic Verlag, Saarbrücken
133. Warnke, U. (1999): Der archaische Zivilisationsmensch IV: Die geheime Macht der Psyche; Quantenphilosophie – die Renaissance der Urmedizin, 2. Auflage, Popular Academic Verlag, Saarbrücken
134. Warnke, U.: Bewußtsein steuert die Materie unseres Körpers, Psychologie Heute, August 99 (1999)
135. Warnke, U.: Wie sind Neurone beim (Schmerz-)Bewusstsein organisiert? – Ein neues quantenphilosophisches Modell, 5. Mainzer Akupunktur-Symposium, Kopfschmerz – der schmerzende Kopf, Universität Mainz 26. bis 28. Mai 2000, in: Akupunktur im Dialog, Hrsg. W. Maric Oehler, K. Hünten, Hippokrates Verlag, Stuttgart, in Vorbereitung

136. Warnke, U.: Ein naturwissenschaftlicher Ansatz zur Einheit von Körper und Geist in der Medizin, in: Möller, P. A. (Hrsg., 2000): Verantwortung und Ökonomie in der Heilkunde. Peter Lang Verlag, Frankfurt
137. Warnke, U.: Quantenphysikalische Phänomene – Grundlage neuer medizinischer Möglichkeiten, in: Bartmann, F. J. u. a. (Hrsg.): Das rechte Maß der Medizin. Vom Arztsein in einer technisierten Welt, Orientierungen Bd. 2, EB-Verlag, Hamburg
138. Wasiljew, L. L. (1976): Experiments in distant influence, E. P. Dutton, New York
139. Weber, R. (1992): Wissenschaftler und Weise. Gespräche über die Einheit des Seins, Rowohlt, Hamburg
140. Wheeler, J. A., Feynman, R. P. (1949): Classical electrodynamics in terms of direct interparticle action, Reviews of Modern Physics, Vol. 21, 1949, S. 425–433
141. Whittaker, E. T.: On an expressions of the electromagnetic field due to electrons by means of two scalar potential functions, Proceedings of the London Mathematical Society, Series 2, Vol. 1, 1904, S. 367–372
142. Whittaker, E. T.: On the partial differential equations of mathematical physics, Mathematische Annalen, Vol. 57, 1903, S. 333–335
143. Wolkowski, Z. W. (1995): Recent advances in the photon concept: An attempt to decrease the incompleteness of scientific exploration of living systems, in: L. V. Beloussov, F. A. Popp (eds.): Biophotonics, non-equilibrium and coherent systems in biology, biophysics and biotechnology, Proceedings of International Conference Sept. 28 – Oct. 2, 1994
144. Wüst, J., Wimmer, J. (1934): Über neuartige Schwingungen der Wellenlänge 1–70 cm in der Umbebung anorganischer und organischer Substanzen sowie biologischer Objekte. Physikalische, chemische und biologische Untersuchungen mit einem Rutengänger als Indikator. Wilhelm Roux' Archiv für Entwicklungsmechanik der Organismen, 131. Band, Springer Verlag
145. Yariv, A., Chapter 16: Phase conjugate optics-theory and applications in optical electronics, 3rd ed., Holt, Rinehart and Winston, New York 1985
146. Ziolkowski, R. W.: Localized transmissions of wave energy, Proc. SPIE (Society of Photo-Optical Instrumentation Engineering), Vol. 1061, Microwave and Particle Beam Sources and Directed Energy Concepts, Jan. 1989, S. 396–397

Literatur zur Neuauflage

147. Görnitz, Brigitte und Thomas: Der kreative Kosmos: Geist und Materie aus Quanteninformation, Springer Spektrum 2013
148. Wheeler, J. A., Misner, C., Thorne, K. S.: Gravitation. Freeman, San Francisco 1973
149. Fischer, Ernst Peter, in: Naturwissenschaftl. Rundschau, 75. Jahrgang, Heft 4, 2022
150. John Cramer: Dept. of Physics, Univ. of Washington, Seattle, Washington, 98195; 1st Hal Clement Memorial Lecture Boskone 41, Boston, MA, February 15, 2004
151. Dukas, H., Hoffmann, B. (Hrsg.): Albert Einstein, the human side: New glimses from his archives, Princeton 1981, S. 38
152. Eliade, M.: Schmiede und Alchemisten. Mythos und Magie der Machbarkeit. Herder Verlag, Freiburg im Breisgau 1992
153. Jung, C. G.: Septem Sermones ad Mortuos, in: Erinnerungen, Träume und Gedanken, Walter Verlag, Freiburg 1988
154. Die Bibel, Einheitsübersetzung. Altes und Neues Testament, Herder, Freiburg, Basel, Wien 1980
155. Parnia, S., Spearpoint, K., de Vos, G., Fenwick, P. B.: AWARE – AWAreness during resuscitation – a prospective study. Resuscitation 85 (12), 2014; https://www.researchgate.net/publication/267755643_AWARE-AWAreness_during_REsuscitation-a_prospective_study, abgerufen am 12.3.2021
    Vgl. z. B. Parnia, S.: Der Tod muss nicht das Ende sein. Was wir wirklich über Sterben, Nahtoderlebnisse und die Rückkehr ins Leben wissen, Scorpio Verlag, München 2013
156. Balmori A (2022): Evidence for a health risk by RF on humans living around mobile phone base stations: From radiofrequency sickness to cancer. Environmental Research 214, 113851; s.a. https://www.diagnose-funk.org/1891
157. Warnke, Ulrich: Ein initialer Mechanismus zu Schädigungseffekten durch Magnetfelder bei gleichzeitig einwirkender Hochfrequenz des Mobil- und Kommunikationsfunks, umwelt · medizin · gesellschaft | 22 | 3/2009
158. diagnose:funk (2020): 15 Jahre Leitlinien Strahlenschutz: Vom Anspruch zur Anpassung. Über ein verschwundenes Papier des BfS; https://www.diagnose-funk.org/1507
159. Europäische Umweltagentur (2004, 2013): Späte Lehren aus frühen Warnungen, Band I & 2; Download: https://www.diagnose-funk.org/1039

160. Europäisches Parlament, STUDY Panel for the Future of Science and Technology (2021): Health impact of 5G; Download der Studie: https://www.diagnosefunk.org/1740, https://www.diagnosefunk.org/1789
161. EWSA-Stellungnahme (2022): Download:///C:/Users/Nutzer/Downloads/EWSA_C_2022_105_Deutsch-1.pdf; s.a. https://www.diagnose-funk.org/1828
162. ICBE-EMF (2022): Wissenschaftliche Erkenntnisse entkräften gesundheitliche Annahmen, die den FCC (Federal Communication Commission, USA) und ICNIRP-Grenzwertbestimmungen für Hochfrequenzstrahlung zugrunde liegen: Folgen für 5G; https://icbe-emf.org/, deutsche Übersetzung: https://www.diagnose-funk.org/1937
163. Hensinger, Peter: Die Auseinandersetzung um die Deutungshoheit zu Risiken der Mobilfunkstrahlung; umwelt medizin gesellschaft | 36 | 2-2023
164. BioInitiative Working Group/Henry Lai's Research Summaries (2022): https://bioinitiative.org/research-summaries/; s.a. https://www.diagnosefunk.org/1850
165. Xu, S. et al.: Exposure to 1800 MHz radiofrequency radiation induces oxidative damage to mitochondrial DNA in primary cultured neurons, Brain Research doi: 10.1016/j.brainres.2009.10.062
Salford, Leif G., Brun, Arne E., Eberhardt, Jacob L., Malmgren, Lars, Person, Bertil R. R.: 10.1289/ehp.6039 (23 janv. 2003) Ex: Environmental Health Perspectives. Journal of the National Institute of Environmental Health Sciences
166. Schuermann, D., Mevissen, M. (2021): Manmade electromagnetic fields and oxidative stress – biological effects and consequences for Health, Int. J. Mol. Sci. 2021, 22, 3772; https://doi.org/10.3390/ijms22073772; s.a. https://www.diagnose-funk.org/1692
167. Aharonov, Y., Bohm, D. (1959): Significance of electromagnetic potentials in quantum theory, Physical Review, 2. Folge, Bd. 115, Nr. 3, S. 485–491
Olariu, S., Popescu, I. (1985): The quantum effects of electromagnetic fluxes, Review of Modern Physics, Bd. 57/2, S. 339
Peshkin, M., Tonomura, A. (1989): The Aharonov-Bohm effect. Lecture Notes in Physics, Springer, Berlin/Heidelberg

Über den Autor

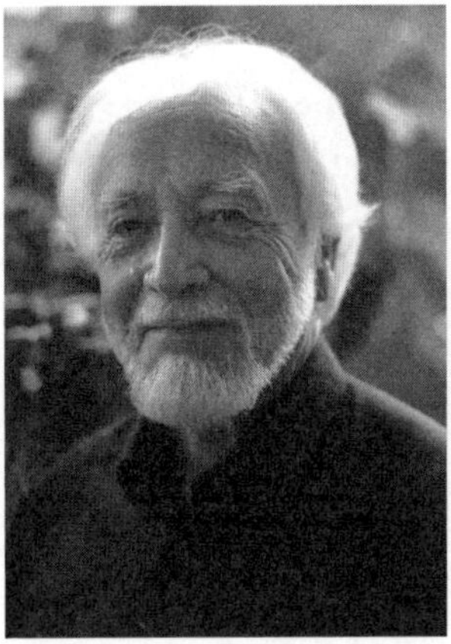

ULRICH WARNKE, geboren 1945, studierte Biologie, Physik, Geografie und Pädagogik. Als langjähriger Dozent an der Universität des Saarlandes hatte er Lehraufträge für Biomedizin, Biophysik, Umweltmedizin, Physiologische Psychologie und Psychosomatik, Präventiv-Biologie und Bionik. Von 1989 bis zu seinem Ruhestand 2010 leitete er die Arbeitsgruppe Technische Biomedizin. Er ist Gründungsmitglied der Gesellschaft für Technische Biologie und Bionik e.V. sowie ein gefragter Referent.